百病新治丛书

脾胃病新治

迟莉丽　程　艳　主编

中医古籍出版社

图书在版编目（CIP）数据

脾胃病新治/迟莉丽，程艳主编．－北京：中医古籍出版社，2015.5

（百病新治丛书）

ISBN 978－7－5152－0796－4

Ⅰ．①脾… Ⅱ．①迟…②程… Ⅲ．①脾胃病－治疗 Ⅳ．①R256.3

中国版本图书馆 CIP 数据核字（2015）第 074482 号

百病新治丛书

脾胃病新治

迟莉丽 程 艳 主编

责任编辑 焦浩英

封面设计 陈 娟

出版发行 中医古籍出版社

社 址 北京东直门内南小街 16 号（100700）

印 刷 北京金信诺印刷有限公司

开 本 880mm×1230mm 1/32

印 张 19.5

字 数 510 千字

版 次 2015 年 5 月第 1 版 2015 年 5 月第 1 次印刷

印 数 0001~2000 册

书 号 ISBN 978－7－5152－0796－4

定 价 46.00 元

脾胃病新治《编委会》

主　编　迟莉丽　程　艳

副主编　闫　华　孙大娟　冷启宁　蒋雪梅

编　委（按姓氏笔划排序）

编者名单

（以姓氏笔画为序）

崔思远　山东中医药大学附属医院

崔　兴　山东中医药大学附属医院

冯术杰　山东中医药大学

何　荣　山东中医药大学附属医院

胡述博　驻马店市中心医院

刘　奎　山东中医药大学附属医院

卢聪聪　山东中医药大学

罗雅琴　山东中医药大学附属医院

孙　逊　山东中医药大学

王明松　沂水中心医院

吴晓龙　山东中医药大学

杨　静　潍坊市中医院

张会平　济南市中医院

张　杰　山东中医药大学附属医院

张　静　山东中医药大学附属医院

庄步玺　沂南县神康血液病研究所

丛书编委会

前　　言

　　近年来，医学科学蓬勃发展，消化病学的研究也不例外，尤其在中西医结合治疗方面取得了长足的发展。为了能将这些最新的研究成果呈现给广大医学界同仁，本书邀请数十位中西医专家撰写胃肠病领域的基础研究和临床进展，在编写过程中，参编专家们各展所长，就其专业领域的内容进行了深入探讨，并尽可能多地涉猎国内外有关的新进展和新信息。本书内容重在临床，但并不偏废基础知识；尽量理论联系实际，以实际印证理论，又以理论解释和指导实践。以临床实际应用为中心，中西医结合辨证论治，增加了名老中医经验、民间传统单方验方及外治法的阐述，此为本书的一大特色。

　　在各位编委专家的精诚合作下，本书力求做到内容新颖，重点突出，图文并茂，文字流畅。我相信，无论是从事基础研究还是临床工作的消化专业人员，都能从本书中得到一定的启示和帮助。百密难免一疏，本书内容中如有错误和遗漏之处，还望能得到同道们的及时指正。本书的编写还得到了中医古籍出版社的大力支持，在此一并致以谢意。

编著者　迟莉丽

2014 年 2 月于山东中医药大学附属医院

序

脾胃病学说是中医学宝库中的瑰宝，从《黄帝内经》到《脾胃论》，再到建国 50 多年来的广泛研究，脾胃学说从起源到自成体系，取得了丰硕的成果，不仅确立了其在中医学中的地位，而且逐渐被现代医学运用，成为指导医学发展的十分重要的理论，为中华民族医学的发展作出了重在贡献。

为了全面、系统地阐述脾胃学说理论、脾胃病的治疗及现代研究进展，在编委会的组织下，以迟莉丽教授偕同国内脾胃病专家呕心沥血，几易文稿，编成此书。《脾胃病新治》内容详实、全面，对脾胃疾病的病因、机制、治疗、调护及最新研究进展等方面均进行了系统的阐述，尤其对行之有效的单方验方、外治、针灸等中医综合疗法亦有详细介绍，作者在广泛参考古今中外文献的基础上，亦写出了自己的临床心得，为脾胃病的中西医结合诊疗提供了更多的思路与方法。除常见病外，本书还收录了某些少见病和目前治疗较困难的疾病，读来受益匪浅。

总之，本书中医特色鲜明，同时亦强调中西医结合；博采众长，融古冶今，既保持了中医的特色和优势，又反映了脾胃学说的现代研究进展；实用价值大是本书的又一特色，对于中医和中西医结合工作者来说是一部全面系统实用的必备工具书，堪称一部佳作。

隗继武

2014 年 2 月 26 日于泉城济南

目　录

总　论

分　论

西医基础理论

第一章　胃的解剖学及组织学

消化系统由消化管及消化腺组成。消化管分为口腔、咽、食管、胃、小肠和大肠。一般将口腔到十二指肠称为上消化道，空肠至直肠称为下消化道。消化腺包括大唾液腺、肝、胰腺以及散在于自口唇至肛门整个消化管管壁内的无数小腺体（如唇腺、颊腺、食管腺、胃腺与肠腺等），它们均通过排出管道将分泌物排入消化管腔内，以对食物进行化学性消化。

一、胃

胃（stomach）是消化管各部中最膨大的部分，成人胃的容量约 1500ml。胃除有受纳食物和分泌胃液的作用外，还有内分泌功能。

（一）胃的形态和分布

胃的形态可受体位、体型、年龄、性别和胃的充盈状态等多种因素的影响。胃在完全空虚时略呈管状，高度充盈时可呈球囊形。

胃分前、后壁，大、小弯，入、出口（图 1 - 1）。胃前壁朝向前上方，后壁朝向后下方。胃体前壁左侧半的下部为游离面，因此当胃前壁有溃疡时不易形成粘连，当溃疡发生穿孔时，可引起严重的腹膜炎。胃后壁是小网膜囊前壁的一部分，与胰腺、左肾上腺、脾、横结肠及其系膜、以及膈肌脚等结构相毗邻，因此发生在后壁的溃疡穿孔时可导致局限性腹膜炎。还有部分溃疡因其后有胰腺，溃疡在向浆膜层发展时则与胰腺粘连，穿入胰腺中，形成穿透性溃疡。胃小弯（lesser curvature of stomach）凹向右上方，其最低点弯

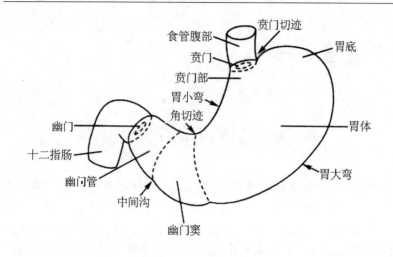

图 1 - 1　胃的形态和分布

度明显折转处称角切迹（angular incisure）。胃大弯（greater curvature of stomach）大部分凸向左下方。胃的近端与食管连接处是胃的入口称贲门（cardiac）。贲门的左侧，食管末端左缘与胃底所形成的锐角称贲门切迹（cardiac incisure）。胃的远端接续十二指肠处，是胃的出口称幽门（pylorus）。由于幽门括约肌的存在，在幽门表面，有一缩窄的环行沟，幽门前静脉常横过幽门前方，这为胃手术提供了确定幽门的标志。

通常将胃分为四部：贲门附近的部分称贲门部（cardiac part），界域不明显；贲门平面以上，向左上方膨出的部分为胃底（fundus of stomach），临床有时称胃穹窿（fornix of stomach），内含吞咽时进入的空气，约50ml，X线胃片可见此气泡；自胃底向下至角切迹处的中间大部分称胃体（body of stomach）；胃体下界与幽门之间的部分称幽门部（pyloric part）。幽门部的大弯侧有一不甚明显的浅沟称中间沟，将幽门部分为右侧的幽门管（pyloric canal）和左侧的幽门窦（pyloric antrum）。幽门窦通常位于胃的最低部，胃溃疡和胃癌多发生于胃的幽门窦近小弯处；幽门管长约2~3cm。

此外，活体 X 线钡餐透视，可将胃分成三型：（图 1 - 2）

1. 钩型胃　呈丁字形，胃体垂直，角切迹呈明显的鱼钩型，胃大弯下缘几乎与髂嵴同高，此型多见于中等体型的人。

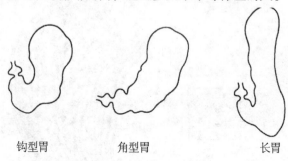

钩型胃　　　　　角型胃　　　　　长胃

图 1-2　胃的 X 线像

2. 角型胃　胃的位置较高，呈牛角型，略近横位，多位于腹上部，胃大弯常在脐以上，角切迹不明显，常见于矮胖体型的人。

3. 长胃　胃的紧张力较低，全胃几乎均在中线左侧。内腔上窄下宽。胃体垂直呈水袋样，胃大弯可达髂嵴水平面以下，多见于体型瘦弱的人，女性多见。

（二）胃的位置

胃的位置常因体型、体位和充盈程度的不同而有较大的变化。通常，胃在中等程度充盈时，大部分位于左季肋区，小部分位于腹上区。胃前壁右侧部与肝左叶和方叶相邻，左侧部与膈相邻，被左肋弓掩盖。胃前壁的中间部分位于剑突下方，直接与腹前壁相贴，是临床上进行胃触诊的部位。胃后壁与胰、横结肠、左肾上部和左肾上腺相邻，胃底与膈和脾相邻。

胃的贲门和幽门的位置比较固定，贲门位于第 11 胸椎体左侧，幽门约在第 1 腰椎体右侧。胃大弯的位置较低，其最低点一般在脐平面。胃高度充盈时，大弯下缘可达脐以下，甚至超过髂嵴平面。胃底最高点在左锁骨中线外侧，可达第 6 肋间隙高度。

（三）胃壁的组织结构

胃壁有 4 层结构，即黏膜层、黏膜下层、肌层和外膜（图

1 - 3)。

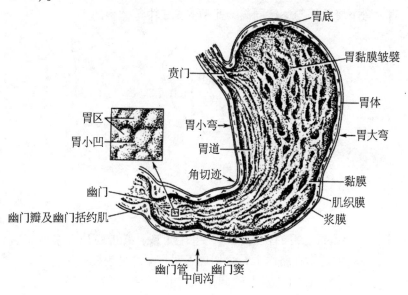

图 1 - 3　胃的黏膜

　　胃空虚时形成许多皱襞，充盈时变平坦。沿胃小弯处有 4 ~ 5 条较恒定的纵行皱襞，襞间的沟称胃道。在食管与胃交接处的黏膜上，有一呈锯齿状的环行线，称食管胃黏膜线，该线是胃镜检查时鉴别病变位置的重要标志。胃黏膜光滑柔软，呈粉红色，天鹅绒状。贲门、胃窦的黏膜较胃体底部黏膜苍白而平坦。在解剖显微镜下，胃黏膜可见许多纵横交错的细沟，将胃黏膜分成许多小区称胃小区。小区直径 1 ~ 6mm。每一小区的表面又有许多浅的沟纹和凹陷，称为胃腺窝或胃小凹。每一胃腺窝约有 2 ~ 4 个腺体开口。胃小区表面的沟纹和凹陷使小区呈脑回状。胃黏膜由表面上皮、腺窝、腺体、固有膜和黏膜肌层构成。表面上皮和被覆腺窝的上皮为单层高柱状黏液上皮，核位于细胞的基底部，胞浆含清亮或浅色颗粒状黏液，其中主要为中性黏液，以及少量唾液黏液或硫酸黏液。上皮分泌的黏液在细胞表面形成一层黏液膜，防止胃液内胃酸及蛋白酶的侵蚀。胃腺窝下为胃腺。因胃腺所在位置不同，分为贲门腺、幽门腺及胃底胃体腺。贲门腺位于食管—胃连接处以下 1～3cm 的区域，幽门腺位于胃窦和幽门，胃底胃体腺位于胃底胃体部。贲门区黏膜的上 1/2 为腺窝上皮，下 1/2 为贲门腺。腺体为复合分支状盘卷腺，上皮呈立方或低柱状，核位于基底部。腺体由结缔组织分隔成小叶。贲门腺内偶尔可见少量壁细胞、主细胞和内分泌细胞。幽门黏膜的上 1/2 为腺窝上皮，下 1/2 为幽门腺。幽门腺较短，腺体为单管或分支状盘卷腺。上皮为立方或低柱状，核扁圆，位于基底部，胞浆清亮，分泌中性黏液。幽门腺中可见壁细胞和大量分泌胃泌素的 G 细胞，分泌生长抑素的 D 细胞。D：G 细胞正常比例为 1：3，亦可见有 ECL 细胞。胃底胃体部黏膜的上 1/4 为腺窝上皮，下 3/4 为胃底胃体腺。腺体为直管腺，排列紧密，主要由颈部黏液细胞、壁细胞、主细胞和内分泌细胞构成。颈部黏液细胞位于腺体的颈部，常与壁细胞混杂分布。颈部黏液细胞具有再生能力，构成腺体的再生带，向上修复腺窝和表面上皮，向下形成为腺体细胞。颈部黏液细胞主要分泌中性黏液。壁细胞亦称泌酸细胞，为嗜酸性三角形细胞，直径为 20～35μm，核大而圆，位于细胞中央。细胞的尖端面向管腔，主要分布在胃底胃体腺的中上部，其功能为分泌盐酸、内因子和血型物质。主细胞亦称胃酶细胞，主要分布在胃底胃体腺的下 1/3～1/2，细胞高柱状，管腔面胞浆内充满紫红色的含胃蛋白酶原的颗粒。核下胞浆有丰富的平行排列的内质网，核上有发育好的 Golgi 体。内分泌细胞主要为分泌 5－羟色胺的肠嗜铬细胞、D 细胞、分泌高血糖素的 A 细胞以及少量 G 细胞。固有膜为疏松结缔组织，其中有少量浆细胞、淋巴细胞、嗜酸性粒细胞和组织细胞，其中穿插有毛细血管网、淋巴管网、无髓鞘神经纤维和含血管活性肠肽的神经和神经节。黏膜肌层由 2～10 层平滑肌纤维构成。黏膜肌层常垂直向黏膜腺体间发出平滑肌束。肌纤维的收缩有利于腺体的分泌。

黏膜下层由疏松的结缔组织构成，内含血管、淋巴管、黏膜下神经丛及胶原纤维、弹力纤维等。当胃扩张和蠕动时起缓冲作用。

神经纤维中有较多 VIP 神经纤维。

　　肌层均为平滑肌，分内斜、中环和外纵 3 层（图 1－4）。纵行肌以胃小弯和大弯处较厚。环形肌环绕于胃的全部，在幽门处较厚称为幽门括约肌（pyloric sphincter），在幽门瓣的深面，有延缓胃内容物排空和防止肠内容物逆流至胃的作用。环肌和纵肌之间有肌内神经丛，部分为 VIP 阳性的神经节和神经纤维。斜行肌是由食管的环形肌移行而来，分布于胃的前、后壁，起支持胃的作用。胃的外膜为浆膜。浆膜表面被有腹膜间皮细胞，其下为疏松的结缔组织，内含血管、淋巴管和神经纤维。临床上常将胃壁的四层一起称为全层，将肌层和浆膜两层合称为浆肌层。

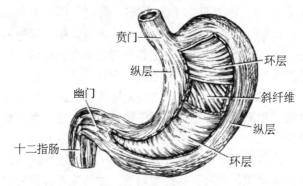

图 1－4　胃壁的肌层

（四）胃的血管、淋巴和神经支配

1. 胃的血液供应

　　胃的血液供应极其丰富，血流量在消化道中占首位，由腹腔动脉的 3 个分支供应，沿胃大、小弯形成两个动脉弓（图 1－5）。

　　胃左动脉即胃冠状动脉，发自腹腔动脉，向左上方走行到贲门，发出食管支后转向胃小弯上方分出许多小支供血。

　　在第 1、2 分支间常作为胃大部切除术切断胃壁在小弯侧的标志。

　　胃右动脉是肝动脉分支，在幽门上缘附近沿胃小弯发生许多小

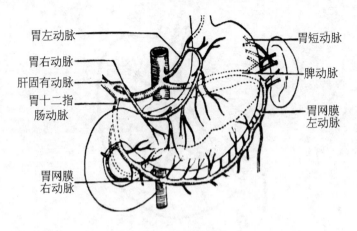

图1-5 胃的动脉

支供胃前后壁血液，最终与胃左动脉吻合形成胃小弯动脉弓。

胃网膜右动脉和胃网膜左动脉分别是胃十二指肠动脉分支和脾动脉分支，沿途发生分支供胃大弯侧前、后壁血液，并且相互吻合形成胃大弯动脉弓。胃网膜左、右动脉最终吻合恰相当于胃大弯中点，是胃大部切除术时的标记点。

胃短动脉由脾动脉发出，分布于胃底中的前、后壁，是胃底部的主要动脉。胃短动脉很短，特别在巨脾时明显，行脾切除时应注意。

胃静脉与同名动脉伴行，最后汇入门静脉系统，但胃网膜右静脉汇入肠系膜上静脉，胃网膜左静脉及胃短静脉流入脾静脉。在门静脉高压时，胃左静脉与奇静脉食管支在食管下端吻合，形成食管静脉丛，后期常出现静脉曲张，严重时可致上消化道出血。

2. 胃的淋巴

胃的淋巴管起至胃黏膜而分布于黏膜下和肌层中，淋巴管相互吻合，故几乎任何部位癌症均可累及到其他淋巴结。然后引流到区域淋巴结，包括胃上淋巴结、幽门上淋巴结、胃下淋巴结和脾淋巴结，4组淋巴结注入腹腔淋巴结。

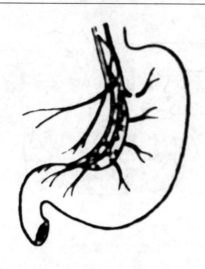

图1-6　胃的神经分布"鸦爪支"

3. 胃的神经

　　胃的神经由交感和副交感神经支配，前者对胃的运动和分泌功能起抑制作用，后者则起促进作用。副交感神经形成迷走神经前干和后干，经膈肌裂孔进入腹部，前干腹段在食管右前方，后干腹段在食管右后方走行在浆膜与食管肌层之间，因此行食管下段或贲门癌手术切除时可能因伤及此神经影响幽门功能，术后出现功能性幽门梗阻表现。迷走神经前干又分作肝支和胃前支，迷走神经后干支分为腹腔支和胃后支，其中胃前支和胃后支继续分支分布在胃前后壁并在胃角处形成"鸦爪支"（图1-6）。故在治疗十二指肠球部溃疡时采用高选择性迷走神经切断术，切断迷走神经时除保留肝支、腹腔支外，还要保留"鸦爪支"，避免出现术后幽门梗阻的现象，且能达到抑酸促进溃疡愈合的目的。

第二章　肠道的解剖学及组织学

一、小肠

（一）小肠的形态和分部

小肠（small intestine）是消化管中最长的一段，上端起于幽门，下端接续盲肠。成人全长 5～7m，分十二指肠、空肠、回肠三部。小肠是消化和吸收的重要器官，并具有某些内分泌功能。

1. 十二指肠

十二指肠（duodenum）介于胃与空肠之间，由于相当于十二个横指并列的长度而得名，全长 25cm。十二指肠是小肠中长度最短、管径最大、位置最深且最为固定的部分。十二指肠除始、末两端被腹膜包裹，较为活动之外，其余大部分均为腹膜外位器官，被腹膜覆盖而固定于腹后壁。它既接受胃液，又接受胰液和胆汁，食糜在此由高渗转为等渗、酸性转为中性，故十二指肠在食物消化吸收中起重要作用。十二指肠整体上呈"C"形，包绕胰头（图 2－1）。可分为上部、降部、水平部和升部 4 部分。

上部长约 3cm，自幽门行向右后，至胆囊颈附近急转向下延续为降部。上部左侧与幽门相连的一段肠壁较薄，黏膜面光滑，无环状皱襞，称为十二指肠球。降部长约 7～8cm，此段的中部稍下有十二指肠大乳头，胆总管和主胰管即开口于此。副胰管的开口约在壶腹开口上方约 2cm 处。水平部长约 10cm，向左至腹主动脉前方移行于升部。升部仅长约 2～3cm，沿主动脉前方的左侧上行，然后下降，在 Treitz 韧带处与空肠相接。转折处称十二指肠空肠曲。

（1）上部

上部（superior part）长约 5cm，起自胃的幽门，水平行向右后方，至肝门下方、胆囊颈的后下方，急转向下，移行为颈部。其

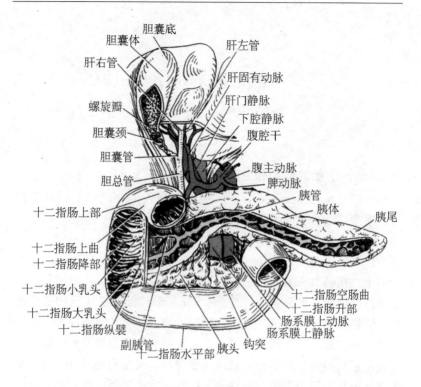

图 2 - 1　胆道、十二指肠和胰（前面）

上方为肝左内叶的脏面和肝十二指韧带，下方为胰头，前方为胆囊，胆囊炎常引起粘连，手术治疗要注意仔细剥离，后方有胆总管的十二指肠后段、胃十二指肠动脉、门静脉。上部与降部转折处形成的弯曲称十二指肠上曲（superior duodenal flexture）。十二指肠上部近侧与幽门相连接的一段肠管，长约 2.5cm，其肠壁薄，管径大，黏膜面光滑平坦，无环状襞，临床常称此段为十二指肠球（duodenal bubl），是十二指肠溃疡及其穿孔的好发部位。当十二指肠球部后壁溃疡穿孔损伤胃十二指肠动脉时易引起消化道大出血。

（2）降部

降部（descending part）长约 7 ~ 8cm，起自十二指肠上曲，垂直下行于第 1 ~ 3 腰椎体和胰头的右侧，至第 3 腰椎体右侧，弯向左行，移行为水平部，转折处得弯曲称十二指肠下曲（inferior du-odenal flexure）。降部的黏膜形成发达的环状襞，其中份后内侧壁上有一纵行的皱襞称十二指肠纵襞（longitudinal fold of duodenum），长 0.5 ~ 1.5cm，其下端的圆形隆起称十二指肠大乳头（major duo-denal papilla），距中切牙约 75cm，为肝胰壶腹的开口处。在大乳头上方（近侧）1 ~ 2cm 处，有时可见到十二指肠小乳头（major duodenal papilla），是副胰管的开口处。

（3）水平部

水平部（horizonal part）又称下部，长约 10cm，全部为腹膜后位。起自十二指肠下曲，横过下腔静脉和第 3 腰椎体的前方，至腹主动脉前方、第 3 腰椎体左前方，移行于升部，上方有胰头、胰体，前方有横结肠、小肠系膜上动脉。临床上将十二指肠上部、降部和水平部呈"C"字形部位称十二指肠窗。肠系膜上动、静脉紧贴此部前面下行。当肠系腹上动脉与腹主动脉夹角过小或当肠系腹动脉起点过低时可压迫肠管，引起十二指肠壅滞，引起反复呕吐，临床称之为肠系膜上动脉压迫综合征。

（4）升部

升部（ascending part）最短，仅 2 ~ 3cm，自水平部末端起始，斜向左上方，至第 2 腰椎体左侧转向下，移行为空肠。十二指肠与空肠转折处形成的弯曲称十二指肠空肠曲（duodenojejunal flex-ure）。其被十二指肠悬肌（suspensory muscle of duodenum）固定于右膈脚上。十二指肠悬肌和包绕于其下段表面的腹膜皱襞共同构成十二指肠悬韧带（suspensory ligament of duodenum），又称 Treitz 韧带（ligament of Treitz）。在腹部外科手术中，Treitz 韧带可作为确定空肠起始的重要标志。

2. 空肠与回肠

空肠（jejunum）和回肠（ileum）上端起自十二指肠空肠曲，下端接续盲肠。空肠和回肠一起被肠系膜悬系于腹后壁，合称为系膜小肠，有系膜附着的边缘称系膜缘，其相对缘称游离缘或对系膜缘。空肠回肠迂曲盘旋形成肠袢，两者无明确的分界。一般将系膜

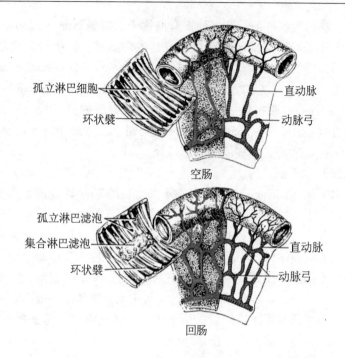

孤立淋巴细胞

环状襞

直动脉

动脉弓

空肠

孤立淋巴滤泡

集合淋巴滤泡

环状襞

直动脉

动脉弓

回肠

图 2 - 2　空肠和回肠

小肠的近侧 2/5 称空肠，远侧 3/5 称回肠。空肠主要占据腹腔的左腰区和脐区，回肠多位于脐区、右腹股沟区和盆腔内。在右髂窝处与盲肠相连，一般位于腹腔的右下部。空肠管径较大，管壁较厚，血管较多，肠黏膜皱襞较多，有散在淋巴小结，系膜的血管弓较少（有 1~2 级），直血管较长，血管周围脂肪少；回肠管径较小，管壁较薄，血管较少，黏膜皱襞少，有大量淋巴结，系膜的血管弓较多（有 4~5 级），直血管较短，血管周围脂肪多（图 2 - 2）。空回肠内含有大量的消化液和电解质，有重要的消化吸收功能，如有肠瘘则可引起严重的水和电解质紊乱。

（二）小肠的血供

主要来自腹腔动脉，肠系膜上、下动脉，在系膜处形成多级弓状吻合，然后从终动脉弓发出许多直动脉到肠管。多级动脉弓保证肠管在任何体位运动时都可得到血液供应。

（三）小肠的组织结构

小肠壁亦由黏膜层、黏膜下层、肌层和浆膜4层构成。小肠黏膜具有许多环状皱襞和绒毛结构。皱襞为黏膜和黏膜下层凸入肠腔所形成，绒毛为单纯的黏膜褶。十二指肠黏膜的绒毛底较宽，呈铲状，绒毛两侧有锯齿状凹陷。十二指肠球部的绒毛大小形态较不规则，在 Brunner 腺和淋巴滤泡表面绒毛短而稀少。远段十二指肠和近段空肠之黏膜皱襞高而密，高可达 1cm。至远段空肠则逐渐减少，至回肠中段以远则很稀少。从空肠到回肠绒毛亦渐变矮，回肠远段肠系膜对侧的黏膜有卵圆形的集合淋巴滤泡（Peyer 斑），其长轴与肠的长轴一致。小肠黏膜上皮主要由吸收细胞或称肠细胞和散在的分泌唾酸黏液的杯状细胞构成。吸收细胞为高柱状，核位于基底部，细胞的管腔面有特殊的整齐排列的微绒毛构成的刷毛缘。其微绒毛长 0.7~1.3μm，宽 0.1~0.2μm，表面有一层糖萼包绕。杯状细胞所分泌唾酸黏液在吸收细胞表面形成一黏液层，起保护作用。绒毛底部的上皮延续为小肠腺或称李氏陷窝。肠腺的下 2/3 细胞形成黏膜上皮的增殖层，这些细胞胞浆较嗜酸性粒细胞分裂快，称为肠母细胞。为不断分裂更新老化的肠细胞。肠腺内偶有杯状细胞，肠腺底部有 Paneth 细胞，其腔面核上部胞浆内有大的强嗜酸性颗粒。Paneth 细胞含溶菌酶、IgA 和 IgG。小肠黏膜上皮内有多种内分泌细胞，如分泌 5-羟色胺的 EC 细胞、分泌胆囊收缩素的 I 细胞、分泌生长抑素的 D 细胞、分泌 VIP 的 D_1 细胞、分泌胃动素的 M 细胞、分泌 GIP 的 K 细胞、分泌蛙皮素的 P 细胞、分泌高血糖素样物质的 L 细胞和分泌胰多肽的 PP 细胞。十二指肠黏膜内亦含有较多分泌胃泌素的 G 细胞和分泌胰泌素的 S 细胞。在回肠的集合淋巴滤泡和孤立淋巴小结内还可见散在的像扁平肠细胞的 M 细胞，其胞浆围绕小簇淋巴细胞，将淋巴细胞与肠腔分隔。M 细胞可选择地摄取抗原和大分子物质，然后传送给淋巴细胞。小肠绒毛上皮间亦可见少量丛状细胞。它有长而厚的微绒毛伸入肠腔，可能起受体作用。丛状细胞亦可见于胃、结肠、胆道和呼吸道。

小肠绒毛的核心内含有动脉、静脉、毛细血管网、中心淋巴管和乳糜管。毛细血管网在上皮基底膜下极为丰富。从黏膜肌层有肌纤维发出到绒毛内,肌纤维的收缩可调节绒毛的活动。固有膜血管和平滑肌周围有无髓鞘神经。固有膜内还有淋巴细胞、浆细胞、肥大细胞、嗜酸性粒细胞、吞噬细胞。在回肠的黏膜固有膜内有丰富的淋巴组织集合成结节。固有膜内淋巴细胞以 T_4 为主,而绒毛上皮内主要为 T_8 淋巴细胞。小肠浆细胞以分泌 IgA 为主,其次为 IgM 和 IgG。黏膜肌层由 $3 \sim 10$ 层平滑肌细胞构成。

黏膜下层由疏松的结缔组织构成,内含丰富的淋巴管网、动-静脉网、神经节细胞和黏膜下神经丛。十二指肠球部和降部的近端黏膜下有大量 Brunner 腺,远端逐渐减少,Brunner 腺与幽门腺相似,由盘卷和分支状管泡腺构成,其中有黏液腺和浆液腺。分泌的碳酸氢盐等碱性分泌液经导管开口于肠腺,小肠黏膜下层有多种细胞,包括浆细胞、淋巴细胞、嗜酸性粒细胞和肥大细胞等。

肌层由内环、外纵排列的平滑肌构成。肌层间有肌内神经丛。

浆膜为薄层疏松结缔组织,表面被覆单层扁平的间皮细胞。

二、大肠

(一) 大肠的形态和分部

大肠是消化管的末段,全长约 1.5m,起自回盲瓣,止于肛门。分为盲肠、阑尾、结肠、直肠和肛管五部分 (图 2-3)。主要生理功能为吸收水分、无机盐和维生素,并将食物残渣形成粪便,排出体外。除直肠、肛管和阑尾外,结肠和盲肠具有三种特征性结构,即结肠带、结肠袋和肠脂垂。结肠带 (colic bands) 有三条,由肠的纵行肌增厚而成,沿肠的纵轴排列 (图 2-4),均汇集于阑尾根部。结肠袋 (haustra of colon) 的形成是由于结肠带较肠管短,使后者皱折呈囊袋状,结肠袋为由横沟隔开向外膨出的囊状突起。肠脂垂 (epiploicae appendices) 为沿结肠带两侧分布的许多小突起,由浆膜及其所包含的脂肪组织形成,长 $2 \sim 3cm$,可发生扭转、炎症和坏死。在结肠的内面,相当于结肠袋间的横沟处,环行肌增

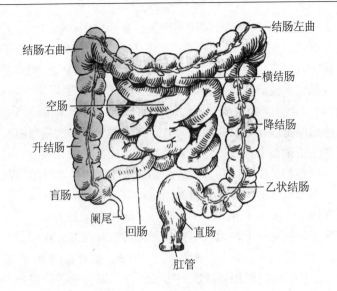

图2-3 小肠和大肠

厚，肠黏膜皱折成结肠半月襞。在腹部手术中鉴别大、小肠主要依据大肠的上述三个特征。

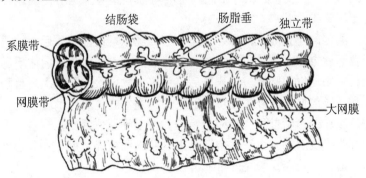

图2-4 结肠的特征性结构（横结肠）

1. 盲肠与阑尾

盲肠（caecum）是大肠的起始部，长约6～8cm，其下端为盲肠，上续升结肠，左侧与回肠相连接。盲肠位于右髂窝内，其体表投影在腹股沟韧带外侧半的上方。在盲肠系膜的固定下位于后腹壁，属于腹膜内位器官。如该系膜过长，活动度过大，则称游离盲肠。盲肠位置变异较大。大、小肠之间的界线为回盲瓣（ileocecal valve），由上、下唇组成，唇两侧延伸形成回盲瓣系带，当盲肠内压力增加使系膜拉紧，关闭回盲孔，起瓣膜作用。此瓣可阻止小肠内容物过快地流入大肠，以便食物在小肠内充分消化吸收，并可防止盲肠内容物逆流回回肠。此外，回盲瓣也是盲肠和升结肠的分界标志。回肠末端向盲肠的开口为回盲口（ileocecal orifice）。在回盲口下方约2cm处，有阑尾（vermiform appendix）的开口。

阑尾是从盲肠下端后内侧壁向外延伸的一条细管状器官，又称引突。其长度因人而异，一般长约5～7cm，偶有长达20cm或短至1cm者。儿童的阑尾相对较成人为长，中年以后逐渐萎缩变小。成人阑尾的管径多在0.5～1.0cm之间，管腔狭小，易为粪石阻塞，形成阻塞性阑尾炎。阑尾系膜呈三角形或扇形，内含血管、神经、淋巴管及淋巴结等，由于阑尾系膜游离缘短于阑尾本身，致使阑尾呈钩形、S形或卷曲状等不同程度的弯曲，这些都是易使阑尾发炎的形态基础。

阑尾的位置因人而异，它可位于回肠末端的前面或后面，或位于盲肠后方或下方，也可越过骨盆缘进入盆腔内。据国内体质调查资料，阑尾以回肠后位和盲肠后位为多，盆位次之，再次为盲肠下位和回肠前位。此外，还可有肝下位和左下腹位等，虽属少见，但在急腹症的诊断过程中，应予考虑。鉴于阑尾位置变化颇多，手术中有时寻找困难，由于3条结肠带均在阑尾根部汇集，故沿结肠带向下追踪，是寻找阑尾的可靠方法。

阑尾根部的体表投影，通常以脐与右侧髂前上棘联线的中、外1/3交点（McBurney点）为标志。有时也以左、右髂前上棘联线的右、中1/3交点（Lanz点）表示。

2. 结肠

结肠（colon）是介于盲肠和直肠之间的一段大肠，整体呈

"M"形，包绕于空、回肠周围。分为升结肠、横结肠、降结肠、乙状结肠四部分，还有2个明显的弯曲，即肝曲和脾曲，除横结肠和乙状结肠外其余大肠均无系膜附着。结肠的直径自起端6cm，逐渐递减为乙状结肠末端的2.5cm，这是肠腔最狭窄的部位。

（1）升结肠

升结肠（ascending colon）续于盲肠，沿腰方肌和右肾前方上升至肝右叶下方，转折向左前下方移行为横结肠，转折的弯曲称结肠右曲（right colic flexure），又称肝曲。升结肠长度因盲肠位置的高低而异，其后壁借结缔组织贴附于腹后壁，活动度甚小。

（2）横结肠

横结肠（transverse colon）起自结肠右曲，向左横行，至脾下方转折向下，续于降结肠，转折处称结肠左曲。结肠左曲（left colic flexure），又称脾曲，其位置较结肠右曲为高，接近脾和胰尾，故结肠左曲的位置较高较深。横结肠由横结肠系膜连于腹后壁，活动度大，横结肠中部下垂至脐或低于脐平面，易形成锐角肠内容不易通过，特别是脾曲因位置高，容易导致结肠脾曲综合征。

此外，肝曲、脾曲为锐角，结肠镜检查时通过困难。另外，降结肠导致乙状结肠交界的肠段生理弯曲多，通过也较困难。

（3）降结肠

降结肠（descending colon）自结肠左曲起，沿左肾与腰方肌前面下行，至左髂棘处续于乙状结肠。

（4）乙状结肠

乙状结肠（sigmoid colon）自左髂棘水平开始，沿左髂窝转入盆腔内，全长呈"乙"字形弯曲，至第3骶椎平面续于直肠。乙状结肠借乙状结肠系膜连于骨盆侧壁，活动度较大。

3. 直肠和肛管

直肠位于盆腔内，长约10～14cm，沿骶尾骨的前面下降，穿盆膈后，终止于肛门。直肠在矢状面上有2个弯曲，上方的弯曲（直肠骶曲）凸向后，与骶骨的弯曲一致，距肛门约7～9cm，下方的弯曲（会阴曲）凸向前，距肛门约3～5cm。在冠状面上，直肠还有3个侧方弯曲，一般中间较大的凸向左侧，上下两个凸向右侧。直肠下段肠腔较膨大，称直肠盆部（或壶腹部）。腔内常有2~3个由环形肌和黏膜形成的半月形横襞，称为直肠横襞，其中最大者在直肠壶腹上的前右侧壁，距肛门约7cm。直肠肛门部亦称肛管，长约3~4cm。其上段黏膜形成6~11条纵行皱襞，称为肛柱。各柱下端之间以半月形的黏膜皱襞（肛瓣）相连。肛瓣与2个相邻肛柱下部之间形成小袋状的陷窝，称为肛窦。窦深3~5mm，底部有肛腺的开口，易感染形成肛窦炎。肛柱上端的连线称为肛直肠线（anorectal line），肛瓣的边缘和肛柱的下端共同组成齿状线（dendate line）或肛皮线（anocutaneous）。

　　齿状线以上肛管由内胚层的泄殖腔演化而来，其内膜表面为黏膜，黏膜上皮为单层柱状上皮，癌变时为腺癌；齿状线以下肛管由外胚层的原肛演化而来，其内表面为皮肤，被覆上皮为复层扁平上皮，癌变时为鳞状细胞癌。此外，齿状线上、下部分的肠管在动脉来源、静脉回流、淋巴引流以及神经分布等方面都不相同（表2－1）。

表 2 - 1　肛管齿状线上、下部的比较

	齿状线以上	齿状线以下
覆盖上皮	单层柱状上皮	复层扁平上皮
动脉来源	直肠上、下动脉	肛门动脉
静脉回流	直肠上静脉→肠系膜下静脉→脾静脉→肝门静脉	肛门静脉→阴部内静→髂内静脉→髂总静脉→下腔静脉
淋巴引流	肠系膜下淋巴结和髂内淋巴结	腹股沟淋巴结
神经分布	内脏神经	躯体神经

　　齿状线下方有一宽约1cm的环状区域，表面光滑呈微蓝色，称为肛梳（anal pecten）或痔环（haemorrhoidal ring）。肛梳下缘有

一环状的白线（white line）称为肛白线，白线下方不远即为肛门。在肛梳的皮下组织和肛柱黏膜下，有丰富的静脉丛，各种病理原因形成的静脉曲张而凸起称为痔。发生在齿状线以上的痔称内痔，发生在齿状线以下的痔称外痔，也有跨越于齿状线上、下的称混合痔。齿状线以上为植物神经支配，无痛觉，以下由脊神经（肛门神经）支配，有痛觉，故内痔不痛，外痔痛。

（二）大肠的组织结构

与其他肠壁结构一样，大肠壁亦由黏膜、黏膜下层、肌层和外膜4层构成。

大肠黏膜表面平坦，无绒毛。在结肠袋之间有很多半月形的黏膜皱襞。大肠黏膜由单层柱状上皮、肠腺或称陷窝、固有膜和黏膜肌层构成。单层柱状上皮由吸收细胞（肠细胞）和杯状细胞构成。吸收细胞表面仅有稀疏的微绒毛，其上有糖萼。大肠腺为直管腺，平行排列与黏膜肌层垂直地坐落在黏膜肌层之上。肠腺底部为高柱状黏液细胞（肠母细胞）和未分化细胞。除盲肠和升结肠有少量 Paneth 细胞外，大肠肠腺内一般无 Paneth 细胞。大肠黏膜内亦有一定量的内分泌细胞，尤以直肠为多，如 EC、NT 及 PP 细胞等。固有膜内有散在的淋巴细胞（主要为 T 细胞）、分泌 IgA 的浆细胞、吞噬细胞和嗜酸性粒细胞。有丰富的毛细血管网和无髓鞘神经以及有生发中心的淋巴滤泡。大肠固有膜内无或极少淋巴管，所以限于黏膜层的癌很少发生转移。阑尾的构造与大肠相似，肠腔小、肠腺短而稀，其固有膜有许多淋巴小结并长入黏膜下层，以致黏膜肌层不完整。

大肠的黏膜下层与小肠相似，其间可见丰富的血管、淋巴管、神经等。肌层亦可为内环外纵2层，富含弹力纤维，结肠带即由外纵肌形成。环肌和纵肌之间有丰富的肌内神经丛及神经节。除横结肠和乙状结肠外，其余部分的大肠壁均无完整的浆膜包被，浆膜的间皮下有一层发育良好的弹力纤维层。

第三章　消化系统的生理功能

第一节　胃肠的运动功能

一、胃的运动功能

根据胃壁肌层的结构和功能特点，胃底和胃体上 1/3（头区）的主要功能是容纳和暂时储存食物，调节胃内压及促进液体的排空；胃体其余 2/3 和胃窦（尾区）的主要功能是混合、磨碎食物形成食糜，并加快固体食物的排空。

（一）胃的运动形式及其调节

1. 容受性舒张

由进食动作（如咀嚼、吞咽）和食物对咽、食管等处感受器的刺激反射性地引起胃底和胃体肌肉的舒张，称为容受性舒张（receptive relaxation）。这种舒张可使胃容量由空腹时的 50ml 左右增大到进食后的 1.5L 左右，其生理意义在于适应大量食物的暂时储存，同时保持胃内压基本不变，从而防止食糜过早排入小肠，有利于食物在胃内充分消化。

胃的容受性舒张是通过迷走－迷走反射实现的，切断迷走神经后容受性舒张就不再出现。这一反射的迷走传出纤维是抑制性的，其末梢释放的递质可能是某种神经肽（如 VIP）或 NO。

2. 紧张性收缩

紧张性收缩（tonic contraction）是消化道平滑肌共有的运动形式。这种收缩使胃腔内具有一定的压力，有助于胃液渗入食物内部，促进化学性消化，并协助推动食糜移向十二指肠，同时还可使胃保持一定的形状和位置，不致出现胃下垂。

3. 蠕动

食物进入胃后约 5min，胃即开始蠕动。蠕动波起自胃体中部，逐步地向幽门方向推进。胃的蠕动波频率约每分钟 3 次，每个蠕动波约需 1min 到达幽门。胃蠕动运动将食物推向幽门，在胃窦部有一有力收缩，使食糜反向排到胃体，反复作用将食物磨碎。胃蠕动的生理意义在于使食物和胃液充分混合，以利于胃液发挥化学性消化作用，也有利于块状食物进一步被磨碎和粉碎，并将食糜由胃排入十二指肠。

（二）胃排空的调节及其影响因素

1. 胃排空的过程

胃的排空（gastric emptying）是指食糜由胃排入十二指肠的过程。一般在食物进入胃后 5min 即有部分食糜被排入十二指肠。在 3 种主要营养物质中，糖类排空最快，蛋白质次之，脂肪最慢；一般而言，稀的流体食物比稠的固体食物排空快；碎小的颗粒食物比大块食物排空快；等渗溶液比高渗溶液排空快。混合性食物由胃完全排空的时间约为 4~6h。

胃排空的动力是近端胃紧张性收缩及远端胃收缩产生的胃内压，其排空的阻力是幽门及十二指肠的收缩。当胃内压超过十二指肠内压，并足以克服幽门部阻力时，胃的排空才能进行。因此，凡能增强胃运动的因素都能促进胃的排空；反之，则延缓胃的排空。

2. 影响胃排空的因素

（1）胃内促进排空的因素：①胃排空的速率通常与胃内食物量的平方根成正比，胃内的食物量大，对胃壁的扩张刺激就强，通过壁内神经丛反射和迷走－迷走反射，可使胃的运动加强，从而促进排空；②食物的机械扩张刺激或化学刺激（主要是蛋白质消化产物），可引起胃窦部 G 细胞释放胃泌素，后者可促进胃体和胃窦的收缩，有利于增加胃内压，但同时又能增强幽门括约肌的收缩，其综合效应是延缓胃的排空。

（2）十二指肠内抑制胃排空的因素：①肠－胃反射。进入小肠的酸、脂肪、脂肪酸、高渗溶液以及食糜本身的体积等，均可刺激十二指肠壁上的化学渗透压和机械感受器，通过肠—胃反射而抑制胃的运动，使胃排空减慢。肠－胃反射对胃酸的刺激尤其敏感，当小肠内的 pH 值降低到 3.5～4.0 时，反射即可发生，因而可延缓酸性食糜进入十二指肠；②胃肠激素。当大量食糜，特别是酸或脂肪进入十二指肠后，可引起小肠黏膜释放促胰液素、缩胆囊素、抑胃肽等，这些激素可抑制胃的运动，从而延缓胃的排空。

胃内因素与十二指肠因素是互相配合，共同作用的。食物刚入胃时，胃内食物较多，而肠内食物较少，故此时排空速度较快；以后十二指肠内抑制胃运动的因素逐渐占优势，胃的排空则减慢；随着进入十二指肠的酸被中和，食物的消化产物被吸收，对胃运动的抑制影响逐渐消失，胃的运动又开始逐渐增强，推送另一部分食糜进入十二指肠，如此反复，直至食糜从胃全部排入十二指肠为止。因此，胃排空是间断进行的，并与十二指肠内的消化和吸收相适应。

在胃排空后，胃运动表现为间歇性强力收缩伴较长的静息期的周期性运动，向肠道方向扩布，对胃内残存的食糜清除起"清道夫"的作用。小肠在空腹时也有类似运动。

二、小肠的运动功能

（一）小肠运动形式

在进入消化期，小肠主要的运动形式如下：

1. 紧张性收缩

是小肠的基本运动形式，可使小肠平滑肌保持一定的紧张度，保持肠道一定的形状，维持一定的腔内压，有助于肠内容物的混合，使食糜与肠黏膜密切接触，有利于吸收的进行。

2. 分节运动

小肠的分节运动（segmental motility）是一种以肠壁环行肌为主的节律性收缩和舒张活动。在食糜所在的一段肠道，环形肌在许多不同部位同时收缩，把食糜分割成许多节段，随后，原来收缩的部位发生舒张，而原先舒张的部位发生收缩，将原先的食糜节段分为两半，而相邻的两半则合并为一个新的节段，如此反复交替进行，使食糜不断分开又不断混合。分节运动在空腹时几乎不存在，进食后逐渐加强。小肠各段分节运动的频率不同，在人的十二指肠约每分钟 11 次，回肠末段约每分钟 8 次。这种活动梯度有助于食糜由小肠上段向下推进。其意义主要在于使食糜与消化液充分混合，有利于化学性消化的进行；同时能增强食糜与小肠黏膜的接触，有利于营养物质的吸收；此外，通过对肠壁的挤压，有助于血液和淋巴的回流，为吸收创造良好的条件。

3. 蠕动

可发生于小肠的任何部位，并向肠的远端传播，速度为 0.5 ~ 2.0cm/s，近端大于远端。每个蠕动波只把食糜推进一小段距离（数厘米）。进食后蠕动明显增强。蠕动的意义在于使经过分节运动的食糜向前推进，到达新的肠段，再开始新的分节运动。在小肠常可见到一种进行速度很快（2 ~ 25cm/s）、传播较远的蠕动，称为蠕动冲（peristaltic rush）。它可将食糜从小肠的始端一直推送到末端或直达结肠。蠕动冲可由进食时的吞咽动作或食糜刺激十二指肠而引起。此外，在回肠末段可出现逆蠕动，即与一般的蠕动方向相反，其作用是防止食糜过早地通过回盲瓣进入大肠，有利于食物的充分消化和吸收。

（二）小肠运动的调节

1. 壁内神经丛反射

肌间神经丛对小肠运动具有调节作用。食糜对小肠的机械性和化学性刺激，均可通过局部神经丛反射使小肠蠕动加强。切断支配小肠的外来神经后，蠕动仍可进行，说明小肠内在神经丛对小肠的运动起主要作用。

2. 外来神经调节

副交感神经的兴奋能加强小肠的运动，交感神经兴奋则抑制小肠运动。它们的作用一般是通过小肠壁内神经丛实现的。同时，小肠的运动还受神经系统高级中枢的影响，如情绪的波动可改变肠的运动功能。

3. 体液调节

胃肠激素在调节小肠运动中起重要作用。如胃泌素、CCK 和胃动素等都能促进小肠的运动；而促胰液素、生长抑素和血管活性肠肽等则可抑制小肠的运动。

三、大肠的运动功能

大肠的运动少而缓慢，对刺激的反应也较迟缓，这些特点有利于粪便在大肠内暂时储存。主要生理功能为完成食物残渣的加工，形成并暂时贮存粪便，排出粪便。

（一）大肠运动的形式

1. 袋状往返运动

这是在空腹和安静时最多见的一种非推进性运动形式。这种运动形式是由环行肌的不规则收缩而引起的，它使结肠呈现一串结肠袋，使结肠内的压力升高，结肠袋中的内容物向前、后两个方向作短距离位移，对内容物仅起缓慢的搓揉作用，而不能向前推进；这种运动有助于促进水的吸收。

2. 分节推进和多袋推进运动

这是人在餐后或副交感神经兴奋时的运动形式。分节推进运动是指环形肌有规则的收缩，将一个结肠袋的内容物推移到邻近肠段，收缩结束后，肠内容物不返回原处；如果在一段较长的结肠壁上同时发生多个结肠袋收缩，并使其内容物向下推移，则称为多袋推进运动。

3. 蠕动

与消化道其他部位一样，大肠蠕动的意义也在于将肠内容物向远端推进。此外，大肠还有一种进行快而行程远的蠕动，称为集团蠕动（mass peristalsis）。它通常始于横结肠，可将大肠内一部分内容物推送到乙状结肠或直肠。这种蠕动每日发生 3～4 次。常见于餐后或胃内有大量食物充盈时。这种餐后结肠运动的增强称为胃－结肠反射。胃－结肠反射敏感的人往往在餐后或餐间产生便意，此属于生理现象，多见于儿童。

第二节　消化液的分泌及其调节功能

一、胃的分泌

（一）胃的分泌细胞

胃黏膜内含有三种管状外分泌腺和多种内分泌细胞。所以，胃黏膜与胃的化学性消化功能的关系最为密切。

1. 外分泌细胞

胃黏膜的外分泌细胞构成外分泌腺。胃的外分泌腺主要有三种：①贲门腺：分布于胃与食管连接处的环状区内，主要由黏液细胞组成，分泌稀薄的碱性黏液；②泌酸腺：分布于胃底和胃体部，其数量最多，由壁细胞、主细胞和黏液颈细胞组成，壁细胞分泌盐酸和内因子，主细胞分泌胃蛋白酶原，黏液颈细胞则分泌黏液；③幽门腺：分布于幽门部，分泌碱性黏液。除上述三种胃腺外，还有分布于胃的所有区域的上皮细胞，它们分泌黏稠的黏液，是构成胃表面黏液层的主要成分。

2. 内分泌细胞

胃黏膜内含有多种内分泌细胞，主要有：①G 细胞：分布于胃窦部，分泌胃泌素和 ACTH 样物质；②D 细胞：分布于胃底、胃体和胃窦部，分泌生长抑素，生长抑素对胃泌素和胃酸的分泌起调节作用；③肠嗜铬样细胞（enterochromaffin – like cell，ECL）：分布于胃泌酸区黏膜内，能合成和释放组胺（histamine）。

（二）胃液的性质、成分和作用

纯净的胃液是无色的酸性液体，pH 为 0.9～1.5。正常成年人每日分泌量为 1.5～2.5L。胃液中除含大量水外，主要成分包括盐酸、HCO_3^-、Na^+、K^+ 等无机物和消化酶、黏蛋白、内因子等有机物。

1. 盐酸

盐酸（hydrochloric acid，HCl）也称胃酸（gastric acid），由泌酸腺中的壁细胞（parietal cell）所分泌。盐酸在胃液中有两种形式，一种呈游离状态，称为游离酸；另一种与蛋白质结合成盐酸蛋白盐，称为结合酸。两者在胃液中的总浓度称为胃液的总酸度。正常人空腹时，盐酸排出量约 $0 \sim 5\text{mmol/h}$，称为基础酸排出量。进餐或药物刺激下，最大盐酸分泌量 $20 \sim 25\text{mmol/h}$，盐酸的最大排出量主要决定于胃黏膜壁细胞的数目及其功能状态，男性的酸分泌率大于女性，50 岁以后分泌速率有所降低。盐酸的分泌过程如下：

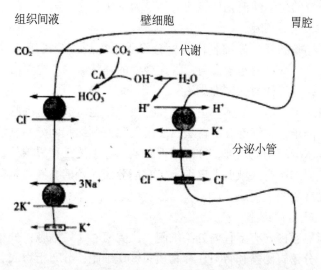

图 3 – 1　胃的壁细胞分泌盐酸的基本过程示意图

（1）盐酸的分泌及分泌机制：胃液中的 H^+ 和 Cl^- 是由壁细胞逆着巨大的浓度梯度主动分泌的，H^+ 的主动分泌与壁细胞顶膜上的质子泵（proton pump）的作用有关。质子泵位于壁细胞顶端膜内陷形成的分泌小管（secretory canaliculus）膜上，是一种 H^+ – K^+ – ATP 酶。具有转运 H^+ 和催化 ATP 水解的功能。

壁细胞泌酸的离子转运过程（图 3 – 1）可归纳如下：①壁细

胞分泌的 H^+ 来自 $H_2O\ H^+ + OH^-$，质子泵激活后迅速移位到分泌小管，通过主动转运形式将 H^+ 转运到分泌管腔，同时将 K^+ 转运入壁细胞内。与此同时，顶端膜上存在的 K^+ 通道和 Cl^- 通道也同时开放，进入壁细胞内的 K^+ 和 Cl^- 分别由各自的通道分泌至分泌小管腔内，然后与 H^+ 形成 HCL，当需要时，HCL 则由壁细胞分泌入胃腔；②在壁细胞内，H^+ 被质子泵泵出后，留在胞质中的 OH^- 则和 CO_2 在碳酸酐酶的催化下形成 HCO_3^-。胞质内的 HCO_3^- 通过壁细胞的基底侧膜上的 $Cl^- - HCO_3^-$ 逆向转运体，水在细胞内解离成 OH^- 和 H^+，H^+ 通过 $H^+ - K^+ - ATP$ 酶主动转运至分泌小管管腔，与来自血浆中的 Cl^- 进行交换，被转运至细胞外进入血液，与 Na^+ 形成 $NaHCO_3$，而 Cl^-、CA、碳酸酐酶则被转运入壁细胞，再经顶端膜上的 Cl^- 通道进入分泌小管腔，不断地与 H^+ 形成 HCL。③壁细胞基底侧膜上存在的 $Na^+ - K^+ - ATP$ 酶可将细胞内的 Na^+ 泵出细胞，最终转运回血液，同时将 K^+ 泵入壁细胞内，以补充转运到分泌小管腔内的部分 K^+。因此，质子泵是胃酸分泌的最后通路，治疗消化性溃疡时选用质子泵抑制剂则可起到有效抑制胃酸分泌的作用。

胃酸的生理作用：①可将无活性的胃蛋白酶原激活为有活性的胃蛋白酶，并为其发挥分解蛋白质的作用提供合适的酸性环境；②可促使食物中的蛋白质变性，使之易于被消化；③杀灭随食物进入胃内的细菌；④可与 Ca^{2+} 和 Fe^{2+} 结合，形成可溶性盐，从而促进它们在小肠内的吸收；⑤进入十二指肠后，可促进促胰液素、缩胆囊素的释放，进而促进胰液、胆汁和小肠液的分泌。

2. 胃蛋白酶原

胃蛋白酶原（pepsinogen）主要是由泌酸腺的主细胞合成和分泌的，黏液颈细胞、贲门腺和幽门腺的黏液细胞及十二指肠近端的 Brunner 腺也能分泌胃蛋白酶原。主细胞中的胃蛋白酶原以无活性的酶原形式贮存在细胞顶部的分泌颗粒中，当细胞受到刺激时，通过胞吐作用释入腺腔。胃蛋白酶原依其电泳迁移率分为 7 个组分，其中 1~5 组份的免疫原性近似，称为胃蛋白酶原 I，由胃的主细胞和颈黏液细胞分泌，大量存在于胃体；6~7 组份为胃蛋白酶 Ⅱ，除在胃体，也可在胃窦及十二指肠。胃蛋白酶原进入胃腔后，在盐酸的作用下或在酸性环境中，分离出 1 个小分子多肽，从而形成有活性的胃蛋白酶（pepsin）。已被激活的胃蛋白酶对胃蛋白酶原也有激活作用，即自我激活。胃蛋白酶为内切酶，只在较强的酸性环境中才能发挥作用，其最适 pH 为 2.0~3.5，当 pH>5.0 时便失活。乙酰胆碱、胃泌素、促胰液素和 VIP 均可通过神经、体液因素刺激胃蛋白酶分泌及释放。

胃蛋白酶的功能是水解蛋白质，生成脉及少量多肽和氨基酸。当由于胃酸分泌不足而导致消化不良时，可服用稀盐酸和胃蛋白酶。

3. 黏液和碳酸氢盐

胃的黏液（mucus）是由胃黏膜表面的上皮细胞、黏液颈细胞、贲门腺和幽门腺共同分泌的。其主要成分是糖蛋白，具有较高的黏滞性和形成凝胶的特性。它在正常人的胃黏膜表面形成厚约 0.5mm 的黏液凝胶保护层，约为胃黏膜上皮细胞厚度的 10~20 倍。胃黏液的作用有：①具有润滑作用，有利于食糜在胃内的往返运动；②保护胃黏膜免受坚硬食物的机械性损伤；③黏液呈中性或弱碱性，可降低胃液的酸度，减弱胃蛋白酶的活性；④由于黏液具有较高的黏滞性，在胃黏膜表面形成的黏液层能减慢胃腔中的 H^+ 向胃壁扩散速度。

胃内 HCO_3^- 主要由胃黏膜非泌酸细胞所分泌，仅有少量的 HCO_3^- 是从组织间液渗入胃内的。黏液和碳酸氢盐共同构成的一个厚约 0.5~1.0mm 的抗胃黏膜损伤的屏障，称为黏液 – 碳酸氢盐屏障（mucus bicar – bonate barrier）（图 3 – 2），对胃黏膜起保护作用。HCO_3^- 可与反渗的 H^+ 结合，防止 H^+ 反渗引起的黏膜损伤，保持胃黏液层近胃黏膜上皮细胞侧 pH 在 7.0 左右。胃上皮细胞的顶端膜和相邻细胞之间存在的紧密连接构成了胃黏膜屏障（gastric mucosal barrier），它们对 H^+ 相对不通透，可防止胃腔内的 H^+ 向黏膜内扩散。同时，胃黏膜还能合成和释放某些前列腺素（PGE_2、

PGI$_2$），后者能抑制胃酸和胃蛋白酶原的分泌，刺激黏液和碳酸氢盐的分泌，使胃黏膜的微血管扩张，增加黏膜的血流量，有助于胃黏膜的修复和维持其完整性。

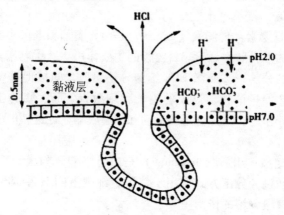

图 3 - 2　胃黏液 - 碳酸氢盐模式图

4. 内因子

壁细胞还分泌一种分子量约 6 万的糖蛋白，称为内因子（intrinsic factor），它有两个活性部位，一个部位与进入胃内的维生素 B$_{12}$ 结合，形成内因子 - 维生素 B$_{12}$ 复合物，保护维生素 B$_{12}$ 不被小肠内水解酶破坏；另一部位与远侧回肠黏膜上的受体结合，促进维生素 B$_{12}$ 的吸收。当缺乏内因子时，可造成维生素 B$_{12}$ 缺乏症，影响红细胞生成，出现恶性贫血

（三）胃液分泌的调节

在消化间期（空腹时）胃液分泌很少，称为消化间期胃液分泌；进食后，在神经和体液因素的调节下，胃液大量分泌，属消化期胃液分泌。进食是胃液分泌的自然刺激。

1. 促进胃酸分泌的内源性物质

（1）乙酰胆碱：支配胃的大部分迷走神经节后纤维末梢释放乙酰胆碱（ACh），ACh 作用于壁细胞上的 M（M$_3$型）受体，引起胃酸分泌，该作用可被 M 受体拮抗剂阿托品阻断。此外，胆碱能纤维还通过 ACh 直接兴奋胃泌酸区黏膜内的肠嗜铬样（ECL）细胞，引起后者分泌组胺，组胺与壁细胞上的 H_2 受体结合后，可促进胃酸分泌。

（2）胃泌素：胃泌素（gastrin）是由胃窦部和上段小肠黏膜 G 细胞分泌的一种肽类激素。胃泌素的主要作用有：①刺激胃酸和胃蛋白酶原的分泌；②刺激 ECL 细胞分泌组胺，间接促进壁细胞分泌胃酸；③促进消化道黏膜的生长和刺激胃、肠、胰的蛋白质合成，即营养作用；④加强胃肠运动和胆囊收缩，促进胰液、胆汁的分泌。

（3）组胺：组胺（histamine）是由胃泌酸区黏膜的 ECL 细胞分泌的，通过旁分泌方式作用于邻近壁细胞上的 H_2 受体，具有很强的刺激胃酸分泌的作用。

上述三种内源性物质一方面可各自直接刺激壁细胞分泌胃酸，另一方面又相互影响。临床上使用组胺受体阻断剂甲氰咪胍（cimetidine）治疗消化性溃疡时，不仅可阻断壁细胞对组胺的反应，而且还能降低壁细胞对胃泌素和 Ach 的敏感性。

2. 抑制胃酸分泌的内源性物质

生长抑素（somatostatin，SS）是由胃体、胃窦和小肠黏膜内 D 细胞分泌的一种 14 肽激素，它对胃酸分泌具有很强的抑制作用。其机制有以下几个方面：①抑制胃窦 G 细胞释放胃泌素；②抑制 ECL 细胞释放组胺；③直接抑制壁细胞的分泌。生长抑素是通过旁分泌或血液循环的方式发挥作用的。实验表明，生长抑素对胃泌素、组胺等引起的胃酸分泌具有紧张性的抑制作用；进食后，特别是进食蛋白和脂肪类食物后 SS 分泌增加。此外，由小肠上部的 S 细胞释放的促胰液素以及前列腺素、表皮生长因子都能抑制胃泌素和胃酸分泌。

3. 消化期胃液分泌的调节

进食后，胃液的分泌开始增多。其分泌的调节可按刺激部位的不同，将胃液分泌人为地分成头期、胃期和肠期三个时期，实际上这三个时期几乎是同时开始，互相重叠的，它们都受神经和体液因素的双重调节，但头期主要接受神经调节。而肠期则以体液调节为主。

(1) 胃酸分泌的刺激因素

胃液分泌分为头期、胃期和肠期，这些时相是同时发生而不是连贯发生。

1) 头期胃液分泌：头期（cephalic phase）胃液分泌由进食动作而引起，因感受器均位于头部而得名。这包括条件反射和非条件反射。前者是由食物的形象、颜色、气味、声音等刺激眼、鼻、耳等感觉器官而引起的；后者则是在食物入口后，刺激口腔和咽等处的化学和机械感受器而引起的。传入冲动经与刺激唾液分泌相同的传入途径到达中枢的延髓、下丘脑、边缘叶以至大脑皮层等脑区，反射的共同传出途径是迷走神经。传出冲动到达胃腺细胞，引起胃液分泌。当切断支配胃的迷走神经后，可完全消除头期的胃液分泌。

头期胃液分泌的潜伏期为 5~10min，分泌持续时间可长达 2~4h；其特点是胃液分泌量多，占整个消化期胃液分泌量的 30%，酸度和胃蛋白酶原含量都很高，因而消化力强。

2) 胃期胃液分泌：胃期（gastric phase）胃液分泌是指食物进入胃后继续引起的胃液分泌。引起胃期胃液分泌的机制有：①食物的机械性扩张可刺激胃底、胃体部感受器，产生的兴奋性冲动通过迷走－迷走神经长反射和壁内神经丛的短反射，直接或通过胃泌素中介引起胃腺分泌；②食物的机械性扩张可刺激幽门部感受器，通过壁内神经丛作用于 G 细胞，促进胃泌素释放，进而引起胃液分泌；③食物的化学成分，主要是蛋白质消化产物，可直接作用于 G 细胞，促进胃泌素释放而引起胃液分泌。

胃期胃液分泌的持续时间长，可达 3~4h，其特点是胃液分泌量大，占整个消化期分泌量的 60%，胃液的酸度也很高，但胃蛋白酶原的含量比头期少，故消化力比头期弱。

3) 肠期胃液分泌：肠期（intestinal phase）胃液分泌是指食物

进入小肠上段（主要是十二指肠）后继续引起的胃液分泌。食物进入小肠后，可通过其机械扩张和消化产物的化学性刺激，使十二指肠黏膜的 G 细胞释放胃泌素，同时还释放肠泌酸素（entero - oxyntin）等均可刺激胃酸分泌。

肠期胃液分泌的特点是胃液的分泌量较少，约占胃液分泌总量的 10%，总酸度和胃蛋白酶含量均较低。

（2）消化期抑制胃液分泌的因素

在消化期内，胃液的分泌是兴奋性和抑制性因素共同作用的结果。抑制胃液分泌的因素除精神、情绪因素外，主要有胃酸、脂肪和高张溶液。

1）胃酸：当胃内胃酸分泌过多，使胃窦部 $pH \leqslant 1.2 \sim 1.5$ 或十二指肠内 $pH \leqslant 2.5$ 时，则胃腺分泌受到抑制，这是一种典型的负反馈调节。其可能机制有：①胃酸可直接抑制胃窦黏膜 G 细胞释放胃泌素；②胃酸可刺激胃窦部 D 细胞释放生长抑素，间接地抑制 G 细胞释放胃泌素和胃酸分泌；③胃酸可刺激十二指肠黏膜释放促胰液素和球抑胃素（bulbo - gastrone），促胰液素对胃泌素引起的胃酸分泌有明显的抑制作用，球抑胃素是一种具有抑制胃分泌的肽类激素，但其化学结构尚未最后确定。

2）脂肪：实验观察到，脂肪及其消化产物具有抑制胃酸分泌的作用，其作用发生在进入十二指肠后，而不是在胃内。早在 20 世纪 30 年代，我国生理学家林可胜等就从小肠黏膜中提取出一种能抑制胃液分泌和胃运动的物质。这种物质被认为是脂肪在进入小肠后引起小肠黏膜释放的，因而称为肠抑胃素（enterogastrone），但这种物质一直未能被提纯。目前认为，肠抑胃素可能不是一种独立的激素，而是几种具有此类作用的激素的总称，如小肠黏膜中存在的促胰液素、抑胃肽、神经降压素、胰高血糖素等。

3）高张溶液：十二指肠内高张溶液可能通过两个途径，即激活小肠内的渗透压感受器，通过肠 - 胃反射（enterogastric reflex），或通过刺激小肠黏膜释放一种或多种激素来抑制胃液分泌。

二、小肠液的分泌

小肠中有两种腺体，即位于十二指肠黏膜下层的十二指肠腺（勃氏腺 Brunner glands）和分布于整个小肠黏膜层内的小肠腺（李氏腺 Lieberkiihn crypt）。小肠液是这两种腺体分泌的混合液，其分泌量是消化液中最多的一种，但其变动较大，成人每日分泌量为 1~3L。

（一）小肠液的性质、成分和作用

小肠液呈弱碱性，pH 约 7.6，渗透压与血浆相近。小肠液中除大量水外，无机成分有 Na^+、K^+、Ca^{2+}、Cl^-、HCO_3^- 等，有机成分有黏蛋白、IgA 和肠激酶等。在不同的条件下，小肠液的性状变动很大，有时较稀薄，有时则因含有大量黏蛋白而变得很黏稠。小肠液中还常混有脱落的肠上皮细胞、白细胞等。

从小肠腺分泌入肠腔的消化酶可能只有肠激酶一种，它能激活胰蛋白酶原。此外，在小肠液中还可检测到一些寡肽酶、二肽酶、二糖酶等，但一般认为这些酶由脱落的肠黏膜上皮细胞释放，而非肠腺所分泌，它们在小肠消化中不起作用；但当营养物质被吸收入上皮细胞内时，这些存在于上皮细胞刷状缘内的消化酶可发挥消化作用，将寡肽进一步分解为氨基酸，将蔗糖、麦芽糖和乳糖进一步分解为单糖，从而能阻止没有完全分解的消化产物被吸收入血。因此，小肠液可能在完成对某些营养物质的最后消化中起作用。小肠液中的黏蛋白具有润滑作用，并在黏膜表面形成一道抵抗机械损伤的屏障。HCO_3^- 能中和胃酸，尤其在十二指肠，因而可保护十二指肠黏膜免受胃酸侵蚀。由于小肠液的量较大，因而可稀释肠内消化产物，降低其渗透压，有利于消化产物的消化和吸收。

（二）小肠液分泌的调节

在调节小肠液分泌的许多因素中，最重要的是各种局部神经反射，特别是由食糜及其消化产物对肠黏膜局部机械性或化学性刺激所引起的肠神经系统的局部反射。小肠内食糜量越大，小肠液的分泌量就越多。此外，一些能促进其他消化液分泌的激素，如胃泌素、促胰液素、缩胆囊素、血管活性肠肽和胰高血糖素等，都能刺激小肠液的分泌。

　　小肠完整的消化吸收功能是由胆汁、胰液及小肠液的共同完成，三者中任何脏器有异常均可出现消化吸收不完全的改变（图3－3）。

四、大肠液的分泌

　　大肠液是由大肠黏膜表面的柱状上皮细胞及杯状细胞分泌的。大肠的分泌物富含黏液和碳酸氢盐，pH 为 8.3 ~ 8.4，其主要作用在于其中的黏液蛋白，后者能保护肠黏膜和润滑粪便。

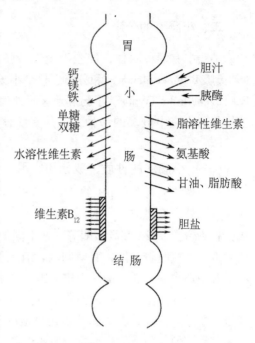

图3－3　各种营养物质在小肠的吸收部位

第三节　消化系统的吸收功能

　　消化系统的吸收功能主要依靠小肠完成，其次为大肠，食管与胃无吸收功能。大肠可吸收结肠内水分的 80% ~ 90%。蛋白质和脂肪的消化产物主要在十二指肠和空肠内完成，胆盐和维生素 B_{12} 由回肠吸收。营养物质的吸收可通过两条途径，一为跨细胞途径，即通过绒毛柱状上皮细胞的腔面进入细胞内，再通过细胞底侧—侧面膜进入血液或淋巴；另一途经为营养物质通过细胞间的紧密连接，进入细胞间隙再进入血液或淋巴管，营养物质通过膜的机制包括扩散、易化扩散、主动转运及胞饮方式。肠内主要营养物质的吸收情况如下：

一、糖的吸收

食物中的糖类一般须被分解为单糖后才能被小肠吸收。各种单糖的吸收速率有很大差别，其中以半乳糖和葡萄糖的吸收为最快，果糖次之，甘露糖则最慢。葡萄糖的吸收是逆浓度梯度进行的主动转运过程，其能量来自钠泵的活动，属于继发性主动转运。糖转运依赖 Na^+ 的转运，转运体每次将 2 个 Na^+ 和 1 分子单糖同时转入细胞内，因此 Na^+ 和 Na^+ 泵对单糖的吸收是必需的。

二、蛋白质的吸收

食物中的蛋白质必须在肠道中分解为氨基酸和寡肽后才能被吸收。吸收部位主要在小肠，吸收的途径是血液。氨基酸的吸收也与钠同向转运，也属于继发性主动转运。目前已知，在小肠上皮细胞顶端膜上至少存在七种不同的氨基酸转运体，且需 Na^+、K^+ 等参与；同样，基底侧膜上的转运体也不同于顶端膜上的转运体。小肠内的寡肽（指由 2~6 个氨基酸残基组成的肽）也可被上皮细胞摄取。在上皮细胞顶端膜上存在二肽和三肽转运系统，称为 H^+ – 肽同向转运体，可顺浓度梯度由肠腔向细胞内转运 H^+，同时逆浓度梯度将寡肽同向转运入细胞。进入细胞的二肽和三肽可被细胞内的二肽酶和三肽酶进一步分解为氨基酸，后者经基底侧膜上的氨基酸载体转运出细胞，然后进入血液循环。这一转运过程需要钠泵活动以维持 Na^+ 的跨膜势能，进而维持 H^+ 的浓度梯度，故也是一种耗能过程。为了区别葡萄糖和氨基酸的继发性主动转运机制，有人将寡肽的吸收过程称为第三级主动转运（tertiary active transport）。

三、脂肪的吸收

在小肠内，脂类的消化产物脂肪酸、甘油一酯、胆固醇等很快与胆汁中的胆盐结合形成水溶性混合微胶粒，然后透过肠黏膜上皮细胞表面的静水层到达细胞的微绒毛。在这里，甘油一酯、脂肪酸和胆固醇等又逐渐地从混合微胶粒中释出，并通过微绒毛的细胞膜进入上皮细胞，而胆盐则被留在肠腔内继续发挥作用。

长链（含 12 个碳原子以上）脂肪酸及甘油一酯进入上皮细胞后，在内质网中大部分被重新合成为甘油三酯，并与细胞中生成的载脂蛋白合成乳糜微粒（chylomicron），再以出胞的方式进入细胞外组织间隙，然后扩散至淋巴管。

中、短链（含 12 个碳原子以下）甘油三酯水解产生的脂肪酸和甘油一酯是水溶性的，可直接进入血液循环而不进入淋巴管。由于动、植物油食物中含有 15 个以上碳原子的长链脂肪酸很多，所以脂肪的吸收以淋巴途径为主。

四、胆固醇的吸收

胆固醇主要来自食物和肝脏分泌的胆汁，每日进入小肠的胆固醇为 1 ~ 2g。来自胆汁的胆固醇是游离的，而食物中胆固醇部分是酯化的。酯化的胆固醇须在肠腔中经胆固醇酯酶水解为游离胆固醇后才能被吸收。游离胆固醇通过形成混合微胶粒，在小肠上部被吸收。吸收后的胆固醇大部分在小肠上皮细胞中又重新被酯化，生成胆固醇酯，最后与载脂蛋白一起组成乳糜微粒由淋巴进入血液循环。

五、无机盐的吸收

①钠的吸收：成年人每日摄入 5 ~ 8g Na^+，每日分泌入消化液中的 Na^+ 为 20 ~ 30g，而每日吸收的钠为 25 ~ 35g，表明肠内容物中 97% ~ 99% 的钠被吸收回血液。吸收的主要部位在空肠，其次为回肠，结肠吸收量最小。钠的吸收通过肠上皮细胞的底侧膜上的钠泵来完成，通过主动转运使上皮细胞内 Na^+ 浓度降低，肠腔内 Na^+ 借助刷状缘上载体以易化扩散形式进入细胞内，这些载体多于糖和氨基酸形成共同载体，所以 Na^+ 的主动转运为单糖和氨基酸的

吸收提供动力。②铁的吸收：铁的吸收量较有限，人每日吸收铁约1mg，仅占每日膳食中含铁量的 5% ~ 10% 。铁的吸收与人体对铁的需要量有关。体内铁过多，可抑制其吸收；孕妇、儿童及急性失血者对铁的吸收量增加，大约比正常人高 2 ~ 5 倍。铁的吸收主要部位在空肠上段，肠上皮细胞释放转铁蛋白进入管腔，与铁离子结合形成复合物，进而以受体介导的入胞作用进入细胞，进入细胞后转铁蛋白释放铁离子后再度释放入管腔，反复运载铁离子，铁离子进入细胞通过主动转运进入血液，剩余部分则与胞内铁蛋白相结合，以免引起铁的过量吸收。③钙的吸收：钙的主要吸收部位是小肠，其中以十二指肠的吸收能力为最强。食物中的结合钙须转变成离子钙才能被吸收。胃酸有利于钙的离子化，故有助于吸收钙。钙离子吸收也是通过上皮细胞的刷状缘钙通道进入细胞，而在细胞基底的钙泵转运入血。

负离子 Cl^- 和 HCO_3^- 主要因 Na^+ 吸收造成电位变化，促使 Cl^- 和 HCO_3^- 吸收细胞内进而吸收入血。

第四章　胃肠激素

第一节　概　　述

自从 1902 年发现调节胰液分泌的化学物质—促胰液素以来，产生了"激素调节"这个新概念以及"内分泌"这个新领域。目前已知，从胃到大肠的黏膜层内存在多种内分泌细胞；消化道内所含的内分泌细胞数远大于体内所有内分泌腺所含的细胞总数。消化道已被公认为不仅是一个消化器官，而且是体内最大、最复杂的内分泌器官。由消化道内分泌细胞合成和释放的激素，统称为胃肠激素（gut hormone）。迄今，已被鉴定的胃肠肽约 30 余种，其中最主要的有胃泌素、缩胆囊素、促胰液素、抑胃肽（gastric inhibitory peptide，GIP）和胃动素（motilin）等。

胃肠激素在调节胃肠功能中具有重要作用。有的激素是直接释放入血液中的，有的在神经作用下释放入血，更有的根本不经过血液来传递，不符合激素的传统定义。因此，有人干脆称它们为"胃肠肽"（gut peptides）。这些肽类起着信使的作用，调节着效应器官或细胞的功能。

在 20 世纪 70 年代中期，一个令人振奋的发现是：许多胃肠肽也在脑组织中发现，而原先存在于脑组织中的肽则也在胃肠道发现。这些肽被称为脑肠肽（brain - gut peptide）。P 物质是最早被发现的脑 - 肠肽。迄今，已被确认的脑 - 肠肽已有 20 余种，且这个数目还在继续增加。这个现象揭示，在神经系统和胃肠系统之间，存在着密切的内在联系。

一、胃肠激素的分类

根据目前已知胃肠激素的化学结构，从其某些相同点来归类，主要可分为8个族（表4-1）：即促胃液素族、促胰液素族、胰多肽族、P物质族、胰岛素族、生长因子族、阿片肽族和降钙素族，每一族至少含有2个肽。随着新肽的不断发现，还会有新家族出现。

表4-1　胃肠激素的分类

促胃液素族	促胃液素
	胆囊收缩素
促胰液素族	促胰液素
	胰高血糖素
	血管活性肠肽（VIP）
	抑胃肽
胰多肽族	胰多肽（PP）
	酪酪肽（PYY）
	酪神经肽（NPY）
P物质族	P物质
	K物质（神经激肽A）
	蛙皮素
	胃泌素释放肽
胰岛素族	胰岛素
	胰岛素样生长因子 I （IGF - I）
	胰岛素样生长因子 II （IGF - II）

生长因子族	表皮生长因子（EGF）
	血小板生长因子（PDGF）
	成纤维细胞生长因子（FGF）
	转化生长因子 α（TGFα）
	转化生长因子 β（TGFβ）
阿片肽族	脑啡肽
	β 内啡肽
	强啡肽
降钙素族	降钙素
	降钙素基因相关肽
	淀粉素
其他胃肠激素	胃动素
	神经降压素
	生长抑素
	甘丙素
	胰抑素

二、胃肠激素的分泌及作用方式

　　胃肠激素分泌后作用于其靶细胞的方式有多种。多数胃肠激素（如胃泌素、促胰液素、缩胆囊素、抑胃肽等）经血液循环途径而起作用，即远距分泌或经典的内分泌方式；有些胃肠激素则通过旁分泌（如生长抑素）、神经分泌（如血管活性肠肽、蛙皮素、P 物质等）而产生效应。此外，有些胃肠激素（如胃泌素、胰多肽）可直接分泌入胃肠腔内而发挥作用，这种方式称为腔分泌（exocrine）；还有些胃肠激素分泌到细胞外，扩散到细胞间隙，再反过来作用于分泌该激素的细胞自身，这种方式称为自体分泌（auto-crine）（图4-1）。

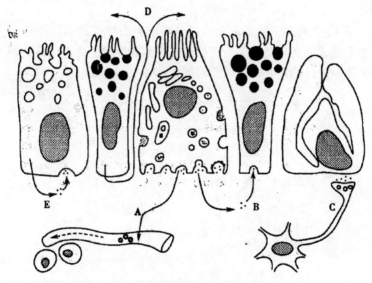

图4-1　胃肠激素分泌方式示意图

A. 内分泌 B. 旁分泌 C. 神经分泌 D. 腔分泌 E. 自分泌

三、胃肠激素的一般作用

胃肠激素是一类具有广泛的生物活性的调节肽，其主要作用可归纳为以下几方面：

（一）调节消化腺分泌

这是胃肠激素的一项极为重要的生物学活性，其靶器官包括涎腺、胃腺、胰腺、肠腺、肝细胞等，其分泌物包括水分、电解质、消化酶、胆汁、黏液等。其影响可分兴奋和抑制两方面。不同的胃肠激素对不同的器官、组织可产生不同的调节作用；一个激素可调节多个消化器官的功能；而一个消化器官的功能往往接受多种激素

的调节。如胃泌素既能刺激胃酸、胰酶、胆汁、小肠液等的分泌，
又能促进食管和胃的括约肌以及消化道平滑肌的收缩；而胃酸的分
泌既可为胃泌素、缩胆囊素所促进，又可被促胰液素、抑胃肽所抑
制。

　　表4-2列举了对胃液和胰液分泌起兴奋性或抑制性作用的主
要胃肠激素，还不是全部对它们具有影响的激素。这说明胃液和胰
液分泌对机体的重要性，以及其激素调节机制的复杂性。

表4-2　胃肠激素对胃液和胰液分泌的作用

	兴奋作用	抑制作用
胃液	促胰液素、促胃液素释放肽、铃蟾肽、CCK	生长抑素、抑胃肽、促胰液素、神经降压素、VIP、表皮生长因子、酪酪肽
胰 HCO_3^-	促胰液素、VIP	胰多肽、生长抑素、胰抑素
胰酶	CCK、促胃液素、铃蟾肽、P物质	胰多肽、生长抑素、胰抑素

（二）调节消化道运动

　　这也是胃肠激素的一项极为重要的生物学活性，其靶器官包括
胃肠道平滑肌、括约肌和胆囊。表4-3、表4-4列举了胃肠激素
对消化道运动的作用。

表4－3 胃肠激素对消化运动的作用

	兴奋作用	抑制作用
LES	胃泌素、胃动素、胃泌素释放肽、P物质	VIP、抑胃肽、CCK
胃	胃动素、胃泌素、CCK	抑胃肽、VIP、脑啡肽、促胰液素、酪酪肽
胆囊	CCK	生长抑素、胰多肽
小肠	胃动素、促胃液素、P物质	VIP、生长抑素、脑啡肽
结肠	CCK	VIP、酪酪肽

表4－4 三种胃肠激素对消化腺分泌和消化道运动的作用

胃肠激素	胃酸	胰 HCO_3^-	胰酶	肝胆汁	小肠液	食管-胃括约肌	胃平滑肌	小肠平滑肌	胆囊平滑肌
胃泌素	＋＋	＋	＋＋	＋	＋	＋	＋	＋	＋
促胰液素	－	＋＋	＋	＋	＋		－	－	＋
缩胆囊素	＋	＋	＋＋	＋	＋		＋－	－	＋＋

注：＋：兴奋；＋＋：强兴奋；－：抑制；＋－：既有兴奋又有抑制

（三）调节代谢

消化与代谢是紧密相连的两个过程。当食物消化时，从胃肠道释放的抑胃肽（GIP）具有强烈的刺激胰岛素分泌的作用，从而调节吸收入血的营养物质。例如，口服葡萄糖比静脉注射同剂量的葡萄糖能引起更多的胰岛素分泌。正是由于GIP的作用，可使血糖不至于升得过高，以避免一部分葡萄糖因超过肾阈而从尿中丢失。这种消化道与胰岛的紧密联系，被称为"肠－胰岛轴"（entero-insular axis）。

GIP 的促胰岛素效应，对血浆葡萄糖水平有明显的依赖性，即只有当血糖水平超过一定阈值时，GIP 才有促胰岛素分泌的作用。因此，GIP 也被原发现者称之为"葡萄糖"依赖性促胰岛素多肽（glucose－dependent insulinotropic polypeptide，GIP）。GIP 的上述特点，使其既有促进葡萄糖贮存利用的作用，又有防止在血糖尚未升高前，胰岛素即释放而造成低血糖的作用，这种精细调节具有重要的生理意义。胰高血糖素具有动员糖原升高血糖的作用，它与胰岛素相互配合，共同调节营养物质的贮存与动员，以满足机体在各种情况下对能量的需要。

（四）营养作用

一些胃肠激素具有促进消化道组织代谢和生长的作用，称为营养性作用（trophic action）。例如，胃泌素能刺激胃泌酸腺区黏膜和十二指肠黏膜的 DNA、RNA 和蛋白质合成，从而促进其生长；给动物长期注射五肽胃泌素，可引起胃的壁细胞增生；在临床上也观察到，切除胃窦的病人，血清胃泌素水平下降，同时可发生胃黏膜萎缩；在患有胃泌素瘤的病人，血清胃泌素水平很高，且多伴有胃黏膜的增生、肥厚。

（五）调节其他激素的释放

现已知有许多胃肠激素具有这种称为"促激素"的作用。上述 GIP 的促胰岛素分泌作用，就是一个典型例子。实际上，促胰液素、CCK 等也都有促胰岛素分泌作用；而甘丙素、CGRP 则抑制胰岛素分泌。胃肠激素还能调节其他激素的释放。例如，在消化期，从消化道释放的抑胃肽对胰岛素的分泌具有很强的刺激作用；口服葡萄糖要比静脉注射同样剂量的葡萄糖引起更多的胰岛素分泌；胃窦部由 D 细胞释放的生长抑素可抑制 G 细胞释放的胃泌素，结果使胃液分泌减少；此外，胰多肽和血管活性肠肽对生长激素、胰岛素、胰高血糖素和胃泌素等多种激素的释放均有调节作用。

（六）细胞保护作用

越来越多的资料表明，胃肠激素具有阻止或减轻有害因素对消化器官损伤的保护作用。向大鼠侧脑室注射神经降压素或铃蟾肽，均可使由应激引起的大鼠胃溃疡发病率明显降低。生长抑素、表皮生长因子、CGRP等，对胃或十二指肠黏膜损伤也表现明显的细胞保护作用。胰多肽对实验性急性胰腺炎有保护作用，生长抑素、神经降压素等对实验性肝细胞损伤、胰岛 B 细胞损伤等，都具有防止作用。

（七）激素介导肿瘤发生

近年来发现激素如表皮生长因子（EGF）和蛙皮素等作为一种生长因子逐步受到重视，尤其是对肿瘤细胞的促生长作用逐渐引起人们的关注。大量的文献报道蛙皮素作为一种生长因子样胃肠肽类激素可以促进许多肿瘤细胞的生长，如人小细胞肺癌、胃癌、胰腺癌、结肠癌、乳腺癌、前列腺癌等细胞系。通过对小细胞肺癌的研究，证实小细胞肺癌能自身分泌蛙皮素，同时具有高亲和性的特异性受体，从而形成一个自分泌调节环，即肿瘤细胞自身分泌蛙皮素并与其自身细胞膜上的特异性受体相结合，引起细胞增殖和肿瘤生长。同样人类多种肿瘤存在 EGF 受体的过度表达（如胰腺癌、胃癌、前列腺癌、食管癌、膀胱癌、非小细胞肺癌、卵巢癌、头颈部鳞癌、乳腺癌、胶质细胞瘤），通过这些受体介导了肿瘤的生长。

（八）其他作用

胃肠激素还有调节胃肠道血流、食欲等作用。VIP 具有广泛的血管扩张作用，神经降压素引起小肠血管舒张和血压降低，生长抑素能减低内脏和门静脉血流。在调节食欲方面，胃动素和脑啡肽能刺激食欲，而 CCK 可抑制摄食。酪神经肽则既能引起血管收缩，又能刺激摄食。

四、一些主要胃肠激素及其生理作用

（一）胃泌素

1. 生理作用　胃泌素的最主要生理作用之一是促进胃酸分泌，并与组胺和次乙酰胆碱有协同作用。它刺激胃窦和下食管括约肌（LES）收缩，还促进黏膜生长。在胃泌素瘤时，可引起胃黏膜肥厚、巨大皱襞，壁细胞数量增加。

2. 引起释放的因素　引起胃泌素释放的最强的天然因素是经过消化的蛋白质和氨基酸。完全没有消化的蛋白质并无作用。具有最强的释放胃泌素作用的氨基酸为色氨酸和苯丙氨酸。刺激迷走神经，由其末梢释放乙酰胆碱，可刺激 G 细胞释放胃泌素。某些胃肠肽对胃泌素也有调节作用，如胃泌素释放肽可刺激胃泌素释放，而生长抑素则抑制其释放。

（二）促胰液素

1. 生理作用　促胰液素的主要生理作用是刺激胰液中 HCO_3^- 和水分的分泌，使胰液碱化以中和肠腔中的胃酸，且有利于消化酶的作用。这一作用可被 CCK 加强，而促胰液素还能加强由 CCK 引起的胰酶分泌，说明两者有相互加强作用。促胰液素还刺激胆汁分泌，使其电解质排出增加。此外，促胰液素还抑制胃液分泌和胃运动。

2. 引起释放的因素　酸化（如胃酸）小肠上部是引起促胰液素释放的最强因素，其 pH 约为 4.5。当 pH 逐渐降低为 3.0 时，促胰液素的释放迅速增加。蛋白质消化产物对其释放也有作用，但碳水化合物则无效。

（三）CCK

1. 生理作用　CCK 的最主要生理作用是刺激胆囊收缩和胰酶分泌，它还加强由促胰液素引起的 HCO_3^- 离子分泌。此外，它还能降低 LES 压力，减缓胃排空，促进胰腺的外分泌组织生长（营养作用），抑制摄食等。

在人类，进食可引起血浆 CCK 大量增加和胆囊体积缩小，因此，CCK 被认为是在进食时胆囊收缩的首要激素调节者。它对胰腺外分泌的主要作用是促使胰酶分泌。用 CCK 拮抗剂或阿托品可完全反转由内源性 CCK 所引起的胰酶分泌，这说明 CCK 与其他因素如胆碱能作用合作可调节胰酶分泌。有资料指出，CCK 能调节胰岛中胰多肽的分泌。CCK 可使幽门括约肌收缩和胃前部舒张，从而减慢胃排空，这被认为是由迷走神经介导的。此外，CCK 可能与其他神经递质如 5 – 羟色胺共同作用以引起饱感。

2. 引起释放的因素　蛋白质分解产物中的肽类、氨基酸以及脂肪及其消化产物等，在小肠上部可引起 CCK 释放。在氨基酸中，以苯丙氨酸、色氨酸和甲硫氨酸的作用最强。碳水化合物无效。

近年发现，食物之引起 CCK 释放，并不是直接的，而是通过一种 CCK 释放肽（CCK – releasing peptide）间接地实现的。但当胰酶分泌到达肠腔后，可使 CCK 释放肽失活，从而使 CCK 释放减少。因此，胰蛋白酶对 CCK 的释放起着负反馈调节作用。这便可以解释早年在巴甫洛夫实验室就已观察到的一个现象：把狗的胰液引流至体外，可引起大量胰液分泌，这种大量丢失蛋白质和电解质于体外，甚至可造成狗的死亡。

（四）抑胃肽（gastric inhibitory polypeptide，GIP）

GIP 是由 42 个氨基酸组成的直链多肽，其中有 9 个与促胰液素相同，有 15 个与胰高血糖素相同。GIP 的主要生理作用是在高血糖存在下促进胰岛素释放，还抑制胃酸分泌。肠腔中的糖类、脂肪及氨基酸均可引起 GIP 的释放。

（五）血管活性肠肽（vasoactive intestinal polypeptide，VIP）

VIP 是一个直链 28 肽，与上述促胰液素、GIP 属同一家族。它在体内分布极为广泛，普遍存在于 VIP 神经元和神经纤维终末，属 VIP 能分泌，以中枢神经系统和消化道浓度最高。此外，也分布于许多其他器官系统，如泌尿、呼吸、心血管系统等。VIP 存在于全部消化道，尤以在回肠、结肠最为丰富，而在胃窦、十二指肠及空肠也较多。含有 VIP 的自主神经纤维在胃肠各层和血管周围都有。VIP 以其最早就被确认为具有血管扩张作用而得名。

VIP 的生物活性也很广泛。首先是它的扩张血管作用，它能引起绝大多数血管床扩张，包括外周体循环血管以及内脏、冠脉、脑、肺等处血管，因而可引起平均动脉压和舒张压下降，心排出量增加。在消化期间，由于食物对胃肠黏膜的刺激，可反射地引起 VIP 能纤维释放 VIP，从而使胃肠黏膜充血，这便有利于食物的消化和吸收，以及细胞保护作用。

VIP 对消化器官也有直接作用。当进食时，食物刺激咽、食管、胃的机械感受器，通过迷走 - 迷走反射，引起胃的容受性舒张，以便使胃在一定范围内承受食物时，胃内压力不增加。这一反射的传出纤维存在于迷走神经干内的 VIP 能纤维。VIP 能抑制胃酸分泌，抑制肠肌张力、肠蠕动和胆囊收缩。但它刺激小肠液分泌，使 Na^+ 和水分的吸收减少，还刺激胰液中的水分和碳酸氢盐的分泌。临床上所见的 VIP 瘤（Vipoma），其 VIP 分泌细胞发生恶性增生，以致刺激小肠液、胰液和胆汁的大量分泌，引起大量水泻以及低钾血症和胃酸缺乏，就足以证明 VIP 的生理作用。

（六）胰高血糖素

胰高血糖素在调节物质代谢中具有重要作用，它和胰岛素相互配合调节营养物质的贮存与动员，以满足机体在各种情况下的能源需要。例如，它对基础情况下蛋白质餐后以及剧烈运动时维持肝脏葡萄糖的生成以防止低血糖的发生起着重要作用，因它有很强的促进肝糖原分解和糖原异生的作用。

胰高血糖素对胃肠分泌和运动具有明显的普遍抑制作用。抑制胃酸、消化酶和胰液的分泌，但增加胆汁量。能减弱胃肠运动以及 LES、Oddi 括约肌的收缩。它刺激胰岛素、降钙素等激素的分泌。

血糖水平可控制胰高血糖素的分泌。在正常情况下，血糖降低可刺激胰高血糖素的分泌，而血糖升高则抑制其分泌。氨基酸除带侧链者以外，都刺激其分泌，尤以丙氨酸和精氨酸的作用最强。

刺激下丘脑腹内侧部可引起血浆胰高血糖素水平急剧上升，这是通过交感和副交感系统而控制胰岛活动的，切除两侧肾上腺后此反应仍然存在。据观察，支配胰岛细胞的神经末梢包括胆碱能的、肾上腺素能的和肽能的 3 种。刺激内脏大神经（交感神经）或注射异丙肾上腺素，都能引起胰高血糖素分泌增加，刺激迷走神经或注射乙酰胆碱的效果亦同。某些激素如生长激素、ACTH、胃泌素、CCK、GIP、VIP 等也有刺激胰高血糖素分泌的作用。

（七）胃动素

分泌胃动素的细胞主要分布于十二指肠和上段空肠，但也存在于垂体和松果体。胃动素的主要生理作用是引发在消化间期内的移行性运动复合波（migrating motor complex，MMC），每 60 ~ 80 分钟一次，由消化道近端传至远端。血浆胃动素水平也呈周期性升高。这种活动的生理意义，被认为是起着肠道"清道夫"的作用，以便将肠道中内容物，包括上次进餐后遗留的残渣、消化道黏膜的分泌物、脱落细胞的碎片以及细菌等清除干净。进餐后，胃动素的这一周期性活动即消失。胃动素也对 LES 和空腹胃引起强烈收缩。

电刺激迷走神经可引起血浆胃动素浓度升高，而阿托品则可完全阻断这一作用，表明胃动素的释放是通过胆碱能神经通路调节的。脂肪有刺激其释放的作用，但进食混合食物则使其浓度降低。

参考文献

［1］柏树令．系统解剖学［M］．北京：人民卫生出版社，2008. 109 ~ 127.

［2］萧树东，许国铭．中华胃肠病学［M］．北京：人民卫生出版社，2008. 2 ~ 38.

［3］朱大年．生理学［M］．北京：人民卫生出版社，2008. 170.

［4］潘国宗，曹世植．现代胃肠病学［M］．北京：科学出版社，1994. 688 ~ 692.

中医基础理论

第一章　脾的生理病理学研究

脾为五脏之一，具有独特的生理功能与病理变化特征，在中医脏腑学说中占有极其重要的地位。

第一节　脾的生理功能和特性

一、中医对脾的形态位置的认识及论述

中医学对于脾的解剖部位有多处记载，认为脾在腹腔上部，膈膜下面，在季肋部，与胃以膜相连，位于胃的背侧左上方。如《素问·太阴阳明论篇》说："脾与胃，以膜相连耳。"《难经·四十二难》："脾重二斤三两，扁广三寸，长五寸，有散膏半斤，主裹血，温五脏，主藏意"。明代《医学入门》载"脾扁似马蹄，微着左胁"，对脾的形态、位置作了明确的补充。《类经图翼》亦说："脾……与胃同膜而附其上之左，俞当十一椎下。"《针灸大成·五脏六腑》还说："脾……掩乎太仓，附脊十一椎。"这些论述，均较详细地描述了脾的解剖部位。

尽管中医学历代医家对脾的解剖形态有多处记载，但中医所谓"脾"不能单纯从解剖知识来理解，更重要的是对其生理功能的认识。只有将中医学中的"脾"作为一个生理功能的脏器来认识，才能正确地指导临床实践。

二、脾脏的生理功能

脾居中焦，在膈之下，开窍于口，其华在唇，在五行属土，在志为思，在液为涎，主肌肉与四肢。主要生理功能是主运化、升清和统摄营血，机体气血津液的生化和生命活动的持续都有赖于脾的运化，为气血生化之源，故被称为"后天之本"。

（一）主运化

脾主运化是脾最重要的生理功能，包括运化水谷和运化水液两个方面。

1. 运化水谷　即脾气可促进机体对饮食物的消化和吸收。饮食进入胃后，其消化和吸收虽在胃和小肠中进行，但必须经脾气的运化作用，才能将水谷化为精微，再经脾气的布散和转输作用，被输送到全身，内养五脏六腑，外养四肢百骸。正如《素问·经脉别论》中的"饮入于胃，游溢精气，上输于脾，脾气散精，上归于肺"。因此，脾气的运化功能健全，才能化生精、气、血、津液等营养物质，濡润脏腑、四肢百骸及筋肉皮毛等组织而发挥其正常的生理功能。若脾失健运，机体消化吸收功能减退，则出现腹胀、食欲不振、消瘦等病变。

2. 运化水液　即脾对水液的吸收、转输和调节功能。脾气运化水液不仅将液态的营养成分上输于肺而输布于全身，并能将多余的水分及时的转输至肺肾，通过肺肾的气化功能，化为汗液和尿液排出体外。因此，脾气在水液的升降布散运动中发挥着枢转作用，防止水液在体内发生不正常的停滞，从而维持水液代谢的动态平衡。若脾健运失，必然导致水液停聚，而产生水湿痰饮等病理产物，甚至发生水肿、泄泻等病症，故《素问·至真要大论》说："诸湿肿满，皆属于脾。"

脾的运化水谷和运化水液的功能，二者是同时进行，密切配合的。脾的运化功能是整个饮食物代谢过程中的中心环节，也是后天维持人体生命活动的主要生理机能，故称脾胃为后天之本，气血生化之源。

（二）主升清

"升"是脾气的运动特点，以上升为主，故又称"脾气主升"。"清"是指水谷精微等营养物质。脾主升清，即是脾气的转输作用将营养物质上输于心肺、头目等，通过心肺的作用化生气血，濡养全身。另一方面，由于脾气的升发作用，才能维持脏器位置的相对稳定，防止机体内脏下垂。因此，只有脾的升发功能正常，才能使元气充沛，维持脏器位置恒定；若脾气虚弱，气血生化乏源，则出现头目眩晕、神疲乏力等症，脾气下陷，出现久痢脱肛、内脏下垂等症。

（三）主统血

统，是统摄、控制的意思。脾主统血，是指脾气具有统摄血液在经脉中流行而不逸出脉外的功能。脾统血的功能主要依赖于脾气的固摄作用，如《沈注金匮》说："五脏六腑之血，全赖脾气统摄。"脾气旺盛，生化有源，气的固摄作用健全，血则循脉运行而不逸出脉外；若脾气虚弱，气化乏源，脾气固摄功能减退，血失统摄而导致出血。

三、脾的生理特性

喜燥恶湿，这是脾的生理特性的主要体现。此特性与其运化水湿的生理功能密不可分，脾为太阴湿土之脏，脾气升动，才能将水液上输于心肺，正如《医学求是》所说："脾燥则升"，故脾气主升的条件之一就是脾体干燥而不被水湿所困。故脾欲求干燥清爽，即"喜燥而恶湿"。

第二节　脾与其他脏腑的关系

中医整体观认为，人体是一个统一的有机整体，各脏腑、组织、器官依其相互制约、相互依存、相互为用的关系发挥其正常的生理功能，脾亦如此。

一、脾与胃的关系

脾与胃为表里，同居脘腹中焦，共主消化吸收，关系至为密切。其主要的生理关系有三个方面，即通过脾胃的纳运、升降、燥湿相反相成的作用来完成化生水谷精微，充养全身的功用。

1. 纳运协调　脾胃的纳运关系甚为密切，胃之受纳腐熟水谷，为脾之运化水谷精微奠定基础；脾之运化输布，是适应胃之继续纳食的需要。二者密切配合，共同完成对饮食水谷的消化吸收，化生气血，濡养四肢百骸。所以说："胃为腑，主盛水谷；脾为脏，主消水谷。若脾胃温和，则能消化"（《诸病源候论》）。"胃司受纳，脾司运化，一纳一运，生化精气"（《景岳全书》）。

2. 升降相因　脾气主升，胃气主降，是脾胃纳运功能的活动形式，对机体气机升降有重要影响，为气机上下升降之枢纽。"纳食主胃，运化主脾，脾宜升则健，胃宜降则和"（《临证指南医案》）。饮食物入于胃，经其腐熟作用后，下行至小肠，经小肠泌别清浊。清者经脾气升发，输布于心肺布散全身，浊者下注于大肠或膀胱而排出体外。脾气上升而胃气下降，二者相反相成，密切相关，互为因果。共同完成了对饮食的消化、吸收、输布、排泄的过程。

3. 燥湿相济　脾为太阴湿土之脏，以阳气用事，脾阳健则能运化，故性喜温燥而恶阴湿。胃为阳明燥土之腑，赖阴液滋润，胃阴足则能受纳腐熟，故性喜柔润而恶燥。二者的特性相互为用，相互协调。太阴脾脏之湿，可济阳明胃腑燥土之阳，阳明胃腑之阳，能济太阴脾土之湿，从而完成饮食物的传化过程。脾胃燥湿相济，阴阳相合，故曰："土具冲和之德而为生物之本。冲和者，不燥不湿，不冷不热，乃能生化万物，是以湿土宜燥，燥土宜润，使归于平也"（《医学读书记》）。

二、脾与肝的关系

脾主运化属土，肝主疏泄属木，脾与肝为木土相克之关系。脾与肝在生理关系上主要表现在二个方面。一是肝的疏泄功能和脾的运化功能之间相互影响。因为脾的运化，有赖于肝的疏泄，而肝的疏泄功能正常发挥，则依赖脾的运化功能的健旺，所以《素问·宝命全形论篇》说："土得木而达"。而《素问·经脉别论篇》说："食气入胃，散精于肝；淫气于筋。"如果肝失疏泄，必然影响脾的运化功能，导致精神抑郁，胸胁胀满，腹胀腹痛，泄泻便溏等"肝脾不和"证。反之，如脾的功能失常，气机窒塞，可致肝气郁结，导致"土壅木郁"证。二是肝藏血，脾生血和统血，在血的生成、贮藏及运行方面肝脾有密切的关系。脾气健旺，生血有源，且统血使血不溢出脉外，则肝有所藏。如果脾虚气血生化无源，或脾不统血，失血过多，可导致肝血不足的病证。

　　此外，脾与胃，肝与胆相表里，临床上肝脾，胆胃的疾病可以相互传变。

三、脾与心的关系

　　脾属土，心属火，二者为火土相生之脏。脾统血，又为气血生化之源，心主血，故心与脾的关系至为密切。脾的运化功能正常，则化生血液的功能旺盛，血液充盈，则心有所主。脾气健旺，脾的统血功能正常，则血行脉中，而不溢出脉外。因而，脾与心的关系在生理上主要表现在血液的生成和运行方面，故唐容川说："食气入胃，脾经化汁，上奉心火，心火得之，变化而赤，是谓之血。""脾气入心而变为血，心之所主亦借脾气化生"（《济阴纲目》引汪琪语）。同时脾气健旺，化源充足，上养于心，使血充而神明，如果因思虑过度，不仅暗耗心血，而且影响脾的运化功能；若脾气虚弱，运化失职，则气血生化无源，亦可导致血虚心无所主；若脾不统血而致血液妄行，也会造成心血不足，从而形成眩晕、心悸、失眠、多梦、腹胀、食少、体倦等"心脾两虚"证。若脾失健运，痰饮内停，上凌心阳，可导致心悸、胸闷、水肿诸证。可见在病理上脾与心是相互影响而发病的。

四、脾与肺的关系

脾属土，肺属金，脾肺为土金相生的母子关系。在生理功能方面，脾主运化，为气血生化之源；肺司呼吸，主一身之气。脾主运化，为胃行其津液；肺主行水，通调水道。故肺与脾的关系，主要表现于气的生成和津液的输布代谢二个方面。气的生成，主要依赖于肺的呼吸功能和脾的运化功能。肺吸入的清气和脾胃运化的水谷精气，是组成气的主要物质基础。因而，肺的呼吸功能和脾的运化功能与气的盛衰密切相关，即古人所说的"脾为生气之源"、"肺为主气之枢"之意。

在津液的输布代谢方面，主要是由肺的宣发肃降，通调水道和脾的运化水液，输布津液所构成。肺的宣发肃降和通调水道，有助于脾的运化水液功能，从而防止内湿的产生；而脾的转输津液，散精于肺，不仅为肺通调水道的前提，而且也为肺的生理功能提供了营养基础，故有"肺为水之上源"之说。

由于脾肺在生理上关系密切，所以，在病理上也相互影响。如脾气虚损时，可导致肺气不足，出现短气、肢倦等气虚证；若脾失健运，津液代谢障碍，水湿内停，聚而生痰成饮，影响肺的宣发肃降，出现喘咳痰多等症，故有"脾为生痰之源，肺为贮痰之器"的说法。亦因肺病日久，影响脾的运化而致脾肺气虚，出现纳食不化，腹胀便溏，甚则水肿肢倦，气短懒言等病症。因此，肺病久治不愈，多求之于脾，即陈士铎所说："治肺之法，正治甚难，当转以治脾，脾气有养，则土自生金"（《石室秘录·正医法》）。

五、脾与肾的关系

脾为后天之本，肾为先天之本，二者在生理上关系主要表现在后天与先天相互资生，相互促进的关系。因为脾之健运，化生精微，须借助于肾阳的温煦，故有"脾阳根于肾阳"之说，亦有"命火生脾土"的论述。而肾中精气亦有赖于水谷精微的培育和充养，才能不断充盈和成熟。故曰："脾胃之能生化者，实由肾中元阳之鼓舞，而元阳以固密为贵，其所以能固密者，又赖脾胃生化阴精以涵育耳。"脾气健旺，水谷精微充足，不断滋养于肾，促进人体的生长、发育、健康和长寿。同时，肾主水液，必须赖以脾土之制方不致泛滥，即所谓"土能制水"。因此，脾与肾的生理关系甚为密切，诚如李中梓所说："肾安则脾愈安，脾安则肾愈安"（《医宗必读·虚劳》）。如果肾阳不足，不能温煦脾阳，则纳运失常，出现饮食减少、腹中冷痛、下利清谷、或五更泄泻、水肿等病症。若脾阳久虚，损及肾阳，亦可出现脾肾阳虚的病证。故古人有"补脾不如补肾"和"补肾不若补脾"之说。

第三节　脾的病理特点

一、脾阳（气）易虚损

脾为太阴湿土，脾的功能以脾的阳气为之主，故脾的运化功能障碍，主要是由于脾的阳气虚损，失于升清，运化无权所致。脾的统血功能，实际上是脾的阳气固摄作用的体现。故脾的病理变化以脾之阳气失调为主，主要表现在脾气虚损、脾阳虚衰等方面。

1. 脾气虚损　脾气虚损又名脾气虚。凡饮食不节，或过服消导克伐之剂，以及情志失和，思虑太过，或禀赋素虚，或过于劳倦，或久病失养，皆可损伤脾气，脾气不足，中气不足，使其运化水谷、运化水湿，以及化生气血的功能减退，从而导致脾气虚衰。脾气虚的病机特点，系以脾脏本身的运化功能衰退，即脾失健运为主，多表现为消化吸收能力减弱，水谷饮食精微之输布和气血化生能力不足等谷气不足和后天精气亏乏的病理改变，所以单纯脾气虚弱，一般来说可视为慢性消化吸收机能减退的综合病理表现。脾气虚弱可以引起如下病理变化：其一，消化吸收功能减退。脾气虚弱，运化无权，则食欲不振、纳食不化、腹胀便溏，或轻度浮肿，谓之脾失健运。其二，气血双亏。脾失健运，化源不足，可现面黄肌瘦，少气懒言，四肢倦怠乏力等全身气血不足之候。其三，中气下陷。脾气升举无力，甚至下陷，则为中气下陷或称气虚下陷。脾气不升，可见眩晕体倦、内脏下垂、久泄脱肛、便意频数、小便淋漓难尽等。其四，脾不统血。脾气虚不能统摄血液，则可出现便血、月经淋漓不断或忽然大下、月经过多、肌衄等各种慢性出血现象，称为脾不统血。临床上具有脾虚、血虚和出血的病理改变。

2. 脾阳不振　脾阳不振又名脾阳虚，中阳不振，脾胃阳虚。多由脾气虚进一步发展而来，或由命门火衰、脾失温煦所致。其病机特点为中焦阳气衰退，里寒现象比较突出。所以，其临床表现除一般脾失健运、食入运迟等变化外，尚有明显的形寒肢冷、脘腹冷痛、饮食喜热、泄泻清谷，或温化水湿机能减退，水湿停聚于内，或生痰成饮，或水泛肌肤为肿。脾阳不振，久羁不愈，每易累及于肾，终致脾肾阳虚。

二、易为湿邪所困

喜燥恶湿是脾的生理特性。脾主运化水液，若脾气亏虚，水液不得运化而致痰湿内生，即所谓"脾生湿"；水湿产生之后又反过来困遏脾气，致使脾气不升，脾阳不振，称为"湿困脾"；内湿停滞，又常易招致外湿侵袭，亦称"湿困脾"。正如陈无择云："内外所感，皆由脾气虚弱而湿邪乘而袭之。"脾虚湿困，脾病气虚为本，湿困为标，故临床特点除有脾气虚征象外，尚有脘腹闷痛、四肢困倦、纳呆食少、口淡乏味，恶心欲吐，大便稀溏，甚至导致水肿等病理改变。故临床上，对脾生湿，湿困脾的病证，当健脾与利湿同治，即所谓"治湿不治脾，非其治也"。

三、易致寒热错杂

湿邪困脾进一步阻碍了脾的转输运化功能，若湿邪日增则脾气益弱，往往成为虚实交错的病理改变，同时由于体质差异及治疗是否得当，出现了湿从寒化和热化两种病理倾向。若素体脾阳不振，或过用寒凉，每易从阴化寒，临床上表现出寒湿之证；若素体阳盛，或妄用湿燥，每易从阳化热，或湿邪郁久化热，临床上表现为湿热之候。由于脾恶湿，湿邪最易困脾，湿盛则阳微，故以湿从寒化为主要发展趋势。故临证当根据内外湿邪与脾之间的相互关系，分清脾虚与湿困轻重先后，从而对病机作出正确判断。

四、易为肝木所乘

经云："五脏受气于其所生，传之于其所胜"又说："气有余则制己所胜而侮所不胜"，这是用五行生克乘侮的理论为说明五脏疾病的传变规律。脾主运化属土，肝主疏泄属木，脾与肝为木土相克之关系，二者生理上相互依赖，病理上亦相互影响。若肝失疏泄，气机郁滞，必然影响脾的运化功能，形成精神抑郁，胸闷太息，纳呆腹胀，肠鸣泄泻等肝脾不和之候。故临床上，对肝郁脾虚的病证，往往疏肝与健脾同治。

第二章 胃的生理病理学研究

胃作为六腑之一，具有独特的生理功能与病理变化特征，认识这些特点对于指导胃病的临床具有重要的理论与实践意义。

第一节 胃的生理特性

一、中医对胃位置的认识及论述

胃的解剖位置，在膈下腹腔上部，上接食管，下通小肠，可分为三个部分：胃的上口，称贲门，即上脘；胃的下口，称幽门，即下脘；上下脘之间，名曰中脘。《难经·四十四难》说："胃为贲门，太仓下口为幽门。"对于胃的解剖形态及大小，历代医家亦作了探索，如《灵枢·平人绝谷》说"胃大一尺五寸，径五寸，长二尺六寸，横屈受水谷三斗五升，其中之谷，常留二斗，水一斗五升而满。"《难经·四十二难》指出"胃重二斤三两。"《医林改错》亦较为详细描述了胃的解剖形态。前人已认识到胃是一个中空可以盛物的器官，与现代医学解剖学中的胃基本相符。

二、胃的生理功能

胃与脾同居中焦，为阳明燥土，属阳。胃的主要生理功能是主受纳和腐熟水谷。

饮食物入口，经过食管，容纳于胃，故称胃为"太仓"、"水谷之海"。容纳于胃的水谷，经过胃的腐熟之后，使之变为食糜，下传于小肠，其精微经脾之运化而营养全身。所以胃虽有受纳和腐熟水谷的功能，但必须和脾气的运化功能相配合，纳运协调才能使水谷化为精微，以化生气血津液，供养全身。

三、胃的生理特性

（一）主通降，以降为和

胃主通降，是指胃气必须时时和顺通达，下降不逆。如叶天士认为："纳食主胃，……胃宜降则和。"饮食入胃，胃容纳后经胃的腐熟作用形成食糜，然后必须下行小肠，由小肠泌别清浊，清者即精微物质输脾达肺，营养全身，其浊者即糟粕废物则由于胃的通降作用，下移大肠，燥化成便，经肛门排出体外。故胃气贵于通降，以下行为顺。若胃失和降，不仅可出现嗳气酸腐、恶心呕吐、呃逆等症，还会影响全身气机升降。

（二）喜润恶燥

胃的受纳腐熟功能，不仅依赖阳气的蒸化，亦需要胃中阴液的濡润。胃中阴液充足，才能维持其腐熟水谷和通降的功能。故叶天士云："阳明阳土，得阴自安"。若胃中阴液不足，则出现口燥咽干、嘈杂似饥等症。

第二节　脾胃与胆的关系

胆主贮藏排泄胆汁，以助饮食物的消化，是脾胃运化功能得以正常进行的重要因素。脾胃居中焦，为气机升降的枢纽，脾主运化而升，胃主受纳而降，共司受纳、消化和吸收的功能，但须在胆的疏泄功能正常的前提下才能升降有常。正如《四圣心源》曰："土气冲和，肝随脾升，胆随胃降，木荣而不郁。"胆与肝相系，受肝之余气而疏泄胆汁，为"中精之府"，故生理上，脾之运化有赖于胆的疏泄条达功能正常。如周学海言："脾主中央湿土，其性镇静……静则易郁，必借木气以疏之。"病理上，因木性易郁，脾性易衰，若胆气郁滞，排泄不利，木不疏土，脾胃运化功能失常，则出现胁下胀满疼痛，食欲减退，腹胀便溏等症；若脾胃湿热，累及于胆，亦会出现胆汁上逆而出现口苦，呕吐黄绿苦水，甚则胆汁外溢，发生黄疸。

第三节　胃的病理特点

一、胃火为病

胃为阳明阳土，多成火热燥结之候。胃热炽盛，郁而化火上炎，即是胃火。多由外邪侵袭，或过食肥甘厚腻、辛辣刺激，助热生火，或由气滞、痰、湿、食等郁而化热化火，亦或肝胆之火，横逆犯胃而致胃热、胃火。胃火为病，可导致胃的腐熟功能过于亢进而出现胃脘嘈杂、消欲善饥等表现；胃火上炎，导致胃气上逆，可见恶心呕吐等表现；胃火循经上炎，出现牙龈肿痛、衄血吐血等表现。

二、胃阴易损

胃为阳明阳土，喜润而恶燥，故临床易成燥热之害，胃中阴液每多受损。多因热病后期，邪热久留，或久病不复，消灼阴液，或胃火炽盛，耗伤阴液所致。胃阴亏虚，胃的腐熟功能衰退，出现口燥咽干、不思饮食、便干、舌质光红而干，甚至镜面舌等病理表现。故在临床治疗过程中，要注意顾护胃中阴液。即使必用苦寒泻下之品，也应中病即止，不可妄施，以免化燥伤阴。

三、升降失司

胃气以通降为贵，以下行为顺，与升发之脾气共为调节全身气机的枢纽。若因外邪侵袭，情志不畅，或他脏累及，导致中焦气机不利，升降失司，则出现脘腹胀闷、嗳气呃逆、呕吐下利等病症，甚至波及他脏，影响全身气机，出现多种病证。故临床治疗上，往往把调畅气机作为一个重要方面。

第四节　胃　气

　　中医学非常重视"胃气"，认为"人以胃气为本"，胃气强则五脏俱盛，胃气弱则五脏俱衰；有胃气则生，无胃气则死。所谓胃气，一指胃的生理功能和生理特性，也就是胃为水谷之海，有受纳腐熟水谷的功能，又有以降为顺、以通为用的特性；二指脾胃功能在脉象上的反映。脉诊中常脉谓之有胃、有神、有根。有胃，即有胃气，脉来从容和缓，说明胃气充盛。胃气的强弱，直接影响到全身脏腑之健壮，对维持人体生命活动及其存亡，有重要的意义。如果胃气充足，受纳腐熟水谷的功能正常，就会形神俱足，肌肉丰满，四肢轻劲；如若胃气不足，纳腐无权，则饥不欲食，或食而不消，或呕吐反胃，形体消瘦，精神疲惫。所以有"人以胃气为本"的说法。如《素问·玉机真藏论篇》说："五脏者，皆禀气于胃；胃者，五脏之本也。"李东垣亦说："元气之充足，皆由脾胃之气无所伤，而后能滋养元气。若胃气之本弱，饮食自倍，则脾胃之气既伤，而元气亦不能充，而诸病之所由生也"（《脾胃论·脾胃虚实传变论》）。临床上亦十分重视胃气，常把"保胃气"作为重要的治疗原则。故《景岳全书·杂症谟·脾胃》说："凡欲察病者，必须先察胃气；凡欲治病者，必须常顾胃气。胃气无损，诸可无虑。"胃气强弱，亦是判断疾病顺逆的依据，即"有胃气则生，无胃气则死"之意。可见胃的受纳腐熟功能正常与否，决定了胃气的健旺与否，对人体生理有着重要作用。

第三章　肠腑的生理病理研究

第一节　肠腑的生理病理特点

《素问·灵兰秘典论》中曰："小肠者，受盛之官，化物出焉""大肠者，传导之官，变化出焉"论述了肠腑的功能，小肠受盛化物，泌别清浊，即吸收食物中的水谷精微，将糟粕传导至大肠。大肠传导糟粕，吸收津液，即接纳小肠下传的糟粕，吸收水分变成粪便传导出体外。若小肠生理功能失调，则失于受盛，泌别清浊失司，出现腹痛肠鸣、完谷不化、上吐下泻等病理表现。若大肠生理功能失调，则表现为排便的异常。大肠传导失司，原因复杂，若因肺失肃降、燥热内结、肠液枯竭、气虚无力推动，则出现大便干硬、便秘等病理表现；若因饮食不节、寒湿或湿热下注，则出现泄泻、便溏等病理表现；若因中气下陷、肾虚不固，则出现久泄、脱肛、大便失禁等病理表现；若出现积滞和大肠气血相互搏结，则可致下痢赤白、里急后重等病理表现。

第二节　小肠与脾胃、心的关系

小肠与脾胃的关系，主要表现在受纳腐熟水谷与泌别清浊相互配合方面。若小肠发生病变，不能泌别清浊，进而影响胃中食物的下降和脾的运化转输精微，出现二便失调等症；若脾胃功能失司，小肠的泌别清浊功能亦会受到影响。小肠与心二者通过经脉的相互络属构成表里关系。二者生理上经络相联，病理上亦相互影响。若心有实火，可下移于小肠，引起小便热赤、涩痛等症；反之，若小肠有热，循经上炎于心，可见心烦、口舌生疮等症。

第三节　大肠与脾胃、肺、肾的关系

　　大肠与脾胃的关系主要表现在大便的形成与排泄方面。饮食物由胃受纳腐熟，经脾的运化和小肠的泌别清浊，浊物传入大肠，经大肠再吸收多余的水液，形成粪便，由肛门排出体外。故大肠的传导变化作用，是胃的降浊功能的延伸。二者病理上亦相互影响，若胃有实热，灼伤津液，可致大肠传导不利而出现大便秘结不通；若大肠燥结，便闭不行，亦可影响胃之和降，而导致胃气上逆，出现恶心、呕吐等症。

急性胃炎

第一章 概 述

急性胃炎系由多种病因引起的急性胃黏膜炎症，按病因可分为外因性和内因性两类。凡致病因子经口进入胃内引起的胃炎称为外因性胃炎，包括中毒性胃炎、细菌性胃炎、药物性胃炎等；凡有害因子通过血液循环到达胃黏膜引起的胃炎称内因性胃炎，包括急性传染病合并胃炎、全身性疾病合并胃炎、化脓性胃炎、过敏性胃炎和应激性胃炎。按病理改变不同急性胃炎分为急性单纯性胃炎、急性糜烂出血性胃炎、特殊原因引起的急性胃炎如急性腐蚀性胃炎、急性化脓性胃炎等。临床上急性单纯性胃炎最常见，通常由进食不洁净的食物引起。

第二章 病因与发病机制

第一节 现代医学的认识

一、外源性因素

（一）理化因素

过热、过冷或过于粗糙的食物、浓茶、咖啡、烈酒，以及某些药物特别是非甾体类抗炎药（NSAIDs），如阿司匹林、吲哚美辛、布洛芬等均可破坏黏膜屏障造成胃黏膜损伤和炎症。其中非甾体类抗炎药引起胃黏膜损伤的机制包括：干扰胃黏膜上皮细胞合成硫糖蛋白，使胃内黏液减少，脂蛋白膜的保护作用减弱，引起胃腔内氢离子逆弥散，导致黏膜固有层肥大细胞释放组胺、血管通透性增加，以致胃黏膜充血、水肿、糜烂和出血等病理过程；同时，NSAIDs 进入血液循环后与血浆白蛋白结合，抑制环氧合酶 – 1（COX – 1）活性，导致内源性前列腺素（PGs）的合成减少，使胃黏膜的修复受到影响而加重炎症。

（二）生物因素

主要包括细菌及毒素。常见致病菌为沙门氏菌、幽门螺杆菌、嗜盐菌等，前者多见于肉类食物，后者多见于蟹、螺、海蜇等海产品和腌渍食物。常见毒素为葡萄球菌和肉毒杆菌毒素，前者尤为常见。进食不洁食物数小时后即可发生胃炎，当全身衰弱、营养不良、感染或免疫缺陷时可引起胃黏膜坏死甚至胃穿孔，但自广泛应用抗生素以来此病已罕见。

（三）其他

胃内异物或胃石、胃区放射治疗等均可作为外源性刺激，导致本病。

二、内源性因素

主要包括各种应激因素如全身感染、严重创伤、颅内高压、严重烧伤、大手术、休克、过度紧张劳累等。在应激状态下，可兴奋交感神经及迷走神经，前者使胃黏膜血管痉挛收缩，血流量减少，后者则使黏膜下动静脉短路开放，黏膜缺血缺氧加重，导致胃黏膜上皮损害，发生糜烂和出血。严重休克可致 5 – HT 及组胺等释放，前者刺激胃壁细胞释放溶酶体，直接损害胃黏膜，后者则增加胃蛋白酶及胃酸的分泌而损害胃黏膜屏障。

第二节 中医学的认识

一、概述

急性胃炎起病突然，多由受凉或饮食不洁引起，以胃脘部疼痛为主要症状，常伴有恶心、呕吐，甚至腹泻等症状。急性胃炎属于中医学"胃痛"的范畴。胃痛，又称胃脘痛，是以上腹胃脘部近心窝处疼痛为主症的病证。"胃脘痛"之名首见于《内经》，如《灵枢·邪气脏腑病形》指出："胃病者，腹䐜胀，胃脘当心而痛。"并首先提出胃痛的发生与肝、脾有关，如《素问·六元正纪大论》说："木郁之发，民病胃脘当心而痛"。《兰室秘藏》首立"胃脘痛"一门，将胃脘痛的症候、病因病机和治法明确区分于心痛，使胃痛成为独立的病证。此后，明清时代提出了胃痛的治疗之法，丰富了胃痛的内容，如《医学正传·胃脘痛》说："气在上者涌之，清气在下者提之，寒者温之，热者寒之，虚者培之，实者泻之，结者散之，留者行之。"《医学真传·心腹痛》还指出了要从辨证去理解和运用"通则不痛"之法，书中说："夫通者不痛，理也。但通之之法，各有不同。调气以和血，调血以和气，通也；下逆者使之上行，中结者使之旁达，亦通也；虚者助之使通，寒者温之使通，无非通之之法也。"为后世辨治胃痛奠定了基础。

二、病因病机

胃痛的发生，主要由外邪犯胃、饮食伤胃、情志不畅等导致胃气郁滞，胃失和降，不通则痛。

（一）病因

1. 外邪犯胃　李东垣《脾胃论》云："肠胃为市，无物不受，无物不入，若风、寒、暑、湿、燥一气偏胜，亦能伤脾损胃"。胃上接食管下连肠道，与外界相通，其生理功能易受饮食、气候、地理等外界环境的影响。六淫外邪，或自口鼻而入，直犯中焦，或自皮毛而入，传于胃府，皆可致胃脘气机阻滞，胃失和降，不通则痛。其中尤以寒邪为主，寒性收引，更易阻滞气机。

2. 饮食伤胃　饮食是人体摄取营养，维持生命，保证健康的基本条件。饮食不当，直接损伤脾胃，也是胃炎的重要致病因素。饮食不节，或过饥过饱，损伤脾胃，胃气壅滞，胃气不降，不通则痛。五味过极，辛辣无度，肥甘厚腻，饮酒如浆，则蕴湿生热，损伤脾胃，壅滞气机。如《医学正传·胃脘痛》说："致病之由，多由纵恣口腹，喜好辛酸，恣饮热酒……复餐寒凉生冷，朝伤暮损，日积月深……故胃脘疼痛。"

3. 情志不畅　情志是指喜、怒、忧、思、悲、恐、惊七种人类情感活动，是人体的生理和心理活动对外界环境刺激的不同反应，正常情况下不会致病。如果出现过激或过久的情志变化，会引起气机郁结或紊乱，导致脏腑气血的异常而致病。忧思恼怒，伤肝损脾，肝失疏泄，横逆犯胃，脾失健运，胃气阻滞，均致胃失和降，而发胃痛。如《沈氏尊生书·胃痛》所说："胃痛，邪干胃脘病也。……惟肝气相乘为尤甚，以木性暴，且正克也。"气滞日久或久痛入络，可致胃络血瘀。如《临证指南医案·胃脘痛》说："胃痛久而屡发，必有凝痰聚瘀。"

（二）病机

病变部位在胃腑，与肝、脾二脏密切相关。胃与脾同居中焦，脾主运化，以升为常；胃主受纳腐熟水谷，以降为顺。二者共为后天之本，生理方面相互配合，病理方面相互影响。如饥饱无常，每多脾胃同病。肝属木，与胆共主疏泄，脾胃纳化功能的正常发挥，有赖于肝胆的疏泄功能。肝气横逆，木旺乘土；或中土壅滞，木郁不达；或肝火亢炽，迫灼胃阴；或肝血瘀阻，胃失滋荣，故胃病亦多与肝有关。

胃痛的病理因素主要有寒凝、热郁、湿阻、气滞、血瘀。其基本病机是胃气阻滞，胃失和降，不通则痛。六淫外袭、饮食不当、情志不遂等及其病理产物，如湿热、火郁、食积、痰饮、血瘀、邪毒等均可侵犯脾胃，阻滞中焦，致使脾胃气机升降失调，气机阻滞。胃气贵在和降通畅，宜通宜降，胃失和降，不通而痛。气滞必然导致血瘀，血瘀形成后会阻碍气的运行，加重气滞，二者相互影响，形成恶性循环，使病情加重，病程缠绵不愈。

由于胃痛的病因不同，个人体质有差异，因而在疾病的发生、发展过程中，病情有轻重、寒热等之不同，临床辨证时要根据疼痛的性质、部位、伴随症状及舌脉来进行区分。

第三章 临床表现

一、症状、体征

急性单纯性胃炎多急性起病，轻者多无症状，少数患者表现为上腹不适、疼痛、厌食、恶心、呕吐等。由生物因素如沙门菌或金葡菌及其病毒引起者，多于不洁饮食数小时或 24 小时内发病，多伴腹泻、发热，严重者可发生脱水、酸中毒或休克。病程自限，数天内症状可消失。急性糜烂出血性胃炎可无症状或仅表现为腹痛、腹胀、恶心等非特异性消化不良症状，严重者起病急骤，在原发病的病程中突发上消化道出血，表现为呕血和黑便。出血常为间歇性，大量出血可引起昏厥或休克。急性腐蚀性胃炎多在吞服腐蚀剂后出现，最早出现的症状为口腔、咽喉、胸骨后及中上腹部剧烈疼痛，常伴有吞咽疼痛、咽下困难、频繁的恶心呕吐。严重者可呕血，呕出血样黏膜腐片，甚至休克，更为严重者可引起食管或胃穿孔。急性化脓性胃炎以全身败血症和急性腹膜炎为主要临床表现，常表现为上腹部剧烈疼痛、寒战、高热、腹肌紧张及上腹部明显压痛。严重者可并发胃穿孔、腹膜炎、血栓性门静脉炎及肝脓肿。

二、辅助检查

急性单纯性胃炎外周血白细胞数轻度增加，中性粒细胞比例增多。电子胃镜检查见胃黏膜充血、水肿、渗出，可有点状出血或小糜烂灶等。急性糜烂出血性胃炎须于 24~48h 内行急诊胃镜，超过 48h 者，病变可能已不复存在。镜下可见胃黏膜糜烂、出血或浅表溃疡，多为弥漫性，也可局限性。急性化脓性胃炎实验室检查也可见外周血白细胞增多，以中性粒细胞为主，大便隐血试验可为阳性。

第四章　西医诊断与中医辨证

第一节　西医诊断

依据病史及临床表现，急性胃炎诊断不难。急性胃炎按病理改变不同分为急性单纯性胃炎、急性糜烂出血性胃炎、急性腐蚀性胃炎及急性化脓性胃炎，诊断时应注意鉴别。

一、急性单纯性胃炎

可弥漫或仅局限于胃窦部，大体表现为黏膜充血水肿，可有散在点状出血和轻度糜烂。显微镜下表现为黏膜固有层炎症细胞浸润，以中性粒细胞为主。依据病史、临床表现、实验室检查及胃镜检查，诊断不难。

二、急性糜烂出血性胃炎

典型损害是多发糜烂和浅表溃疡，常有簇状出血病灶，可遍布全胃或仅累及一部分。显微镜下表现为黏膜层有多发局灶性出血坏死，伴有中性粒细胞浸润。依据病史及临床表现也可提示本病，结合急诊胃镜，诊断不难。

三、急性腐蚀性胃炎

主要的病理变化为黏膜充血、水肿和黏液增多。严重者可发生糜烂、溃疡、坏死，甚至穿孔。首先要问清病史，着重询问腐蚀剂的种类、吞服量及吞服时间；检查唇和口腔黏膜痂的色泽，呕吐物的色、味及酸碱反应；收集剩余的腐蚀剂作化学成分分析对鉴别其性质最为可靠。应特别注意，急性腐蚀性胃炎急性期内，严禁做 X 线钡餐及胃镜检查，以免引起食管及胃穿孔。

四、急性化脓性胃炎

严重化脓性炎症时，黏膜下层大量中性粒细胞浸润、黏膜坏死、血栓形成和出血。胃窦可见弥漫性蜂窝组织炎或形成局限的胃壁脓肿，并可发展至胃壁坏死和穿孔。病情凶险，该病常见致病菌为甲型溶血性链球菌、金黄色葡萄球菌或大肠杆菌，化脓性炎症常源于黏膜下层，并扩展至全层胃壁，可发生穿孔，内科治疗多无效而需紧急外科手术。

第二节 中医辨证

一、辨证要点

（一）辨轻重

胃痛轻证，体质好，疼痛轻，病程短，精神尚好，一般饮食调理、局部热熨按摩，或稍加治疗即愈。重症多有胃痛反复发作病史，体质差，疼痛剧烈，伴有胃肠道症状，病情严重者常伴有呕血、便血等出血症状，甚至出现胃穿孔、虚脱之候，应及时抢救，必要时手术治疗。

（二）辨寒热

胃脘痛有寒热之分，以寒证居多。若胃痛暴作，痛无间歇，遇寒加重，得温则减，兼有口不渴，下利清谷，小便清长，舌淡、苔白滑润者属寒。胃脘灼痛，疼痛阵作，痛势急迫，得寒痛减，兼有口渴引饮，大便秘结，小便黄赤，舌红、苔黄腻者属热。

二、辨证分型

（一）寒凝气滞证

症候表现：胃痛暴作，疼痛剧烈，以绞痛为主，畏寒喜暖，得温痛减，遇寒痛甚，口不渴，或喜热饮，舌质淡，苔白，脉弦紧或弦迟。

辨证要点：一般有感受风寒，或过食生冷史。发病迅速，疼痛剧烈，以绞痛为主，得温则痛减，遇寒则痛甚，全身症状显示寒证征象。

（二）饮食积滞证

症候表现：胃脘胀疼，拒按，嗳腐吞酸，或呕吐不消化之食物，吐后痛减，不思饮食，大便不爽，舌质红，苔厚腻，脉滑。

辨证要点：起病前常有饮食不节或暴饮暴食史，胃脘胀满疼痛，嗳腐吞酸，呕吐不消化物，吐后痛减为本证特征。

（三）肝郁气滞证

症候表现：胃脘胀满，攻撑作痛，痛引两胁，嗳气频作，得嗳气或矢气则舒，每因情绪变化而痛作，苔多薄白，脉弦。甚则痛势急迫，心烦易怒，嘈杂吐酸，口干口苦，舌红苔黄，脉弦数。

辨证要点：胃脘胀满，痛连两胁，每因情志因素而痛作为本证特征。气郁日久而化火，则见肝胃火炽之象。

（四）湿热中阻证

症候表现：痛势急迫，胃脘部灼热拒按，嘈杂，口干口苦，口渴不欲饮，小便黄，大便不畅，舌红苔黄腻，脉滑数。

辨证要点：本证以病势急迫，胃脘疼痛灼热拒按，口苦口渴，舌红苔黄腻为特征。

第五章　鉴别诊断与类证鉴别

第一节　鉴别诊断

详细询问病史，找出发病原因。对于伴有消化道出血者应作急诊胃镜以确定出血的原因和部位，但对于腐蚀性胃炎则严禁作胃镜检查。应注意与急性胆囊炎、急性胰腺炎等鉴别。

一、急性胆囊炎

右上腹持续性剧痛或绞痛，阵发性加重，可放射至右肩部，查体可见 Murphys 征阳性，腹部 B 超、CT 检查等可确立诊断。

二、急性胰腺炎

常有暴饮暴食或胆道结石病史，突发性上腹部疼痛，呈持续性疼痛，伴腹胀、恶心、呕吐，血尿淀粉酶升高，腹部 B 超、CT 可见胰腺弥漫性或局限性肿大。

第二节　类证鉴别

一、心痛

在古代文献中，常把胃痛与心痛混称，其实二者既有部位之别，疼痛的性质、程度与疾病的预后也大不相同。心痛的病位在心，起病急且痛如刀割，痛彻胸背，发时心悸、憋闷，病人常有濒死感，一般病情较重，特别是"真心痛"，其疼痛持续不已者，每每"夕发旦死，旦发夕死"。

二、腹痛

胃痛与腹痛的鉴别，主要是病位不同。腹痛是胃脘以下、脐之四旁，以及耻骨以上部位发生的疼痛，包括有大腹痛、脐腹痛、小腹痛和少腹痛。但胃腑位于腹中，与肠相连，常常胃痛影响及腹，或腹痛牵连于胃，二者病因病机亦有类似之处，临床上往往两者兼见，故又有心腹痛之称，所以要详细检查，根据具体证候的轻重仔细辨证，进行诊断和鉴别诊断。

第六章　治　　疗

第一节　现代医学治疗

一、消除病因，治疗原发病

由药物所致者应立即停药，并用抑制胃酸分泌的药物如 H_2 受体拮抗剂或质子泵抑制剂。对于应激因素所致的急性胃黏膜病变，除积极止血、抑制胃酸和保护胃黏膜之外，还要积极治疗原发病。对于因感染因素所致的胃炎则采用合适的抗生素治疗。

二、保护胃黏膜

保护胃黏膜，减少攻击因子对胃黏膜的损伤。常用胃黏膜保护剂有硫糖铝、前列腺素及枸橼酸铋钾。

三、对症治疗

对有上腹痛、反酸者应用抑酸药，对上腹饱胀者可采用促动力药。

四、对不同类型的急性胃炎其治疗有所差异

（一）药物性急性胃炎

对无出血者：①停药；②抑酸药（H_2RA、PPI）或前列腺素拟似药（米索前列醇等）；有出血者：①停药；②补充血量、抗体克；③药物喷洒止血法：常用的药物有去甲肾上腺素，冰盐水孟氏液或凝血酶，中草药制剂如五倍子等；④内镜下止血法：对镜下小的点片状出血，在药物喷洒治疗的同时，采用电凝和微波止血；⑤抑酸药（H_2RA、PPI）：出血不大可单用。

（二）应激性急性胃炎

消除诱因，关键在于预防措施：①控制胃酸，一般认为将胃酸的 PH 控制在 3.5～5.0 之间，有条件的可在胃镜下进行胃液 PH 的监测，同时可观察胃内出血情况。常用 PPI；②保护胃黏膜，如：硫糖铝、麦滋林－S 颗粒，疼痛明显者可用阿托品类解痉药止痛。

（三）食物中毒性急性胃炎

祛除病因，清淡饮食。脱水明显者可行补液；呕吐为主者，可选用多潘立酮、胃复安、莫沙必利、$VitB_6$；感染严重者可用青霉素、甲硝唑静脉滴注或口服左氧氟沙星、痢特灵等抗炎药；疼痛明显者可用阿托品类解痉药止痛。

第二节　中医经典治疗经验

一、治则治法

本病的治疗以和胃止痛为主，需根据虚实寒热的辨证，采取相

应的治法。急性胃炎临床多起病急骤，以实证居多，故治疗上多以行气、清热、散寒、消食为主，可辅以温中、健脾等。

二、辨证论治

（一）寒凝气滞证

治法：温胃散寒，行气止痛。

方剂：厚朴温中汤（《内外伤辨惑论》）加减。

药物组成：厚朴、陈皮、草豆蔻、木香、干姜、茯苓、炙甘草。

方义：厚朴温中行气，燥湿宽中；干姜、炙甘草助其温运中阳；陈皮、木香、草豆蔻行气除湿止痛；更加茯苓淡渗利湿，则除湿之效更著。

若寒甚，加高良姜、香附，即良附丸（《良方集腋》）；气滞较甚，加苏梗、香附；泛酸明显者，加煅瓦楞子、乌贼骨；夹积滞者，加山楂、枳实、鸡内金等。

风寒气滞，症见胃脘胀痛喜暖，胸脘痞闷，不思饮食，形寒身热者，可用香苏散（《和剂局方》）加减疏风散寒，理气止痛。寒湿阻胃，脘腹满闷，或恶心呕吐，或腹泻，舌苔白腻者，可选用藿香正气散（《太平惠民和剂局方》）加减解表化湿，理气和中。外寒不解，郁久化热，寒热并杂，症见脘腹胀满，不思饮食，恶心呕吐，胃脘疼痛，有灼热感，口苦口干，舌红苔黄腻，可用半夏泻心汤（《伤寒论》）加减辛开苦降，寒热并调。

（二）饮食积滞

治法：消导行滞，和胃止痛。

方剂：保和丸（《丹溪心法》）加减。

药物组成：山楂、神曲、莱菔子、半夏、陈皮、茯苓、连翘。

方义：山楂善消肉积，神曲善消酒食陈腐之积，莱菔子善消面积，三药合用，以消除病因；食停胃脘，阻碍津气运行，莱菔子消食兼有下气除胀之功，配伍陈皮，疏理中焦气机；陈皮芳香化湿，配伍半夏燥湿，茯苓渗湿，以化中焦湿浊。食滞中焦，生湿蕴热，佐连翘，宣发郁热。

胃脘胀满不减，可加香附、枳壳、延胡索；大便不爽，加枳实、槟榔；食积化热，烦躁苔黄者加黄芩、黄连；胃气上逆，恶心呕吐嗳气者加橘皮、竹茹、旋覆花。

食滞初起，食停胃脘，胸脘痞闷，欲吐不吐，宜因势利导，选用瓜蒂散(《伤寒论》) 探吐。暴饮暴食，饮食过量，胃纳过剩，症见脘腹撑满胀痛难忍，拒按或手不可近，可选用木香槟榔丸加减(《儒门事亲》) 行气导滞，攻积泄热。胃弱食滞，可选用香砂枳术丸(《摄生秘剖》) 加神曲、麦芽以健胃消痞，化积止痛。

（三）肝郁气滞

治法：疏肝理气，和胃止痛。

方剂：柴胡疏肝散(《景岳全书》) 加减。

药物组成：柴胡、香附、枳壳、陈皮、川芎、白芍、甘草。

方义：柴胡、香附、枳壳疏解肝经气郁，川芎开肝经血郁，白芍、甘草柔肝缓急。

嗳气、呕吐较甚者，加半夏，苏梗；疼痛甚者，加元胡、川楝子、佛手；泛酸嘈杂者，加乌贼骨、煅瓦楞子、煅牡蛎以和胃止酸。

若肝气郁结，日久化火，肝胃郁热，胃脘灼热者，可选用金铃子散(《圣惠方》) 合左金丸(《丹溪心法》) 加减疏肝理气，清热止痛。肝气犯胃，日久不愈，脾气亦伤，胃痛而胀，反复发作，可选用逍遥散(《和剂局方》) 加减调理肝脾，理气和胃。气滞夹痰，胃痛胸闷，咳吐稠痰，可选用越鞠丸(《丹溪心法》) 合二陈汤(《太平惠民和剂局方》) 加减解郁化痰，和胃理气。

（四）湿热中阻

治法：清热化湿，理气和胃。

方剂：三仁汤加减(《温病条辨》)。

药物组成：杏仁、白蔻仁、薏苡仁、厚朴、半夏、通草、滑石、竹叶。

方义：杏仁宣降肺气，启上闸以开水源，合厚朴疏畅三焦气机，使上焦津气畅行；白蔻仁、半夏芳化燥湿，醒脾利气，恢复中焦运化；薏苡仁、滑石、通草甘淡渗湿，通调下焦，祛已停之湿；竹叶、滑石清热，合而用之，能呈清热化湿之功效。方中杏仁辛开于上，薏米淡渗于下，白蔻仁芳化于中，分而言之，三仁照顾三焦，合而观之，辛开、燥湿、芳化也为除湿而设。

胃气上逆者，加竹茹；属于气机阻滞便秘者，加枳实、槟榔。

痰瘀互结，症见脘痛引背，咯痰黏滞，口苦纳呆，可选用半夏泻心汤（《伤寒论》）加减清热化痰，理气和胃。痰湿阻胃者，可选用二陈汤（《和剂局方》）合平胃散（《太平惠民和剂局方》）加减运脾除湿，和胃理气。

第三节　名老中医治疗经验

张炳秀教授治疗急性胃炎，主张注重腑气的通利。他认为胃脘痛病机虚多实少，治疗上需攻补兼施、补多攻少，故在治疗中寓补于通，且通且补，紧急时以通为补。他常于健脾和胃之方剂中灵活加用大黄、枳实、厚朴等以通腑顺气，尤其对邪热重证，强调使用重剂猛药如大承气汤加减，使邪有去路。张老认为脾胃为气机升降之枢纽，故揆度升降、平调寒热是治疗本病的关键之一。临床上常选用旋覆花、代赭石降胃气，升麻、柴胡升清阳，同时善用半夏泻心汤平调脾胃肠腑之寒热，从而使胃脘痛、脏腑寒热错杂证迎刃而解。同时在治疗过程中始终贯穿着理气活血之法，选用砂仁、白蔻仁、陈皮、木香等理气健脾，三七、丹皮、丹参饮活血生肌。张老在临证过程中十分注重经典小方的运用，如金铃子散、枳术丸、当归补血汤等，配伍精当，运用灵活，疗效确切。

朱炳林教授治疗急性胃炎，常选六和汤以调理脾胃，化湿止呕。因风寒暑湿燥火皆能干扰肠胃的功能，且脾胃为六腑之总司，先调脾胃，则水精四布，五经并行，百骸九窍，皆太和矣。此乃六和汤所达到的境界。方中藿香、砂仁、杏仁、厚朴香能舒脾，辛能行气，而砂仁、厚朴兼能化食。木瓜酸能平肝舒筋，扁豆、茯苓淡能渗湿清热，而扁豆又能散暑和脾。半夏辛温，散逆而止呕。参术甘温，补正以匡邪。甘草补中，调和诸药。姜枣发散而调荣卫。皆所以和之也。朱老认为此方虽常被运用于夏月饮食不调，内伤生冷，外伤暑气所致呕吐泻泄，但本方治疗肠胃病并不局限于夏月，四季皆可随证应用。本方尤适用于年老体弱者、脾胃虚弱、平素饮食不佳者患急性胃肠炎者，因方中含香砂六君子汤补气健脾，助运中焦。

第四节　民间单方验方

1. 鱼腥草 12～24g，人苋（海蚌含珠）30～45g，老鹳草 15～30g，水煎分 2 次服，日一剂。

2. 天青地白（兔耳草）30～60g，水杨梅 15～30g，马齿苋 90～120g，捣烂绞汁分次服，日一剂。

3. 藿香、黄荆子、石榴皮各 9g，水煎分服，日一剂。

4. 路边荆（六月雪）、车前草、木瓜各 9g，水煎分服，日一剂。

5. 大青叶、番石榴叶、鸭跖草、火炭母各 9g，水煎分服，日一剂。

6. 白术、白芍各 15g，防风、柴胡、川芎各 7g，水煎分服，日一剂。

7. 藿香、大枣各 10g，砂仁 2g，乌梅 8g，白豆蔻 3g，炮姜 3 片，水煎分服，日一剂。

第五节　中成药治疗

对于临床表现为发病迅速，疼痛剧烈，以绞痛为主，得温则痛减，遇寒则痛甚，全身症状显示寒证征象的患者，常用的中成药物有：

1. 七香止痛丸：由川木香、沉香、降香、小茴香、丁香、乳香、广藿香组成。功能：温中散寒，行气止痛。口服，一次 3 ~ 6g，一日 2 次。

2. 藿香正气口服液：由广藿香、紫苏叶、白芷、厚朴、茯苓、桔梗、大腹皮等组成。功能：解表化湿，理气和中。口服，一次 5 ~ 10ml，一日 3 次。

3. 纯阳正气丸：由广藿香、半夏、青木香、陈皮、肉桂、苍术、白术、茯苓等组成。功能：温中散寒。口服，一次 1.5 ~ 3g，一日 1 ~ 2 次。

对于临床表现为病势急迫、胃脘疼痛灼热拒按、口苦口渴、舌红苔黄腻的患者，常用中成药物有：

1. 藿香清胃片：由广藿香、枸杞子、防风、南山楂、六神曲等组成。功能：清热化湿，醒脾消滞。口服，一次 1/2 ~ 1 片，一日 3 次。

2. 胃痛宁片：由蒲公英提取物、氢氧化铝、甘草干浸膏、天仙子浸膏、龙胆粉、小茴香油等组成。功能：清热燥湿，理气和胃，制酸止痛。口服，一次 2 ~ 3 片，一日 2 ~ 3 次。

3. 胃肠宁冲剂：由布渣叶、辣蓼、番石榴叶、火炭母、功劳木组成。功能：清热祛湿，健胃止泻。开水冲服，一次 1 袋，一日 3 次。

对于起病前常有饮食不节或暴饮暴食史，以胃脘胀满疼痛，嗳腐吞酸，呕吐不消化物，吐后痛减为特征的患者，可选用：

1. 保和丸（浓缩丸）：由山楂、半夏、六神曲、茯苓、莱菔子、陈皮、连翘、麦芽组成。功能：消食导滞和胃。口服，一次 8 丸，一日 3 次。

2. 山楂内金口服液：由山楂、藏菖蒲、荠菜、鸡矢藤、连翘、枇杷叶、蝉蜕、鸡内金等组成。功能：健脾和胃，消积化滞。口服，一次 10 ~ 20ml，一日 3 次。

对于表现为胃脘胀满，痛连两胁，因情志因素而痛的患者，常用中成药有：

1. 加味左金丸：由黄连、吴茱萸、黄芩、柴胡、木香、香附、郁金、白芍、青皮、枳壳、陈皮、延胡索、当归、甘草组成。功能：平肝降逆，疏郁止痛。口服，一次6g，一日2次。

2. 胃益胶囊：由佛手、砂仁、黄柏、川楝子、延胡索、山楂组成。功能：疏肝理气，和胃止痛，健脾消食。口服，一次7粒，一日3次，饭后2小时服用。

3. 气滞胃痛颗粒：由柴胡、延胡索、枳壳、香附、白芍、甘草组成。功能：舒肝理气，和胃止痛。开水冲服，一次5g，一日3次。

第六节　外治法

一、按压耳穴法

0.30cm胶布及王不留行粒备用。取耳部主穴：胃、十二指肠、脾、神门、胆。配穴：三焦、天枢、肝、内分泌等。耳部用75%酒精局部消毒后，用王不留行粒贴于所选之耳穴用胶布固定后，手按压每次1～2min。若胃脘痛发作时，可随时按压，以强刺激为直。反复数次，直至疼痛缓解为止，一般10天为一疗程，可反复2～4个疗程。按压刺激耳穴时，耳廓渐变红，并有酸、麻、胀痛感即为"得气"。按压刺激的强度应按患者体质强弱、年龄与耐受程度而定。急性疼痛、体质强壮患者宜强刺激；年老体弱患者宜弱刺激。

二、刮痧法

以背部俞穴和痛点为主，加远端循经取穴，再根据临床辨证加配穴：肝气犯胃型加配太冲穴，虚寒型加配命门穴，阴虚型加配三阴交，血瘀型加配膈俞，湿热型加配曲池。不论何种类型都要先刮治大椎穴疏通督脉，出痧后根据辨证选取背部俞穴和痛点刮治，最后为疏通胃经，刮治足三里、梁丘和配穴。刮痧时一定要注意手法，实证手法宜重（泻法），虚证手法要轻缓（补法），刮痧面要尽量循经拉长。刮痧时要注意避风，刮痧后让病人喝一大杯热水和手足热敷促进全身血液循环，疏通经络。刮痧后观察 2 小时，1 周后随访。刮痧疗法简、便、廉、验、捷，虽施术于外，疗效却往往优于内服药物，并且无痛苦，无副作用，不失为一种防病治病保健的良好方法，其治病保健机理当深入研究。

第七章　预防与康复

第一节　预　　防

一、注意饮食调理

（一）严防病从口入

急性胃肠炎大多起因于食物，因此严把食物卫生关是预防此病的关键。搞好饮食、饮水卫生和粪便管理，大力消灭苍蝇，是预防该病的根本措施。冰箱内的食品要生熟分开，进食前要重新烧熟烧透。饭前便后要洗手，蔬菜瓜果生吃前要消毒，外出度假要选择干净卫生的饭店等都是应注意的有效预防措施。在饮食上，应少吃多餐，食物以软、松、温、热为主。

（二）饮食要有节制和节度

应戒烟、酒、咖啡、浓茶、碳酸性饮品、酸辣等刺激性食物。忌空腹吃香蕉、菠萝，以及空腹喝醋或吃蒜等。此外，还应注意少食的食物有：①海鲜类，如黄鱼、带鱼、鳗鱼等；不易消化的河鲜如田螺、螺蛳、蟹和河蚌等；②豆类等易胀气食物，如蚕豆、毛豆、黄豆、赤豆、绿豆、山芋和栗子等；③生冷食物，如生番茄、生黄瓜、柿子、香蕉、西瓜、黄金瓜和冷饮等；④油煎类食物，如油饼、油条、麻球、春卷、炸猪排和麻花等。⑤腌制食品，如火腿、香肠等。⑥其他的，如纤维粗糙不易消化的笋、芹菜等。

二、注意运动调理

适当的运动不仅能锻炼肌肉四肢，还能增强脾胃运化，促进食物的消化吸收，如散步、跳舞、太极拳、太极剑等。

三、注意精神调养

平日情志开朗，豁达条畅，是预防疾病发生和改善其预后的重要因素。所谓恬淡虚无，并不是指"清心寡欲、无欲无求、无所作为"，而是让人保持乐观情绪，不应为个人名利患得患失。做到"六少一多"，即少怒、少郁、少忧、少悲、少恐、少惊，多乐，但不急乐、大乐。

第二节　康　　复

临床上急性胃炎经常合并呕吐泄泻等症状，合称为急性胃肠炎，应该尽量卧床休息，并且口服葡萄糖、电解质液以补充体液。脱水是急性胃肠炎的主要死因，因此，防止脱水是最重要的环节。对严重病例，应及时输液或口服补液，以纠正水、电解质紊乱及酸碱平衡失调。补水也要注意，过量饮用白开水可导致体内电解质不足，引发抽筋现象。所以最好饮用含适当盐分、水分的电解质水溶液，可买补液盐冲服。

需要提醒的是，经过初步的治疗，急性胃肠炎的急性症状消失，但不意味着消化道功能已经完全恢复正常，这时的饮食治疗是相当重要。如急性胃肠炎初愈后就开始正常饮食，甚至进食油腻及辛辣食物或饮酒，尚未恢复功能的胃肠道就会不堪重负，出现腹胀等不适，有些还会转为慢性胃肠疾病，如慢性胃炎、慢性腹泻等。

一般在急性胃肠炎后1周内，根据每个患者的不同情况，首先要避免有害因素的侵袭：如戒烟、酒、浓茶、咖啡等。少吃辛辣及粗糙的食物，不暴饮暴食，少服对胃肠有刺激性的药物等。其次，饮食提倡一日三餐，每顿不可过饱，不主张多餐，以免增加胃的负担。一般先进食比较清淡的流质、半流质，如米汤、粥、新鲜果汁，逐渐增加一些蛋白质食物，但忌油腻、油炸食品，并且在开始进食宜少量，等胃肠道功能恢复后，才开始正常饮食，并注意休息。

参考文献

中医部分

［1］唐伟，陶国水．张炳秀教授论治胃脘痛经验辑要［J］．甘肃中医，2011，24（1）：13～15.

［2］聂平，罗盖益．按压耳穴法治疗急性胃脘痛123例疗效观察［J］．吉林医学信息，1997，8：36～37.

［3］王晓玲．刮痧法治疗急性胃脘痛［J］．河南中医，1996，16（6）：369.

西医部分

［1］陈灏珠，林果为．实用内科学．北京：人民卫生出版社，2009. 1976～1981.

［2］陆再英，钟南山．西医内科学．北京：人民卫生出版社，2009. 382～386.

慢 性 胃 炎

第一章　概　　述

　　慢性胃炎是由各种病因引起的胃黏膜慢性炎症或萎缩性病变。该病患病率极高，在各种胃病中居于首位，约占接受胃镜检查患者的80%~90%，男性多于女性，萎缩性病变的发生率随年龄的增长有增高趋势。近年来研究发现，慢性胃炎的发生与幽门螺杆菌（Helicobacter pylori，H. pylori）感染有着密切的关系，临床对伴有H. pylori 感染的各种胃炎又称为 H. pylori 相关性胃炎。慢性胃炎的分类方法很多，1996 年悉尼胃炎新分类系统是根据组织学和内镜表现进行分类的，并对 5 种组织学变化，即 H. pylori 感染、炎症程度、活动性、萎缩和肠化，分别给予程度分级（分为无、轻、中、重四级）。内镜部分主要根据肉眼所见进行描述，如充血、水肿、黏膜质脆、渗出、扁平糜烂、隆起糜烂、皱襞萎缩或增粗、结节状、黏膜下血管显露、黏膜内出血等，分别区分病变程度，并确定7 种内镜下胃炎诊断，包括充血渗出型、平坦糜烂型、隆起糜烂型、萎缩型、出血型、胃肠反流型和皱襞增生型。我国 2012 年达成的"中国慢性胃炎共识意见"采纳了国际悉尼新分类系统，根据病理组织学改变和病变在胃的分布部位，结合可能病因，将内镜下慢性胃炎分成非萎缩性、萎缩性和特殊类型三大类。非萎缩性胃炎和萎缩性胃炎仅是疾病发展过程中不同时期的不同表现。

第二章　病因与发病机制

第一节　现代医学的认识

一、病因、发病机制

（一）幽门螺杆菌感染

1983 年澳大利亚学者 Marshall 首次从慢性活动性胃炎胃黏膜标本中分离出 H. pylori，1985 年 Marshall 亲自吞服 H. pylori 菌液引起自身感染，并在胃黏膜活检中查到 H. pylori，经治疗后症状好转，胃黏膜组织学检查炎症显著改善。1990 年悉尼第 9 届世界胃肠病大会认为 H. pylori 是 80% 慢性胃炎的病因，近年来大量资料证实 H. pylori 的胃内感染是慢性胃炎的主要病因，并提出了 H. pylori 相关性胃炎的概念。H. pylori 作为慢性胃炎最主要病因的确立基于如下证据：①绝大多数慢性活动性胃炎患者胃黏膜中可检出 H. pylori；②H. pylori 在胃内的分布与胃内炎症分布一致；③根除 H. pylori 可使胃黏膜炎症消退；④在志愿者和动物模型身上可复制 H. pylori 感染引起的慢性胃炎。

H. pylori 是一种革兰阴性、微需氧性细菌，其具有鞭毛，能在胃内穿过黏液层移向胃黏膜，其所分泌的黏附素能使其贴紧上皮细胞，其致病机制与以下因素有关：①H. pylori 产生多种酶及其代谢产物如氨、过氧化氢酶、蛋白溶解酶、磷脂酶 A 等，对胃黏膜有破坏作用；②H. pylori 分泌空泡毒素 A（VacA）等物质可导致胃黏膜细胞的空泡样变性及坏死；③其细胞毒素相关基因（cagA）蛋白能引起强烈的炎症反应；④其菌体胞壁还可作为抗原诱导免疫反应。这些因素的长期存在导致胃黏膜的慢性炎症。

长期的 H. pylori 感染可损伤胃上皮组织，导致胃黏膜萎缩。如果胃黏膜在长期反复的修复过程中由正常的上皮细胞代替受损的上皮细胞，则表现为活动性的非萎缩性胃炎。如果长期的炎症造成胃黏膜腺体的反复损伤，修复过程中正常的腺体被肠型上皮取代、形成肠上皮化生，或被纤维细胞和细胞外基质取代、形成纤维化，最终会造成腺体的减少和萎缩，表现为萎缩性胃炎。

（二）胆汁反流

正常情况下，胆汁分泌到肠腔后，在胰液和肠液的共同作用下对肠道内营养物质进行消化，并不会损伤肠黏膜。但当幽门括约肌功能失调时，胆汁、肠液和胰液反流入胃，在胃酸的作用下，造成胃黏膜的损伤，成为慢性胃炎的重要致病因素之一。

胆汁中的胆汁酸和胆盐具有去垢作用，能破坏胃黏膜黏液屏障，促进 H^+ 及胃蛋白酶逆向弥散，进入黏膜，刺激肥大细胞释放组织胺，引起胃黏膜充血、炎性渗出物增加，并可使胃黏膜下毛细血管缺血，血液供应减少，胃黏膜修复能力下降，黏膜受到损伤。胰液中的磷脂和胰酶可以溶解胃黏液屏障，造成胃黏膜的损伤。

（三）自身免疫

是部分慢性胃炎的病因，以胃体胃炎为主。患者血清中存在自身抗体如胃壁细胞抗体（parietal cell antibody，PCA），胃壁细胞抗体攻击壁细胞，使壁细胞总数减少，导致胃酸分泌减少或丧失。伴恶性贫血者还可查到内因子抗体（intrinsic factor antibody，IFA），分Ⅰ型和Ⅱ型。Ⅰ型称阻断抗体，能阻止维生素 B_{12} 与内因子结合使维生素 B_{12} 不能吸收。Ⅱ型称结合抗体，它能与维生素 B_{12} 结合阻碍其吸收，导致恶性贫血。

（四）物理化学因素

胃黏膜是一种柔软的黏膜组织，不良的生活和饮食习惯可以引起胃黏膜的损伤。饮食无规律、暴饮暴食、经常摄入辛辣刺激、干、硬、粗糙食品及浓茶、过冷、过热、过咸的饮料和食物均可引起胃黏膜的损伤，导致胃黏膜的炎性反应。

酒精可直接损伤胃黏膜的上皮细胞，破坏胃黏膜的屏障作用，增加 H^+ 向黏膜的反弥散，损伤破坏黏膜内和黏膜下血管，引起黏膜的充血水肿，同时在局部产生大量炎性介质，使白细胞浸润，胃酸分泌增多，进一步加重胃黏膜的损伤。

烟草中的尼古丁能使幽门括约肌松弛，刺激胃泌素分泌增多，胰液素、胆囊素、胆囊收缩素分泌相对减少，引起胆汁、十二指肠液反流入胃，损伤胃黏膜。严重吸烟者慢性胃炎的发病率较不吸烟者明显升高，研究发现每天吸烟 20 支以上者约有 40% 可发生胃黏膜炎症，引起慢性胃炎。

临床上使用药物治疗疾病时，往往引起很多副作用及不良反应。目前已经公认长期大量服用非甾体类抗炎药（阿司匹林、吲哚美辛等）可破坏胃黏膜表面的黏液层或抑制胃黏膜合成前列腺素，破坏黏膜屏障，致使胃黏膜保护作用受到损伤。风湿性疾病患者长期服用阿司匹林后，约 50% 可以出现胃黏膜损伤。长期服用氯化钾、碘、铁制剂等也可损伤胃黏膜。不少抗生素对胃肠有刺激作用，可导致胃黏膜的损伤，引起慢性胃炎。

（五）神经精神因素

近年来研究发现神经精神因素和慢性胃炎的发生和发展有密切关系。精神因素可导致大脑中枢和植物神经内分泌功能紊乱、胃肠激素释放失调、胃酸分泌及胃肠消化吸收功能紊乱。病变初期表现为分泌功能及运动功能失调，久而久之可引起胃黏膜营养障碍，最终导致慢性胃炎。精神过度紧张，还可抑制大脑皮层，使胃的神经反射性调节能力减弱，从而降低胃的保护功能，使胃黏膜发生炎症性变化。当精神活动异常时，大脑神经递质和激素还可通过与淋巴细胞膜表面的受体结合，使免疫系统的功能发生改变，使人体抵抗能力下降，易于感染 H. pylori 而发病。精神抑郁时既可以抑制食欲，也可降低或消除胃酸的分泌。

神经中枢还可通过某些递质或肽类物质抑制机体的胃酸分泌和胃肠运动，思虑过度、精神紧张会引起脑中 5 – HT 增加，5 – HT

可引起促肾上腺皮质激素释放因子的释放，后者作为一种中枢性脑肠肽物质，对胃肠运动有抑制作用，导致胃肠消化功能减退。

（六）年龄因素

慢性萎缩性胃炎的发病率随年龄增长而上升，有人甚至认为慢性萎缩性胃炎是一种老年性退行性改变。衰老可引起胃黏膜小血管扭曲、小动脉壁玻璃样变和管腔狭窄，血液供应不足和生理退行性变可使胃黏膜营养不良，分泌功能下降和黏膜屏障功能减退。此外，胃黏膜的营养因子如胃泌素、表皮生长因子等减少也是慢性萎缩性胃炎的发病因素。

（七）职业

研究表明，慢性胃炎的发生与职业也有一定的关系。一些从事连续工作或工作不定时的人如司机、三班运转的工人，饮食无规律，饥饱不均，人体正常的生物节律和饮食习惯被干扰，容易导致胃肠功能紊乱，胃酸分泌的昼夜节律及峰值均发生改变，从而损伤胃黏膜，引起慢性胃炎。其它从事竞争性强、精神紧张、心理压力较大工作的职业者如推销员、接线员、急诊科医师等，慢性胃炎的发病率明显高于正常人群。

二、病理

（一）黏膜慢性炎症

以胃小凹之间的固有膜内有炎性细胞浸润为特征，炎性细胞主要是浆细胞和淋巴细胞，偶有嗜酸性粒细胞。固有膜常见充血、水肿，甚至灶性出血。有时可见糜烂，即固有膜坏死。表层上皮细胞扁平，其排列常不规则。

（二）腺体萎缩

胃黏膜萎缩是指胃固有腺体减少，组织学上有两种类型：①化生性萎缩：胃固有腺体被肠化或假幽门化生腺体替代；②非化生性萎缩：胃固有腺体被纤维组织或纤维肌性组织替代或炎症细胞浸润引起固有腺体的减少。

（三）化生

慢性胃黏膜萎缩性病变中常见肠上皮化生、假幽门腺化生。根据细胞形态及分泌的黏液类型，用组织化学跟酶学方法将其分为小肠型完全肠化、小肠型不完全肠化、大肠型完全肠化、大肠型不完全肠化。近年资料显示肠化分型预测胃癌的价值有限，2012 年慢性胃炎共识意见更加强调要重视肠上皮化生的范围，范围的大小与胃癌的危险性呈正相关。胃底腺黏膜内出现幽门腺结构称为假幽门腺化生，假幽门腺化生是胃体黏膜萎缩的重要标志，但病理检查时应注意所取黏膜确实来自胃体部而非幽门部，因为化生之幽门腺与正常幽门腺在组织学上无法区别。

（四）异型增生

上皮内瘤变的同义词，是 WHO 国际癌症研究署推荐使用的术语。是指腺管及表面上皮在增生中偏离正常分化所产生的形态和功能异常，可发生在胃小凹上皮和肠化生处。细胞核多形性，核染色过深，核浆比例增大，胞浆嗜碱性，细胞极性消失。黏液细胞、主细胞和壁细胞之间的差别消失。胃上皮分泌产物改变或消失，腺管结构不规则。上皮内瘤变可见于炎症、糜烂、溃疡、胃息肉或胃癌边缘黏膜上，本身尚不是癌，但可能恶变，也可能长期保持原状，甚至自然地或在某些药物作用下退变回复。上皮内瘤变是重要的胃癌癌前病变，可分为低级别和高级别。高级别上皮内瘤变有时与癌变不易区别，应密切观察。

（五）其他组织学特征

分为特异性和非特异性两类，不需要分级。前者如肉芽肿、集簇性嗜酸性粒细胞浸润、明显上皮内淋巴细胞浸润和特异性病原体等；后者如淋巴滤泡、小凹上皮增生、胰腺化生等。

第二节　中医学的认识

一、概述

慢性胃炎与中医的"胃痛"、"嘈杂"、"吐酸"、"呕吐"、"痞满"、"呃逆"等相关,尤其与"胃痛"高度相关。该病在脾胃病证中最为多见。古典医籍对本病的论述较多,《灵枢·邪气脏腑病形》中说:"胃病者,腹䐜胀、胃脘当心而痛"并较早认识到胃痛发病与肝郁有关,正如《素问·六元正纪大论》所说:"木郁之发,民病胃脘当心而痛。"古代文献中常称胃痛为心痛,如《外台秘要·心痛方》曰:"足阳明为胃之经,气虚逆乘心而痛,其状腹胀归于心而痛甚,谓之胃心痛也。"这里所说的心痛也是指胃脘痛。

二、病因病机

(一) 病因

1. 外邪犯胃　外感寒、热、湿诸邪,内客于胃,皆可导致胃脘气机阻滞,不通则痛。其中尤以寒邪为多。如《素问》云:"寒气客于肠胃之间,膜原之下,血不能散,小络急引,故痛。"

2. 饮食不节　胃为水谷之海,其功能是受纳和腐熟水谷,喜润而恶燥。饮食不知自节,过食生冷,寒积胃中;过食肥甘厚味、辛辣炙煿之品,致湿热阻滞中焦,灼扰胃腑;或暴饮暴食,饮食过量,损伤脾胃,致食滞不化,停滞胃脘;进食腐烂变质或被致病菌污染的食物,或饮用被污染的饮水,以及食用含有过量农药残留的食品等,皆可损伤脾胃,使运化传导失司,导致胃脘痛、吐泻等。

3. 情志失调　由于肝木性喜条达,有疏胃土而助消化之功用,脾主运化与胃相表里,故忧思恼怒,伤肝损脾,横逆犯胃,脾失健运,胃气阻滞,均致胃失和降,而发胃痛。因情志致病者常因情绪变化诱发或加重病情。气滞日久或久病入络，可致胃络血瘀。

4. 脾胃虚弱　疾病的发生与否，与两个方面密切相关，一是正气的强弱，二是是否感受邪气，一般情况下取决于人体的正气，即《内经》云："正气存内，邪不可干"、"邪气所凑，其气必虚"。正气以气血津液为物质基础，而脾胃为气血津液化生的脏腑，故人体正气的盛衰与脾胃关系密切。平素脾胃虚弱，或劳倦内伤，或久病不愈延及脾胃，或用药不当，皆可损伤脾胃；胃失温煦，或胃阴受损，胃失濡养，皆可发生胃痛。

（二）病机

病变部位在胃腑，与肝、脾二脏密切相关。脾主运化，转输水谷精微，以升为常；胃主受纳，腐熟水谷，以降为顺。二者共为后天之本，维持正常的消化吸收功能，生理方面相互配合，病理方面相互影响。如饥饱无常，每多脾胃同病。肝属木，主疏泄，脾胃纳化功能的正常发挥，有赖于肝胆的疏泄功能。肝气横逆，木旺乘土；或中土壅滞，木郁不达；或肝火亢炽，灼迫胃阴，或肝血瘀阻，胃失滋荣，故胃病亦多与肝有关。

病理因素为气滞、寒凝、热郁、湿阻、血瘀。脾主升清，胃主降浊，二者同居中焦，脾升胃降为气机升降之枢纽。肝主疏泄，疏通畅达全身的气机，同时协调脾胃气机升降促进消化吸收。胃痛发病是由于升降失司，胃气郁滞所致。六淫外袭、饮食不当、情志不遂等及其病理产物，如湿热、火郁、食积、痰饮、血瘀、邪毒等均可侵犯脾胃，阻滞中焦，致使脾胃气机升降失调，气机阻滞。胃气贵在和降通畅，宜通宜降，胃失和降，不通则痛。气滞必然导致血瘀，加重气滞，二者相互影响，形成恶性循环，使病情加重，病程缠绵不愈。

病机属性分虚实，由于胃痛的病因不同，患者体质有差异，因而在疾病的发生、发展过程中，病程有长短之分，疼痛有急缓之别，病情有寒热、在气在血之不同，其总的病机属性，可分为虚实两类。一般来讲，外邪犯胃、饮食失调、情志不畅、瘀血内停所致，多为实证；胃阴不足、脾胃虚弱所致，多为虚证。其中也可出现虚实夹杂，寒热转化。

第三章　临床表现

一、症状、体征

多数慢性胃炎患者无症状，有症状者主要表现为上腹痛或不适、上腹胀、早饱、嗳气、恶心等非特异性消化不良症状，这些症状之有无及严重程度与慢性胃炎的内镜所见及组织病理学改变并无肯定的相关性。自身免疫性胃炎患者可伴有贫血，在典型恶性贫血时除贫血外还可有维生素 B_{12} 缺乏的其他临床表现，如消瘦、舌炎、腹泻等。体征多不明显，有时可有上腹轻压痛。

二、实验室和其他检查

（一）胃镜及活组织检查

胃镜检查并同时取活组织作病理组织学检查是诊断慢性胃炎的最可靠方法。内镜下非萎缩性胃炎可见红斑（点、片状或条状）、黏膜粗糙不平、出血点或斑、黏膜水肿、渗出等基本表现。内镜下萎缩性胃炎有两种类型，即单纯萎缩性胃炎和萎缩性胃炎伴增生。前者主要表现为黏膜红白相间，以白为主，血管显露，色泽灰暗，皱襞变平甚至消失；后者主要表现为黏膜呈颗粒状或结节状。内镜下非萎缩性胃炎和萎缩性胃炎皆可见伴有糜烂（平坦或隆起）、出血、胆汁反流。胃镜检查时如胃内注气过多可误诊为萎缩性胃炎，应予重视。由于内镜所见与活组织检查的病理表现不尽一致，因此诊断时应两者结合，在充分活检基础上以组织病理学诊断为准。为保证诊断的准确性及对慢性胃炎进行分类，活组织检查宜在多部位取材且标本要够大（达到黏膜肌层），取材多少视病变情况和需要，一般 2~5 块，胃窦小弯、大弯、胃角及胃体下部小弯是常用的取材部位。

（二）幽门螺杆菌检测

包括侵入性和非侵入性两类方法。侵入性检查主要通过胃镜检查获得胃黏膜标本的相关检查，包括快速尿素酶试验、病理H. pylori 检查、组织细菌培养、组织 PCR 技术。前两种检查常应用于临床，快速尿素酶试验是侵入性检查的首选方法，操作简便、费用低。组织学检查可直接观察幽门螺杆菌，与快速尿素酶试验结合，可提高诊断准确率。后两种作为科研在特殊患者采用。非侵入性检查指不需要通过胃镜检查获得标本，包括血清抗幽门螺杆菌IgG 抗体检测、^{13}C 或 ^{14}C 尿素呼气试验、粪便 H. pylori 抗原检测等方法。前者通常应用于流行病学调查，后两种方法应用于临床，敏感性及特异性均高而无需胃镜检查，可作为根除治疗后评价疗效的首选方法。

（三）胃肠 X 线钡餐检查

萎缩性胃炎可出现胃黏膜皱襞相对平坦、减少。胃窦胃炎 X线征表现为胃窦黏膜呈钝锯齿状及胃窦部痉挛，或幽门前段持续性向心性狭窄，黏膜粗乱等。疣状胃炎 X 线钡餐特征改变为胃窦部有结节状粗大皱襞，某些皱襞结节的中央有钡斑。

（四）自身免疫性胃炎的相关检查

疑为自身免疫性胃炎者应检测血 PCA 和 IFA，如为该病 PCA多呈阳性，伴恶性贫血时 IFA 多呈阳性。血清维生素 B_{12} 浓度测定及维生素 B_{12} 吸收试验有助于恶性贫血诊断。

（五）血清胃泌素 G17、胃蛋白酶原 I 和 II 测定

属于无创性检查，有助判断萎缩是否存在及其分布部位和程度，近年国内已开始在临床试用。胃体萎缩者血清胃泌素 G17 水平显著升高、胃蛋白酶原 I 和（或）胃蛋白酶原 I／II 比值下降；胃窦萎缩者血清胃泌素 G17 水平下降、胃蛋白酶原 I 和胃蛋白酶原 I／II 比值正常；全胃萎缩者则两者均低。

第四章 西医诊断与中医辨证

第一节 西医诊断

鉴于多数慢性胃炎患者无任何症状，即使有症状也缺乏特异性，而且缺乏特异性体征，因此根据症状和体征难以做出慢性胃炎的诊断。慢性胃炎的确诊主要依赖内镜检查和胃黏膜活检组织学检查，尤其是后者的诊断价值更大。H. pylori 检测有助于病因诊断。怀疑自身免疫性胃炎应检测相关自身抗体及血清胃泌素。

一、胃镜诊断依据

1. 黏膜斑 黏液增多牢固附着于黏膜，用水冲后，黏膜表面发红或糜烂剥脱；

2. 充血 与邻区比较，黏膜明显呈斑块状或弥漫性变红区域；

3. 水肿 黏膜肿胀、稍苍白、反光强，胃小凹明显，黏膜脆弱，易出血；

4. 微小结节（micronodular）形成 又称胃窦小结节（antral nodularity）或淋巴细胞样小结节增生（lymphoid nodular hyperplasia），胃壁平坦时，与周围黏膜相比，增生处胃黏膜呈微细或粗颗粒状或结节状；

5. 糜烂 局限或大片发生，伴有新鲜或陈旧出血点，当糜烂位于黏膜层时称平坦型糜烂；高于黏膜层时称隆起型糜烂，隆起呈小丘疹状或疣状，顶部有脐样凹陷；

6. 花斑 红白相间，以红为主；

7. 出血斑点 胃黏膜出现散在新鲜或陈旧小点状或小片状出血。

以上 1~5 项中符合一项即可诊断；6、7 二项应结合病理诊断。此外，如发现幽门口收缩不良、反流增多、胆汁反流，常提示胃炎存在，应注意观察。

二、病理组织学改变

上皮细胞变性，小凹上皮细胞增生，固有膜炎性细胞浸润、腺体萎缩。炎性细胞主要是淋巴细胞、浆细胞。

1. 根据有无腺体萎缩诊断为慢性非萎缩性胃炎或慢性萎缩性胃炎；

2. 根据炎症程度，慢性非萎缩性胃炎分为轻、中、重三级：

轻度：炎症细胞浸润较轻，多限于黏膜的浅表 1/3，其他改变均不明显；

中度：病变程度介于轻、重之间，炎症细胞累及黏膜全层的浅表 1/3~2/3；

重度：黏膜上皮变性明显、且有坏死，胃小凹扩张、变长变深、可伴肠腺化生，炎症细胞浸润较重，超过黏膜 2/3 以上，可见固有膜内淋巴滤泡形成；如固有膜见中性粒细胞浸润，应注明"活动性"。

三、H. pylori 感染

应常规检测有无 H. pylori 感染。

以下二项中任一项阳性可诊断：①胃窦黏膜组织切片染色见到大量典型细菌；②胃黏膜 H. pylori 阳性。

以下四项中需有二项或二项以上阳性时才能确立诊断：①^{13}C 或^{14}C 尿素呼气试验阳性；②胃窦黏膜组织切片染色见到少量典型细菌；③快速尿素酶试验阳性；④血清 H. pylori–IgG 阳性，或粪便 H. pylori 抗原测定阳性。

第二节　中医辨证

一、辨证要点

　　胃脘痛根据起病的缓急、病程的长短、临床表现的不同有寒凝胃痛、食积胃痛、气滞胃痛、瘀血胃痛、湿热胃痛及正虚胃痛。寒凝胃痛常因护理不当，衣被单薄，外感风寒，客于胃腑，或过食生冷瓜果之品，损伤中阳而致；食积胃痛多因暴饮暴食，或饮食不节，食停中焦而致；气滞胃痛多因暴受惊恐，或所欲不遂而致；瘀血胃痛多因气滞日久，血行瘀滞，或久痛入络，胃络受损，或胃出血后，离经之血未除，以致瘀血内停，胃络阻滞不通而致；湿热胃痛多因过食肥甘厚味，辛辣炙煿之品，或外感暑湿而致；正虚胃痛病程较长，有素体虚弱或久病不愈病史。具体再从寒热、虚实、气血、病情轻重等几个方面辨别。

（一）辨寒热

　　胃脘痛有寒热之分，以寒证居多。若胃痛暴作，痛无间歇，遇寒加重，得温则减，兼有口不渴，下利清谷，小便清长，舌淡、苔白滑润者属寒；胃脘灼痛，疼痛阵作，痛势急迫，得寒痛减，兼有口渴引饮，大便秘结，小便黄赤，舌红、苔黄腻者属热。

（二）辨虚实

　　胃痛而胀，闭结不通者多实；痛而不胀，无闭结者多虚。痛而拒按者多实；喜按者多虚。食后痛甚多实；空腹疼痛者多虚。脉盛气盛者多实；脉虚气怯者多虚。痛剧而坚，固定不移者多实；痛徐而缓，痛处不定者多虚。新病体壮者多实；久病体弱者多虚。补法治疗痛剧者多实；攻法治疗加重者多虚。

（三）辨气血

　　一般胃痛初起，胀痛为主，痛无定处，时作时止，气聚则痛而见形，气散则痛而无迹，兼有嗳气腹胀者，多属气滞；久病入络，痛重于胀，痛如针刺或刀割，痛处固定不移者，按之痛剧，多为血瘀。

（四）辨轻重

胃痛轻证，体质好，疼痛轻，病程短，精神尚好，一般饮食调理、局部热熨按摩，或稍加治疗即愈。重证多有胃痛反复发作病史，体质差，疼痛剧烈，伴有胃肠道症状，病情严重者常伴有呕血、便血等出血症状，甚至出现胃穿孔、虚脱之候，应及时抢救，必要时手术治疗。

二、辨证分型

（一）肝郁气滞证

症候表现：胃脘胀满，攻撑作痛，痛连两胁，嗳气频作，得嗳气或矢气则舒，每因情绪变化而痛作，苔多薄白，脉弦。

辨证要点：胃脘胀满，痛连两胁，每因情志因素而痛作为本证特征。

（二）肝胃郁热证

症候表现：胃脘灼痛，痛势急迫，烦躁易怒，泛酸嘈杂，口干口苦，舌红苔黄，脉弦或数。

辨证要点：胃脘灼痛，痛势急迫，烦躁易怒，泛酸嘈杂作为本证特征。

（三）脾胃湿热证

症候表现：痛势急迫，胃脘部灼热拒按，嘈杂，口干口苦，口渴不欲饮，小便黄，大便不畅，舌质红苔黄腻，脉滑数。

辨证要点：本证以病势急迫，胃脘疼痛灼热拒按，口苦口渴，舌红苔黄腻为辨证要点。

（四）胃络瘀阻证

症候表现：胃痛如针刺或刀割，痛有定处而拒按，疼痛持久，或见吐血、黑便，舌质紫黯或有瘀斑，脉涩。

辨证要点：本证以胃痛反复发作，痛如针刺或刀割，痛处固定，痛时持久为特征，若瘀痛日久，损伤脉络，血不循经，则见出血证。

（五）脾胃虚寒证

症候表现：胃痛隐隐，喜暖喜按，空腹痛甚，得食则减，时呕清水，纳少，神疲，手足欠温，大便溏薄，舌质淡，边有齿痕，苔薄白，脉沉缓。

辨证要点：本证以病程较长，胃痛隐隐，绵绵不断，喜暖喜按，全身显现虚寒征象为特征。

（六）胃阴不足证

症候表现：胃脘隐隐灼痛，空腹时加重，烦渴思饮，口燥咽干，食少，大便干，舌红少苔或剥苔，脉细数或细弦。

辨证要点：本证以胃脘隐隐灼痛、口燥咽干、舌红苔少等胃阴不足之象为特点。临床多见于病程较长，或长期使用温燥药物的患者。

第五章　鉴别诊断与类证鉴别

第一节　鉴别诊断

一、功能性消化不良

是指一组病因未明的、排除了器质性疾病的消化不良症候群，其病程持续四周以上。胃排空测定技术（核素闪烁扫描、超声波、X线等）、腔内压测定、胃电图等检查，如发现胃排空延缓或胃电节律紊乱等，有助于诊断。

二、胃癌

胃癌的表现多无特异性，如食欲减退、恶心呕吐、上腹部不适、贫血等颇似慢性胃炎，但后者病史较长，症状反复发作、药物治疗可缓解等。早期胃镜和活检、超声内镜、X线钡餐检查等有助于鉴别诊断。

三、消化性溃疡

消化性溃疡和慢性胃炎均有消化不良的症状，但消化性溃疡多是以上腹部节律性、周期性疼痛发作为主，而慢性胃炎的上腹痛大多无节律性，且以消化不良症状为主。两者的鉴别诊断主要依靠X线钡餐检查、胃镜和活检、超声内镜等。

四、慢性胆囊炎、胆石症

慢性胆囊炎多伴有胆石症，有时临床症状不典型，尤其是当胆管系统无梗阻时，患者可有慢性右上腹部不适或疼痛、上腹饱胀等消化不良症状。但其既往常有胆绞痛病史，摄入油腻食物后可引发典型的胆绞痛发作。B型超声波、胆囊造影术、静脉胆道造影术、经皮肝穿刺胆道造影（PTC）、内镜逆行胰胆管造影（ERCP）、磁共振胰胆管成像（MRCP）等有助于与慢性胃炎相鉴别。

五、其他

如肝炎、肝癌及胰腺疾病亦可因出现食欲不振、消化不良等症状而延误诊治，全面细微的查体及有关检查可防止误诊。

第二节　类证鉴别

一、心痛

胃痛多发生于青壮年，疼痛部位在上腹胃脘部，其位置相对较低，疼痛性质多为胀痛、隐痛，痛势一般不剧，其痛与饮食关系密切，常伴有吞酸，嗳气，恶心呕吐等胃肠病症状，纤维胃镜及病理组织学等胃的检查有异常；心痛多发生于老年，其痛在胸膺部或左前胸，其位置相对较高，疼痛性质多为刺痛、绞痛，有时剧痛，且痛引肩背及手少阴经循行部位，痛势较急，饮食方面一般只与饮酒饱食关系密切，常伴有心悸，短气，汗出，脉结代等心脏病症状。

二、腹痛

胃痛在上腹胃脘部，位置相对较高；腹痛在胃脘以下，耻骨毛际以上的部位，位置相对较低。胃痛常伴脘闷，嗳气，泛酸等胃失和降，胃气上逆之症；而腹痛常伴有腹胀，矢气，大便性状改变等腹疾症状。

三、胁痛

胁痛是以胁部疼痛为主症，可伴有发热恶寒，或目黄肤黄，或胸闷太息等，肝气犯胃的胃痛有时亦可攻痛连胁，但仍以胃脘部疼痛为主症，二者具有明显区别。

第六章　治　　疗

第一节　现代医学治疗

一、治疗目的

慢性胃炎的治疗目的是缓解症状和改善胃黏膜组织学。慢性胃炎消化不良症状的处理与功能性消化不良相同。无症状、H. pylori 阴性的慢性非萎缩性胃炎无须治疗；但对慢性萎缩性胃炎，特别是严重的慢性萎缩性胃炎或伴有上皮内瘤变者应注意预防其恶变。慢性胃炎合并 H. pylori 感染者应予以抗 H. pylori 治疗。

二、一般治疗

（一）养成良好的饮食习惯

饮食规律，定时适当，宜少量多餐，减少胃的负荷量，忌暴饮暴食和空腹不吃早餐，食物宜软易消化，且营养丰富、热卡充足、富含维生素 A、B、C、D、E，以提高胃黏膜的防御能力，促进胃黏膜修复。

（二）减少胃黏膜的刺激

日常饮食宜软、缓、温，面粉类食物含较细的纤维素，对病灶具有保护作用，同时纤维素不被消化吸收，能延缓食物在胃内停留时间，起调节作用。避免过硬、过冷、过酸、粗糙的食物和酒类以及含咖啡因的饮料；改变睡前进食的习惯；避免精神紧张；尽量不用或少用对胃有刺激性的药物如非甾体类抗炎药（NSAIDs）和肾上腺皮质激素等药物。

三、抗 H. pylori 治疗

H. pylori 相关性胃炎是否均需根除 H. pylori 尚缺乏统一意见。国内 H. pylori 感染处理共识推荐对有胃黏膜萎缩、糜烂、肠化或不典型增生或有消化不良症状，常规治疗效果差者需根除 H. pylori。

治疗 H. pylori 感染常用药物有：阿莫西林、克拉霉素、左氧氟沙星、呋喃唑酮、四环素、甲硝唑或替硝唑。单一用药往往不易根除 H. pylori，应联合用药。2012 年推荐联合用药方案为质子泵抑制剂（PPI）或铋剂加两种抗生素，抗生素的选择为：①阿莫西林＋克拉霉素；②阿莫西林＋左氧氟沙星；③阿莫西林＋呋喃唑酮；④四环素＋甲硝唑或呋喃唑酮。针对青霉素过敏者选用：①克拉霉素＋左氧氟沙星；②克拉霉素＋呋喃唑酮；③四环素＋甲硝唑或呋喃唑酮；④克拉霉素＋甲硝唑。这些方案中，以 PPI 为基础的方案最常用。PPI 能通过抑制胃酸分泌提高口服抗生素的抗菌活性从而提高根除率，再者 PPI 本身具有快速缓解症状和促进溃疡愈合作用。幽门螺杆菌根除失败的主要原因是患者的服药依从性问题和幽门螺杆菌对治疗方案中抗生素的耐药性。治疗失败者可用 PPI 加铋剂加两种抗生素四联疗法，推荐的四联方案为：标准剂量 PPI＋标准剂量铋剂（均为 2 次/d，餐前半小时服）＋两种抗菌药物（餐后即服）。标准剂量 PPI：埃索美拉唑 20mg、雷贝拉唑 10mg、奥美拉唑 20mg、兰索拉唑 30mg、潘托拉唑 40mg，2 次/d；标准剂量铋剂：枸橼酸铋钾 220mg/次，2 次/d，疗程为 10 天或 14 天。治疗中应严密观察副作用。H. pylori 对甲硝唑易产生耐药影响疗效，呋喃唑酮抗 H. pylori 作用较强，且不易产生耐药性，可用其替代甲硝唑。四环素也有抗 H. pylori 作用，因其对牙齿的副作用限制了其广泛的应用。目前根除 H. pylori 治疗方案较多，应结合个体化治疗原则选用合适的治疗方案。

H. pylori 根除标准：停药 1 个月以上进行复查，上述检查转为阴性者为根除。根除 H. pylori 治疗复查前停服 PPI 不少于 2 周，停用抗菌药物、铋剂不少于 4 周。

四、抗酸或抑酸治疗

是消除侵袭因素的主要途径，适用于胃黏膜糜烂或有反酸、饥饿疼痛、消化道出血等症状，根据病情酌情选用。①中和胃酸的药物：抗酸剂有氢氧化铝凝胶、复方氢氧化铝片（胃舒平）、铝碳酸镁（达喜）、复方碳酸钙等，起缓解症状和促进溃疡愈合的作用。饭后 1 小时服用，片剂宜嚼碎后服用。②抑酸剂：常用抑酸药有 H_2 受体拮抗剂及质子泵抑制剂，H_2 受体拮抗剂有西咪替丁（Cimitidine）、雷尼替丁（Ranitidine）、法莫替丁（Famotidine）；PPI 是目前抑酸作用最强的一类药物，常用的为奥美拉唑、兰索拉唑、潘托拉唑、雷贝拉唑、埃索美拉唑。PPI 对胃酸分泌最后的步骤 – 壁细胞分泌膜内质子泵（$H^+ – K^+ – ATP$ 酶）活性具抑制作用，可明显减少任何刺激激发的胃酸分泌，并对 H. pylori 有一定抑制作用。③前列腺素拟似品：米索前列醇（Misoprostol，又名喜克溃）是目前应用于临床的前列腺素拟似品，具有细胞保护作用，能强化胃肠黏膜防卫能力，抑制胃酸分泌，治疗效果大致相当于 H_2 受体拮抗剂，副作用较多，不作为常规治疗药物，主要用于 NSAIDs 服用者，预防和减少胃溃疡的发生。④抗胆碱能制剂：抗胆碱能制剂如阿托品、丙胺太林（普鲁本辛）因副作用大，疗效有限，一般不推荐应用。

五、胃动力药

胃动力药可促进胃排空及增加胃肠运动功能，可减少胆汁反流，缓解嗳气、腹胀等症状。常用药物有多潘立酮、莫沙必利及依托必利。多潘立酮为外周多巴胺受体拮抗剂，系目前应用广泛的胃动力药，每次 10mg，3 次/d，餐前 15 ~ 30 分钟服用；莫沙必利为 5 – HT 受体激动剂，作用于全胃肠道，每次 5mg，3 次/d；依托必利为阻断多巴胺 D_2 受体活性和抑制乙胆碱酯酶活性的促动力药，在中枢神经系统的分布少，无严重药物不良反应，是治疗胃动力障碍的有效药物之一。

六、黏膜保护剂

可增强胃黏膜屏障，促进上皮生长，胃黏膜糜烂、出血或腹痛症状明显者，可用兼有杀菌作用的胶体铋，铝碳酸镁制剂有抗酸和胆盐吸附作用，还可用硫糖铝、麦滋林－S颗粒、替普瑞酮等，对缓解上腹不适症状有一定疗效。

第二节　中医经典治疗

一、治则治法

治疗以和胃止痛为主，邪盛以祛邪为主，正虚以扶正为主，虚实夹杂者，则当祛邪扶正并举。治疗应重点运用"通"法。正如《医学真传·心腹痛》中云："夫通则不痛，理也；但通之之法，各有不同。调气以和血，调血以和气，通也；上逆者使之下行，中结者使之旁达，亦通也；虚者补之使通，寒者温之使通，无非通之之法也。若必以下泄为通，则妄矣。"故临床上根据不同病机而采取相应治法，才能善用"通"法。

二、辨证论治

（一）肝郁气滞证

治法：疏肝解郁，理气止痛。

方剂：柴胡疏肝散（《证治准绳》）加减。

药物组成：柴胡、白芍、枳壳、川芎、香附、陈皮、佛手、苏梗、甘草。

方义：柴胡苦辛微寒，归肝胆经，功擅条达肝气而疏郁结；香附微苦辛平，长于疏肝理气，并能行气止痛；川芎味辛气温，行气活血，开郁止痛，二者助柴胡疏肝解郁，行气止痛；陈皮理气和胃；枳壳行气止痛；芍药、甘草养血柔肝，缓急止痛；佛手疏肝理气；苏梗理气宽中止痛；甘草兼和药性。诸药共奏疏肝解郁，理气止痛之功。

偏寒者加高良姜或荜茇；偏热者加川黄连或山栀子；嗳气者加柿蒂；胀甚者加广木香、厚朴、砂仁；吞酸者加乌贼骨、煅瓦楞子、浙贝母；痛甚者加延胡索、川楝子；胃蠕动活跃或亢进者加芍药、甘草。

（二）肝胃郁热证

治法：清肝泻热，和胃止痛。

方剂：化肝煎（《景岳全书》）合左金丸（《丹溪心法》）加减。

药物组成：丹皮、栀子、青皮、陈皮、泽泻、浙贝母、白芍、黄连、吴茱萸、川楝子、延胡索、甘草。

方义：丹皮、栀子清热凉血；青皮疏肝破气，散结消痰；陈皮理气健脾；泽泻利水渗湿，泄热；浙贝制酸止痛；白芍养阴柔肝；黄连清热燥湿；吴茱萸温中行气止痛；川楝子、延胡索疏肝行气止痛；甘草调和诸药。诸药共奏清肝泄热，和胃止痛之功。

嘈杂泛酸明显者，加乌贼骨、煅瓦楞子；嗳气频繁者，加旋覆花、广郁金；烦躁易怒者，加龙胆草；胃黏膜有出血点，加大黄、白及；胆汁反流者，用柴胡温胆汤。

（三）脾胃湿热证

治法：清热化湿，和中醒脾。

方剂：清中汤（《霍乱论》）加减。

药物组成：黄连、栀子、法半夏、陈皮、茯苓、豆蔻、芦根、蒲公英、生薏苡仁、甘草。

方义：黄连清热燥湿；栀子清热解毒。半夏燥湿降逆和胃；陈皮理气健脾，燥湿化痰；茯苓健脾祛湿；豆蔻化湿行气，芦根清热生津；蒲公英清热解毒；薏苡仁健脾渗湿；甘草调和诸药。诸药共奏清热化湿，和中醒脾之功。

胃痛甚者加延胡索、金铃子、郁金；大便不爽者加苍术、白术；恶心呕吐者加枳实、竹茹、生姜；纳呆者加鸡内金、谷芽、麦芽；胃黏膜充血糜烂者，加蒲公英、连翘等。

（四）脾胃虚寒证

治法：温中健脾，和胃止痛。

方剂：黄芪建中汤（《金匮要略》）加减。

药物组成：生黄芪、桂枝、白芍、生姜、大枣、茯苓、陈皮、法半夏、广木香、砂仁、炙甘草。

方义：生黄芪补脾益气；桂枝温阳散寒；白芍养阴柔肝；茯苓健脾祛湿；陈皮理气健脾，燥湿化痰；半夏燥湿降逆和胃；生姜、大枣温补脾胃；木香、砂仁行气和胃化湿，炙甘草助桂枝温中补虚，助芍药益阴缓急。诸药共奏温中健脾，和胃止痛之功。

胃脘怕冷明显者，加良附丸或干姜、肉桂；大便稀溏者加炮姜、炒扁豆、炒薏苡仁；食后腹胀者加枳实、佛手；泛吐清水者加姜半夏、草豆蔻；纳呆食少者，加焦三仙；胃黏液稀薄而多者，用胃苓汤；胃黏膜苍白者，加黄芪、当归、丹参；见陈旧性出血者，加黄芪、当归、仙鹤草；胃蠕动缓慢者，加枳实、白术。

（五）胃阴不足证

治法：养阴益胃，和中止痛。

方剂：一贯煎（《续名医类案》）合芍药甘草汤（《伤寒论》）加减。

药物组成：北沙参、麦冬、生地、枸杞子、当归、川楝子、白芍、香橼皮、佛手、鸡内金、甘草。

方义：重用生地滋养肝肾阴血，涵养肝木；枸杞子补养肝肾；当归补血养肝，且补中有行；沙参、麦冬滋养肺胃之阴，养肺阴以清金制木，养胃阴以培土荣木；川楝子疏肝泄热，理气止痛；佛手、香橼皮疏肝理气；鸡内金健脾消食和胃；白芍、甘草酸甘化阴，养阴益胃；甘草调和诸药。诸药共奏养阴益胃，和中止痛之功。

嘈杂似饥，饥不欲食者，加左金丸；口干甚、舌红赤者加天花粉、石斛；大便干结者加枳实、全瓜蒌、火麻仁；纳呆者加谷芽、麦芽、乌梅、山楂；黏液量少黏稠者，加浙贝母、栝蒌。

（六）胃络瘀阻证

治法：理气活血，化瘀止痛。

方剂：失笑散（《太平惠民和剂局方》）合丹参饮（《时方歌括》）加减。

药物组成：五灵脂、蒲黄、丹参、檀香（后下）、砂仁、三七粉（冲服）、木香、郁金、枳壳、甘草。

方义：五灵脂苦咸甘温，入肝经血分，能通利血脉，散瘀止痛；蒲黄行血消瘀；丹参活血化瘀止痛；檀香、砂仁温中行气止痛；三七粉活血止血；延胡索、郁金疏肝行气止痛；枳壳行气消积；甘草调和诸药。诸药共奏理气活血，化瘀止痛之功。

胃痛明显者，加川楝子、元胡；大便色黑者，加白及、血余炭；胃黏膜呈颗粒状或结节者，加丹参、半夏、山慈菇、莪术；黏膜变薄或黏膜下血管透见者，加黄芪、党参、当归、赤芍。

第三节　名老中医治疗经验

李德新教授积多年临床经验，将慢性胃炎分为以下 8 种证型，尤以前 4 种最为常见。①脾胃虚弱型：以胃痛隐隐，喜按为主症。或见神疲乏力，大便溏薄，舌淡苔白，脉弱。方以甘草泻心汤治之。李教授临证根据寒热之偏胜，而调整姜、连用量之轻重。待症减后用香砂六君子汤调理。②肝气犯胃型：以胃痛胀闷，攻撑连胁为主症。或见嗳气频繁，大便不畅，每因情志因素而复作。舌淡，苔薄白，脉沉弦。方以柴胡疏肝散治之。李教授临证常加郁金、木香理气解郁；疼痛剧烈，加川楝子、延胡索以理气止痛；嗳气较频，加沉香、旋覆花以顺气降逆。③胃阴不足型：以胃痛隐隐，口燥咽干为主症，或见大便秘结，舌红少津，脉细数。方用一贯煎加减治之。李教授推崇叶桂主张"忌刚用柔"，非常重视保护胃阴，常加香橼、佛手等理气而不伤阴之品。④郁热阻胃型：以胃脘灼痛势急，烦怒，口干苦为主症。或见泛酸嘈杂，舌红，苔黄，脉弦数。方用景岳化肝煎合左金丸治之。李教授用左金丸，一般两者等量，热重则重用黄连，少用吴茱萸，寒重则重用吴茱萸，少用黄连。⑤痰湿中阻型：以痞满不舒，纳呆为主症。或见泛恶，倦怠乏力，身重嗜卧，舌淡胖，苔白腻，脉滑。方用平胃散加减。临证时偏热加黄芩、黄连以燥湿清热，偏寒加干姜、肉桂以温化寒湿。⑥寒邪客胃型：以胃痛暴作，恶寒喜温为主症。或见得热则舒，逢寒增剧，喜热饮，舌淡，苔薄白，脉弦紧。方以良附丸加减。李教授临证时寒甚者多取高良姜，少用香附；以气滞为主者，则重用香附，少取高良姜；寒凝气滞等同者，二者各半。⑦饮食伤胃型：以脘胀腹满不食，嗳腐吞酸为主症。或见吐食，矢气则舒，舌淡，苔厚腻，脉滑。方用保和丸加减。如胀甚，加枳实、砂仁、槟榔以行气消滞。⑧瘀血停胃型：以胃脘疼痛，痛有定处，有针刺感为主症。或见食后则甚，吐血便黑，舌质暗，少苔，脉涩。方以费伯雄之调营敛肝饮加减。

李教授坚持，如无必须，断不用贵药、奇药。方末必加甘草10g 以调和诸药，体现中国传统文化的核心精神"致中和"。其治疗慢性胃炎以常药为主，然平淡中见神奇。用药特点如下：①通补药结合：通药是具有调理气血，但易伤正损气的药物，如枳实、柴胡、陈皮、香附、砂仁等；补药是具有补益作用，但易阻滞气机的药物，如党参、黄芪、白术、山药、熟地黄、山茱萸等。李教授常将二者合用使补而不腻，通而不泻，收相反相成之功。②治胃不忘肝：当今社会，由于竞争激烈，精神紧张，心理失衡等因素而罹患的病症日渐增多。叶天士云"肝为起病之源，胃为传病之所"。李教授善用柴胡、郁金、川楝子等药，治疗上疏肝以治胃。③调全身气机：李教授推崇"百病皆生于气"，认为治病应首当调畅气机。针对本病，即宣肺气，升脾气，降胃气，疏肝气。即用桔梗、枳壳宣肺气；升麻、葛根升脾气；旋覆花、沉香、枳实降胃气；柴胡、川楝子疏肝气。使全身气机重新归于平衡，而疾病自愈。

　　周亨德教授治疗慢性胃炎，重视饮食和情志对慢性胃炎的影响。周教授认为慢性胃炎的发生、发展与饮食、情绪关系密切。"饮食自倍，肠胃乃伤"，饮食不节，暴饮暴食，易内生食滞；而五味过极，辛辣无度，肥甘厚味，可蕴湿生热；以上均可损伤脾胃致胃痛、嘈杂、痞满等。而多思则气结，暴怒则气逆，悲忧则气郁，惊恐则气乱，故忧、思、恼、怒，情志不遂，可造成气机逆乱，升降失职，肝气横逆犯脾胃，胃失和降，肝脾不和，气机郁滞而见胃痛、嗳气、痞满。故在此类病人的诊疗过程中，周教授常仔细地向病人说明饮食的重要性，纠正病人不良饮食习惯，并耐心倾听病人的烦恼，开导病人，使其保持愉快的心情。周教授认为，纠正不良饮食习惯、保持心情愉快是治疗慢性胃炎的一个重要环节，通过饮食和情志的调节，再给予药物治疗可以起到事半功倍的作用。周教授认为本病之本为脾胃虚弱，化湿为治疗大法，治疗中十分推崇砂仁、白蔻仁，多以砂仁、白蔻仁芳香化湿，行气醒脾，若湿盛、舌苔厚腻者可加用羌活、草果、苍术、厚朴、制半夏等，若到夏季，暑湿较重，则加用藿香、佩兰以化湿解暑。并将慢性胃炎的临床表现归纳为胃脘痛、嘈杂、痞满、嗳气4种主要症状。根据清代叶天士"病初气结在经，久病则血伤入络"的观点，周教授认为本病的病程较长，脾胃虚弱，无以推动血液正常运行而出现瘀血内阻的表现。瘀血内停，阻滞气机，气机不畅，不通则痛。故胃脘痛多见于气滞血瘀型，临床中常以活血化瘀药主之。嘈杂是指胃中空虚，似饥非饥，似辣非辣，似痛非痛，心中懊侬，莫可名状，时作时止的病证。该症状在临床最为多见，周教授将此症状与现代医学的诊断结果相联系后，分析认为嘈杂多与胃酸分泌过多或胃黏膜保护屏障受破坏有关。故治疗时拟辛开苦降法以抑制胃酸，减少对胃黏膜的破坏。痞满多见得食则胀，嗳气则舒，此与饮食关系密切，常因暴饮暴食、恣食生冷、食谷不化，阻滞胃脘，痞塞不通而发生。治疗过程中除了强调要纠正不良饮食习惯之外，常加用消食和胃法。嗳气则是因为胃失和降，致气逆于上，使胃气冲咽而出，此症状多发生在饱食之后。偶有嗳气属正常现象，若嗳气频频，则需降胃气，使胃气肃降，嗳气自平。

第四节　民间单方验方

1. 草豆蔻炒黄研末，每次 3g，每日 3 次，10 天为 1 个疗程，用于痰湿中阻型。

2. 砂仁 3g，木香 3g，红糖 6g，水煎服，每日 1 剂，10 天为 1 个疗程，用于脾虚肝郁型。

3. 取生姜、橘皮各 12g，水煎服，每日 1 剂，分 2～3 次服完。此方能缓解慢性胃炎所致胃痛伴呕吐或口吐清水等症状。

4. 乌贼骨 30g，甘草、香附、石菖蒲各 9g，共研末，一次 3g，日服三次。适合于胃酸过多者。

5. 石斛、黄荆、糯稻根各 9g，麦冬 6g，水煎分服，一天一剂。适合于胃酸缺乏者。

6. 桂皮 60g，荔枝核、山苍子根（山胡椒）、草蔻各 6g，水煎分服，一天一剂。适合于萎缩性胃炎。

第五节　中成药治疗

适用于肝郁气滞证的中成药有：

1. 气滞胃痛颗粒：由白芍、柴胡、甘草、香附、延胡索、枳壳组成。功能：舒肝理气，和胃止痛。一次 5g，一日 3 次。

2. 复方陈香胃片：由陈皮、木香、石菖蒲等组成。功能：行气和胃，制酸止痛。一次 2 片，一日 3 次。

适用于肝胃郁热证的中成药有：

达立通颗粒：由柴胡、枳实、木香、陈皮、半夏、蒲公英等组成。功能：清热解郁，和胃降逆。每次 6g，一日 3 次。

适用于脾胃湿热证的中成药有：

1. 枫蓼肠胃康冲剂：由牛耳枫、辣蓼组成。功能：清热除湿。

每次 1 包，一日 3 次。

2. 三九胃泰：由三丫苦、九里香、两面针、木香、黄芩、茯苓、白芍等组成。功能：清热燥湿，行气止痛。一次 1 袋，一日 3 次。

适用于脾胃虚寒证的中成药有：

1. 附子理中丸：由附子、党参、白术、干姜、甘草等组成。功能：温中健脾。一次 9g，一日 2~3 次。

2. 温胃舒胶囊：由党参、附子、黄芪、肉桂、山药、肉苁蓉、白术、陈皮、砂仁等组成。功能：温中养胃，行气止痛。一次 3 粒，一日 3 次。

适用于胃阴不足证的中成药有：

养胃舒胶囊：由党参、陈皮、黄精、山药、玄参、乌梅、山楂、北沙参、干姜、菟丝子、白术组成。功能：滋阴养胃。一次 3 粒，一日 3 次。

适用于胃络瘀阻证的中成药有：

1. 胃复春：由人参、香茶菜、枳壳等组成。功能：健脾益气，活血解毒。一次 4 片，一日 3 次。

2. 摩罗丹：由百合、茯苓、玄参、乌药、泽泻、麦冬、当归、白术、茵陈、白芍、石斛、九节菖蒲、川芎、三七、地榆、延胡索、蒲黄、鸡内金组成。功能：和胃降逆，健脾消胀，通络定痛。一次 9g，一日 3 次。

第六节　外治法

一、推拿法

基本穴位及手法背部按揉脾俞、胃俞各 2~3min，腹部揉胃脘 5min，拿、点或摩中脘 5min，一指禅推至阳 2~3min，下肢部按梁丘、足三里各 2~3min；足反射区推按胃区 10min。肝郁型加用一指禅推肝俞 10min，擦两胁 5min；火热型加用由上至下推督脉至皮肤发红、泻胃五俞、拿中脘各 5min；瘀阻型揉天枢 5min，点按梁丘、足三里、上下巨虚各 2~3min；虚寒型横擦脾胃俞各 2~3min，摩中脘及关元穴各 10min。每日 1 次，10 天为 1 疗程。同时嘱患者禁酒，忌辛辣，少喝稀饭。

在所选的基础穴位中，取脾胃俞募穴按揉，可调整脾胃之经气，提高免疫能力。中脘属任脉穴，是胃之募穴，为八会穴中的腑会，拿之可清热，适用于火热型患者，摩之可补虚，适用于虚寒型患者；足三里是胃的下合穴，具有补脾益胃，调补气血的作用，虚则可补，实则可泻，对胃肠道疾病有良好的治疗效果。据现代医学报道，针刺足三里能增强胃肠道的免疫功能。一指禅推至阳可调节胃酸的分泌；按揉梁丘穴有止痛、消炎作用；轻推督脉则可清热；天枢为大肠募穴，具有调三焦的作用；摩关元穴则可培补元气，对于虚寒证患者尤为适用。加之推按足反射区，可调整脾胃的功能。以上诸法，相机合用，共奏其效。

二、针灸

主穴分两组，第 1 组取足三里、中脘、关元、天枢、梁丘；第 2 组取足三里、膈俞、肝俞、脾俞、胃俞。脾胃虚弱加章门，肝胃不和加期门，胃阴不足加三阴交，胸闷恶心加内关。两组主穴交替使用，针刺手法予以平补平泻法，留针 30min，行针 3 次，虚寒者配合灸法。每日 1 次，10 次为 1 个疗程，疗程间休息 2 天，3 个疗程后复查，评定疗效。

采用针灸治疗慢性胃炎，首选足三里。因足三里穴为足阳明胃经的下合穴，又是六腑下合穴之一。《灵枢》说"合治内腑"，"邪在府，取之合"。说明足三里是治疗胃脘痛的首选穴位。此外，又选胃经郄穴梁丘，大肠募穴天枢，胃之俞穴胃俞，为俞募配穴法；再取关元、膈俞、脾俞、肝俞，共奏健脾和胃，理气止痛之效，调整胃肠，恢复运化与吸收功能。

三、耳穴

耳穴取胃、脾、肝、大肠、交感、神门、内分泌、皮质下、肾上腺穴。耳廓常规消毒后，在一块 5mm×5mm 大小的方形胶中央放一粒王不留行籽，将其贴于病人一侧耳廓的耳穴上，用手指按压籽粒，使局部有明显胀、热、痛感应为止，嘱病人每天按压籽粒 2~3 次，每次 3~5min，压力以稍痛为宜，次日换贴另一侧，10 次为 1 疗程，2 个疗程间休息 5 天后再行下 1 疗程治疗。根据生物全息律，耳为全息胚，与内脏器官经络有着密切的联系，按压耳穴可调理气血，疏通经络，消除经脉瘀滞，以达解痉止痛作用。

第七章　预防与康复

一、保持心情舒畅，劳逸结合

家庭失睦，劳逸失调，情绪紧张，战争状态等等，都会造成大脑皮层与内脏功能的失调，从而产生慢性胃炎的发病基础，这与中医所说的"肝脾不和"、"肝胃不和"、"忧伤思虑则伤脾"是一致的。所以，精神调养是预防慢性胃炎不可忽视的重要方面。平日要保持乐观，心情开朗舒畅，充满克服困难的信心，注意劳逸结合，谨防精神抑郁。

二、戒除烟酒等不良嗜好

统计表明，每日吸烟 20 支以上的人，有 40% 会得胃窦炎；每日吸烟 10 支的人，20%~30% 会得胃窦炎。而酒对胃黏膜的害处比烟更大，长期每日喝烈性酒 100~150 毫升的人，胃窦炎的发病率高达 60%。因而戒除烟酒是十分必要的。

三、积极治疗可以引起胃炎的其他疾病

特别是鼻腔、口腔、咽喉等部位的炎症，截断其向胃部的蔓延。

四、合理用药

忌服对胃损害较大的药物：如阿司匹林、保泰松、强的松等药物均可引起胃黏膜损害。所以服用这类药物宜谨慎，因病情需要服用时，要在饭后服，如有胃部不适，或者见到大便黑色应立即停用。素有胃病者，更宜注意。对于胃酸缺乏的人，一方面平时慎用碳酸氢钠、氢氧化铝、氧化镁、硫糖铝等抗酸药物，另一方面，胃蛋白酶合剂、多酶片、胰酶、1%稀盐酸等增加胃酸的药物没有必要时也不要轻易服用，要改变助消化药物都可以服用的观念，避免胃黏膜损害。

五、饮食调养

平时少吃对胃有刺激性的食物。如辛辣、生硬、过热、过冷、粗糙和不易消化的食物均应避免；讲究饮食方法，要细嚼慢咽，定时定量，不暴饮暴食；注意营养平衡，及时纠正蛋白质和维生素缺乏，多选择一些高蛋白食物和高维生素食物，如瘦肉类、禽蛋类、水产类、蔬菜、水果、粗粮等。

参考文献

中医部分

［1］鞠庆波. 李德新治疗慢性胃炎临床经验［J］. 世界中医药，2010，5（3）：165～166.

［2］夏飞. 周亨德老师治疗慢性胃炎经验拾零［J］. 甘肃中医，2008，21（6）：11～12.

［3］刘晓晗. 治疗慢性胃炎单验方数则［J］. 中国民间疗法，2008，12：60.

［4］林晨．壮医经验方火把螺旋汤治疗慢性胃炎疗效观察［J］．中国民族医药杂志，2007，7：16～17

［5］陶象祥．推拿治疗慢性胃炎77例［J］．广西中医药，2005，28（3）：38.

［6］柳岩峰．针灸治疗慢性胃炎24例［J］．上海针灸杂志，2002，05：52.

［7］王联庆，丁萍．中药配合耳穴贴压治疗慢性胃炎［J］．中华实用中西医杂志，2001，1（14）：1855.

西医部分

［1］陈灏珠，林果为．实用内科学．北京：人民卫生出版社，2009.1976～1981.

［2］陆再英，钟南山．西医内科学．北京：人民卫生出版社，2009.382～386.

消化性溃疡

第一章 概 述

消化性溃疡（Peptic ulcer）是临床上常见的消化系统疾病之一，因其主要病变部位在胃与十二指肠，故又称为胃溃疡（gastric ulcer，GU）与十二指肠溃疡（duodenal ulcer，DU）。其主要临床症状为周期性上腹部疼痛，并可继发出血、穿孔等危重并发症。

本病是一种全球性疾病，估计 10% ~ 12% 的人一生中患过此病。自从 Warren 和 Marshall 从胃黏膜分离出幽门螺杆菌（H. pylori）后，对该病的病因、发病机理、治疗的认识，取得了很大进展。有资料报道，消化性溃疡占国内胃镜检查人群的 10.3% ~ 12.6%。该病可见于任何年龄，以 20 ~ 50 岁居多，男性多于女性，约为 2 ~ 5 : 1，临床上十二指肠溃疡多于胃溃疡，两者之比约为 3 : 1。消化性溃疡的现代医学发病机制尚不完全明了，目前认为，由攻击因子与防御因子之间失去平衡导致的胃、十二指肠黏膜损伤是本病的直接病因。攻击因子主要是胃酸、胃蛋白酶、幽门螺杆菌、某些药物、胆酸、溶血磷脂酰胆碱、烟酒等因素；防御因子主要为胃黏膜血流、黏液/碳酸氢盐屏障、黏膜屏障、前列腺素、非蛋白硫基、生长因子和上皮细胞的再生能力等自体因素。实际上十二指肠溃疡和胃溃疡在发病机制上略有不同，十二指肠溃疡主要侧重于攻击因子的增强，胃溃疡主要是由于保护因子的减弱。成功治疗的关键在于接受完整的疗程。随着 H_2 受体拮抗剂、质子泵抑制剂以及抗幽门螺杆菌药的应用，本病的短期治愈已经不是问题，但是停药后的高复发率以及西药的不良反应又时刻困扰着我们。相比较而言，中医中药治疗显示很强的优势，因为中医中药强调整体调节，疗效稳定且副作用小，患者易于接受。因此正在成为一种有效而理想的途径。

第二章　病因与发病机制

第一节　现代医学的认识

一、病因、发病机制

消化性溃疡由多种因素引起，通常认为消化性溃疡的发生是胃黏膜的损害因素与防御因素之间失衡。正常人致溃疡的损害因素和抗溃疡的防御因素之间处于后者占优势的平衡状态。当对胃黏膜的损害因素大于防御因素时，则可发生消化性溃疡，此平衡如长期破坏，溃疡便发展为慢性。此外，还有精神因素、遗传因素及其他一些因素的参与，构成了溃疡病发生的复杂致病机制。具体的讲，目前一般认为与下列因素有关。

（一）胃液的消化作用

研究证明，消化性溃疡的形成与胃酸和胃蛋白酶对黏膜的自我消化有关。胃酸是由胃壁细胞分泌，正常人壁细胞总体有一个正常数值（男性约 10 亿，女性约 8 亿）。若此数值增加，功能旺盛，胃酸分泌增加，故壁细胞总体的增大是致溃疡的一个重要因素。刺激壁细胞分泌胃酸的因素是副交感神经兴奋时其末梢神经所产生的乙酰胆碱、胃泌素细胞（G 细胞）所分泌的胃泌素和壁细胞邻近的肥大细胞所产生的组胺。这三种递质各自与壁细胞膜上相应的乙酰胆碱受体、胃泌素受体和组胺受体结合，使壁细胞分泌胃酸，因此这些刺激因素增加时亦构成致溃疡因素。但是，正常情况下，胃黏膜有防御屏障功能，由胃黏膜上皮的脂蛋白及胃黏膜分泌的黏液构成，它可以防止胃酸透过上皮细胞而损坏胃黏膜。同时胃黏膜分泌的黏液又可以中和胃酸，减少胃酸与胃黏膜的直接接触。当胃黏膜屏障受损时，胃酸中的 H^+ 可逆向弥散入胃黏膜，激活胃蛋白酶原，使胃蛋白酶分泌增多，引起自我消化，尤其以胃窦部和十二指肠球部处 H^+ 弥散能力最强，故为溃疡好发部位。

（二）幽门螺杆菌感染

长达半个多世纪以来，医学界都没有意识到消化性溃疡与此细菌有关，所以临床上治疗消化性溃疡一直以抗酸药为主导，但临床实践却表明，抗胃酸和保护黏膜的药物其疗效并不佳，经常规治疗后，胃溃疡的复发率在半年以上可达 50%，在两年以上的则高达 95%。近 10 年来，许多的实验和临床研究已表明，消化性溃疡的发生都与一种被称为幽门弯曲菌的细菌感染密切相关。像所有的新事物那样，关于幽门弯曲菌导致溃疡病发生的理论的诞生亦经历了曲折的历程。最初，溃疡病的细菌学说很难立足，因为细菌学家们普遍认为，由于胃内的酸性环境、黏液层及其他因素，细菌不可能有生存条件。但到了 1982 年，一个偶然的科学机遇使这一研究有了突破。当时，澳大利亚医生 Marshall 从许多溃疡病患者的活检组织中发现了一种具弯曲形状的细菌，并试图培养出这种细菌，但屡试屡败，他十分苦恼。恰在那时，他所在的医院暴发了一场金葡菌感染，医院细菌室忙于应付金葡菌感染，而忽略了他的细菌培养基，结果使得他的细菌培养基在孵箱里比通常时间多搁了三天。殊不知，正是这一意外的耽延却使 Marshall 把细菌成功地培养了出来。Marshall 命名这种细菌为幽门弯曲菌。进一步的研究发现，幽门弯曲菌含有一种高活性的酶—尿素酶，此酶可将体内的尿素分解成二氧化碳和氨，这一过程是降低酸度的化学反应，从而使得幽门弯曲菌在胃内的酸性环境中得以生存。1983 年，Marshall 大胆地提出了卓有见地的新理论，认为溃疡病的发生与他发现的新细菌的感染密切相关。这一新理论提出之后，便被日益增多的研究报告所证明。在胃溃疡患者中幽门螺杆菌的检出率为 70% ~ 90%，在十二指肠溃疡患者中幽门螺杆菌的检出率高达95%～100%。所以，凡有幽门螺杆菌感染的溃疡，均需抗菌药物联合治疗，才可能根治。此杆菌可损伤胃黏膜，降低黏膜屏障功能，促使胃泌素分泌增多，胃酸增多。

（三）滥用药物

非甾体抗炎药（NSAIDs）如阿司匹林、消炎痛、保泰松及皮质激素类药物如强的松、地塞米松等都能引发溃疡病，其中以NSAIDs类药物尤甚。NSAIDs通过削弱黏膜的防御和修复功能而导致消化性溃疡发病，损害作用包括局部作用和系统作用两方面。系统作用是主要致溃疡机制，主要是通过抑制环氧合酶（COX）而起作用。COX是花生四烯酸合成前列腺素的关键限速酶，COX有两种异构体，即结构型COX－1和诱生型COX－2。COX－1在组织细胞中恒量表达，催化生理性前列腺素合成而参与机体生理功能调节；COX－2主要在病理情况下由炎症刺激诱导产生，促进炎症部位前列腺素的合成。传统的NSAIDs如阿司匹林、吲哚美辛等旨在抑制COX－2而减轻炎症反应，但特异性差；同时抑制了COX－1，导致胃肠黏膜生理性前列腺素E合成不足。后者通过促进黏液和碳酸氢盐分泌、增加黏膜血流、保护细胞等作用在维持黏膜防御和修复功能中起重要作用。

（四）胃黏膜屏障机制受损

正常的胃黏膜具有保护功能，各种刺激性食物、理化因素及胃酸均不能损伤胃黏膜。胃黏膜正常防御机制包括黏膜屏障完整、黏膜血流丰富、细胞更新、前列腺素、生长因子等。任何一个或几个因素受到损伤，保护性屏障便遭到破坏。

（五）胃十二指肠运动异常

胃排空过快，使十二指肠中酸负荷量增加、黏膜受损，诱发十二指肠溃疡。相反，胃排空延缓和十二指肠－胃反流会使胃中酸负荷量增加，诱发胃溃疡。胃窦收缩功能异常，影响食糜的推进速度，刺激胃窦黏膜中G细胞分泌胃泌素，进而增加胃酸的分泌。

幽门括约肌功能障碍，引起十二指肠－胃的反流，反流液中的胆汁、胰液、溶血卵磷脂等直接损伤胃黏膜屏障。

（六）精神心理因素

临床上经常遇到一些青年在过度劳累、终日处于紧张状态时出现消化性溃疡甚至出血。我国流行病学调查表明，消化性溃疡的病人中，约有60%~84%的人发病前一周受过严重的生活刺激，例如丧偶、离婚、人际关系紧张、事业失败、突发灾害等负性生活事件，致使病人产生焦虑、抑郁的情绪反应及心理应激而诱发溃疡。此外，某些经常处于精神高度紧张的职业人群，如汽车司机、空中交通管理人员等，以及某些表现为"溃疡病性格"特征的人群，都容易使自己经常处于高度紧张的应激状态之中，最后促使溃疡形成。精神心理因素是如何诱发溃疡病的呢？临床观察结果表明，以上各种情况均可引起神经调节障碍，其中植物神经的功能紊乱和下丘脑—垂体—肾上腺皮质系统的兴奋异常最为突出，从而引起胃蛋白酶原分泌增多，胃黏膜屏障破坏，即胃壁的防御因素减弱，侵袭因素增大，导致自身消化现象发生，形成了溃疡。

（七）饮食

暴饮暴食或无规律饮食，都可影响胃消化功能，造成消化不良和营养不良，而营养不良可削弱胃黏膜的屏障作用，导致溃疡病的发生，并可影响黏膜的修复。长期嗜食零食，刺激胃酸分泌，而摄入食物较少无需大量胃酸来帮助消化，多余的胃酸就会消化胃及十二指肠黏膜本身，造成消化性溃疡。

（八）吸烟

流行病学调查显示，溃疡病的发病率与每日平均吸烟量成正比，吸烟者比不吸烟者的发病率高2倍。烟草中含有的尼古丁成分有损伤胃黏膜的作用。长期吸烟还可使胃酸分泌过多；使胆汁反流进入胃而破坏胃黏膜；抑制胰腺分泌碳酸氢盐，中和胃酸的能力下降；并可造成黏膜中前列腺素含量降低，而前列腺素有保护胃肠道黏膜的作用。以上这些均说明吸烟是消化性溃疡的一个重要致病因素。

（九）饮酒

酒精可刺激胃酸分泌，对胃黏膜也有直接损伤作用。

（十）遗传

溃疡病患者家庭中的再发率高，单卵双胞胎同时发生溃疡的机率在 50% 以上。O 型血者十二指肠溃疡的发病率较其他血型要高，研究表明，O 型血者细胞表面的黏附受体有利于 H. pylori 的定植。

（十一）地理环境与气候

不同地域的溃疡病发病率有所不同，据有关胃镜检查资料发现，我国消化性溃疡的地域特点是南方高于北方，城市高于农村。气候改变也是诱发溃疡病的因素之一，秋冬与冬春之交为消化性溃疡的高发时期。

（十二）其它慢性疾病的影响

肺气肿的患者，十二指肠溃疡发生率比正常人高 3 倍；冠心病、动脉硬化会造成胃黏膜供血不佳，可影响溃疡的愈合；肝硬化患者的消化性溃疡发生率是普通人群的 2~3 倍；表面抗原阳性的乙肝患者，胃溃疡发病率高达 33% 。

二、病理

GU 多发生于胃小弯，尤其是胃角，也可见于胃窦或高位胃体，胃大弯和胃底少见。DU 多发生在球部，约 5% 见于球部以下部位，称球后溃疡。组织学上，GU 大多发生在幽门腺区与泌酸腺区交界处的幽门腺区一侧。幽门腺区黏膜可随年龄增长而扩大，使其与泌酸腺区之交界线上移，故老年患者溃疡有时发生于胃体中上部，称高位溃疡。溃疡一般为单个，也可多个，呈圆形或椭圆形。DU 直径多小于 1cm；GU 要比 DU 稍大，亦可见到直径大于 2.5cm 的巨大溃疡。溃疡边缘光整、底部洁净，由肉芽组织构成，上面覆盖有灰白色或灰黄色纤维渗出物。活动性溃疡周围黏膜常有炎症水肿。溃疡浅者累及黏膜肌层，深者达肌层甚至浆膜层，溃破血管时引起出血，穿破浆膜层时引起穿孔。溃疡愈合时周围黏膜炎症、水肿消退，边缘上皮细胞增生覆盖溃疡面，其下的肉芽组织纤维转化，变为瘢痕，瘢痕收缩使周围黏膜皱襞向其集中。

第二节　中医学的认识

一、概述

本病临床以胃脘胀满疼痛、恶心呕吐、嗳气吞酸，甚至呕血或大便色黑、便血为主症。可归属于中医"胃脘痛"、"泛酸"、"胃痛"、"呕血"等范畴，但与"胃脘痛"更为相近。

二、病因病机

（一）病因

1. 饮食不节　胃为水谷之海，主受纳和腐熟水谷，喜润而恶燥。若饮食不节，暴饮暴食，过食生冷，或嗜食肥甘厚腻辛辣，或长期过度饮酒，或长期大量吸烟，或长期服用对胃有刺激性药物，均可损伤胃气，脾胃受纳运化功能障碍，升降失常，导致胃腑气机阻滞，发生胃痛。

2. 情志失调　由于肝木性喜条达，有疏脾土而助消化之功用，脾主运化与胃相表里，故在忧思恼怒时，肝气郁结，横逆犯胃，发生胃痛。

3. 脾胃虚弱　邪之所凑，其气必虚，平素脾胃虚弱，或劳倦内伤，或久病不愈延及脾胃，或用药不当，皆可损伤脾胃；胃失温煦，或胃阴受损，胃失濡养，皆可发生胃痛。

（二）病机

脾胃虚损是消化性溃疡发病之本，痰湿蕴结，气滞痰阻是致病之标。脾胃在维持人体的正常机能和增强人体元气以抗邪方面起着重要作用，脾胃功能正常与否直接关系到疾病的发生。忧思恼怒，七情刺激，肝失疏泄，横犯胃腑；或脾气郁结，运化失常；或饮食失节，损伤脾胃；或湿热蕴结中焦，脾胃受损，以及长期体力或脑力劳动过度伤脾耗气，终导致脾虚运化迟滞，中焦气机不利，不通则痛。脾虚运化失常，水湿内停，痰湿内生，日久则酿生湿热，并继发水湿气阻、气滞血瘀等证。

本病发病早期多由饮食、情志所伤，多为实证；后期常为脾胃虚弱，但往往虚实夹杂，如脾胃虚弱夹湿、夹瘀等。本病病理变化较复杂，亦可衍生变证。如胃热炽盛，迫血妄行，或脾气虚弱，不能统血，或瘀血阻滞，血不循经，导致呕血、便血。大量出血，气随血脱，可危及生命。

第三章　临床表现

一、症状、体征

绝大多数患者具有典型的临床症状，即慢性、周期性和节律性上腹疼痛、不适。而少数患者可无任何症状，部分患者以出血、穿孔为首发症状。慢性是指临床症状有自然缓解和反复发作的倾向，溃疡患者的症状常多次甚至十多次反复发作；周期性是指症状逐步出现，持续数日、数周、数月后缓解，数月至数年后又复发，春季、晚秋多见，可由精神紧张、饮食不当和服药不当等因素诱发，DU 的周期性特点比 GU 更明显；节律性疼痛的发生和缓解与进食有一定的关系，DU 疼痛多在餐前或夜间出现，持续至进餐时或服药后消失；GU 疼痛多出现在餐后 0.5~1.5h，持续 1~2h，至下次进餐前消失。DU 疼痛部位在腹上区剑突下或脐上方偏右，疼痛可向背部放射，而 GU 疼痛部位往往在腹上区剑突下正中或稍偏左。

本病疼痛的性质和程度不一，性质具有多变性和多样性，可为隐痛、钝痛、烧灼感、饥饿感、腹胀感等，疼痛程度一般较轻，少数为剧痛，与疾病的严重程度和患者的耐受性有关。DU 可有夜间疼痛、疼醒现象，疼痛常在进食后减轻或缓解；而 GU 的疼痛进食后不能缓解，甚至加重。

消化性溃疡的其他症状包括：反酸、嗳气、烧心、饱胀、恶心、呕吐、食欲不振、体重减轻、便秘、腹泻以及失眠、情绪波动、多汗等全身症状，其发生率及严重程度与患者的病情和个体差异有关。近几年，随着生活节律的改变和药物供购的日益便捷，症状典型的患者明显减少。

本病的体征较少，发作期可有上腹部疼痛，压痛点比较局限和固定，可伴或不伴有局部肌紧张，程度较轻。缓解期多无明显的阳性体征。

二、实验室和其他检查

（一）胃镜检查

是确诊消化性溃疡首选的检查方法。胃镜检查不仅可对胃十二指肠黏膜直接观察、摄像，还可在直视下取活组织作病理学检查及幽门螺杆菌检测，因此胃镜检查对消化性溃疡的诊断及胃良、恶性溃疡鉴别诊断的准确性高于 X 线钡餐检查。例如：在溃疡较小或较浅时钡餐检查有可能漏诊；钡餐检查发现十二指肠球部畸形可有多种解释；活动性上消化道出血是钡餐检查的禁忌证；胃的良、恶性溃疡鉴别必须由活组织检查来确定。内镜下消化性溃疡多呈圆形或椭圆形，也有呈线形，边缘光整，底部覆有灰黄色或灰白色渗出物，周围黏膜可有充血、水肿，可见皱襞向溃疡集中。内镜下溃疡可分为活动期（A）、愈合期（H）和瘢痕期（S）三个病期，其中每个病期又可分为 1 和 2 两个阶段。

（二）X 线钡餐检查

适用于对胃镜检查有禁忌或不愿接受胃镜检查者。溃疡的 X 线征象有直接和间接两种：龛影是直接征象，对溃疡有确诊价值；局部压痛、十二指肠球部激惹和球部畸形、胃大弯侧痉挛性切迹均为间接征象，仅提示可能有溃疡。

（三）幽门螺杆菌检测

幽门螺杆菌检测应列为消化性溃疡诊断的常规检查项目，因为有无幽门螺杆菌感染决定治疗方案的选择。

具体检测方法见慢性胃炎章。

三、特殊类型的溃疡

（一）应激性溃疡

指由烧伤、严重外伤、手术和败血症等应激因素引起的溃疡，常为多发性，溃疡大小、深浅不一，临床表现多变，多数症状不典型，常引起出血、穿孔等并发症，如应激因素不能及时排除，则患者预后差，死亡率高。

（二）复合性溃疡

指胃和十二指肠同时存在溃疡，约占溃疡的7%，病程较长，疼痛的性质、程度与单纯 GU、DU 没有区别，但疼痛的节律性多消失，出血和幽门梗阻的发生率较高。

（三）多发性溃疡

指胃或十二指肠有两个或两个以上的溃疡，疼痛程度较重、无节律性，疼痛部位不典型。

（四）穿透性溃疡

指溃疡较深，穿透浆膜层与周围脏器粘连，不发生弥漫性腹膜炎，易发生于胃或十二指肠后壁，可累及邻近器官，包括肝、胆、胰、脾和横结肠等，并引起相应的症状。如穿透至胰腺，可引起胰腺炎症反应，甚至并发胰腺假性囊肿，腹痛加剧；如穿透至小网膜，经网膜包裹可形成小网膜腔脓肿，导致腹痛加剧，腹部压痛明显，可伴肌紧张；如穿透至肝脏，可引起局部炎症，甚至肝膈下脓肿；如穿透至胆囊，可引起胃胆囊瘘或十二指肠胆囊瘘。

（五）高位胃溃疡

指贲门、胃底、贲门下区的良性溃疡，多数患者有消瘦、贫血等症状。

（六）球后溃疡

多发生在十二指肠降部的乳头近侧，约占溃疡的5%，具有 DU 的症状，但疼痛较重而持久，向背部放射，夜间疼痛明显，易伴有出血、穿孔等并发症，药物疗效较差。

（七）幽门管溃疡

指溃疡位于胃窦远端、十二指肠球部前端幽门管处，其临床特点是进餐后出现腹痛，疼痛剧烈，无节律性，多数患者因进餐后疼痛而畏食，抗酸治疗可缓解症状，但不能治愈，易发生幽门痉挛，出现腹胀、恶心、呕吐等症状，如合并 DU，疼痛的节律可较典型。

（八）巨大溃疡

指直径 > 2.0 ~ 2.5cm 的良性溃疡，巨大 GU 患者的疼痛并不比一般 GU 重，呕吐和体重减轻较明显，可有致命性大出血，死亡率较高，巨大的 DU 常穿透浆膜层，累及邻近脏器而引起并发症。

（九）无症状性溃疡

亦称沉默性溃疡，约占溃疡的5%，近年来发病率有所增加，多见于老年人，此型溃疡无任何症状。常在体检时被发现，或在出血、穿孔时被诊断。

（十）继发于内分泌瘤的溃疡

主要是胃泌素瘤（Zollinger – Ellison 综合征），患者大量分泌胃酸，主要表现为顽固性溃疡，DU 多见，可有复合性和多发性溃疡发生，症状顽固，病程长，常伴有腹泻，易出现出血、穿孔等并发症，药物疗效较差，其他内分泌瘤较少见。

（十一）Dieulafoy 溃疡

指胃黏膜下动脉先天或后天畸形，局部黏膜隆起、突入胃腔，易受侵犯而产生溃疡，引起动脉出血，其溃疡面较小，临床表现为无先兆的大出血。

四、并发症

（一）上消化道出血

是本病最常见的并发症，DU 多于 GU，约 10%～20% 的消化性溃疡患者以出血为首发症状。在上消化道出血的各种病因中，消化性溃疡出血约占 30%～50%。

（二）穿孔

溃疡病灶向深部发展穿透浆膜层则并发穿孔。在临床上可分为急性、亚急性和慢性三种类型。急性穿孔的溃疡常位于十二指肠前壁或胃前壁，发生穿孔后胃肠内容物渗入腹膜腔而引起急性腹膜炎。十二指肠后壁或胃后壁的溃疡深达浆膜层时已与邻近组织或器官发生粘连，穿孔时胃肠内容物不致流入腹腔，称之为慢性。穿孔或穿透性溃疡。邻近后壁的穿孔或穿孔较小而只引起局限性腹膜炎时，称亚急性穿孔。

（三）幽门梗阻

8.0% 以上由 DU 引起，其余为幽门管溃疡或幽门前区溃疡。幽门梗阻产生的原因主要有两类。一类由于溃疡活动期时溃疡周围组织炎性充血、水肿或炎症引起的幽门反射性痉挛所致。属暂时性，内科治疗有效。另一类是由于溃疡多次复发，瘢痕形成和瘢痕组织收缩所致，内科治疗无效。

（四）癌变

约 1%～2% 的 GU 可发生癌变，DU 则否。GU 癌变发生于溃疡边缘。对长期慢性 GU 病史，年龄在 45 岁以上、溃疡顽固不愈者应提高警惕。

第四章　西医诊断与中医辨证

第一节　西医诊断

一、临床表现

消化性溃疡以慢性病程多见，周期性发作，有一定的季节性。溃疡一年四季均可发病，但以秋末至春初较冷的季节更为常见。胃溃疡多在剑突下或偏左部位疼痛，但溃疡位置不同，疼痛部位也有差异。胃体部、胃小弯以及贲门部或胃底部溃疡多是前胸左下部的疼痛；溃疡位于胃后壁或者穿透胃壁至胰腺时疼痛可达背部。疼痛一般较轻，偶尔也有疼痛较重者，疼痛性质可以是隐痛、钝痛、胀痛、烧灼样等。节律性疼痛是消化性溃疡的特征性之一，DU 的疼痛常在两餐之间发生，直至下餐进食或服用抗酸剂后缓解。GU 的疼痛多在餐后 1h 出现，经 1~2h 后逐渐缓解，直至下餐进食后再复现上述节律。DU 可发生夜间痛，GU 夜间疼痛少见。除上腹疼痛外，尚可有反酸、嗳气、烧心、上腹饱胀、恶心、呕吐等消化不良症状。部分患者可无症状，或以出血、穿孔等并发症作为首发症状。

二、辅助检查

（一）幽门螺杆菌检查

应列为常规检查，对于阳性结果者应给予根除治疗。

（二）粪便潜血试验

活动性溃疡患者粪便可短暂呈现隐血阳性，经 1~2 周治疗可转阴。如果持续阳性，则应怀疑癌肿可能。

（三）黏膜活检

有确诊价值。胃镜下可见溃疡呈椭圆形或圆形，边缘光整，底部有渗出物，周围可见黏膜充血肿胀，以及十二指肠炎和胃炎。

根据病史可以对消化性溃疡做出初步诊断，本病具有慢性病程、周期性发作和节律性中上腹疼痛等特点。确诊有赖胃镜检查。X 线钡餐检查发现龛影亦有确诊价值。

第二节 中医辨证

一、辨证要点

（一）辨虚实

发病初期多为实证，表现为痛热急迫，拒按，固定不移，脉盛；虚者多为疾病日久不愈耗伤气血所致，表现为痛势徐缓，痛处不定，喜按，脉虚。

（二）辨寒热

胃痛遇寒则痛甚，得温则痛减，伴有四肢不温，喜温喜按，大便溏薄，舌淡脉紧为寒证；胃脘灼痛，痛势急迫，遇热则痛甚，得寒则痛减，伴有泛酸嘈杂，口苦口臭，舌红苔黄者为热证。

（三）辨气血

一般初病在气，久病在血。在气者又有气滞、气虚之别。气滞者多见胀痛，程度与情志相关，常牵及两胁，伴嗳气频频，甚至恶心呕吐；气虚者常空腹疼痛明显，伴有食欲不振，食后腹胀，少气懒言，便溏，舌淡脉弱等。在血者，疼痛部位固定不移，痛如针刺，舌黯有瘀斑，脉涩，或兼见呕血、便血。

二、辨证分型

（一）肝胃不和证

症候表现：胃脘疼痛，两胁胀闷，嗳气，吐酸，情志不稳，口苦，苔薄白，脉弦。

辨证要点：多因忧思恼怒，久郁不解，伤及于肝，肝气不舒，横逆犯胃，胃气失于和降，而致胃脘痛。以胃脘痛闷攻撑连胁为特点。

（二）湿热中阻证

症候表现：胃脘疼痛，脘闷灼热，口苦口臭，纳呆恶心，小便色黄，大便不畅，舌红，苔黄腻，脉滑数。

辨证要点：以脘闷灼热疼痛，口苦口臭，舌红苔黄，脉滑数为特征。

（三）肝胃郁热证

症候表现：胃脘灼痛，痛势急迫，烦躁易怒，泛酸嘈杂，口干口苦，舌红，苔黄，脉弦或数。

辨证要点：多因情志不遂，肝气郁结，日久化热，邪热犯胃而致。以胃脘灼痛、烦怒、口干口苦为特征。

（三）脾胃虚寒证

症候表现：胃脘隐隐，喜温喜按，空腹痛甚，得食痛减，泛吐清水，纳差，神疲乏力，甚则手足不温，大便溏薄，舌淡，苔白，脉虚弱或迟缓。

辨证要点：多因久病或先天禀赋不足，伤及脾胃，脾胃虚亏，引起中阳不振，脾胃虚寒。以胃脘隐痛、喜温喜按为特点。

（四）瘀血阻络证

症候表现：胃脘疼痛，痛有定处而拒按，或痛有针刺感，食后痛甚，或见吐血、便血，舌质紫黯，脉涩。

辨证要点：以痛如针刺固定不移，舌紫黯有瘀斑，脉细涩为特点。

（五）胃阴亏虚证

症候表现：胃痛隐隐，口燥咽干，大便干结，舌红少津，脉细数。

辨证要点：以胃隐痛，口燥咽干，便干，舌红脉数为特征。

第五章　鉴别诊断与类证鉴别

第一节　鉴别诊断

一、胃癌

内镜或 X 线检查见到胃溃疡，必须进行良性溃疡（胃溃疡）与恶性溃疡（胃癌）的鉴别。溃疡型早期胃癌单凭内镜所见与良性溃疡鉴别有困难，放大内镜和染色内镜对鉴别有帮助，但最终必须依靠直视下取活组织检查鉴别。恶性溃疡的内镜特点为：溃疡形状不规则，一般较大；底凹凸不平、苔污秽；边缘呈结节状隆起；周围皱襞中断；胃壁僵硬、蠕动减弱。活组织检查可以确诊，但必须强调，对于怀疑胃癌而一次活检阴性者，必须在短期内复查胃镜进行再次活检；即使内镜下诊断为良性溃疡且活检阴性，仍有漏诊胃癌的可能，因此对初诊为胃溃疡者，必须在完成正规治疗的疗程后进行胃镜复查。胃镜复查溃疡缩小或愈合不是鉴别良、恶性溃疡的最终依据，必须重复活检加以证实。

二、胃泌素瘤

亦称 Zollinger – Ellison 综合征，是胰腺非 β 细胞瘤分泌大量胃泌素所致。肿瘤往往很小（＜1cm），生长缓慢，半数为恶性。大量胃泌素可刺激壁细胞增生，分泌大量胃酸，使上消化道经常处于高酸环境，导致胃、十二指肠球部和不典型部位（十二指肠降段、横段、甚或空肠近端）发生多发性溃疡。胃泌素瘤与普通消化性溃疡的鉴别要点是该病溃疡发生于不典型部位，具难治性特点，有高胃酸分泌（BAO 和 MAO 均明显升高，且 BAO/MAO ＞60%）及高空腹血清胃泌素（＞200pg/ml，常＞500pg/ml）。

三、功能性消化不良

常出现与消化性溃疡类似的临床表现，表现为上腹疼痛、反酸、烧心、嗳气、上腹饱胀、恶心、呕吐及食欲减退等。内镜检查则完全正常或仅有轻度胃炎。

四、慢性胆囊炎和胆石症

具有典型症状者不难鉴别，如部位位于右上腹并可向背部放射，甚者伴有黄疸及发热。对不典型的患者，需要依赖腹部超声及内镜下逆行胆管造影检查方能确诊。

第二节　类证鉴别

一、真心痛

胃痛部位在心下胃脘处，程度轻微，多呈持续性隐痛、胀痛，常伴胃肠道症状，病情缓慢，预后好。而真心痛部位在左胸膺部，程度剧烈。多为发作性刺痛、绞痛，常伴胸憋汗出，心悸气短等症，病情危急，预后较差。

二、痞满

两者病位同在胃脘部，且常相兼出现。然胃痛以疼痛为主，痞满以满闷不适为患，可累及胸膈；胃痛压之可痛，痞满压之不痛，两者差别显著。

第六章　治　　疗

第一节　现代医学治疗

目前，消化性溃疡的临床治疗方法通常为药物治疗。近年来，随着胃黏膜防御功能及胃壁细胞泌酸功能的研究不断深入，同时，新的消化性溃疡药物治疗研究也迅速发展，除了恶性溃疡外，几乎所有的消化性溃疡疾病均能经过药物治疗痊愈。对于单纯的溃疡患者，目前临床治疗药物主要为防御因子增强药及作用于患者壁细胞内的抗胃酸分泌药；如果患者的消化性溃疡疾病是感染 H. pylori 发生的，那么，临床治疗中就必须给予患者抗 H. pylori 药物治疗。治疗的目的是消除病因、缓解症状、愈合溃疡、防止复发和防治并发症。

一、一般治疗

生活要有规律，避免过度劳累和精神紧张。注意饮食规律，戒烟、酒。服用 NSAIDs 者尽可能停用，即使未用亦要告诫患者今后慎用。

二、治疗消化性溃疡的药物及其应用

治疗消化性溃疡的药物可分为抑制胃酸分泌的药物和保护胃黏膜的药物两大类，主要起缓解症状和促进溃疡愈合的作用，常与抗 H. pylori 药物配合使用。

（一）抑制胃酸药物

早在 1910 年 Schwartz 提出了"无酸、无溃疡"的名言。在过

去的半个多世纪中一直作为消化性溃疡治疗的依据，开始用碱性药物中和胃酸来治疗溃疡病。60 年代阐明了胃壁细胞上三种泌酸受体——胃泌素受体、乙酰胆碱受体和组胺$_2$受体（H$_2$受体）。相应的出现了三类受体拮抗剂，以期能通过抑制泌酸而达到治疗溃疡的目的。乙酰胆碱（毒草碱 M$_1$）受体拮抗剂哌吡氰平（Pirenzehine）和胃泌素受体拮抗剂丙谷胺（Prog1umide）因抑酸作用弱而未被广泛应用，但 H$_2$ 受体拮抗剂显示了强烈的抑酸作用而受到重视。1976 年第一个 H$_2$ 受体拮抗剂—甲氰咪胍（Cimetdine）问世。因其良好的疗效，迅速被广泛的应用，大大的降低了溃疡病的并发症和外科手术的需要，故称为是溃疡病治疗学上的一次革新。以后第二代第三代 H$_2$ 受体拮抗剂相继出现，如雷尼替丁、法莫替丁等，雷尼替丁的常用量是 150mg，2 次/d，维持量是 150mg，1 次/d。法莫替丁的常用量是 20mg，2 次/d，维持量是 20mg，1 次/d。在消化性溃疡的治疗上起到重要作用。使溃疡的 4 周愈合率达到 80% 以上。壁细胞受体刺激后制造胃酸，经质子泵泵入胃腔，故理论上质子泵抑制剂将能最大限度的抑制胃酸分泌。80 年代出现了第一个质子泵抑制剂—奥美拉唑，这是 H$^+$—K$^+$—ATP 酶抑制剂，能使其不可逆失活，因此抑酸作用比 H$_2$ 受体拮抗剂更强且作用持久。一次服药可强烈抑制胃酸分泌 20 小时以上，使溃疡的愈合率达 85% 以上。且有疗效快、疗程短和副反应少的优点。同类药物兰索拉唑、潘托拉唑、雷贝拉唑、埃索美拉唑亦有类似的临床疗效。奥美拉唑是临床上最常用的，常用剂量是每日 20～40mg。2 周愈合率达 70%，4 周达 90%，6～8 周几乎全部愈合。

（二）保护胃黏膜药物

胃酸对消化性溃疡虽有重要意义，但相当多的病人胃酸不高，这说明高酸不是导致消化性溃疡的唯一因素，增强黏膜保护机能也是促进溃疡愈合的重要条件。枸橼酸铋钾（胶体次枸橼酸铋）因兼有较强抑制 H. pylori 作用，可作为根除 H. pylori 联合治疗方案的组分，但要注意此药不能长期服用，因会过量蓄积而引起神经毒性。米索前列醇具有抑制胃酸分泌、增加胃十二指肠黏膜的黏液及碳酸氢盐分泌和增加黏膜血流等作用，主要用于 NSAIDs 相关性溃疡的预防，腹泻是常见不良反应，因会引起子宫收缩故孕妇忌服。

（三）胃肠动力药物

消化性溃疡的致病因素之一是胃肠动力障碍，某些病例会出现恶心、呕吐和腹胀等症状，与胃排空延迟有很大关系，可给予促胃肠动力药物，如甲氧氯普胺、多潘立酮等。

三、根除幽门螺杆菌治疗

对 H. pylori 感染引起的消化性溃疡，根除 H. pylori 不但可促进溃疡愈合，而且可预防溃疡复发，从而彻底治愈溃疡。因此，凡有 H. pylori 感染的消化性溃疡，无论初发或复发、活动或静止、有无合并症，均应予以根除 H. pylori 治疗。

根除 H. pylori 的治疗方案见慢性胃炎章节。

四、外科手术指征

由于内科治疗的进展，目前外科手术主要限于少数有并发症者，包括：大量出血经内科治疗无效，急性穿孔，瘢痕性幽门梗阻，胃溃疡癌变及严格内科治疗无效的顽固性溃疡。在消化性溃疡的外科手术治疗中发展最快的是腹腔镜手术。腹腔镜手术与传统手术相比，具有切口小、痛苦小、恢复快等优点，尤其是术后瘢痕小，符合美学要求，患者易于接受。微创手术是外科发展的总趋势和最终追求目标，新型的腹腔镜手术是现代高科技医疗技术，是用电子、光学等先进设备原理来完成的手术，是传统剖腹手术的跨时代进步。

第二节　中医经典治疗

一、治则治法

治疗上应循急则治其标，缓则治其本的原则，标实者宜疏肝理气、散寒止痛、消食导滞、清热化湿、活血化瘀等；本虚者宜健脾温中、滋养胃阴等；虚实夹杂者则当祛邪扶正并举。

二、辨证论治

（一）肝胃不和证

治法：疏肝理气，和胃止痛。

方剂：柴胡疏肝汤（《医学统旨》）加减。

药物组成：陈皮、川楝子、柴胡、香附、白芍药、枳壳、延胡索、木香、甘草。

方义：方用四逆散去枳实，加陈皮、枳壳、川芎、香附，增强疏肝行气，活血止痛之效，故服后肝气条达，血脉通畅，痛止而诸症亦除。

疼痛较甚加川楝子、延胡索加强理气止痛作用，其中延胡索能活血化瘀，孕妇须慎用；嗳气较频加沉香研末冲服，旋覆花（包煎）以顺气降逆。

（二）湿热中阻证

治法：清热化湿，和胃止痛。

方剂：半夏泻心汤（《伤寒论》）合二陈平胃散（《症因脉治》）加减。

药物组成：半夏、黄芩、黄连、陈皮、苍术、厚朴、茯苓、炙甘草。

方义：方中黄芩、黄连清热燥湿，半夏、陈皮、苍术、茯苓健脾祛湿；厚朴下气除满，炙甘草健脾和中，调和诸药。

湿偏重者，加藿香、佩兰燥湿醒脾；热偏重者，加蒲公英、栀子清泄胃热；伴恶心呕吐者，加竹茹、橘皮清胃降逆。

（三）肝胃郁热证

治法：疏肝泄热和胃。

方剂：化肝煎（《景岳全书》）加减。

药物组成：青皮、陈皮、芍药、牡丹皮、栀子、泽泻、贝母。

方义：方中青皮、陈皮行气，芍药、丹皮凉血泻热，栀子清热解毒。

若胃脘部灼痛较甚加黄连、栀子以清中焦湿热，若大便下血，加地榆。

（三）脾胃虚寒证

治法：健脾和胃，温中散寒。

方剂：黄芪建中汤（《金匮要略》）合良附丸（《良方集腋》）加减。

药物组成：黄芪、桂枝、白芍药、炙甘草、生姜、高良姜、香附、海螵蛸、饴糖（冲服）。

方义：本方以黄芪、甘草补脾益气，桂枝、生姜温阳散寒，白芍缓急止痛，饴糖补脾缓急，海螵蛸制酸止痛。重在温养脾胃，是治疗虚寒性胃痛的主方。

泛吐清水较多加干姜、陈皮、半夏、茯苓以温胃化饮。

（四）瘀血阻络证

治法：活血化瘀，理气和胃。

方剂：金铃子散（《素问病机气宜保命集》）合失笑散（《证类本草》）加减。

药物组成：丹参、枳壳、赤芍药、白芍药、砂仁、五灵脂、延胡索、川楝子、蒲黄。

方义：方中川楝子、延胡索、枳壳行气止痛，五灵脂、蒲黄、丹参、赤芍活血化瘀，白芍缓急止痛，砂仁行气消胀，共奏理气和胃，活血化瘀之效。

出血不止加三七、白及化瘀止血，如出血兼见舌质光红、口咽干燥、脉细数加沙参、麦门冬、牡丹皮、阿胶（烊化），滋阴凉血止血。

（五）胃阴亏虚证

治法：养阴益胃。

方剂：麦门冬汤（《金匮要略》）加减。

药物组成：麦门冬、半夏、人参、甘草、粳米、大枣。

方义：方中重用麦门冬滋养肺胃，清降虚火，人参益气生津，半夏降逆化痰为佐，甘草、大枣、粳米益胃气，生津液为使。诸药合用，使肺胃气阴得复，则虚火平，逆气降。

若阴虚胃热可加石斛、知母、黄连，滋阴清热。

第三节　名老中医治疗经验

单兆伟教授认为本病在临床上多为虚实夹杂之证。本病以脾胃气虚为主，也不乏湿热、气滞、血瘀等邪实夹杂并见。据此，单老确立益气和胃，健脾助运为其治疗大法，临证多选黄芪建中汤为基本方随证加减。消化性溃疡分为活动期、愈合期及疤痕期，单老认为溃疡活动期以中虚湿热为主，愈合期则多见中虚气滞，溃疡愈合后则表现为脾胃虚寒或胃阴不足证。溃疡反复发作者，病程迁延日久，可见瘀血停滞。根据其经验，肝胃不和者，治当疏肝和胃，选柴胡疏肝散为主方加减；湿热壅滞者，治宜清化湿热，方用平胃散加减；脾胃虚寒者，治当补中益气，方选黄芪建中汤或香砂六君汤化裁；胃阴不足者，治可养阴益胃，方选沙参麦冬汤。无论肝郁、湿热，或瘀血，均当佐以健脾益气之法。选方时注意宜温不宜燥，要补而不腻，忌辛燥及苦寒。单老喜用护膜抑酸之品治疗消化性溃疡，护膜可以起到加强黏膜屏障的作用，抑酸则可减弱胃酸对黏膜的损伤，这两种治疗方法均可促进溃疡面的愈合。护膜常选用木蝴蝶、白及、凤凰衣等；抑酸者，偏寒用煅乌贼骨、白及等，偏热用瓦楞子等。单老喜用参三七粉及白及粉用藕粉调服配合常规治疗以促进溃疡愈合。

汤一新教授认为消化性溃疡的病机特点是虚实夹杂，脾胃虚弱为本，邪气内犯胃肠为标。汤老认为消化性溃疡的病机是脾胃虚弱，邪气内犯，因此治则当为健脾益胃，祛除邪气，常用散剂扶正，汤剂祛邪。偏于阴虚者，用溃疡1号散（沙参、三七、木蝴蝶、黄连、山药、麦冬、白及、川贝、甘草）；偏于气虚者，用溃疡 2 号散（黄芪、红参、川贝、蒲黄、佛手、山药、白及、乌贼骨、高良姜）。再根据邪实的不同，辨证治疗如下：肝胃不和者，用柴平煎（柴胡、黄芩、法夏、党参、大枣、甘草、生姜、陈皮、厚朴）；肝胃郁热者，左金丸加味（黄连、吴萸、蒲公英、蛇舌草、黄芩）；湿浊内阻，方用加减正气散（藿香、陈皮、厚朴、茯苓皮、茵陈、大腹皮）；气滞血瘀者，三合汤加失笑散（丹参、檀香、百合、广台乌、砂仁、香附、蒲黄、五灵脂）；脾胃虚寒者，黄芪建中汤合良附丸（黄芪、桂枝、白芍、生姜、大枣、饴糖、高良姜、香附、甘草）；胃阴不足者沙参麦冬汤（沙参、麦冬、玉竹、花粉、扁豆、桑叶）。汤老十分注重饮食生活的调养，在药物治疗的同时，患者必须注意饮食宜忌。忌食刺激性较大的如辛辣、过冷、过热的食物；不吃难以消化易引起腹胀的如熏烤、煎炸、生硬以及粗纤维食物；饮食应定时定量，进食时细嚼慢咽，以富有营养、易于消化的食物如软饭、鱼肉、鸡蛋、蔬菜、水果等为主。此外，患者应戒烟戒酒，生活要有规律，睡眠充足，保持心情舒畅和良好的心态，适当参加体育锻炼，尽量避免不良情绪刺激，如此配合药物治疗可提高疗效。

　　姜春华治疗消化性溃疡总结有以下八法：①苦寒清泄法：本法适用于溃疡病痛证，湿热蕴阻中焦的证候。症见中脘痛胀痞满，口苦泛恶，嘈杂灼热，吞酸吐酸，舌苔黄腻，脉数。常用苍术、茯苓、黄芩、黄连、川朴花、藿香、佩兰、薏苡仁、枳壳等苦寒燥湿，清泄郁热，加用瓦楞子、白螺丝壳制酸和胃。②辛热温胃法：本法适用于消化性溃疡遇冷即发，症见胃脘寒冷剧痛，脉象弦数或沉紧者。多用制川乌、肉桂、高良姜等辛热温胃之品。③通阳下气法：本法适用于胃痛彻背，气逆上冲，嗳气则舒者。方用枳实薤白桂枝汤加减，药用桂枝、瓜蒌、薤白、苏子、枳壳、杏仁等。④益气温中法：本法适用于十二指肠球部溃疡，症见腹痛喜按，得食则减，受寒则发，舌质偏淡、苔多薄白，辨证属虚寒者。方用黄芪建中汤为主治疗，常用药物有黄芪、桂枝、当归、芍药、炙甘草、高良姜、饴糖等。⑤益气活血法：本法适用于消化性溃疡症见胃痛，脘腹部有痞块鼓起，时噫气吞酸，舌有瘀斑或瘀点者。用参、芪配下瘀血汤合旋覆代赭汤加减。⑥疏肝和胃法：本法适用于肝气犯胃者，症见胃痛连胁，常吐酸水，嗳气，脉弦。治以左金丸合旋覆代赭汤加减，药用旋覆花、代赭石、姜半夏、太子参、吴茱萸、川黄连、高良姜、大枣、甘草等。⑦滋阴疏肝法：本法适用于肝胃阴虚，肝气犯胃之证。症见胃中嘈杂，灼热而痛，伴胁痛，口干口渴，唇舌俱红，少苔甚则光剥，脉细数。治宜滋阴疏肝，以一贯煎加减，常用药物有生地黄、枸杞子、北沙参、麦冬、当归、川楝子、绿萼梅、佛手片、玫瑰花等。⑧祛瘀止血法：本法适用于溃疡病出血，症见大便呈柏油色，每饥饿则腹痛、乏力、头晕，舌有瘀紫斑，脉弱。用旋覆代赭汤合下瘀血汤加减。

第四节 民间单方验方

一、单方

1. 鸡蛋皮若干，将鸡蛋皮去内皮后烘干或在锅内炒黄后研极细末，成人每次 4g，每日 2 次温开水送下。

2. 番石榴 50g，焙干，研细末过筛，每次 15g，饭前半小时服。

3. 青黛 30g，研为细末，每晚睡前温开水送服 2g，连服 3 周。适于一般消化性溃疡患者服用。

4. 珍珠母粉 260g，研细末，口服每次 2.5g，每日三次，饭前半小时温开水送服。治疗胃溃疡有较好疗效，须连服 5 周。

5. 甜瓜子 20～30g，加水 400ml，佐适量蜂蜜，煎沸 20min，温服。一日 2 次，一个月为一疗程。适用于十二指肠球部溃疡。

6. 猪肚一个，炒小茴香 30g，制首乌 60g。猪肚洗净，小茴香与何首乌用纱布装好扎口，加水适量，同煮，以猪肚煮烂为度。取出药袋，将猪肚连汤分 9 份，一日服 3 次，一次服 1 份，3 天服完，十二个猪肚为一个疗程。适于治疗十二指肠溃疡。

二、验方

1. 海螵蛸 50g，姜半夏 5g，将海螵蛸用文火炒至微黄有香气为止，与姜半夏共研细末混匀，每次 5g，日服 3 次，温开水送下。或海螵蛸 120g，川贝 120g，三七粉 20g，白及 20g，共研为细末。每次服 10g，日服 2 次。适于治疗消化性溃疡胃酸过多者。

2. 砂仁 30g，海螵蛸 120g，共研末，每次 3g，每日 3 次，温开水送服。或姜黄 18g，炒香附 15g，研细末，每次 3g，每日 3 次，温开水送服。适于气滞型消化性溃疡，脘腹胀痛明显者。

3. 高良姜 150g，炒小茴香 45g，炙甘草 45g，丁香 15g，共研细末，每次 6g，每日 3 次，温开水送服。或瓦楞子 200g，甘草 25g，高良姜 30g，3 药共研细末混匀，每次 6g，每日 3 次。适于胃寒型消化性溃疡，表现为胃脘冷痛者。

4. 黄连 30g，甘草 5g，共为细末，每次 3g，每日 3 次，温开水冲服。适于消化性溃疡内有郁热者，症见胃脘灼痛、心烦、苔黄。

5. 桃仁、五灵脂各 15g，微炒研末，每次 3g，每日 3 次，温开水送服。适于血瘀型消化性溃疡，表现为胃脘刺痛、舌质紫暗者。

6. 三七 10g，乌贼骨 60g，甘草 30g，共为细末。每日早、晚各服 5g，温开水送服。适于消化性溃疡伴有出血倾向者。

第五节　中成药治疗

适用于肝胃不和的中成药有：

1. 气滞胃痛颗粒：由柴胡、延胡索（炙）、枳壳、香附（炙）、白芍、甘草（炙）组成。功能：舒肝理气，和胃止痛。一次 5g，一天 3 次，冲服。

2. 舒肝和胃丸：由香附（醋制）、白芍、佛手、木香、郁金、柴胡、白术（炒）、陈皮、广藿香、槟榔（炒焦）组成。功能：舒肝解郁、和胃止痛。一次 9g，一天 3 次，口服。

适用于脾胃湿热的中成药有：

1. 三九胃泰：由三丫苦、九里香、两面针、木香、云苓、白芍、生地、丹参等组成。功能：清热燥湿，行气活血，柔肝止痛。一次2～4粒，一天2次。

2. 肠胃康冲剂：由辣蓼、牛耳枫等组成。功能：清热化湿。一次1袋，一天3次。

适用于肝胃郁热的中成药有：

1. 加味逍遥丸：由柴胡、当归、白芍、白术（麸炒）、茯苓、甘草、牡丹皮、栀子（姜炙）、薄荷组成。功能：舒肝清热，健脾养血。一次6g，一天2次。

2. 溃疡宁胶囊：由青黛、象牙屑、滑石烫、珍珠、珍珠层粉、牛黄、冰片组成。功能：清热解毒，生肌止痛。一次3粒，晚睡前服用。

适用于脾胃虚寒的中成药有：

1. 温胃舒胶囊：由党参、附子、黄芪、肉桂、山药、肉苁蓉、炒白术、炒山楂、乌梅、砂仁、陈皮、补骨脂组成。功能：温中和胃，行气止痛。一次3粒，一天3次。

2. 虚寒胃痛颗粒：由黄芪、党参、桂枝、白芍、高良姜、干姜、甘草、大枣组成。功能：温胃止痛，健脾益气。一次1袋，一天3次。

适用于瘀血阻络证的中成药有：

1. 云南白药胶囊：由三七、重楼等组成。功能：化瘀止血，活血止痛。一次1～2粒，一天2～3次。

2. 胃复春：由人参、香茶菜、炒枳壳组成。功能：健脾益气，活血解毒。一次4片，一天3次。

适用于胃阴亏虚证的中成药有：

1. 阴虚胃痛颗粒：由北沙参、麦冬、石斛、川楝子、玉竹、白芍、炙甘草组成。功能：养阴益胃，缓中止痛。一次10g，一天3次。

2. 养胃舒胶囊：由白术、北沙参、陈皮、党参、干姜、黄精、山药、山楂、菟丝子、乌梅、玄参组成。功能：滋阴养胃。一次3粒，一天3次。

第六节　外治法

胃痛多因感受寒邪、饮食不节、情志失调、劳倦正虚等诱发。本病多为脾胃受损，虚实夹杂，寒热错综，久病又会导致血瘀。在治疗上应以和胃健脾、理气导滞、固本祛邪、平复阴阳为治则。用针灸治疗本病，取得良好效果。取穴：天枢（双）、下脘、关元、足三里（双）、神阙。操作：患者平卧位，足三里实证用泻法或平补平泻法，虚证用补法，疼痛发作时，持续运针1~3min，直到痛止或缓解；关元、下脘、天枢实证用泻法，虚证用补法；神阙用艾炷隔盐灸法，一般7壮或14壮为宜。每次留针40min，每日1次，6天为1个疗程，治疗1个疗程后休息1天。所取穴位中，天枢为足阳明胃经穴，又为大肠之募，主脾胃，理气消滞，疏调肠腑；关元、下脘为任脉经穴，前者为足三阴经与任脉的交会穴，又是小肠之募，后者为足太阴脾经与任脉交会穴，共奏疏通肠胃、理气导滞、清理湿热之功；足三里为足阳明胃经合穴，又为胃腑下合穴，合治内腑，调理脾胃，鼓舞中土，培生化源；神阙为任脉经穴，用艾炷隔盐灸，有温通元阳、补益肾气、健运胃肠之功。现代针灸实验研究表明，针刺足三里、下脘等穴能明显抑制患者胃的蠕动，使幽门痉挛缓解；对胃酸的分泌亦有显著的抑制作用，明显增加碳酸氢盐和钠的分泌；并可使胃黏膜损伤指数降低，血清胃泌素含量减少，胃黏膜损伤范围和程度减轻，从而达到治愈溃疡的作用。

第七章　预防与康复

第一节　预　　防

消化性溃疡的患者生活要规律，避免劳累和精神刺激，注意保暖。溃疡病的发作期应注意休息，疼痛剧烈合并出血时要卧床。因本病发作与精神因素有很大关系，长期忧郁可造成对胃黏膜的损害，因此要树立乐观情绪，消除焦虑。合理用药，注意避免使用加重溃疡的药物：如强的松、阿斯匹林、利血平、咖啡因、肾上腺皮质激素。情绪波动时，可适当服用一些镇静剂，如舒乐安定等。加强身体锻炼，提高机体功能状态和免疫力。

第二节　康　　复

一、合理饮食

合理饮食对提高消化性溃疡疾病的治疗效果，降低复发率非常重要。选择易消化，含足够热量、蛋白质和维生素的食物。应养成细嚼慢咽的习惯，保持思想松弛，精神愉快，餐间避免吃零食，睡前不宜进食，饮食不宜过饱，饮食宜清淡，少吃肉类等高脂、高蛋白食物。溃疡病人除急性期或有合并症在短期内少吃多餐外，平时还是定时定量一日三餐和中间适当加餐为好，尤其晚餐不宜过饱。避免辛辣、过咸食物及浓茶、咖啡等饮料。牛乳虽能稀释胃酸，但牛奶含钙和蛋白质较高，能刺激胃酸分泌，故不宜多饮。不吃过热、过冷、过酸和油炸食物。禁烟，抽烟者溃疡病发病率是不抽烟者的 2 倍，而且抽烟可增加溃疡病并发症的发生率，影响愈合，促进复发。

二、适量运动

消化性溃疡患者采用运动疗法进行康复保健，一般以全身运动为主，同时注意配合一些适当的按摩治疗，要根据患者的年龄、体质、病情和兴趣，循序渐进，选择适宜的运动项目、运动强度和运动时间。饭后进行一般散步、揉腹，有助于消化和吸收。但不宜在饭后立即运动及进行剧烈运动，也不应在剧烈运动后立即进食。一般较大运动量的体育锻炼应在饭后 1 小时后进行，要注意全身运动与局部运动相结合，才能取得较好的康复保健作用。

三、保持心情舒畅

各种生物因素和心理社会因素相互作用，患者多具有内向神经质特点，好静，遇事思虑过度，易怒且常压抑在心里，好胜心强、努力工作，急躁、焦虑，情绪反应激烈。患者不良的心态可加重病情，紧张、焦虑等心理可增加胃酸分泌，导致疼痛加重或溃疡复发，所以平时生活宜身心放松，胸怀宽广，保持乐观主义精神，促进溃疡愈合。松弛疗法有良好的抗应激效果，患者应进行长期的反复松弛训练，可以形成条件反射性心身松弛反应。通过呼吸放松、意念放松、身体放松，减少应激状态下生理活动的反应，增强自身康复能力。

参考文献

中医部分

［1］查蓓蓓．单兆伟教授治疗消化性溃疡经验辑要［J］．中国中医急症，2011，20（3）：401.

［2］张志华，王月荣，张永忠．汤一新诊治消化性溃疡的经验［J］．四川中医，2005，23（9）：9～10.

［3］戴克敏．姜春华治疗消化性溃疡的经验［J］．山西中医，

2005，21（1）：6~8.

[4] 廖文华，许建平. 廖达仁对消化性溃疡的辨治经验 [J]. 湖南中医学院学报，1989，9（4）：202.

[5] 李秀河，侯晓. 治疗消化性溃疡的常用效验方 22 首 [J]. 中国现代医药，2005，4（3）：68.

[6] 任国平. 针灸治疗消化性溃疡 36 例 [J]. 甘肃中医学院学报，2007，24（4）：44~45.

西医部分

[1] 陈灏珠，林果为. 实用内科学 [M]. 北京：人民卫生出版社，2009. 1981~1989.

[2] 陆再英，钟南山. 西医内科学 [M]. 北京：人民卫生出版社，2009. 387~395.

胃 下 垂

第一章　概　　述

　　胃下垂是指人体站立时胃小弯角切迹位于髂嵴连线以下所出现的临床症候群，是由于膈肌悬吊力不足、腹内脏器支持韧带松弛、腹内压降低、胃张力低下等原因引起胃小弯角切迹降低至髂嵴连线以下，导致十二指肠球部向左偏移的一种病症。主要的临床表现有腹胀、嗳气、恶心、呕吐、食欲减退、便秘等。常见于瘦长型女性、经产妇及各种原因引起的消瘦及长期卧床者。

　　本病发病率高，严重危害着人们的身体健康和生存质量，患者痛苦较大，治疗棘手。目前西医对此尚无特效治疗，国内有用胃体部分切除术治疗，虽有一定效果，由于创伤及副作用大，难以被患者接受，本病目前主要采用中药和针灸治疗。

第二章　病因与发病机制

第一节　现代医学的认识

　　正常腹腔内脏器的位置固定主要靠横膈的位置和膈肌的活动力，邻近脏器或某些相关韧带的固定作用，腹肌力量及腹壁脂肪层厚度的作用。胃-十二指肠两端依靠食管的贲门部以及胃-膈、胃-肝、胃-脾和胃-结肠等韧带的固定，十二指肠空肠弯亦固定在后腹壁，正常胃囊其他部位可上下、左右或前后在一定范围内略有移动。一般来说，幽门常位于剑突和脐连线中点或脐水平附近。

凡能造成膈肌位置下降的因素，如膈肌活动力降低，腹腔压力降低，腹肌收缩力减弱，胃脾韧带、胃肝韧带、胃膈韧带、胃结肠韧带过于松弛等，均可导致胃下垂。如患者因长期劳累，大脑过度疲劳，强烈的神经刺激和情绪波动不断作用于大脑皮层，使皮层和皮层下中枢功能失调，导致植物神经功能紊乱，致使胃紧张力减弱，蠕动缓慢，机能减退。但少数患者，因胃肠蠕动亢进，食物在胃内停留时间较短，消化功能低下，营养物质不易被吸收，故日渐消瘦，也可导致胃下垂和其他内脏下垂。

由于病因、原发病及患者体质的不同，肌力低下的程度、韧带松弛的程度有一定的差异，因此其下垂程度存在差异，临床表现也不同。如无力型者其悬吊、固定脏器的组织韧带全部为低张力，大多伴有全身脏器下垂，而慢性消耗性疾病或久卧少动者，往往是由于腹肌张力下降，膈肌悬吊力不足和胃肝韧带松弛，但常不伴有全身脏器下垂。

第二节　中医学的认识

一、概述

中医学对此病的记载首见于《内经》，《灵枢·本藏篇》云："脾应肉，肉䐃坚大者，胃厚；肉䐃么者，胃薄。肉䐃小而么者，胃不坚，肉䐃不称身者，胃下，胃下者，下管约不利。肉䐃不坚者，胃缓；肉䐃无小裹累者，胃急。肉䐃多小果累者，胃结，胃结者，上管约不利也"。其中，提到对"胃下"所表现出的肌肉瘦削与身形不相称、胃的位置偏下的描述和现代医学"胃下垂"极为吻合，明确指出其"下管约不利"是其病机。

二、病因病机

（一）病因

纵览古今医家的著作及学术意见，胃下垂的病因不外先天与后天两类：先天因素为禀赋薄弱，体质亏虚；后天则可归纳为饮食不节，久病体虚或产育过多，情志不畅等。其病位在脾胃。

1. 先天不足或禀赋薄弱　素体脾胃虚弱，脾虚气陷，健运失司，不能运化水谷精微至肌肉百骸，则肌肉不坚，胃腑失固而下垂。

2. 久病体虚或产育过多　久病多产育伤及阴血，五志气火内燔，致胃阴不足，胃之筋脉失于濡润，缓纵不收，而致胃下垂。

3. 饮食不节　饮食无节制，暴饮暴食，过食寒凉，损伤脾胃，致脾胃升降失司，水津停滞，气血无以化生，经筋失养而下垂。

4. 情志不畅　忧思恼怒，伤肝损脾，肝失疏泄，横逆犯脾胃，中焦升降失司，水谷不能运化，胃失濡养而下垂。

（二）病机

先天禀赋不足、饮食劳倦或情志不畅损伤脾胃，或大病久病后失于调养，耗伤中气，以致中气不足，无力升提而致胃体下垂。饮食及情志伤胃为致病之标，中气不足为致病之本。《内经》云"饮食自倍，肠胃乃伤"，胃主受纳兼腐熟水谷，胃虽有舒缩能力，然其纳谷终有一定限量，超过容纳限量，则必被伤及，一者使胃体增大，二者使功能受损。久而久之，胃之舒缩能力失灵，胃体大而难复原，功能受损，日久则胃气衰，加之中气不足，无力托举扩大之胃，以致胃体下垂。

第三章 临床表现

一、症状

轻度下垂者一般无症状，下垂明显者常出现以下症状：

1. 腹胀及上腹不适　患者多诉腹部胀满不舒，有沉重感、压迫感。

2. 腹痛　多为隐痛。常于餐后发生，进食量愈大，其疼痛时间愈长，且疼痛程度愈重，饭后活动常常使疼痛加重。

3. 恶心、呕吐　多于饭后活动时发作，进食过多时明显。一次进食大量食物，加重了胃壁韧带的牵引力而引起疼痛，并随之出现恶心、呕吐等症状。

4. 便秘　多为顽固性便秘，可因同时伴横结肠下垂，使结肠肝曲与脾曲呈锐角，而使大便通过缓慢。

5. 神经精神症状　因多种症状长期困扰病人，使之精神负担过重，从而出现失眠、头痛、头昏、迟钝、忧郁、焦躁等神经精神症状。

6. 其他　还可有低血压、心慌以及站立性晕厥等表现。

二、体征

多见于瘦长体型，上腹部压痛点因立卧位变动而不固定，有时用冲击触诊法，或患者急速变换体位时，听到脐下振水声。上腹部易扪到主动脉搏动，肋下角常＜90°，往往同时伴有肝、肾及结肠等脏器下垂的体征。

第四章　西医诊断与中医辨证

第一节　西医诊断

胃下垂的现代医学诊断主要依据患者症状，体征，X线钡餐检查。少数报道胃动力检测在胃下垂诊断中的应用，但由于胃动力影响因素很多，因此对临床的指导意义不大。

X线检查可见胃角部低于髂嵴连线，胃幽门管低于髂嵴连线；胃呈长钩形或无力形，上窄下宽，胃体与胃窦靠近，胃角变锐。胃的位置及张力均低，整个胃几乎位于腹腔左侧。胃下垂X线钡餐诊断标准：胃位置明显低下，轻度：角切迹位于髂嵴连线下1.0～5.0cm；中度：角切迹位于髂嵴连线下5.1～10.0cm；重度：角切迹位于髂嵴连线下10.0cm以上。胃张力极度低下：胃形上窄下宽，胃泡缩小变长，胃下部扩张膨大呈囊袋状；胃体明显向下延长且向左移位；胃小弯呈锐角状且角切迹位于两髂嵴连线以下；胃体部小弯侧与胃窦部小弯侧相互靠近，甚至呈平行走行；十二指肠球部被拉长、位置下移呈垂直位，且接近腹中线甚至位于腹中线左侧；胃蠕动减弱，排空迟缓（服钡4～6h后复查胃内仍有钡剂潴留）；胃潴留（禁饮食4～6h以上，透视下可见胃内有空腹潴留液）。

第二节　中医辨证

一、辨证要点

胃下垂者虽以虚证多见，但在临床上部分患者往往表现为虚实夹杂证候，或在病程的某一阶段以实证为主。因人、因病而异，不同患者或于疾病的不同阶段则有可能兼夹气滞、食积、湿阻等实邪，邪不去则正不安。此病总属本虚标实之证。脾胃亏虚中气下陷为本，属虚；湿浊中阻为标，属实。脾胃虚弱运化无力则生内湿，内湿不化，阻滞气机则脾不升，胃不降。长此以往形成恶性循环，终致虚者愈虚，实者愈实，形成虚实夹杂症候。因此对于胃下垂的治疗，临证时当首辨虚实，并据其轻重偏倚灵活遣方用药，以免辨证错误加重病情及延误治疗。

二、辨证分型

（一）脾肾亏虚证

症候表现：腹胀腹痛，喜温喜按，呕吐清涎，口淡乏味，纳食不香，食欲不振，大便稀薄，体质虚弱，面色㿠白，少气懒言，小便清长，舌淡胖，脉沉细。

辨证要点：以腹痛喜按，食欲不振，体质虚弱，少气懒言为特征。

（二）水湿内蕴证

症候表现：食欲下降，食后腹胀，肠鸣漉漉，脘腹痞满，口淡乏味，腹部隐隐作痛，乏力，肌肉酸痛，头晕头重，舌胖大苔白腻，脉滑而无力。

辨证要点：以食欲下降，脘腹痞满，乏力，头身困重，舌胖大为特征。

（三）湿热中阻证

症候表现：胃脘疼痛，脘腹痞闷不舒，胃内嘈杂不适，食后下腹作胀，呕吐反酸，大便溏薄不爽，舌红苔黄，脉滑数。

辨证要点：此型患者除有胃下垂外，均有胃炎表现，临床多是寒热错杂的本虚标实之证。以胃脘隐痛，嘈杂不适，呕吐泛酸，苔黄脉数为特征。

（四）气滞食积证

症候表现：腹部胀满疼痛，食后呕吐，嗳气泛酸，腹痛拒按，舌淡、苔白腻而厚，脉沉弦。

辨证要点：以腹部胀满疼痛，食后呕吐，嗳气泛酸，腹痛拒按，苔厚腻脉沉为特征。

第五章　鉴别诊断与类证鉴别

第一节　鉴别诊断

一、急性胃扩张

急性胃扩张常发生于创伤、麻醉和外科手术后数小时至一两天内或饱餐后不久，患者感上腹胀满或持续性胀痛，继而出现呕吐，主要为胃内容物，多为混浊的棕绿色或咖啡色液体，量小，但发作频繁，然而吐后腹胀不减，患者可迅速出现水电解质紊乱，甚至休克。X 线腹部平片可见扩大的胃腔和致密的食物残渣阴影，服少量的钡剂可见扩张的胃型。询问病史有助鉴别。

二、胃潴留

多因胃排空通道机械性梗阻或神经肌肉病变引起的胃动力障碍所致。消化性溃疡、胃窦部及其邻近器官的原发或继发的癌瘤压迫、阻塞所致的幽门梗阻、胃黏膜脱垂症等可导致胃排空通道机械性梗阻；胃部或其他腹部手术、中枢神经系统疾病、糖尿病所致的神经病变，以及迷走神经切断术、尿毒症、酸中毒、低钾血症、低钠血症、全身或腹腔内感染、剧烈疼痛、严重贫血以及抗精神病药物和抗胆碱能药物的应用等均可引起神经肌肉病变，进而导致胃动力障碍。呕吐为本病的主要表现，日夜均可发生。呕吐物常为宿食，一般不含胆汁，上腹饱胀和疼痛亦多见。如有呕吐宿食，空腹时腹部有振水音，即提示胃潴留。进食 4h 后，仍可从胃反出或自胃腔内抽出食物则可获证实。胃肠钡餐检查时，钡剂在 4h 后存留50%，或 6h 后仍未排空，均为本病之佐证。

本病还应与消化性溃疡、慢性胃炎、慢性肝炎、胃神经官能症、慢性胆囊炎、胃癌等病相鉴别。

第二节　类症鉴别

聚证　聚证腹内可触及包块，时聚时散，或痛或胀；本病是脘腹部痞塞胀满，是一种自觉症状，无包块可以触及。

第六章　治　　疗

第一节　现代医学治疗

现代医学对胃下垂没有行之有效的方法，多采用对症治疗。上腹不适、隐痛、消化不良等可参照慢性胃炎治疗。腹胀、胃排空缓慢者，可给予多潘立酮 10mg，3 次/d，或莫沙必利 5mg，3 次/d，合并便秘者首选莫沙必利。也可试用 ATP 治疗，20mg，2 次/d，早、午餐前半小时肌注，25 日为 1 疗程，间隔 5 天后再进行第二个疗程。

对药物治疗无效的胃下垂患者可行手术治疗，有人主张行毕 I 式胃大部切除术，认为吻合后胃肠道接近正常解剖生理状态，术后胃肠功能紊乱引起的并发症少，手术操作简单、损伤小。但也有人主张采用毕 II 式胃部分切除术治疗胃下垂，认为通过缩小胃体积，减少胃内容物潴留，减轻胃腔内的感染，有利于胃壁炎症的消除；消除了钩形胃，减少胃的游离度，恢复正常胃的体积和位置，消除了坠胀感；术中不损伤迷走神经，术后胃内容物减少，胃排空时间缩短，减少胃壁施加牵引的张力，有利于胃肠道功能的恢复。

总体来说，手术治疗由于创伤性及副作用大，临床上很难被患者接受。

第二节　中医经典治疗经验

一、治则治法

对于胃下垂的治疗，临证时当首辨虚实，并据其轻重偏倚灵活遣方用药，以免辨证错误加重病情及延误治疗。根据病因，实证以舒肝、行气、消食、化痰为主，虚证以补气、升阳、健脾为主。同时就注意虚实夹杂，治疗时必须标本兼顾，根据急则治其标，缓则治其本的原则，先治其标，再配合固本之药效果为佳。

二、辨证论治

（一）脾肾亏虚证

治法：补中益气，温肾健脾

方剂：补中益气汤（《脾胃论》）合四君子汤（《太平惠民和剂局方》）加减

药物组成：党参、白术、黄芪、益智仁、杜仲、肉桂、柴胡、升麻、干姜、砂仁、炙甘草、茯苓。

方义：党参、黄芪、升麻、柴胡补益中气治其本。党参、白术、干姜、砂仁相配温中健脾，以助运化。肉桂、杜仲、益智仁、茯苓补肾壮阳、上助脾胃，下化湿邪，共奏补中益气，温肾健脾之功。

（二）气虚饮停证

治法：补中益气，温化水湿。

方剂：六君子汤（《医学正传》）和苓桂术甘汤（《金匮要略》）加减

药物组成：党参、白术、茯苓、桂枝、陈皮、升麻、白蔻仁、黄芪、炒薏苡仁、砂仁、炙甘草、生姜。

方义：方中六君子汤以健脾化湿，以助运化；苓桂术甘汤化中焦水饮，祛湿邪而和胃；党参、黄芪、升麻相配提补中气。全方平补平调，补而不腻，化而不泻，共奏健脾化湿、补中益气之效。

（三）湿热中阻证

治法：清热化湿，健脾和胃。

方剂：平胃散（《太平惠民和剂局方》）加减。

药物组成：白术、茯苓、苍术、陈皮、黄连、党参、白蔻仁、薏苡仁、枳壳、炙甘草，并配合补中益气丸，早晚各服1丸。

方义：方中白术、苍术、白蔻仁、黄连相配治中焦湿热和寒热错杂；党参、白术、陈皮、白蔻仁相配，健脾化湿，调理脾胃；枳壳、陈皮、薏苡仁相配理气化湿，使脾升胃降，配合补中益气丸以顾其本。

（四）气滞食积证

治法：补中健脾，理气化滞。

方药：黄芪、升麻、柴胡、枳壳、木香、陈皮、白术、炒麦芽、炙甘草。

方义：方中黄芪、升麻、柴胡升补中气，白术、炙甘草补中健运，枳壳、木香行气理气，枳壳、柴胡相配可以疏肝理气，以防土虚木乘。木香、神曲、炒麦芽消食化滞，本方寓补于消，补气理气，使补而不滞，消而不过，药证相和，功效显著。

本病的发病之本为脾气亏虚，中气下陷，临床以虚证为多见，但仍有因虚致实者，在疾病的某一阶段表现为气滞、食积、湿阻者。故在临床辨证施治过程中，应详辨虚实，虚者以健脾、补中、温肾为主，实者以行气、化湿、导滞为主，同时应适当配以补中益气之品，以治其根本。脾胃位居中焦，治脾胃病，应注重调畅气机，顺其脾或胃降之性，升脾降胃两相兼顾。升降二者相依，升有益于降，降有助于升，不可有升而无降，亦不可有降而无升。故遣方用药时，当于补中益气大法之下，配以枳实（或枳壳）、苍术、木香、砂仁之类以增降胃通浊助运之力。尤其是枳实与苍术。其中枳实有长肌肉、利五脏、益气（《神农本草经》），消胀满、痞痛、安胃气（《名医别录》）之能。现代药理证明，枳壳对平滑肌有很强的收缩作用，使胃肠蠕动增强而有节律，这和现代医学所谓内脏下垂是肌肉组织松弛的病机相吻合。苍术辛苦而温，芳香而燥，入太阴、阳明二经，功能强胃健脾，助脾散精，发散水谷之气，能径入诸经，疏泄阳明之湿，通行湿滞，解诸郁。因其性辛烈，燥湿力大，外可祛风湿，内可燥脾湿，颇有宣化中焦湿浊，升举清阳，解郁举陷之殊效。且苍术为传统治痿要药（《用药法象》），盖痿者，筋脉弛缓，软弱无力收缩也，颇合现代医学韧带松弛，胃壁迟缓之说。枳实得苍术之助，治疗中焦气机失衡之胃下垂，疗效确切。因此，临床上即使对脾虚下陷较著的病人，在运用补中益气汤补中升阳的同时，也须伍以枳实、苍术、陈皮、半夏、砂仁、莪术之属以顺乎胃通降之性。如此则清升浊降，中气复健。

第三节　名老中医治疗经验

朱良春教授治疗胃下垂，注重辨病和辨证相结合，具体体现在辨病用药有不变，辅以辨证分型用药的多变。朱老指出，"久患胃疾，脾胃虚弱，中气久虚，水谷精微无力推动，日久则水湿中阻，故胃虚之证多见夹湿，湿浊不得宣化，清阳岂能上升。"基于此，朱老治胃补虚，必兼宣化湿浊。治胃下垂，自拟苍术饮，即一味炒苍术，每日20g，滚开水冲泡，少量频饮代茶，配合"升阳举陷，疏肝解郁"组成基本方对药7组如下，苍术、白术为对，炙黄芪、炒枳壳为对，升麻、苍术为对，升麻、柴胡为对，柴胡、炒白芍为对，茯苓、白术为对，陈皮、甘草为对。方中白术除湿，长于扶正；苍术扶正，长于除湿，二术为对，扶正除湿，相得益彰。苍术、升麻为对，一以泄浊，一为升清，苍术质重厚味，可导胃气下行；升麻质轻味薄，能引脾气上腾，二味配对，脾清气升发，浊气下泄，升降复位。炙黄芪、炒枳壳为对益气举陷，升降相因，升中寓降，降中寓升。基本方中取逍遥散中柴胡、白芍为对；茯苓、白术为对；生姜、甘草为对。乃取柴芍疏达肝气，解郁止痛。且白芍味酸性敛，能制苍术、柴胡之辛散。土壅木郁必先实脾，故用苓术干姜，以醒脾实脾。本方妙用逍遥散助苍术首制木郁，而诸郁皆解。因木郁则火郁，火郁则土郁，土郁则金郁，金郁则水郁。此乃巧思妙用之二也。以此 14 味平淡药治胃下垂，临床随症稍于出入，历年来屡收殊效，治愈者甚众，一般治愈时间多在 2 个月左右，钡餐复查胃体回升到正常部位。

颜正华教授治疗胃下垂，临床强调辨证论治，灵活选方。认为胃下垂虽以脾虚气陷为主，但常兼有肝胃不和、气阴两虚、气虚兼瘀、胃肠停饮等。临床多见气虚、气滞、血瘀、食积、痰饮相互夹杂，所以要围绕脾虚气陷，关注脏腑、气血、痰、食等复杂因素。根据脉、证，病因、病机进行综合论治，有效地缓解症状。颜老临床主要从 4 方面对该病进行分型论治：①中气下陷。是临床最常见的类型。通常患者形体消瘦，精神倦怠，食后脘痞、腹满或腹胀而坠，嗳气不舒，或有呕吐清水痰涎，舌淡苔白，脉虚弱。治法：健脾强胃，补中益气。方用补中益气汤加减。②气虚饮停。中气下陷，运化无力，胃肠停饮。症状：胃脘胀满，有振水音或水在肠间漉漉有声，恶心、呕吐清水痰涎，或头昏目眩，心悸气短。苔白滑，脉弦滑或弦细。治法：健脾和胃，逐饮祛痰。方用四君子汤合苓桂术甘汤加减等。③气阴不足。此型患者脾胃虚弱不能上承津液、虚中有热。症见唇红口燥，口苦口臭，烦渴喜饮，嗳气频繁。或有恶心呕吐，食后脘腹胀满，大便干结。舌红津少，脉象细数。治法：益气养阴。方用益胃汤、生脉饮合四君子汤加减。④肝郁脾虚。患者中土素虚且有情绪不遂等诱因，肝木乘土，木土失和。症见胃脘、胸胁胀满疼痛，食纳呆滞，嗳噫频作或嘈杂吞酸，郁闷烦躁，善太息。苔薄或薄黄，脉弦。治法：疏肝理气，健脾和胃。方用柴胡疏肝散、加味逍遥散合四君子汤加减。

张琼林教授善治内科疑难杂病，尤其是脾胃疾病。胃下垂主要由于胃壁失去弹性，弛而不张，形成低张胃、丁字胃终至下垂。临床表现为消瘦、食少、腹胀等，严重的可以并发其它脏器下垂等一系列气虚下陷之症。可分以下几型：①饮留肠胃证：进食少、消瘦、头昏、欲呕，站立时症状加剧，平卧时缓解；动则脘中有水荡漾声，收腹吸气则肠中漉漉而鸣，舌偏大或正常，脉细濡。主要以温阳化饮、运脾举陷的方法治疗，方药选用苓桂升陷汤加味：炙甘草5g，升麻、柴胡各8g，桂枝、附片、干姜各10g，白芥子12g，生半夏15g，苍白术20g，茯苓30g。加减：吐酸者加煅瓦楞40g（先煎），吴茱萸5g；便泄者加赤石脂20g，益智仁12g。②脾虚气滞证：神疲气羸，形体消瘦；脘腹痞胀，饭后加剧；气行串痛，叩之如鼓声，或嗳气，或嗳吁，或触摸即嗳，或便秘。舌质淡暗或蓝，苔根腻，也可正常；脉细软或虚大或正常。主要以健脾行气、疏和升陷的方法治疗，方用枳术升陷汤加味。方药：枳壳、苍白术各20g，升麻、柴胡、木香各8g，砂仁5g，炒莱菔子15g，生麦芽30g。加味：便结加桃仁泥15g，火麻仁30g（打碎）；腹痛加炒白芍25g，炒防风12g。

第四节　民间单方验方

1. 单味鸡内金：将优质鸡内金置盛有米糠的铁锅内炒至泡胀，取出研末，每次服1~2g，一日3次。

2. 鲜仙人球100g，洗净切碎。与瘦猪肉50g（先剁碎）一起捏成饼，蒸熟后，临睡前服下。30天为1个疗程。

3. 四逆益胃汤：柴胡6g，白芍药10g，枳壳6g，炙甘草6g，黄芪15g，白术6g，佛手6g，升麻6g。嗳气加竹茹、赭石；泛酸加海螵蛸、煅瓦楞；腹胀甚加厚朴、大腹皮；气虚重加人参；有阴虚见症，加石斛、麦冬；痛甚加玄胡、郁金。汤药每天1剂，水煎分2次口服。

4. 炒党参9g，黄芪9g，当归9g，白芍9g，升麻9g，香附9g，八月札7g，厚朴花2.4g，砂仁3g（后下），沉香1.2g，清灵草9g，钩藤9g，磁石30g，宁志丹9g（包）。用法：水煎服，每日1剂。

5. 人参炖猪蹄：取猪后蹄1只，刮洗干净，与人参15g，葱、姜各适量，清水1000ml共置砂锅，中火煨至烂熟后，调味服食。

6. 鲜猪肚 1 个，洗净，正面朝外。白术片 250g，用水浸透。用法：将白米入猪肚内，两端用线扎紧，放入大瓦罐内，加满水，呈火上，煮 1 日。将猪肚内白米取出晒干，焙枯，研成极细末。每次服 3g，每日 3 次。空腹时用米汤送下，开水亦可。服完之后，可继续按法配制，以 5 剂为 1 疗程。轻症 1 疗程可愈，重症可连用 3 个疗程。

7. 鲫鱼黄芪汤：取鲫鱼 1 尾，洗净去杂，与黄芪 40g，炒枳壳 15g 加水共煨汤。日服 2 次，食肉饮汤。可补中益气。用治胃下垂、脱肛等。

8. 芪豆羊肝汤：取黄芪 15g，以布包好，与黑豆 50g，洗净的羊肝 1 具，共炖至羊肝烂熟，去黄芪，羊肝切片后再入汤中，酌加食盐略煮即可。日内 2 次分服，连服 5～7 日。可温中散寒、益气升提。用治脾胃虚寒、胃下垂。

第五节　中成药

1. 补中益气丸：由黄芪、党参、白术、柴胡、升麻、当归、陈皮、炙甘草组成，功能：补中益气，调补脾胃。每次 9g，一天 3 次。适用于脾肾亏虚证。

2. 参苓白术散：由党参、茯苓、白术、陈皮、炒山药、莲子、砂仁、薏苡仁、炙甘草组成，功能：健脾渗湿。每次 1 袋，一天 3 次。适用于气虚饮停证。

3. 平胃丸：由苍术、厚朴、陈皮、甘草组成，功能：燥湿健脾，宽胸消胀。每次 6g，一天 3 次。适用于湿热中阻证。

4. 健脾丸：由党参、白术、陈皮、枳实、山楂、麦芽组成，功能：健脾益气，理气导滞。每次 8 丸，一天 3 次。适用于气滞食积证。

第六节　外治法

一、长针治疗胃下垂

取中脘穴，并辅以针刺天枢、胃俞等穴。在重灸百会、关元、足三里等穴。操作方法：用 30 号 6 寸毫针向中脘穴斜刺，刺到胃外壁上，然后捻紧针柄轻轻向上提拉，然后用左手配合把住胃底部，出针，并辅以针刺天枢、胃俞等穴。在重灸百会、关元、足三里穴各 15min，每天灸 1 次，连灸 10~20 天即可。

二、足部贴敷治疗胃下垂

药用黄芪 30g，柴胡 5g，升麻 10g。三味药共研细末，取药末 15g，加水与生姜汁适量与药末调和成软膏状。操作方法：将药膏每晚贴敷于双脚的涌泉穴，加盖纱布，用胶布固定。30 次为 1 个疗程。

三、推拿治疗胃下垂

治则：健脾和胃，补中益气。

手法：推、揉、摩、擦、振颤、点按、拿捻、顶托、捏脊等法。

穴位：鸠尾、中脘、天枢、气海、关元、神阙、足三里、阴陵泉、百会、肝俞、胆俞、脾俞、胃俞、大肠俞等穴。

操作程序：①患者仰卧位，医者立于其右侧。先轻手法推、揉整个腹部，然后点按鸠尾、中脘、天枢、气海、关元，接着用托法（即医者双手四指并拢，以螺纹面着力，根据胃下垂的不同程度，自下而上一边振颤，一边顶托），再用推法从关元顺任脉向上至中脘，横擦下腹部，接着在脐周围以逆时针方向做摩法，接着用中指在神阙、掌根在上腹部做振颤法，再从下至上拿捻腹部，最后按揉足三里、阴陵泉各 5min。②患者俯卧位，医者先用轻手法推、揉脊柱两侧的膀胱经，重点在第九胸椎至第十二胸椎两旁的穴位，点按肝俞、胆俞、脾俞、胃俞、大肠俞。最后用捏脊法从长强至大椎反复操作。③患者坐位，医者一手扶住其左肩部，另一手四指并拢，随着患者呼吸节奏，自右下方慢慢擦向左肩胛骨前、外上方；接着将患者的左手向后弯曲，放于其腰臀部，医者右手四指并拢，由肩胛骨内下缘向斜上方插入，同时左手掌心抵住患者左肩峰，两手呈合拢式，并嘱患者深吸气，即感胃有上提之意，然后再用搓法于两胁肋，最后点按百会穴 5min。

辨证加减：肝气郁结加按章门、期门、肝俞、太冲；搓两胁肋，以微微透热为度；气血不足加直擦背部督脉，横擦左侧背部，久按足三里穴。

治疗时间：每次约 30～40min，每日治疗 1 次，10 次为 1 疗程，疗程间休息 1 周。

四、埋线治疗胃下垂

器材：持针器 1 把，大号皮针 1 枚，0 至 1 号肠线 1 个，5ml 注射器 1 具，2% 利多卡因及注射用水数支。

穴位：中脘，脾俞透胃俞，建里透神阙，足三里（双）。

操作：病人取卧位，术者位于左侧，充分暴露穴位，常规消毒，0.5%～1% 的利多卡因 4ml 浸润麻醉。持针穿好肠线，在穴位上方 0.5cm 处进针，深约 2cm。患者出现放射性的酸、麻、胀感时，在穴位下方 1cm 处出针，剪断两端肠线，将断端埋于皮下。压迫止血，包扎、固定。

疗程：每次取 2 个穴位，每周 1 次，2 次为 1 疗程。重症患者可连续治疗 2～3 个疗程。

五、点穴、按摩治疗胃下垂

点穴：患者俯卧位，用肘尖点三焦俞、胃俞、脾俞、肝俞，以下手法由下而上施术，从肾俞一直到膈俞，在点穴过程中，主要在胸椎一两寸旁腧穴，施术过程中患者自觉有胃内热感和蠕动感，接着医者用双手拇、食指揉点涌泉、公孙穴。

按摩：患者仰卧位，医者立于右侧以推、揉、按、振、托为主，用双掌交替在患者腹部作由下而上的推，以天枢、气海为主，双手掌重叠在脐部作稳重揉法，使其腹内发热，再做托颤法，后右手拇指运三脘、开天门、点血海、天枢、盲俞，用小鱼际做揉和滚法，重点足三里、三阴交、太冲穴。

患者坐位，医者立于患者后侧，一手扶其肩部，一手多指插肩，插后多指往上顶，顶一下，松一下，往返5～8次；完后再做另一肩，在插肩时，患者有胃上提感觉，接着多指提肩井穴。以上手法每日1次，7次为个疗程。

第七章　预防与康复

第一节　预　　防

一、食物清淡、细软易消化

若食物质地偏硬，如牛排、炸丸子、花生、蚕豆等，进入胃内不易消化，而且可能损伤胃黏膜使胃炎发生率增高。故平时所吃的食物应细软、清淡、易消化。主食应以软饭为佳，副食要剁碎炒熟，少吃生冷蔬菜。

二、细嚼慢咽

细嚼慢咽有利于消化吸收，增强胃蠕动和促进排空速度，缓解腹胀不适。胃下垂患者的胃壁张力减低，蠕动缓慢，若进食过快则食物停留胃中，不易排空，另外，口腔对食物的咀嚼过程还会反射性刺激胃的蠕动，增强胃壁张力，所以用餐时宜细嚼慢咽，减慢用餐速度。

三、营养搭配均衡

大多数胃下垂患者体力和肌力较弱，加之消化吸收不好，容易产生机体营养失衡，因此较正常人更易感到疲劳。所以患者要注意在少量多餐的基础上力求膳食营养均衡，糖、脂肪、蛋白质三大营养物质比例适宜。

第二节 康 复

一、运动

胃下垂的康复应该从体质锻炼方面着手，因为多数患者体质虚弱。所以要积极参加体育锻炼，运动量可由小到大。经常锻炼身体可使肌肉，尤其是腹部肌肉保持一定的张力，对于胃下垂的恢复是非常有益的，但注意不宜做过分剧烈的运动，如跳高、跑步等。最适宜胃下垂治疗的运动项目是柔软体操、单杠、双杠、游泳等，这些运动有利于腹壁肌肉力量的增加和胃肠肌肉的紧张度加强，患者可根据自己的体力情况适当选择。在锻炼的过程中，应逐渐增加运动量，由少到多，持之以恒。也可做仰卧起坐锻炼：仰卧在硬板床上，头部端正，双腿伸直，足尖向上，双手放在大腿两侧，全身肌肉放松，做腹式呼吸，即吸气时腹部隆起，呼气时腹部下陷，反复做数次。一呼一吸应保持每分钟 16～18 次。吸气时思想集中在下腹部的丹田穴（脐下 1.5 寸处），呼气时四肢肌肉随呼气而放松。15 分钟后做仰卧起坐，次数由少而多，逐渐增加，3 个月为 1 疗程。康复锻炼期间，严禁做跑跳动作，不要长时间站立或久坐。

需要注意的是，上述运动宜在空腹或进食两小时后进行，每项运动次数可根据病人身体状况而定；循序渐进、持之以恒，方可收效。

二、饮食

1. 少食多餐　每次用餐量宜少，但次数可适当增多，并要定时就餐。如果仅控制了进餐量，而没有达到多次进餐的要求，就会出现能量摄取不够、营养平衡破坏。此外，进餐主食宜少、蔬菜应多。进食速度要慢，饭后要休息10min。

2. 多食易消化含蛋白丰富的食物　如鸡肉、鱼肉、里脊肉、半熟蛋、牛奶、豆腐、豆奶等。

3. 要善于用油　以获得较多的能量。可用红花油或芝麻油，用它来拌凉菜或凉拌豆腐等，不仅美味，营养价值亦高。

4. 预防便秘　便秘会加重胃下垂的程度，所以要多吃含维生素和矿物质的黄、绿色蔬菜以及水果等。一些香辣食品有促进肠蠕动作用，如萝卜泥等。

5. 饮食上还应注意　餐前勿食甜食，包括水果如苹果、香蕉等；禁烟，杜绝咖啡及含咖啡因的饮料如可可类、各种茶类饮料；少吃质硬、韧的东西，如牛排、蚕豆、花生、玉米等。吃东西一定要细嚼慢咽；不喝冷水包括凉开水，要多饮温开水；每天可适当饮些含低醇的饮料，如葡萄酒、黄酒等；少喝汤，水分多的食物饮用过多，会使胃下垂加剧，胃液被稀释，还会使消化时间延长。

参考文献

中医部分

[1] 邱志济，朱建平，马璇卿．朱良春治疗胃下垂对药的临床经验 [J]．辽宁中医杂志，2000，17（10）：438.

[2] 张冰，高承奇，邓娟，等．颜正华教授治疗胃下垂经验 [J]．中国中医药杂志，2006，21（6）：354.

[3] 张琼林．张琼林教授治疗胃下垂经验 [J]．家庭医药，2009，2：22.

[4] 范雪峰，郭河新．吴成才教授治疗胃下垂经验 [J]．四川中医，2010，28（10）：5.

［5］王中琳．王新陆运用升降法治疗胃下垂的经验［J］．中医药信息，2010，27（5）：44.

［6］张红，姚敏，刘长征．推拿治疗胃下垂120例疗效观察［J］．中国民族民间医药，2009，16：62.

［7］曾明远，蒋若梅．埋线治疗胃下垂48例临床观察［J］．山西中医，1998，4：42.

［8］刘玉泉．点穴按摩治疗胃下垂15例［J］．按摩与导引，2003，19（2）：14.

西医部分

［1］贝政平．3200个内科疾病诊断标准［M］．北京：科学出版社，1996.22.

［2］谢宗熹．X线诊断学［M］．河北教育出版社，1998.271.

［3］马玉富．胃下垂X线钡餐诊断标准的探讨［J］．中国影像学杂志，2001，9（6）：462～463.

［4］金旭明，刘翠芹．体育疗法在胃下垂康复治疗中的应用体会［J］．中国疗养医学，2011，20（4）：315.

胃　癌

第一章　概　述

胃癌又称胃腺癌，是指发生于胃黏膜上皮的恶性肿瘤，约占胃恶性肿瘤的95%以上。胃癌是最常见的恶性肿瘤之一，其患病率仅次于肺癌，在全球癌症死亡原因中占第二位。在我国胃癌死亡率居消化道恶性肿瘤之首，每年新发胃癌约100万，死亡约70万。胃癌的发病率存在明显的国家差异，在世界范围内，日本、中国、俄罗斯、南美及东欧等为高发区，而北美、西欧、澳大利亚及新西兰等为低发区。在我国亦有明显的地区差异，高发地区为新疆、青海、甘肃、陕西、山西及东部沿海地区，而广东、广西的发病率很低。发病率和死亡率男性均高于女性，发病年龄以40～60岁多见。

近年来，胃癌的发病率在欧美国家及我国部分地区呈下降趋势，进一步分析发现，下降的主要是胃窦部癌，而近贲门部胃癌发病率则呈上升趋势。

第二章　病因与发病机制

第一节　现代医学的认识

胃癌的病因和发病机制尚未完全阐明，目前认为胃癌的发生是多因素综合作用的结果，包括以下各种因素。

一、环境因素

流行病学资料表明，不同国家和地区胃癌的发病率有明显的差异，第一代由胃癌高发区向低发区转移的移民，胃癌发生率与本土居民相似，第二代即有明显下降，第三代发病率则与当地居民相似，提示胃癌的发生与环境因素有关。

二、饮食因素

饮食因素与胃癌发生的关系最直接。胃癌主要由某些致癌物质通过人们的饮食、不良饮食习惯和方式不断侵袭人体所致。食物与胃癌病死率相关性的研究显示出多种饮食危险因素，综合分析与胃癌相关的食品有以下几个基本特点：高盐、高淀粉、低脂、低（动物）蛋白、少食新鲜蔬菜及水果等。相关的食物加工方式有腌熏、发酵、煎炸等。相关的进食方式亦有影响，如暴饮暴食、干、硬、烫、快食等。调查资料显示，胃癌高发区此类食品的消耗明显高于低发区，长期摄入此类食品的人群中胃癌的患病率明显升高。油炸食物在加热过程中产生多环芳烃化合物，熏制的鱼肉含有较多的 3，4 苯并芘，发霉的食物含有较多的真菌毒素等，此类物质在体内通过代谢转化，与 N - 亚硝基化合物起协同致癌作用。

三、N - 亚硝基化合物（NOC）

胃癌的病因学说有多种，以 NOC 的致癌作用最受重视。对其致癌性的研究主要集中在亚硝胺类和亚硝酰胺（NAD），已证实 NAD 不需经任何代谢激活即能在试验动物胃内直接诱发肿瘤，氮氧分子（NO）则是近年 NOC 研究领域的一个热点，其中研究较多的是硝酸盐（NO_3^-）。人类与 NO_3^- 接触的机会较多，各地暴露水平亦有很大差异，综合 12 个国家的研究资料表明，胃癌发病与 NO_3^- 的摄入量呈正相关。人体内合成 NOC 的主要部位是胃。体外动物试验表明 NOC 合成的最适 PH 值是 2 ~ 4，而正常胃液 PH 值是 1 ~ 4，因此摄入 NOC 的前体物质后，即可在胃内化学性合成 NOC。

NO 是体内具有重要生理功能的活性分子，当有 Fe^{2+} 存在时，NO 能与其他极活泼的自由基发生化合反应，如使胺类亚硝基化而直接损伤 DNA。NO 在 H. pylori 感染等炎症病灶中生成增加，可能是慢性萎缩性胃炎患者胃癌风险升高的原因之一。

四、幽门螺杆菌感染

流行病学资料表明，H. pylori 感染与胃癌发病率之间成正相关，已被 WHO 列为Ⅰ类致癌物。英美的前瞻性对照研究证实，感染 H. pylori 的患者发生胃癌的几率较对照组高 3 ~ 8 倍。H. pylori 感染导致胃癌的发病机制尚不明确，但多数学者认为：①H. pylori 感染主要作用于慢性活动性胃炎 – 慢性萎缩性胃炎 – 肠化生的癌起始阶段；H. pylori 感染引起的慢性炎症可能会成为一种内源性致突变原，造成 DNA 损伤，成为胃癌发病的主要原因；同时 H. pylori 的某些代谢产物可能促进上皮细胞变异。②H. pylori 感染使胃黏膜上皮细胞凋亡和增殖平衡失调，促进癌变发展。③H. pylori 感染导致胃内具有清除亚硝酸盐、氧自由基作用的抗坏血酸明显减少，而亚硝基化合物是公认的一大类致癌物。

五、基因调控

目前关于胃癌基因调控的认识已经取得了较大的进展。正常情况下胃黏膜细胞增殖与凋亡受到癌基因、抑癌基因、生长因子及其受体、细胞黏附因子及 DNA 修复基因等的调控。同时，不少调节肽如表皮生长因子、转化生长因子、胰岛素样生长因子Ⅱ等，在胃癌发生过程中也起调节作用。端粒丢失、错配修复基因异常也参与胃癌发生的病理途径。此外，环氧化酶 – 2 高表达与淋巴结浸润及不良预后相关。癌基因甲基化水平越低，其胃癌分化程度往往越差。

六、遗传因素

胃癌有明显的家族聚集现象，家族发病率高于人群 2 ~ 3 倍。

浸润型胃癌有更高的遗传倾向，提示该型与遗传因素有关。一般认为遗传素质使致癌物质对易感者更易致癌，人体对内外源性致癌剂的代谢能力和基因修复能力等因素将影响个体对胃癌的易感性。影响肿瘤遗传易感性基因主要涉及代谢酶基因、修复基因及免疫功能和控制细胞生长基因，如醌氧化还原酶基因 cDNA609 位 T 等位基因多态性可能是胃癌发生的危险性因素，与胃癌的发生有关。

七、癌前期变化

癌前期变化是指某些具有较强的恶变倾向的病变，包括癌前状态（precancerous conditions）与癌前病变（precancerous lesions），前者是指一些发生胃癌危险性明显增加的临床情况，为临床概念；后者是指一类易发生癌变的胃黏膜病理组织学变化，即异型增生（又称不典型增生、上皮内瘤变），为病理学概念。

（一）胃的癌前状态

1. 慢性萎缩性胃炎　慢性萎缩性胃炎基础上可进一步发生肠上皮化生、不典型增生而引起癌变。其胃癌的发生率与病史长短和严重程度相关，据报道胃癌的发生率占慢性萎缩性胃炎的 2% ~ 10%。

2. 胃息肉　炎性或增生性息肉是最常见的胃部息肉，但很少癌变，而腺瘤性息肉癌变率高，为 15% ~ 40%，直径 > 2cm 时癌变率更高，以绒毛状腺瘤恶变率最高。

3. 手术后胃　残胃癌在良性胃手术 15 ~ 20 年后，发生率显著上升，而毕 Ⅱ 式发生胃癌较毕 Ⅰ 式为多。可能与胃酸分泌减少致使亚硝胺等致癌物质产生增多，十二指肠内容物反流至残胃，胆酸浓度增高等因素有关。

4. 良性胃溃疡　胃溃疡本身不是一个癌前状态，而溃疡边缘的黏膜反复损伤、修复增加了发生萎缩性胃炎、肠上皮化生和异型增生的危险性，从而增加了癌变的危险性。

5. 巨大胃黏膜肥厚症　报道恶变率为 10% ~ 13%。

（二）胃的癌前病变

1. 肠化生　是指胃黏膜上皮细胞被肠型上皮细胞所代替，即胃黏膜中出现类似小肠或大肠黏膜的上皮细胞，有相对不成熟型和向肠和胃双向分化的特点。常分为两型：小肠型（完全型）具有小肠黏膜特征，其上皮分化好，是一种常见的黏膜病变，广泛见于各种良性胃病，认为小肠型化生可能属于炎症反应的性质；大肠型（不完全型）具有大肠黏膜特征，其上皮分化差，又可分为 2 个亚型：Ⅱa 型，能分泌非硫酸化黏蛋白；Ⅱb 型能分泌硫酸化黏蛋白，此型与胃癌发生关系密切。

2. 异型增生　异型增生和上皮内瘤变是同义词，世界卫生组织（WHO）肿瘤新分类中胃黏膜上皮内瘤变包括胃黏膜上皮结构异常和细胞学异常。结构异常指上皮排列紊乱和正常细胞极性丧失；细胞学异常指细胞核不规则、深染，核浆比例增高和核分裂活性增加。上皮内瘤变具有较高的癌变倾向，但无间质侵犯，属于非浸润性肿瘤性上皮病变。WHO 将上皮内瘤变分为低级别上皮内瘤变（Low Grade Intraepithelial Neoplasia，LGIN）和高级别上皮内瘤变（High Grade Intraepithelial Neoplasia，HGIN）两级。

第二节　中医学的认识

一、概述

中医古典医籍中无胃癌称谓，但对其相关病证却早有认识。《黄帝内经》中提到"食痹"，指食后不能消化、闷痛气逆、必吐出乃止。这是针对胃癌相似症状较早的称谓。另外，还有胃脘痛、心痛痞满、膈中等，都是对胃癌相关症状的描述，伏梁、心腹积也是这一时期对此类病证的称谓。宋代《卫济宝书》和《仁斋直指附遗方论》中首先有"癌"字记载。宋·杨士瀛《仁斋直指附遗方论》曰："癌者，上高下深，岩穴之状，颗颗累垂……毒根深藏，穿孔透里。"其中"穿孔透里"的性质，是对癌症易于浸润转移这一特点的形象描述。《医碥》则详述酒客者噎膈多发之因："酒客多患噎膈，饮热酒者尤多，以伤津液，咽管干涩，饮食不得入也。"此处所指的噎膈一病与现代所指的贲门癌类似。张锡纯在《医学衷中参西录》中提到"胃癌"一词，言："至西人则名为胃癌，所谓癌者，如山石之有岩，其形凸出也。"

二、病因病机

（一）病因

1. 饮食因素

饮酒过度，或嗜食辛辣燥热之品，积热蕴胃，热久伤阴则津枯血燥、胃脘干槁或热盛瘀积；饮食不节，胃失腐熟、脾失健运，气血无以化生，而致气血两亏；或病久阳气衰馁，致脾胃虚寒，均可发为本病。如《卫生宝鉴》谓："凡人脾胃虚弱，或饮食过度，或嗜食生冷，健运失职，致成积聚结块。"

2. 情志不遂

明·李中梓《医宗必读》中谓"大抵气血亏损，复因悲思忧恚，则脾胃皆伤，血液渐耗，郁气而生痰……噎塞所由成也"，并且指出"境缘不偶，所求未遂，深情牵挂，良药难医"。情志不遂，忧思抑郁过度，气机郁结，津液运行失常，久则导致气滞血瘀，或气不布津，聚津为痰，血瘀、痰浊互结，日久成块。

3. 内伤劳倦

中医学认为"劳则伤脾"，过度劳累致脾气虚弱，或病邪久羁，损伤正气，或正气本虚，脾气虚弱，饮食水谷不能化生水谷精微，而反成痰浊水湿，致气机不畅，气血功能紊乱，气、痰、湿、水、血等凝结阻滞体内，邪气壅结成块。

4. 六淫邪气

中医认为，癌瘤的发生与外邪侵袭有关，认为人体被外邪所中，积久成疾。如《灵枢·九针论》明确指出"四时八风客于经络之中，为瘤病也""寒温不对，邪气胜之，积聚已留"等；《诸病源候论》亦载："恶核者，内里有核累累如梅李，小如豆粒……此风邪挟毒所成"，强调风邪、寒邪留滞经络、气血不运而发癌瘤。故张子和谓："夫病之一物，非人身素有之也。或自外而入，或由内而生，皆邪气也，邪气加诸身，速攻之可也，速去之可也。"

（二）病机

胃癌是涉及全身疾病的局部表现，由于长期饮食不节、情志不遂、内伤劳倦或感受邪毒等因素而使脏腑功能失调，气血津液运行失常，致胃脘食积、气滞、痰凝、瘀血等病理产物，蕴结于胃脘，日久形成积聚。本病初起，气滞血瘀，邪气壅实，正气未虚，病理性质多属实；病程日久，正气耗伤，可转为虚实夹杂之证。病至后期，气血衰少，体质羸弱，则往往转以正虚为主。若病势进一步发展，可出现更严重的变证。如肝脾两伤，藏血与统血失职，或瘀热灼伤血络，而导致出血；如湿热瘀阻，肝脾失调，胆汁泛溢，可出现黄疸等。

第三章　临床表现

半数以上早期胃癌可无任何症状，有症状者亦无明显特异性，可出现上腹不适、反酸、嗳气等非特异性消化不良症状，症状可时轻时重，亦可持续存在。进展期胃癌最早最常见的症状是上腹疼痛，疼痛可急可缓，逐渐加重，与进食无明显关系，部分患者疼痛与消化性溃疡相似，服用抗酸剂或进食后可有一定程度缓解。肿瘤转移至胰腺或横结肠系膜时可表现为持续性剧痛，并向腰背部放射。除疼痛外，可伴有食欲减退、体重下降，进行性加重，晚期呈恶病质状态。1/3 患者经常有少量出血，表现为呕血与黑便，常伴有贫血。

胃癌发生并发症或是转移时常出现一些较特殊的症状。位于幽门附近引起幽门梗阻可有恶心、呕吐；位于贲门附近可引起咽下困难；溃疡型癌有出血时可出现黑便或呕血；腹腔转移产生腹腔积液时则有腹部胀满不适；癌肿扩散至肝、肺等可引起相应的症状。

早期胃癌可无任何体征，中晚期胃癌的体征主要有上腹压痛、上腹部肿块质坚而不规则。以及远处转移出现的肝脾肿大、黄疸、腹腔积液、左锁骨上淋巴结肿大、直肠前隐窝肿块等。

少部分胃癌可出现伴癌综合征，伴癌综合征是指癌肿本身代谢异常或癌组织对机体发生各种影响引起的内分泌或代谢方面的症候群。胃癌的伴癌综合征包括血栓 - 栓塞综合征、血液病综合征、微血管病性贫血等；神经综合征、多发性神经炎、小脑变性等；皮肤表现：Leser - Terlat 综合征即突然出现并迅速加重的脂溢性角化病等。有时可在胃癌被发觉之前出现。

第四章　西医诊断与中医辨证

第一节　西医诊断

一、内镜检查

胃癌的诊断主要依赖内镜检查加活检，是发现早期胃癌最有效的方法。它能详细了解胃癌病变的部位、形态和范围，视野广，分辨力强，并可多点取材做病理检查，准确率高。若结合色素喷洒活检、细胞刷片、涂片，可明显提高检出率。内镜检查的不足是较难判断肿瘤侵袭层次，更无法判断周围脏器有无受侵。

（一）早期胃癌

是指癌细胞仅浸润胃黏膜层及黏膜下层，不论有无淋巴结转移。内镜下分为三型：Ⅰ型（隆起型或息肉型）：主要表现为局部黏膜隆起，超过黏膜厚度 2 倍，有蒂或广基，表面粗糙；Ⅱ型（平坦型）：病变常不明显，局部黏膜细颗粒状，略为隆起或凹陷，界限不清，颜色变淡或发红，可有糜烂；Ⅲ型（凹陷型）：有较为明显的凹陷，多超过黏膜层，黏膜颜色异常，边缘可有结节状颗粒。若病灶有两种形态则称为混合型早期胃癌。有关早期胃癌的分型都采用日本内镜学会的分类法（如下表）。

早期胃癌日本内镜分类法

类型		病灶特点
Ⅰ型（隆起型或息肉型）		病变向胃腔内突出，呈息肉状
Ⅱ型（平坦型）	病变隆起及凹陷均不明显。此型又分为三个亚型	
	Ⅱa型	浅表隆起型，病灶轻度隆起
	Ⅱb型	浅表平坦型，病灶隆起及凹陷均不显著
	Ⅱc型	浅表凹陷型，病灶轻微凹陷，相当于糜烂
Ⅲ型（凹陷型）		病灶凹陷较显著

（二）中晚期胃癌

多采用 Borrmann 分型。Ⅰ型（隆起型）：病变直径较大，形态不规则，呈菜花样或菊花状，表面凹凸不平，常有溃疡、出血；Ⅱ型（局部溃疡型）：病变常为中央溃疡型肿块，边缘模糊，基底粗糙，伴渗出和坏死，周围有不规则结节，皱襞中断或呈杵状；Ⅲ型（浸润溃疡型）：与Ⅱ型相似，但肿瘤呈浸润性生长，与周围组织界限不清；Ⅳ型（弥漫浸润型）：主要在壁内弥漫浸润性生长，使胃壁增厚，如累及胃大部或全胃时称皮革胃。

（三）超声内镜检查

对胃壁各层肿瘤浸润状况、邻近器官及淋巴结转移的诊断有独到之处，为早期胃癌的确诊、诊疗前 TMN 分期、选择合理的治疗方式提供依据。诊断浸润深度的准确性约 70% ~ 80%，淋巴结转移的准确性约为 65%，但可能过度分期。

二、影像学检查

（一）X 线钡餐检查

气钡双重造影可以检出微小病变的胃癌，是诊断胃癌的重要方法。

早期胃癌的 X 线表现：早期胃癌是指癌瘤局限于黏膜或黏膜下层，在适当加压或双重对比下，能更清楚的显示黏膜结构，发现微小病灶。根据形态可分为三个基本类型：Ⅰ型（隆起型）：肿瘤呈类圆形突向胃腔，常显示小的充盈缺损，表面多不光滑，基部稍宽，附近黏膜呈颗粒或小结节状；Ⅱ型（浅表型）：肿瘤表浅、黏膜平坦，表面可见轻微盘状隆起，部分患者可见小片钡剂积聚，或于充盈相呈微小突出；Ⅲ型（凹陷型）：肿瘤形成明显凹陷，可见浅龛影，底部大多毛糙，胃壁可较正常略僵。

中晚期胃癌的 X 线表现：①蕈伞形：突出于胃腔内的充盈缺损，形态不规则，基底广阔，在充盈缺损中可有不规则龛影，周围胃黏膜纹中断或消失。②溃疡型：龛影位于胃轮廓之内，形态不规则，有环堤征（龛影周围绕以宽窄不等的透明带，其轮廓不规则而锐利）与压迹指征（环堤上见结节状和指压迹状充盈缺损），周围皱襞结节增生，有时至环堤处突然中断。③混合型：以溃疡为主，伴有增生、浸润性改变。④浸润型：局限者表现为黏膜皱襞异常增粗、僵直或消失，局部胃壁僵硬，胃腔固定。⑤广泛浸润型：黏膜皱襞平坦或消失，胃腔明显缩小，胃壁僵硬，癌瘤区蠕动消失。

（二）CT 和 MRI 检查

CT 和 MRI 检查直接反映了肿瘤的大体形态：蕈伞型表现为向胃腔内突出的息肉状肿块；浸润型表现为胃壁增厚，其范围可以局限也可呈弥漫型；溃疡型则表现肿块的表面有不规则的凹陷。可用来判断胃癌的范围、浸润深度、与周围脏器的关系及有无远处转移等，精确性约为 50% ~ 60%。

（三）PET/CT

是利用正电子核素标记葡萄糖等人体代谢物作为显像剂，通过病灶对显像剂的摄取来反映其代谢变化。肿瘤组织的重要特点之一就是生长迅速、代谢旺盛，特别是葡萄糖酵解速率增高。因此，代谢显像是早期诊断恶性肿瘤的最灵敏的方法之一。采集 PET 代谢图像同机融合 CT 解析图像，可提高对病灶的精确定位。

三、免疫学诊断

如血清 CEA、CA19 - 9、CA50、CA125、CA724 等肿瘤相关抗原可升高，在胃癌的阳性率约为 60%，但敏感性和特异性均不强，并与其他肿瘤有交叉。

凡出现下列情况者，应予以高度重视，并及时行消化道钡餐、胃镜和组织病理学检查，以尽早明确诊断：①年龄 >40 岁，出现无明显节律性的中上腹不适或疼痛，并伴明显的食欲减退、贫血、消瘦、低热和粪便隐血试验持续阳性者；②慢性萎缩性胃炎伴有肠上皮化生及不典型增生，经内科治疗无明显改善者；③胃溃疡患者，经严格规范内科治疗但症状仍持续存在者；④X 线检查或胃镜检查显示胃息肉 >2cm 者；⑤毕 II 切除术后 10 ~ 15 年出现胃部不适并伴有消瘦、贫血等表现者。

第二节 中医辨证

一、辨证要点

首先应辨虚实寒热，在气在血，还应辨兼夹证。实者疼痛剧烈，拒按；虚者疼痛较缓，隐痛喜按；寒证遇寒加重，得温痛减；

热证呈灼痛，痛势急迫，遇热加重，得寒痛减。一般病初在气，病久在血。在气者，多痛无定处，又当辨气滞与气虚。气滞者，多见胀痛，或者涉及两胁，疼痛与情志因素密切相关，或兼见恶心呕吐、嗳气频频，脉常弦；气虚者除胃脘疼痛，兼见饮食减少，食后腹胀，大便溏薄，面色少华，舌淡脉弱等。在血者，疼痛部位固定不移，痛如针刺，舌质紫黯或有瘀斑，脉涩，或兼见呕血、黑便。各证不是单独出现或一成不变的，而是相互转化或兼杂。

二、辨证分型

（一）肝胃不和证

症候表现：胃脘胀满疼痛，疼痛与情绪有关，心烦易怒、嗳气泛酸，或见胸胁胀满，饱胀感或稍食即胀，呃逆，纳呆。舌质淡红或暗红，或见瘀斑，苔薄白或薄黄，脉弦。

辨证要点：以胃脘胀满，与情绪相关，心烦易怒，舌红脉弦为特征。

（二）气滞血瘀证

症候表现：胃脘刺痛拒按，痛处固定，或可扪及肿块，腹满不欲食，呕吐宿食，或见黑便或黯红色便，面色晦黯，口干不欲饮，唇舌青紫，舌质紫黯或有瘀斑，舌下脉络迂曲，脉细涩。

辨证要点：以胃脘刺痛拒按，痛处固定，可扪及肿块，或有黑便，面色晦黯，唇舌青紫，舌质紫黯有瘀斑，脉涩为特征。

（三）痰气交阻证

症候表现：上腹肿块，胀满疼痛，胸脘胀闷或心下痞满，吞咽不利甚则呕恶痰涎，口淡无味，口干不欲饮，纳呆食少，腹胀便溏，舌苔白腻而厚，内蕴湿热则见黄腻苔，脉弦滑。

辨证要点：以上腹胀满疼痛，吞咽不利，甚至呕吐痰涎，口干不欲饮，纳呆食少，腹胀便溏，舌苔厚腻，脉滑为特征。

（四）脾胃气虚证

症候表现：面色萎黄，气短神疲，四肢无力，食欲不振，食后胃脘饱胀或胃脘不适，恶心呕吐，吐后胃舒；或见腹部虚胀，大便溏薄，久病则形体消瘦。舌质黯淡，舌体胖大可见齿痕，苔白或腻无根，脉沉细无力。

辨证要点：以面色萎黄，神疲乏力，食欲不振，形体消瘦，舌胖大有齿痕，脉细无力为特征。

（五）胃阴不足证

症候表现：胃脘灼热隐痛，或时感胃脘刺痛，嘈杂不适，饥不欲食，口干喜冷饮，大便干结、中脘痞满、嘈杂欲食，但食入则痛，发热持续不退，午后潮热、盗汗，舌红绛而干，或见舌裂纹或舌暗隐青，苔少甚则舌面光或苔花剥，脉细数或虚数。

辨证要点：以胃脘灼热隐痛，嘈杂不适，饥不欲食，喜冷饮，午后潮热、盗汗，舌质红绛，脉细数为特征。

（六）脾肾虚寒证

症候表现：胃脘痛，喜温喜按，朝食暮吐，或暮食朝吐，食谷不化，泛吐清水，面色苍白，肾阳虚甚则见四肢不温，下肢浮肿，畏寒蜷卧，大便溏薄，或五更泄泻，小便清长。舌质黯淡，可见齿痕，苔白水滑或白腐，脉沉细或沉缓。

辨证要点：以胃脘痛，喜温喜按，朝食暮吐，暮食朝吐，泛吐清水，面色苍白，四肢不温，舌淡黯，苔白滑，脉沉为特征。

（七）气血两亏证

症候表现：腹痛喜按，面色无华，唇甲色淡，自汗、盗汗、乏力、头晕、面色萎黄，或见低热，纳呆食少，胃脘可见肿块疼痛，或食后胃胀，或饮食不下，全身乏力，动辄气短，形体消瘦，舌淡或舌质黯淡，或见瘀斑，脉虚或沉细。

辨证要点：以腹痛喜按，面色无华，乏力头晕，纳呆食少，形体消瘦，脉虚为特征。

第五章　鉴别诊断与类证鉴别

第一节　鉴别诊断

一、胃溃疡

早期胃癌与胃溃疡表现相似，但胃溃疡疼痛多具有慢性、周期性、节律性的特点，抑酸药治疗效果明显，不伴有明显的消瘦、贫血、低热等表现，病理组织学检查可以鉴别。

二、胃息肉

胃息肉是指胃黏膜表面突起的乳头状隆起，早期可无明显症状，一般都是在消化道钡餐检查、胃镜检查或因其它原因而手术时而发现。胃镜下可见胃壁黏膜上有圆形或半圆形隆起，一般小于2cm，多数直径在 0.5~1.0cm 之间，边界清晰，表面光滑平整，腺瘤性息肉颜色往往较周围黏膜红，而增生性息肉则与周围黏膜相似，质地柔软，有蒂或无蒂，单发或多发。部分息肉呈菜花状表现，其表面或有糜烂或有溃疡。菜花状息肉和体积大于2cm者有恶变之可能，活组织病理检查有助于鉴别诊断。

三、胃原发性恶性淋巴瘤

胃原发性恶性淋巴瘤好发于胃窦部，多见于青壮年，临床表现与胃癌相似，患者常呈持续性或间歇性的发热，钡餐检查可发生弥漫性胃黏膜皱襞不规则增厚，不规则地图形多发性溃疡，形成大皱襞，呈"鹅卵石样"改变。如果胃表面溃疡或糜烂时应首先考虑为胃淋巴瘤，活检多能鉴别两种疾病。

胃癌晚期常可出现腹水，需与肝硬化腹水、结核性腹膜炎、其他脏器恶性肿瘤所致腹水鉴别。胃癌远处转移引起的其他脏器的症状皆需要与这些脏器的其他疾病相鉴别。

第二节　类证鉴别

一、胸痹

胸痹的病位在胸中，疼痛急且如刀割，痛彻胸背，背痛彻心，发作时伴有心悸、憋闷，病人常有濒死感，一般病情较重，发病迅速，特别是"真心痛"，其疼痛持续不已者，每每"夕发旦死，旦发夕死"。

二、腹痛

胃痛与腹痛的鉴别，主要是病位不同。腹痛的病位在胃脘以下、脐周，以及耻骨以上整个腹部发生的疼痛，但胃腑位于腹中，与肠相连，常常胃痛影响及腹，或腹痛牵连于胃，二者病因病理亦有类似之处，临床上往往两者兼见，故又有心腹痛之称。

第六章　治　　疗

第一节　现代医学治疗

胃癌的治疗原则：早期发现、早期诊断、早期治疗是提高胃癌治愈率的关键；以手术为中心，开展化疗、放疗、靶向治疗、中医中药治疗等综合疗法，是改善胃癌预后的重要手段。

胃癌的治疗方案的选择：①Ⅰ期胃癌可视为早期胃癌，以根治性手术切除为主，一般不主张辅助治疗。②Ⅱ期胃癌可视为中期，根治性手术切除为主，术后常规辅以化疗、免疫治疗。③Ⅲ期胃癌已届进展期，手术以扩大根治性切除为主，术后更应强调放化疗、靶向治疗等综合性疗法。④Ⅳ期胃癌属晚期，以非手术治疗为主。

一、手术治疗

外科手术切除加转移淋巴结清扫是治疗胃癌的主要手段，如果患者体质条件尚可又无远处转移，应尽可能的行根治性切除。切除范围包括近端胃切除、远端胃切除和全胃切除。对于近端胃癌，一般主张全胃或胃大部切除术；远端胃癌，主张胃大部切除术；对于有远处转移无法手术根除的患者，姑息性手术切除也应尽可能使残留癌组织越少越好；晚期胃癌有幽门梗阻而不能作姑息性切除者，可行短路手术，以解除梗阻症状，缓解病人痛苦。切除后可选择毕Ⅰ、毕Ⅱ、Roux－en－Y式进行消化道的吻合。

二、非手术治疗

（一）辅助化疗

1. 术前化疗　又称新辅助化疗（neo－adjuvant chemotherapy），术前化疗用于估计根治手术切除难度大或不能切除，且有远处转移倾向的晚期胃癌患者。大多新辅助化疗采用术前3个疗程化疗使癌灶缩小，提高手术切除成功率，并抑制肿瘤细胞生物活性，减少术中播散，消灭亚临床灶，减少术后复发。术前辅助化疗的多个临床试验有了肯定的结果，其中MAGIC实验提示ECF方案在新辅助化疗中的合理性。

2. 术中化疗　在手术中将化疗药直接注入腹腔（有腹膜播散种植或残留癌灶时）或动静脉（按照转移部位）。一般提倡大容量（2L左右）大剂量（如5－FU、MMC、DDP）给药，化疗药物灌注液加温至42℃左右可提高疗效，低渗液在短时间内也有杀灭癌细胞的作用，对清除腹腔内转移或复发的肿瘤有较好的疗效。

3. 术后辅助化疗 胃癌术后局部复发率高达 38% ~ 85%，尤其是淋巴结有转移的患者，局部复发率高达 80% 以上。早期胃癌根治性手术，T_1N_0 和 T_2N_0 中无不良预后因素的患者只需随访；但 T_2N_0 中有预后不良因素的患者（肿瘤细胞分化差、分级高，淋巴管血管有侵犯，年龄小于 50 岁）和中晚期胃癌接受根治性或姑息性手术后都需要接受辅助治疗。重点是Ⅲ期患者，针对亚临床灶辅助化疗，防止复发与转移，有可能提高 5 年生存率。

对于局部晚期的胃癌患者需术后辅助化疗，在大多学者已达成共识，但化疗方案、辅助化疗持续的时间尚无规范。术后辅助化疗多以静脉全身化疗为主，也有同时进行术后早期腹腔内化疗。

胃癌常用的化疗药物有 5 - 氟尿嘧啶（5 - FU）、丝裂霉素（MMC）、阿霉素（ADM）、亚硝脲类（CCNU）、顺铂（Cis - DDP）、依托泊苷（VP_{16}）和表柔比星等。这些药物单用效果差，联合应用稍佳。亚叶酸钙（CF）可增强 5 - FU 的活化和细胞毒作用。

常用化疗方案：①FAM 方案：由 5 - FU、ADM、MMC 三药组成，用法为：5 - FU 600mg/m²，静脉滴注，第 1、8、29、36 日；ADM 30 mg/m²，静脉注射，第 1、29 日；MMC 10 mg/m²，静脉注射，第 1 日。每 2 个月重复 1 次。②ECF 方案：由表柔比星、Cis - DDP、5 - FU 组成，用法为：表柔比星 60mg/m²，静脉注射，第 1 日；Cis - DDP 75 mg/m²，分 3 ~ 4d 静脉滴注；5 - FU 每天 500 mg/m²

持续输注 96h。每 3 周重复 1 次。

抗癌药物的毒性作用主要为消化道反应，心脏、造血系统、肝肾功能损害，脱发与皮肤反应。用药期间应定期检查血常规、心电图、肝肾功能。此外，某些抗癌药已制成多相脂质体，可增加其对肿瘤细胞的亲和性，增加疗效，减少毒副作用。

（二）内镜治疗

内镜下黏膜切除术（endoscopic mucosal resection, EMR）是治疗早期胃癌的新技术，这一方法优于传统的外科胃切除手术，在提高病人生活质量方面具有绝对优势，近年来得到了广泛的应用。日本内镜协会采用的适应症为：①病理类型为高分化型腺癌；②内镜下判断癌细胞的浸润深度限于黏膜层；③病灶直径≤2cm；④病变局部不合并溃疡。治疗前行 EUS 检查，若 EUS 提示肿瘤侵及黏膜下层，则为 EMR 禁忌症，并且可预测 EMR 治愈早期胃癌的可能性。术后定期内镜随访及活检检查，以免遗漏残留灶或是残留灶复发。

近来还开展内镜黏膜下剥离术（endoscopic submucosal dissection，ESD），其手术适应症为：①高分化型腺癌，浸润深度限于黏膜层（m），不合并溃疡，不论病灶大小；②高分化型腺癌，浸润深度限于黏膜层（m），虽合并溃疡，但病灶直径＜3cm；③高分化性腺癌，浸润深度已达黏膜下层浅层（sml），但不合并溃疡，病灶直径＜3cm；④低分化性腺癌，不合并溃疡，但病灶直径＜2cm。非抬举征（non - lifting sign）阳性是手术禁忌证，即在病灶基底部的黏膜下层注射盐水后局部不能形成隆起，提示病灶基底部的黏膜下层与基层之间已有黏连，即肿瘤可能已浸润肌层，行 ESD 发生穿孔的危险性较高。

此外，内镜下运用电灼、激光、微波、注射无水乙醇（酒精）以及剥离切除术等方法亦可能取得一定效果。贲门部，幽门部胃癌梗阻者可在内镜下放置内支架。

（三）放射治疗

据报道，手术前进行放疗可提高手术切除率；而术中行放疗在日本开展较多，认为能延长Ⅱ期、Ⅲ期胃癌生存率。术后辅助放疗可能使局部复发率减少，肿瘤无法切除者推荐中剂量放疗合并 5 - FU（放射增敏作用）为基础的化疗或补救化疗，研究证实，联合放化疗较单用化疗明显提高生存率。

（四）靶向治疗

其高效低毒特性越来越引起临床医师的重视。

1. 表皮生长因子受体（EGFR）抑制剂：EGFR 属酪氨酸激酶

受体，在进展期胃癌高度表达。EGFR 抑制剂包括胞外单抗（mABs）如西妥昔单抗等；细胞内抑制剂（TKIs），有吉非替尼。西妥昔单抗 $250mg/m^2$ 每周一次，合用依立替康 $180mg/m^2$，每两周一次，能提高晚期胃癌化疗了疗效。

2. 血管生成抑制剂：瘤血管生长与肿瘤生长、转移有关。血管内皮生长因子（VEGF）在胃癌组织中的表达与胃癌复发、预后有关。贝伐单抗（阿瓦斯汀）是重组人源化抗 VEGF 单抗，与依立替康，奥沙利铂、氟尿嘧啶组成的化疗方案，已用于晚期大肠癌的治疗，其与顺铂、伊立替康联合治疗晚期胃癌的 I 期临床研究已完成。

3. 其他：如细胞周期抑制剂（klavopiridol）、细胞凋亡促进剂（PS - 341）、基质金属蛋白酶（MMP）抑制剂（BB2516）正处在临床研究之中。

（五）综合治疗

上述各治疗方法综合应用可提高疗效。如化疗和手术，放疗和手术，以及放疗和化疗联合应用等。在抗癌治疗中，必须注意对患者的支持治疗，如补充营养、纠正贫血、预防感染、镇痛、止血等。

第二节　中医经典治疗经验

一、治则治法

本病在治疗上应权衡本虚标实的程度，酌情处理。初期重在治标，宜理气、化痰、降火、消瘀为主；后期重在治本，宜补气温阳，或滋阴润燥为主。还需辨清主次兼夹。正如《医宗必读》云："初者，病邪初起，正气尚强，邪气尚浅，则任受攻；中者，受病渐久，邪气较深，正气较弱，任受且攻且补；末者，病魔经久，邪气侵凌，正气消残，则任受补。"

二、辨证论治

（一）肝胃不和证

治法：舒肝理气，和胃降逆。

方剂：柴胡舒肝散（《医学统旨》）加减。

药物组成：柴胡、枳壳、郁金、半夏、川芎、白芍药、炙甘草。

方义：方中柴胡疏肝解郁，白芍养肝敛阴，川芎、枳壳行气止痛，半夏和胃降逆，甘草调和诸药，共奏舒肝理气，和胃降逆之效。

恶心明显，舌苔腻，可加藿香、陈皮；泛酸者，宜加吴茱萸、黄连；胁痛或胃脘痛明显者，或舌质见瘀斑隐现或舌质暗者，可酌加川楝子、延胡索、砂仁、三七粉。

（二）气滞血瘀证

治法：舒肝理气行滞，活血化瘀止痛。

方剂：膈下逐瘀汤（《医林改错》）加减。

药物组成：当归、川芎、桃仁、红花、延胡索、香附、枳壳、牡丹皮、赤芍药、炙甘草。

方义：方中当归、川芎、赤芍养血活血，使瘀血祛而不伤阴血；丹皮清热凉血，活血化瘀；桃仁、红花、灵脂破血逐瘀，以消积块；配香附、乌药、枳壳、元胡行气止痛；甘草调和诸药。全方共奏理气行滞，活血逐瘀之力。

肿块明显者，去川芎、牡丹皮，加三棱、蓬莪术；呕吐宿食者去香附、郁金，加厚朴、莱菔子、山楂；痰湿郁阻而致气滞血瘀者，治以健脾化湿，祛痰理气，药用陈皮、半夏、白术、木香、茯苓、桃仁、红花；若见吐血及柏油便，加三七粉、白及、仙鹤草。

（三）痰气交阻证

治法：健脾化湿，理气化痰，宽中散结。

方剂：二陈汤（《太平惠民和剂局方》）合海藻玉壶汤（《外科

正宗》）加减。

药物组成：陈皮、半夏、郁金、海藻、昆布、浙贝母、茯苓、瓜蒌、甘草。

方义：方中陈皮、半夏燥湿化痰，海藻、昆布、浙贝化痰散结，茯苓健脾祛湿，瓜蒌宽中散结，甘草调和诸药，起到健脾化痰，宽中散结之功。

恶心呕吐者，加旋覆花、代赭石；痰食积滞者，加莱菔子、生山楂、鸡内金；气滞甚者加柴胡、厚朴、大腹皮；痰湿蕴热、舌苔黄腻者加黄芩、龙葵、土茯苓。

（四）脾胃气虚证

治法：健脾养胃，消食化瘀。

方剂：香砂六君子汤（《古今名医方论》）加减。

药物组成：党参、黄芪、陈皮、半夏、枳壳、木香、白术、茯苓、焦山楂、鸡内金、砂仁、炙甘草。

方义：方中木香、砂仁、枳壳行气，陈皮、半夏燥湿化痰，四君子汤益气健脾，山楂、鸡内金消食，起到健脾益胃，消食导滞的作用。

若见食滞难下，腹中挛急，呕吐反胃，则加莱菔子、厚朴、白芍药，去枳壳、木香；舌质暗较明显者，应加三七粉、赤芍药以活血化瘀，预防因气虚而致血瘀。若水湿不化，痰湿阻于内，可酌加薏苡仁、白豆蔻、藿香。

（五）胃阴不足证

治法：益胃养阴，清热解毒。

方剂：麦门冬汤（《金匮要略》）合益胃汤（《温病条辨》）加减。

药物组成：生地黄、玉竹、石斛、白扁豆、谷芽、麦门冬、半夏、鸡内金、牡丹皮。

方义：方中生地、麦冬、石斛、玉竹滋阴润燥，半夏降逆和中，谷芽、鸡内金消食导滞，奏益胃养阴之功。

津少口渴甚者加芦根、天花粉、知母；热毒内蕴甚者，加金银花、玄参、竹茹、黄连；热灼胃络出血者加仙鹤草、侧柏叶或生地榆、生石膏，去白扁豆；兼气虚者加西洋参或太子参、生黄芪。

（六）脾肾虚寒证

治法：温中散寒，温肾助阳。

方剂：附子理中汤（《三因极一病证方论》）加减。

药物组成：党参、白术、半夏、附子、陈皮、肉豆蔻、干姜、茯苓、吴茱萸、补骨脂等。

方义：方中党参、白术、茯苓、甘草健脾益气，与附子、补骨脂、吴茱萸温补脾肾，陈皮、半夏燥湿健脾。上药合用，温中散寒，温肾助阳，脾肾两补。

寒凝血瘀者加鸡血藤、桃仁、红花、桂枝，或三七粉冲服；寒凝气滞者加乌药、木香；肾阳虚甚者，去干姜、草豆蔻，加肉苁蓉、墨旱莲、杜仲；水湿内停明显，苔白腻水滑者，可酌加茯苓、泽泻、车前子、桂枝。

（七）气血两亏证

治法：气血双补，行气活血，解毒化瘀。

方剂：八珍汤（《正体类要》）加减。

药物组成：党参、黄芪、白术、茯苓、当归、川芎、白芍药、枳壳、熟地黄。

方义：方中四君子汤加黄芪补脾益气，四物汤养血活血，共收气血双补之功。

气虚甚者去党参改人参，或加西洋参、附子；血瘀甚者加三棱、蓬莪术、陈皮；瘀毒内阻，癥瘕形成，则可酌加山慈菇、半枝莲、土茯苓、蓬莪术、生山楂、全蝎、蜈蚣等药物，用量可自酌；气滞明显者可加木香、郁金、大腹皮等。在实际临床应用中，还须根据患者的具体情况及疾病所处的不同阶段，采取辨病与辨证相结合的原则，随证治之，方可取得较好的疗效。

第三节　名老中医治疗经验

张锡纯先生是我国近代著名中医学家，著有《医学衷中参西录》，开中西医结合之先河，其在理论和实践上，也有很多突破性的成就，总结出了一系列胃癌诊治理论和方药，独具特色。张锡纯先生认为本病的主因为中气虚弱，治宜通补兼施。治疗上独具特色，"曾拟参赭培气汤一方，仿仲景旋覆代赭石汤之意，重用赭石至八钱，以开胃镇冲，即以下通大便，而即用人参以驾驭之，脾气化旺而流通，自能撑悬贲门使之宽展，又佐以半夏、知母、当归、天冬诸药，以降胃、利痰、润燥、生津，用之屡见效验"，以通降和胃、扶正祛邪、攻补兼施之法治疗胃癌，仍是当今治疗胃癌的主要方法，对中晚期病人能起到稳定病情，提高生存质量和远期治疗效果。张锡纯根据先人前贤噎膈所论，并吸取当代医家的一些先进观点，结合自己多年临床经验，认为胃癌内有瘀血，注重用活血散瘀之法。自拟旱三七、炒桃仁、粉甘草、西药沃剥、百布圣等组成变质化瘀丸治疗此证。张氏治癌所用活血化瘀药物，据现代药理实验，有促癌细胞凋亡作用。在对胃癌的认识和治疗上，他虚心采取先哲及时贤之说，在和胃通降扶正基础上注重活血化瘀法，因而提高了疗效。先生初创参赭培气汤时，"用之屡见效验"。但"用其方既久，效者与不效者参半，又有初用其方治愈，及病又反复再服其方不效者；再三踌躇，不得其解，亦以为千古难治之证。"及用活血化瘀法，张氏说："胃癌由于胃瘀血，治此证者兼用古下瘀血之剂，屡屡治愈，又无再发之际，觉胸中疑困顿解。"张锡纯先生还对中西医结合作了大胆尝试，开中西医结合之先河。

郁仁存教授根据中医辨证论治原则将胃癌大致分为如下4型：①肝胃不和型治以疏肝和胃，用旋覆花、代赭石、柴胡、郁金、赤白芍、半夏、枳壳、白屈菜，选加抗癌中草药。②脾胃虚寒型治宜健脾温中，用人参、白术、茯苓、半夏、高良姜、荜茇、梭罗子、豆蔻、生黄芪等，选加抗癌中草药。③湿热瘀毒型治宜清热化湿，解毒抗癌，常用茵陈、生苡米、藿香、生蒲黄、五灵脂、露蜂房、棕榈炭、白屈菜、元胡、土鳖虫、血余炭、半枝莲、白花蛇舌草、龙葵、白英、蛇莓、土茯苓等。④气血双亏型系晚期，正虚邪实，治宜补气养血，健脾补胃以延时日，常用八珍汤加减，黄芪、党参、白术、茯苓、当归、熟地、杭白芍、黄精、阿胶、炙甘草，虚甚者再加人参、紫河车，并随证加减。胃癌化疗时常用的健脾和胃滋补肝肾方：生黄芪、太子参、白术、茯苓、砂仁、鸡内金、鸡血藤、女贞子、枸杞子、菟丝子、黄精。

魏品康教授汲取古方"导痰汤"的精髓，创立了"消痰散结方"作为治疗胃癌的基本方剂，该方由半夏、天南星、全蝎、蜈蚣等药物组成，其中大量运用了虫类药物如全蝎、蜈蚣、干蟾皮、天龙、地龙等。

第四节　民间单方验方

1. 柴胡疏肝汤合喜树煎：柴胡10g，白芍药10g，枳壳10g，陈皮6g，香附6g，郁金6g，延胡索6g，生姜3片，丁香6g，鲜喜树叶500g。将喜树叶与其他药分开煎，每日1剂，分别服用。适用于肝气不疏、气滞瘀结之胃癌。

2. 益气止呃汤：人参6~9g，炒白术9~20g，吴茱萸9~12g，干姜6~9g，丁香9~12g，高良姜6~9g，旋覆花（包煎）9~10g，代赭石（先煎）9~12g，柿蒂6~9g，炙甘草6~12g。水煎，每日1剂，分2次服。适用于胃癌见呃逆严重者。

3. 化疗增敏方：鲜生地黄39g，鲜石斛30g，水牛角（先煎）30g，北沙参30g，麦门冬30g，玄参10g，山豆根10g，黄连10g，半枝莲30g，白花蛇舌草30g，生大黄10g，川楝子30g，生甘草10g，西洋参（炖服或泡茶饮）3g，真犀黄粉（冲或吞服）0.3g。水煎，每日1剂，分2次服。适用于晚期胃癌属热毒内蕴者，腹腔动脉插管化疗前。

4. 益气防毒汤：黄芪30g，党参30g，五味子15g，补骨脂

15g，炒白术 15g，麦门冬 20g，当归 12g，茯苓 12g，陈皮 12g，清半夏 12g。水煎，每日 1 剂，分 2 次服。化疗前 3 天开始服用，星期日停药 1 日，化疗结束后继续服 1 周。适用于胃癌化疗期间及化疗后。

5. 升血方：黄芪 30g，当归 10g，七叶胆 15g，阿胶（烊冲）12g，生地黄 12g，熟地黄 12g，薏苡仁 30g，虎杖 30g，仙鹤草 30g，猪苓 15g，茯苓 15g，鹿衔草 15g，石韦 15g，木香 12g，丹参 15g，鸡内金 10g，大枣 30g，炒干姜 3g。水煎，每日 1 剂，分 2 次服。适用于晚期胃癌腹腔动脉插管化疗后骨髓抑制者。

6. 抗癌灵：全蝎 30g，蜈蚣 30g，白花蛇 30g，硇砂 5g，水蛭 30g，蟾酥 1g，薏苡仁 50g，鲜泽漆 600g。上药共研细末，装成胶囊，每粒约 0.5g。每次 2～4 粒，每日 3 次，开水送服。适用于胃癌疼痛者。

7. 六君薏苡三虫汤：党参 10g，半夏 10g，僵蛹 10g，炒白术 10g，九香虫 10g，茯苓 10g，炙甘草 6g，陈皮 6g，生薏苡仁 30g，守宫 2 条。脘腹胀痛者，加木香 10g，枳壳 10g，延胡索 10g，香附 10g；恶心呕吐，属胃热者，加吴茱萸 3g，生姜 3 片；嗳气频作者，加旋覆花 10g，代赭石 30g；纳呆者，加炙鸡内金 10g，焦神曲 10g，谷芽 30g，麦芽 30g；气血不足者，加炙黄芪 18g，当归 10g，枸杞子 10g；阳虚者，加附子 10g，干姜 3g；阴虚者，加川石斛 10g，炒白芍药 10g，麦门冬 10g。水煎，每日 1 剂，分 2 次服，连续服药 3～4 个月，待症状好转稳定后隔日 1 剂，坚持服药 1～2 年。适用于晚期胃癌术后。

第五节　外治法

实验研究表明，中医外治法如药物外敷、药物外涂、针灸、灌肠、熏洗、推拿等方法对缓解癌性疼痛，提高肿瘤患者生活质量具有一定优势。现介绍几种如下：

1. 药物外涂法：用天南星、半夏、山慈菇、威灵仙等研粉加入 75% 乙醇中，密闭浸泡 30 天，取上清过滤制成通络散结酊。用棉签蘸取酊剂涂痛处，涂擦面积直径约大于痛处皮肤 1cm，剂量为 0.5ml/cm²，每日 2 次，连用 7 天为 1 疗程。

2. 针灸法：取穴双侧足三里、合谷、三阴交及阿是穴，手法采用平补平泻法。留针 30min，每日 1 次，7 天为一疗程。

第七章　预防与康复

第一节　预　　防

一、一级预防

胃癌一级预防是指胃癌的病因学及发病学预防，目的在于降低胃癌发病率。

（一）病因学预防

针对胃癌病因采取预防措施，消除或避免致癌病因中占有重要地位，控制饮食因素对胃癌病因学预防十分重要。

1. 改进不良饮食习惯和方式要按时进食，避免暴饮暴食；食物不能过烫，进食不宜过快；进食情绪愉快；平时应养成慢嚼细咽的良好饮食习惯。

2. 避免高盐食物，提倡冷冻保鲜腌制的含有高浓度食盐的食品如咸肉、咸鱼等为胃癌发生的重要诱因。应尽量减少盐腌食品的摄取，每日进食盐量一般应低于 6g。

3. 少吃烟熏、油炸和烘烤的食物以红烧、清炖为好。

4. 多吃具有防癌作用的食品新鲜蔬菜、水果、豆制品、牛奶、大蒜、绿茶等与胃癌发病率呈负相关，是预防胃癌的理想食品。

（二）发病学预防

针对胃癌前疾病采取干预措施，阻断癌前病变演变成癌或使其逆转成正常细胞。所谓干预，是指施加外部影响因素控制肿瘤发生发展进程。理论上讲，通过干预可以实现肿瘤预防，也可以进一步验证肿瘤病因。干预手段包括化学干预及行为干预等。用化学药物预防胃癌的发生或使癌细胞分化逆转的方法称为癌的化学干预。

二、二级预防

胃癌二级预防是指胃癌"三早"，即早期发现、早期诊断和早期治疗。目的在于降低胃癌死亡率。胃癌二级预防的核心内容是将胃癌患者在早期阶段发现，为其争取早期治疗机会。

（一）早期发现的途径－普查

根据国内胃癌患者的统计资料，胃癌在出现症状后 3 个月内能得到诊断的不到 1/3，而在出现症状后 1 年以上才得到诊断的超过 1/3。在一般综合性医院门诊诊断的胃癌患者中，早期胃癌不足 10%，近年来，由于胃镜的普遍使用，在医院门诊诊断的早期胃癌患者数有了一定提高。但由于条件限制，有些早期患者没有得到检查，尤其时症状轻微和无症状的患者被漏掉了。

（二）普查重点－胃癌高危人群

通常下述人员属于普查重点：年龄在 40 岁以上，有反复上消化道症状，诊断不明者。患有胃癌前疾病，如萎缩性胃炎、经久不愈的胃溃疡、胃息肉、手术后残胃、恶性贫血。胃镜检查发现胃黏膜上皮出现胃癌前病变者，包括异型增生等。有胃癌家族史者。

（三）早期发现的关键－筛查方法

胃镜和胃黏膜活检病理是胃癌确诊方法，目前缺乏理想的胃癌初筛手段。虽然已有关于胃癌的多种实验方法问世，其中不乏良方，但这些实验方法在胃癌普查中的作用尚无定论。因此，在一定人群中继续对各种胃癌筛查方法进行研究以便对其做出正确评价。

（四）胃癌早期发现

早期诊断的目的是早期治疗，胃癌已经确诊，应及早争取手术治疗，术后根据病情进行恰当的综合治疗。

三、三级预防

胃癌三级预防是指采取积极措施改善患者生活质量，促进患者康复。目的在于提高胃癌患者生存率。对于早期胃癌来说，若肿瘤较小可考虑内镜下黏膜切除。对全胃切除者，若无淋巴转移，可不作化疗，单纯使用提高免疫力药物。中晚期胃癌应加强综合治疗，解除疼痛，提高生存质量。治疗后应定期随访观察，采取各种措施促进康复。

第二节　康　复

肿瘤患者进行康复锻炼，主要是为了减轻手术、化疗、放疗等对患者造成的损伤和毒副作用，改善体质，提高机体免疫功能，控制肿瘤的转移和复发。对失去手术、放化疗机会的晚期患者，旨在延长生命，减轻患者痛苦，提高生活质量。

肿瘤康复的锻炼方法，包括医疗气功、太极拳、推拿、按摩、拔罐等。不管哪一种锻炼方法要根据患者病情的具体情况而制定，不要急于求成，要注意改善患者的体质，增加肿瘤患者的免疫功能，合理选择饮食，安排好生活起居，做到动静结合，意气相依，合理安排。

一、方案的个体化

需根据病人具体情况制定康复计划，运动量由小到大，循序渐进，不可操之过急。

二、早期锻炼

在医护人员指导下或在家属陪同下进行锻炼，康复锻炼应尽早，尤其是手术后锻炼应早期进行，以免因过晚活动，影响局部功能，如手术后局部功能障碍或丧失，放疗后造成组织损害，化疗后造成抵抗力下降等问题。

三、"心理康复"

由于对疾病的恐惧或日常能力及工作能力的降低甚至丧失，肿瘤患者往往存在着心理障碍，而出现忧郁、抑郁、焦虑等心理，通过锻炼，用"意"带动各种动作，有助于解除心理上的不良反应。

参考文献

中医部分

［1］李公文. 张锡纯治疗胃癌学术经验探析［J］. 中医药临床杂志，2005，17（1）：62.

［2］唐武军. 郁仁存老师治疗胃癌经验总结［J］. 实验方剂学杂志，2007，13（8）：69.

［3］武峰，秦志丰，李勇进，等. 魏品康教授应用虫类药治疗胃癌经验［J］. 长春中医药大学学报，2013，29（1）：13

［4］伍锐敏. 升血汤配合化疗治疗中晚期胃癌的临床观察及实验研究［J］. 北京中医杂志，1990，1：46.

［5］张小明. 柴胡疏肝汤合喜树煎剂治疗胃癌一例［J］. 新中医，1990，22（3）：38.

［6］董昌盛，王菊勇，郑展，等. 中医外治癌性疼痛临床研究进展［J］. 山东中医药大学学报，2012，02：161～163＋166.

西医部分

［1］陈灏珠，林果为. 实用内科学. 北京：人民卫生出版社. 2009. 1989～1994.

上消化道出血

第一章　概　　述

上消化道出血通常是指屈氏韧带以上消化道的出血，其中包括食管、胃、十二指肠、胰腺、胆道和上段空肠因病变引起的出血。临床上根据出血速度和出血量将其分为慢性隐性出血、慢性显性出血和急性出血。大多数上消化道出血有自限性，但急性大量出血死亡率高，可达10%。上消化道出血是消化内科常见病、多发病，为内科急症之一，占内科住院的3%，可由多种疾病引起，在合并其他疾病时死亡率可高达21%～25%。近几年随着止血手段及治疗药物的多样化，本病死亡率有下降趋势。

第二章　病因与发病机制

第一节　现代医学的认识

上消化道出血临床常见病因有消化性溃疡、急性糜烂出血性胃炎、食管胃底静脉曲张破裂、胃癌、食管贲门黏膜撕裂综合征等。具体可归纳如下：

一、食管疾病

1. 食管炎　如食管憩室炎、反流性食管炎、食管溃疡等，出血量一般较少且缓慢，但也有突发大出血者。

2. 食管损伤　各种器械检查、异物、食管贲门黏膜撕裂综合征（Mallory – Weiss 综合征）等造成的物理损伤；强酸、强碱等造成的化学性损伤。

3. 食管裂孔疝

4. 食管癌

二、胃及十二指肠疾病

1. 慢性胃炎、消化性溃疡、胃术后吻合口溃疡、急性糜烂出血性胃炎，胃泌素瘤（Zollinger – Ellison 综合征）等。

2. 胃扭转、急性胃扩张。

3. 胃癌及其他肿瘤　如息肉、淋巴瘤、平滑肌瘤、平滑肌肉瘤、壶腹周围癌、神经纤维瘤。

4. 胃血管异常　如动静脉畸形、血管瘤、胃黏膜下恒径动脉破裂（Dieulafoy 病变）等。

5. 其他病变　如胃及十二指肠结核、克罗恩病、血吸虫病、重度钩虫病、嗜酸粒细胞性胃炎。

三、门脉高压性胃病及门静脉高压引起的食管胃底静脉曲张破裂

四、上消化道邻近器官或组织的疾病

1. 胆道出血　①胆管或胆囊结石、胆管或胆囊癌、胆道蛔虫病。②肝脓肿或肝血管病变破裂出血、肝癌。③术后胆管引流时引流管造成的胆管受压坏死。

2. 胰腺疾病累及十二指肠　如重症胰腺炎、胰腺脓肿、胰腺囊肿破裂出血、胰腺癌等。

3. 纵膈肿瘤或脓肿破入食管。

4. 胸或腹主动脉、肝总动脉或脾主动脉瘤破入消化道。

五、全身性疾病

1. 血液病　包括白血病、血友病、血小板减少性紫癜及其他凝血障碍性疾病。

2. 结缔组织病　系统性红斑狼疮、血管炎、结节性多动脉炎等。

3. 尿毒症

4. 急性感染性疾病　败血症、流行性出血热、钩端螺旋体病等。

5. 应激　各种严重疾病，如颅脑外伤、急性脑出血或脑梗塞等脑血管病变、严重感染、创伤、休克、重度烧伤、大手术后、肺源性心脏病、重症心力衰竭等应激状态下产生的急性糜烂出血性胃炎乃至溃疡形成。

第二节　中医学的认识

一、概述

根据上消化道出血的临床表现，中医将其归为"血证－吐血"的范畴。吐血多发病急骤，吐血前多有恶心、胃脘不适、头晕等症。血随呕吐而出，常伴有食物残渣等胃内容物，血色多为咖啡色或紫暗色，大便色黑如漆，或呈暗红色。常有胃痛、胁痛、黄疸等病史。古代中医文献对血证的病因病机、治则治法等都有较深入的认识。《先醒斋医学广笔记》提出治吐血三要法，强调了行血、补肝、降气在治疗吐血中的重要作用。《血证论》提出的止血、消瘀、宁血、补血的治血四法，对现代临床用药仍有指导作用。

二、病因病机

（一）病因

1. 饮食不节　暴饮暴食，过食辛辣，过度饮酒等，致胃有积热，热伤胃络，迫血外溢而吐血；或损伤脾胃，脾胃虚衰，血失统摄而导致吐血；或脾胃失和，水谷精微运化不利，酿湿生痰，痰郁化热，痰火扰动胃络而吐血。

2. 情志过极 情志不畅，恼怒过极，肝气郁结化火，肝主藏血，性喜条达疏泄，若肝病日久迁延不愈，则见气滞与血瘀，造成瘀血阻络，血行失常；或素有胃热，复因肝火扰动而致吐血。

3. 劳倦体虚 饮食劳倦，损伤脾气，或久病体虚，正气亏损，气虚不摄，血液外溢而致出血；或久病入络，血脉瘀阻，血行不畅，血不循经而致出血。

（二）病机

各种原因导致的吐血，其共同的病机均可以归结为火热熏灼、迫血妄行及气虚不摄、血溢脉外两类。在火热之中，又有实火和虚火之分，湿热内蕴，肝郁化火等，均属实火，而阴虚火旺之火，则属虚火。气虚之中，又有仅见气虚及气损及阳之别。其病理基础是络伤血溢，其发病以脾虚、肝胃阴虚为本，以火热、血瘀为标。从证候的虚实来说，由气火亢盛所致者为实证；由气虚不摄及阴虚火旺所致者为虚证。在疾病发展变化过程中，又常发生实证向虚证的转化。如初期气火亢盛，迫血妄行，反复出血后，则会阴血亏损，虚火内生；或气随血脱，导致气虚不摄。因此，阴虚火旺及气虚不摄，既是引起出血的病理因素，又是出血所导致的结果。

第三章 临床表现

一、呕血、黑便

是上消化道出血的特征性表现，与出血部位、出血量及速度有关。部位在幽门以上者常有呕血和黑便，在幽门以下者可仅表现为黑便。出血量少而速度慢的幽门以上病变可仅见黑便，而出血量大、速度快的幽门以下的病变可因血液反流入胃，引起呕血。少量出血可仅表现为粪便隐血试验阳性，而急性大量出血多表现为呕血。若出血速度快，且量多，血液在胃内停留时间短，未经胃酸充分混合即呕出，呕血颜色呈鲜红色；若出血后血液在胃内潴留，可在胃酸作用下变成酸化血红蛋白，则呕血呈咖啡色。柏油样黑便，黏稠发亮，是由于血红蛋白中铁与肠内硫化物作用形成硫化铁所致。当十二指肠出血，出血量大且速度快时，血液在肠内推进快，粪便可呈暗红色或鲜红色；反之，空肠、回肠如出血量不大，在肠内停留时间较长，也可表现为黑便。

二、贫血

慢性上消化道出血可仅表现为不明原因的缺铁性贫血。较严重的慢性出血可有贫血的临床表现，如：心慌、汗出、头晕、乏力、口唇黏膜及甲床色淡等。急性上消化道大出血后，早期因血管收缩等因素，红细胞、血红蛋白、血细胞比容可以无明显变化，一般须经 3~4h 以上才出现贫血。之后为补充丢失的血容量，大量组织液进入血管，可见红细胞及血红蛋白因稀释而降低，这种稀释作用在 32h 达到最大限度。同时由于失血刺激造血系统，血细胞大量增殖，外周血检查可见网织红细胞增多。

三、失血性周围循环衰竭

上消化道出血时若出血量大且速度快，无法及时止血，循环血容量迅速减少，就会出现急性周围循环衰竭，临床表现为：头晕、乏力、心慌、眼前黑矇甚至晕厥；皮肤苍白、湿冷；精神萎靡不振、烦躁不安、反应迟钝、意识模糊；体表静脉塌陷；心率加快、脉搏细数、血压下降，甚至休克。若不及时止血可能引起多脏器功能衰竭而死亡。

四、发热

中度或大量出血者可于 24h 内出现发热，持续数日至一周不等。引起发热的原因尚不清楚，可能与血细胞分解后蛋白的吸收、贫血、周围循环衰竭等因素造成体温调节中枢功能障碍有关。但同时需要注意是否存在感染。

五、氮质血症

临床可分为肠源性、肾前性、肾性氮质血症。

1. 肠源性氮质血症　上消化道大出血后，血液蛋白的分解产物在肠道内被吸收，造成血中氮质升高。

2. 肾前性氮质血症　上消化道大出血会造成失血性周围循环衰竭，导致肾血流量不足，则肾小球滤过率降低，氮质无法正常地随尿液排泄，出现氮质潴留。

3. 肾性氮质血症　失血可以加重原有的肾脏损害，或是由于严重、持续时间较长的休克造成急性肾衰竭（肾小管坏死），出现少尿或无尿，导致氮质潴留。

第四章　西医诊断与中医辨证

第一节　西医诊断

一、上消化道出血诊断的确立

（一）上消化道出血的识别

呕血和黑便常提示有上消化道出血，但需注意鉴别。服用铁剂、铋剂、中药、活性炭等，或者食用动物血制品、含血的食物都会出现黑便。呕血需要和支气管扩张、肺结核、肺癌等造成的咯血，以及鼻、口腔、咽喉部的出血相鉴别。少数上消化道大出血患者在出现呕血、黑便之前就表现出周围循环衰竭，因此有突发的周围循环衰竭表现者，排除胸腔出血、肝脾破裂、过敏性休克、中毒性休克等疾病后，要考虑上消化道出血的可能。

（二）出血原因和部位的判断

消化性溃疡是上消化道出血最常见的病因，约占50%，其次是门静脉高压症，占10%~25%。其他常见病因包括肿瘤、Dieulafoy病等。有慢性、周期性、节律性上腹痛病史，在饮食不当、情绪刺激、疲劳情况下出血，特别是出血前疼痛加剧，出血后疼痛减轻者，提示出血为消化性溃疡，此时早期胃镜检查可发现溃疡出血灶。长期服用非甾体类抗炎药、肾上腺皮质激素、抗凝剂、抗血小板制剂者，或酗酒及处于应激状态者，其出血大多是急性胃黏膜病变引起。既往有肝病史（如病毒性肝炎、酒精性肝病、脂肪肝、肝硬化等）、门静脉高压者，可能是食管胃底静脉曲张破裂引起的出血。45岁以上，持续粪便潜血阳性，且有贫血、消瘦、厌食、上腹痛者，要警惕胃癌的可能。食管贲门黏膜撕裂、胆道出血、食管憩室出血等虽少见也不可不考虑。

（三）出血量的判断

粪便隐血试验阳性提示每日出血量>5~10ml。黑便说明每日出血量达到50~100ml。胃内储积血量在250~300ml可引起呕血。一次出血量不超过400ml时，因轻度的血容量减少可由组织液及脾贮血补充，可以不引起全身症状；一次出血量超过500ml时可出现乏力、头晕、心动过速、血压降低的表现。对出血量的估计，主要根据血容量减少导致的周围循环衰竭的表现，尤其是对血压、心率的动态观察，如患者由平卧位改为坐位时出现血压下降（幅度大于15~20mmHg）、心率加快（幅度大于10次/分），提示血容量明显不足，是紧急输血的指征。也可以根据血常规检查的血红蛋白、红细胞计数、血细胞比容估计，但要注意失血引起的血液浓缩。

（四）出血是否停止的判断

有以下临床表现说明有持续出血或再出血，需及时处理：

1. 反复呕血，或黑便次数增多、粪质稀薄，甚至呕血变为鲜红色、黑便变成暗红色，伴有肠鸣音亢进。

2. 经积极补液输血后周围循环衰竭的表现未见明显改善，或虽暂时好转而又恶化；中心静脉压仍有波动，稍有稳定又再下降。

3. 血红蛋白测定、红细胞计数、红细胞压积继续下降，网织红细胞计数持续增高。

4. 补液与尿量足够的情况下，血尿素氮持续或再次增高。

二、检查方法

（一）内镜检查

内镜检查是上消化道出血定性、定位诊断的首选方法，其诊断准确性达80%以上，可使约90%以上患者的出血病因得以明确。上消化道出血患者应在24～48h内进行急诊上消化道内镜检查，可发现十二指肠降段以上的出血灶，明确其出血部位、病因。内镜下发现病灶有渗血或喷血可以诊断为活动性出血；若发现病灶有血块、血痂或隆起的小血管可以诊断为近期出血；若病灶无以上表现，并且可以排除其他出血原因，可以认为该病灶为原出血灶。胃镜检查时机的选择要根据疾病的严重程度和临床上判定出血的原因而定。对失血性休克的病人应在补充血容量、生命体征平稳后行急诊胃镜。

（二）X线钡餐检查

此检查对上消化道出血的诊断价值不如内镜检查，仅适用于出血已停止且病情稳定的患者。其禁忌症为幽门梗阻、肠梗阻等。

（三）血管造影

该检查对复发性或急、慢性上消化道出血的诊断治疗有重要意义。可以发现血管扩张、血管瘤、血管畸形等。血管造影在活动性出血时发现出血灶的阳性率较高。

（四）放射性核素检查

该检查对Mechel憩室合并出血有诊断价值。它是通过静脉注射经锝[99]标记的自体红细胞后，做腹部显像扫描，观察标记的红细胞是否自血管溢出而判断有无出血。

第二节　中医辨证

一、辨证要点

（一）辨虚实

一般初病多实，久病多虚；由火热迫血所致者属实，由阴虚火旺，气虚不摄，甚至阳气虚衰所致者属虚。

（二）辨寒热

血色鲜红或紫暗，胃脘灼热胀痛，口干口臭，便干溲赤，脉数者为热证。血色暗红，大便色黑稀溏，面色苍白，形寒肢冷，脉数无力者为寒证。

（三）辨缓急

急症多发生在血证初期，发病急骤，多因热盛迫血所致，吐血量多，常伴有发热、烦躁、舌红少津，脉数等症。起病较缓，或由急症迁延转化而来，或病程较长，久病不愈的患者，反复出血，绵绵不休，并伴有气虚或阴虚火旺之症。

二、辨证分型

（一）胃火炽盛证

症候表现：吐血量多，色鲜红或紫暗，或夹血块、食物残渣，胃脘灼热胀痛，恶心泛呕，大便色黑，烦躁不安，口干口苦口臭，小便短赤，大便干结，舌红，苔黄，脉滑数。

辨证要点：以血色鲜红，胃脘灼热胀痛，烦躁不安，口苦口臭，便干溲赤为要点。

（二）肝火犯胃证

症候表现：吐血鲜红或紫暗，口苦胁痛，心烦易怒，烦躁不安，多梦少眠，舌红绛，脉弦数。

辨证要点：以血色鲜红或紫暗，口苦胁痛，心烦易怒，脉弦数为要点。

（三）脾气虚弱证

症候表现：吐血绵绵不断，时轻时重，心悸气短头晕，体倦神疲，面色苍白，纳呆，黑便，苔薄白，脉沉细。

辨证要点：以吐血绵绵不断，心悸气短，神疲乏力，面色苍白，苔白脉细为要点。

（四）脾胃虚寒证

症候表现：吐血色暗，大便色黑稀溏，神疲乏力，面色苍白，心悸气短，头晕，纳呆，腹胀，或有形寒肢冷，舌质淡，或胖嫩有齿痕，脉细数无力。

辨证要点：以吐血色暗，神疲乏力，面色苍白，形寒肢冷，大便稀溏，舌淡嫩为要点。

第五章　鉴别诊断与类证鉴别

第一节　鉴别诊断

一、与鼻咽部出血鉴别

对以呕血为首发症状者要注意是否为咯血咽下后再呕出。鼻出血或咽后壁出血可以出现呕血、黑便或粪便潜血试验阳性，易误诊为上消化道出血，此时除询问病史外，一定要认真仔细地进行鼻咽部查体。咽部渗血时，有时只看一次未必能观察到血性分泌物，必要时需重复检查。

二、与下消化道出血鉴别

临床上仅有便血、黑便症状的上消化道出血易与下消化道出血相混淆。下消化道出血部位较高，血液在肠道内停留时间较长时，大便可呈黑色，如空肠部位的出血可出现柏油样便，与上消化道出血难以区别，可以通过内镜检查明确诊断。若上消化道出血量大，且肠蠕动较快，血液在肠道内停留时间较短时，可排出暗红色血便，易与下消化道出血混淆，需观察呕吐物，并在生命体征平稳后进行内镜检查明确诊断。

三、与非消化道出血引起的黑便或粪便潜血阳性鉴别

对于仅有黑便或粪便潜血阳性的患者，病史的采集非常重要，排黑便前或进行粪便潜血试验前的饮食情况须详细询问，如摄入铁剂、铋剂、活性炭、中药等会引起黑便。食用动物血制品会引起粪便潜血试验阳性。

第二节　类证鉴别

一、咳血

吐血与咳血血液均经口出，但咳血是由肺来，随咳嗽而出，血色多为鲜红，常混有痰液，不伴有黑便，咳血前多有咽痒、咳嗽、胸闷等症状，大量咳血后数天都可见到痰中带血。吐血是血自胃来，经呕吐而出，血色鲜红或紫暗，常夹有血块或食物残渣，多伴有黑便，吐血前常有胃脘不适或恶心等症状，吐血后无痰中带血。

二、鼻腔、口腔及咽喉出血

吐血经呕吐而出，血色鲜红或紫暗，夹有食物残渣，常有胃

痛、胁痛、黄疸等病史。鼻腔、口腔及咽喉出血，血色鲜红，不夹有食物残渣，在五官科作有关检查即可明确具体部位。

第六章 治 疗

第一节 现代医学治疗

一、一般治疗

上消化道大出血宜取平卧位并将下肢抬高、头侧位，保持呼吸道通畅，以免大量呕血时血液反流引起窒息。需绝对卧床休息、禁食，心电监护，严密监测患者生命体征，如：血压、心率、呼吸、血氧饱和度，必要时进行中心静脉压测定，注意患者神志变化，观察呕血黑便情况及小便量。少量出血可适当进流质饮食。

二、补充血容量

上消化道大出血时需积极补充血容量，纠正周围循环衰竭，以免引起脏器功能障碍。但应当注意，肝硬化患者输血输液不可过快，同时要适当应用利尿剂防止因血容量增加引起的一过性门脉高压，否则容易诱发再出血。老年人及心功能不全者输血输液也不宜过快，否则可导致肺水肿。长期大量使用库存血应当补充钙，防止枸橼酸中毒。如血源困难可给右旋糖酐或其它血浆代用品，但右旋糖酐24h 内不能超过 1000ml，以免抑制网状内皮系统，加重出血倾向。

三、止血处理

（一）药物止血

1. 抑制胃酸分泌药物　胃酸可以抑制血小板功能，所以上消化道大出血时必须积极抑制胃酸分泌，在最短时间内使胃内 PH 值达到 6 以上，并维持该状态，才能使血小板正常发挥其止血作用。现在临床多使用质子泵抑制剂，如奥美拉唑、潘托拉唑、埃索美拉唑，每 12h 一次，或者持续静脉泵入。

2. 口服止血剂　口服止血剂可以分为两种：

（1）血管收缩剂：如肾上腺素、去甲肾上腺素，可以将 8% 的去甲肾上腺素 8mg 加入冰盐水，分次口服或经胃管注入，直接作用于出血血管，使出血的小血管收缩达到止血目的，有效率高达 95%。

（2）凝血酶类：如凝血酶、巴曲酶，对于有凝血功能障碍的患者是首选。凝血酶为治疗出血的常用药，巴曲酶为蝮蛇毒液中提取物，有极好的止血效果，对出血的有效率在 90% 以上。其作用机制是促进血小板凝集并且激活一系列凝血反应，促进凝血因子的释放，从而达到止血目的。

3. 减少门静脉及侧支循环血流量

（1）血管加压素：现在常用的是垂体后叶素。它是食管胃底静脉曲张破裂出血时的首选药物，它可以使血管收缩而达到止血目的，同时还可以加快心率，促进平滑肌收缩，加快肠蠕动，有利于肠道内存血的排出。但同时它也有引起冠脉收缩，心脏供血不足的副作用，同时会导致门脉高压，有诱发再出血的危险，可以舌下含化硝酸甘油以降压、扩冠。垂体后叶素的使用方法是以 0.4U/min 的速度持续静脉滴入，后随病情控制逐渐减量至停用。

（2）特利加压素（三甘氨酰赖氨酸加压素）：可以 2mg/次，4~6h 一次静脉推注。

（3）生长抑素及其拟似物：可以减少门静脉及侧支循环血流量，但不改变全身血流动力学。现在临床常用 14 肽生长抑素，首剂 250ug 静脉推注，继以 250ug/h 持续静滴，其同类物 8 肽-奥曲肽，首剂 100ug 静脉推注，继以 25~50ug/h 持续静滴。

（二）内镜下止血

1. 内镜下注射药物止血　如硬化剂、组织黏合剂。

2. 内镜下热凝止血　如电凝法、微波法、激光照射法和热探头法等。

3. 内镜下机械方法止血　如内镜下皮圈结扎法、金属止血夹、球囊压迫止血法。

（三）介入治疗

进行选择性动脉造影，找到出血灶，进行血管栓塞治疗。

（四）外科手术

上述方法止血无效者需进行外科手术止血。如食管胃底静脉曲张出血无法控制，应当进行经颈静脉肝内门体分流术。

第二节　中医经典治疗

一、治则治法

治疗本病，应针对不同的病因病机，结合证候虚实及病情轻重而辨证论治。临床可以遵循治火、治气、治血三个原则。要达到治血的目的，最主要的是根据各种症候的病因病机进行辨证论治，其中包括适当地选用凉血止血、温中止血、益气摄血或祛瘀止血的药物。实火者当清热泻火，虚火者当滋阴降火。实证清气降气，虚证补气益气。若为出血量多的急症，临床可采用中西医结合的方法。

二、辨证论治

（一）胃火炽盛证

治法：清胃泻火止血。

方剂：泻心汤（《金匮要略》）和十灰散（《十药神书》）加减。

药物组成：大黄、黄连、黄芩、大蓟、小蓟、生地、侧柏叶、白茅根、茜草根、丹皮、棕榈炭等。

方义：大黄、黄连、黄芩苦寒泻火，大蓟、小蓟、侧柏叶、白茅根、茜草根清热凉血止血，生地、丹皮清热凉血，棕榈炭收敛止血。大蓟、小蓟、茜草根、丹皮、大黄有活血化瘀之效，有止血不留瘀的优点。

胃气上逆而见恶心呕吐者，可加代赭石、竹茹、旋覆花和胃降逆；热伤胃阴而表现口渴、舌红而干、脉象细数者，加麦冬、石斛、天花粉养胃生津。

（二）肝火犯胃证

治法：清肝泻火，凉血止血。

方剂：龙胆泻肝汤（《兰室秘藏》）加减。

药物组成：龙胆草、栀子、柴胡、大黄、木通、泽泻、车前子、生地黄、当归梢等，同时可配以止血药如：地榆炭、血余炭、炒蒲黄、花蕊石等。

方义：龙胆草、栀子、柴胡清肝泄火，木通、泽泻、车前子清热利湿，生地黄、当归梢滋阴养血，地榆炭、血余炭、炒蒲黄、花蕊石则可止血。

胁痛甚者，加郁金、香附理气活络定痛；血热妄行，吐血量多，加犀角、赤芍清热凉血止血。

（三）脾胃虚弱证

治法：健脾养血，益气摄血。

方剂：归脾汤（《正体类要》）加减。

药物组成：白术、党参、黄芪、当归、茯苓、龙眼肉、木香、炙甘草、白及、阿胶、仙鹤草等。

方义：白术、党参、茯苓、炙甘草健脾益气，黄芪、当归、龙眼肉补气生血，木香理气醒脾，阿胶、仙鹤草、白及止血。

（四）脾胃虚寒证

治法：益气健脾，温中止血。

方剂：黄土汤(《金匮要略》)加减。

药物组成：灶心黄土、白术、炮附子、阿胶、黄芩、甘草等。

方义：灶心黄土温中止血为君；白术、附子温脾阳而补中气，助君药以复统摄之权为臣；出血量多，阴血亏耗，而辛温之术、附又易耗血动血，故用生地，阿胶滋阴养血，黄芩清热止血为佐；甘草调药和中为使。诸药配合，寒热并用，标本兼治，刚柔相济，温阳而不伤阴，滋阴而不碍阳。

若出血过多，导致气随血脱，表现面色苍白、四肢厥冷、冷汗、脉微，应当用独参汤益气固脱，并运用中西医结合的方法积极救治。

第三节　名老中医治疗经验

对出血病证的治疗，杨继荪教授认为主要应抓住泻火和益气这两个重要环节，并针对临床不同证型辨证施治：①火热内盛：多表现为胃脘胀闷、疼痛，烧心，口臭，大便不畅；舌红，苔黄或黄腻，脉弦数或滑数。治当清胃泻火，化瘀止血。方用泻心汤加味。药用大黄、黄连、黄芩、紫草、茜草根、蒲公英、白及、檵木、三七等。若口气秽重、苔厚腻者加姜半夏、川朴、白蔻、佩兰、枳壳等。若火盛伤阴者，口干，舌红，苔少或剥脱，则加生地、石斛、麦冬、花粉、白芍、玄参、茅根、藕节等。②肝胃郁火：多表现为胸胁胀痛，口苦，烦燥易怒，寐少多梦，舌红，脉弦数。治宜泻肝火、清胃热、凉血止血。方用犀角地黄汤加味。药用水牛角、生地、黄芩、焦栀子、丹皮、连翘、紫草、蒲公英、茜草根、檵木、藕节、花蕊石、白及、三七等。若苔黄腻者，加姜半夏、川朴、黄连、大黄。热盛伤阴，舌红绛者，加石斛、麦冬、旱莲草、侧柏叶、地榆炭、槐花炭等滋阴凉血、清热止血。③气不摄血：多表现为脘腹胀满，神倦乏力，面色少华，纳少，舌淡红，脉细弱。治宜健脾补中、益气摄血，兼清火化瘀。方用补中益气汤加减。药用党参、白术、茯苓、白及、黄芩、仙鹤草、蒲公英、紫草、檵木、当归炭、地榆炭、槐米、云南白药、三七等。腹胀明显，可加川朴、枳壳、木香、陈皮等。有瘀热者加大黄清热祛瘀止血。④脾胃虚寒：多表现为腹部隐痛，畏寒肢冷，喜暖，喜按，纳少便溏，舌淡胖，脉细弱或细数无力。治宜健脾补肾、温阳止血，兼清热化瘀。药用白术、附子、补骨脂、煨肉豆蔻、炮姜炭、阿胶、白及、黄芩、蒲公英、仙鹤草、檵木、紫草、花蕊石、三七等。有瘀热相兼者，可加大黄化瘀除热止血。

第四节　民间单方验方

1. 藕汁100ml，萝卜汁100ml，温服。

2. 生地（捣汁）、藕汁、人乳、茅根（捣汁）、梨花蜜、童便各1碗，京墨2g（磨入），姜汁14匙共熬成膏。每日清晨服15～18g；如临吐时亦可服。

3. 雪梨60个（去心皮取汁1000ml，酸者不用）、藕汁500ml鲜生地黄（捣取汁）500ml、麦门冬（捣烂煎汁）250ml、萝卜汁250ml、茅根汁500ml，入火熬炼，入蜜480g，饴糖240g，姜汁半酒盏，入火再熬如稀糊则成膏矣。每日清晨服10～15g；如临吐时亦可服。

第七章　预防与康复

第一节　预　　防

一、饮食调护

饮食的调护，对于预防上消化道出血极为重要。消化性溃疡、胃炎、食管胃底静脉曲张的患者，要忌食有刺激性的食物，如酸甜辣的食物、过冷过热食物，避免烟酒、咖啡、浓茶等，不暴饮暴食，多吃易消化的软食，可少量多餐半流质饮食。其中食管胃底静脉曲张的患者还要避免坚硬、质脆、尖锐的食物，尽量吃软食，食物必须嚼烂，避免突然用力、用力排便、用力打喷嚏等增加腹腔压力的动作。

二、情绪调护

不良情绪刺激会引起疾病发生。忧思伤脾，郁怒伤肝，肝脾失和可诱发或加重原有疾病，引起出血。应保持情绪乐观，喜怒有常。

第二节　康　　复

一、药物康复

患者在病情恢复阶段，可选用健脾和胃、益气养血、清热抑酸的药物，有助于补养气血、恢复体力。溃疡病、胃炎的患者，可依病情选用香砂养胃丸、香砂六君子丸、清肝和胃丸、加味左金丸等中成药，或用汤剂辨证施治。若服用西药抑酸药（如奥美拉唑、潘托拉唑等）应在饭前半小时服用，一日一次，或一日两次，则睡前加服一次。制酸药（如铝碳酸镁等）应在两餐之间及睡前服。

二、食疗康复

形体瘦弱，食欲不振，少气懒言，体力不复，可服用参苓粥：党参30～45g，茯苓15～20g，生姜6～10g，水煮去渣留汁，与粳米100～150g一起煮粥，快熟时加入鸡蛋一枚，盐少许，继续煮至粥熟即可。服此粥可以健脾益气。

三、教育指导

指导患者掌握有关溃疡病知识，掌握疾病常识，坚持治疗，并进行自我护理，预防复发。避免饮食失调、饮酒、吸烟、精神紧张、生活不规律、过累及受凉等。

参考文献

中医部分

[1] 高文丽. 上消化道出血的中医治疗 [J]. 河北医学，17（4）：556～558.

[2] 张龙. 中西医结合诊治上消化道出血 [J]. 光明中医，2010，25（10）：1912.

[3] 周仲瑛. 中医内科学 [M]. 北京：中国中医药出版社，2003. 400～415.

[4] 俞仰光，潘智敏. 杨继荪名老中医治疗上消化道出血的经验 [J]. 实用中医内科杂志，2007，21（7）：16.

西医部分

[1] 陈灏珠，林果为. 实用内科学 [M]. 北京：人民卫生出版社，2009. 1951～1955.

[2] 何志宏，张云鸿. 上消化道出血的原因分类 [J]. 中国

医学创新，2009，6（13）：130.

［3］欧晓娟．上消化道出血的诊断与治疗［J］．中国医刊，2007，42（5）：61～63.

［4］孙承美．急性上消化道出血的诊断与治疗新进展［J］．中国现代医生，2008，46（3）：35～36＋57.

［5］黄海晖．上消化道出血的病因、诊断及治疗分析［J］．临床合理用药，2009，2（23）：82～83.

［6］李志新．上消化道出血的诊治思路［J］．实用心脑肺血管病杂志，2010，18（12）：1876～1877.

［7］朱维铭．消化道出血的诊治思路［J］．中国实用外科杂志，2010，30（6）：416～418.

［8］黄河．上消化道出血内镜检查及临床治疗探讨［J］．中国实用医药，2011，6（14）：119～120.

［9］詹文华．上消化道出血多学科诊治新亮点［J］．中国实用外科杂志，2010，30（6）：413～415.

［10］李夏昀．上消化道出血急诊救治临床观察［J］．中外医疗，2011，11：105.

［11］刘昕．泮托拉唑治疗急性非静脉曲张性上消化道出血疗效观察［J］．吉林医学，2010，31（27）：4732.

［12］潘伟思．奥美拉唑与西咪替丁静脉注射治疗儿童上消化道出血比较［J］．中国新药与临床杂志，2001，20（4）：318～319.

［13］师战强．口服去甲肾上腺素治疗急性上消化道出血疗效的临床观察［J］．中国医药指南，2008，6（21）：93～94.

［14］徐红．口服凝血酶治疗上消化道大出血的疗效观察与护理干预［J］．中国当代医药，2011，18（14）：115～116.

［15］陆再英，钟南山．内科学［M］．北京：人民卫生出版社，2008.483～488.

［16］刘嵬．奥曲肽治疗老年非静脉曲张上消化道出血临床观察［J］．中华全科医学，2011，9（5）：712～713.

［17］宁磊．生长抑素在肝硬化致上消化道出血中的应用［J］．医学信息，2011，4：1283．

［18］孙思予，葛楠．上消化道出血的内镜治疗［J］．中国实用外科杂志，2010，30（6）：427~429．

胃 石 症

第一章　概　　述

胃石是胃内异物的一种，多因进食某些既不易消化又不易排出胃外的植物纤维、药物、动物毛发等，在胃内滞留并聚结成的团块状物。1779 年 Bandament 首先报道了毛石，1854 年 Quin 报道了植物性胃石。

胃石症在我国多见于东北、华北、山东一带，好发于秋冬季节，临床上植物性胃石最为常见，如进食柿子、山楂、山枣或黑枣、石榴、海带等均可导致胃石的发生。其中又以胃柿石多见。总体来说，本病发病率较低，多见于中老年人。

本病临床表现缺乏特异性，多数患者临床表现与一般胃炎几乎一致，如食欲不振、消化不良、上腹胀、钝痛、反酸、烧心等，因而绝大多数患者错将其当成胃炎治疗。进而因失治而引起很多并发症。

第二章　病因与发病机制

第一节　现代医学的认识

胃石的病因根据异物的来源成分不同习惯上分为四类，即植物性胃石、动物性胃石、药物性胃石及混合性胃石。其中以植物性胃石最常见。

一、植物性胃石

植物性胃石主要由于食入各种难以消化的水果、蔬菜、植物纤维等与胃酸作用凝集成块所致。它在各种胃石中最为多见。进食柿子、黑枣、山楂、石榴、葡萄、香蕉、芹菜、海带等均可形成胃石。其中柿石症较多见。由于柿子中含较多鞣酸，在胃酸作用下，鞣酸与蛋白结合形成不溶于水的沉淀物，同时柿子中的果胶、树胶遇酸也可发生凝结，并将果皮、纤维及食物残渣胶着在一起形成凝块，许多凝块可互相黏结、积聚，形成巨大团块状的胃石。尤其是未成熟、未脱涩的果实或果皮中鞣酸含量更高，进食后易发生胃石。若上述食物与鱼、虾、螃蟹等高蛋白食物一同食用，会增大胃石发生的风险。有文献报道，胃石症患者常有空腹进食上述食物的病史，提示空腹进食这类食物是胃石形成的重要原因。如空腹食柿子、山楂后饮酒更易形成胃石，因为乙醇能加速蛋白质的凝固，饮酒量越大、酒精度数越高则越易形成胃石，且形成速度越快。

二、动物性胃石

动物性胃石是由于咽下较多的毛发、兽毛或兽毛制品、难消化的瘦肉等在胃内缠绕或沉积而成。此类患者多有病态心理或嗜异症病史。

三、药物性胃石

药物性胃石是由于长期服用含钙、铋等无机化学药物或制酸药（如氢氧化铝凝胶、磷酸钙）、中药丸以及 X 线造影钡剂等形成。这些药物可在胃内沉淀，也可在胃酸作用下形成小团块与食物残渣聚结在一起形成胃石。

四、混合性胃石

混合性胃石是针对胃石的主要成分及其形成因素而言，既有植物纤维，也有动物毛发或脂类物质，由多种成分混合而成。

目前，据文献资料显示，胃石易发生在老年、消化不良、胃轻瘫、糖尿病、既往有消化性溃疡、胃大部切除术病史等患者中，可能与这些患者胃动力下降、胃排空延迟、调节功能下降有关。

第二节　中医学的认识

一、 概述

祖国医学并无胃石症这一病名，根据其临床特点，可将其归属为中医学"积聚""胃脘痛""呕吐"等范畴。临床上最常见的病因是进食柿子、山楂等黏腻滞涩之品或嗜食其他难以腐熟的异物引起，多表现为胃脘胀痛不适、恶心甚至呕吐、烧心泛酸等。

二、 病因病机

（一）病因

1. 饮食失节

空腹进食酸敛收涩、寒凉之品如柿子、山楂等或其他难以腐熟的异物，或酒食内伤，以致脾胃受伤，脾失健运，气机阻滞，湿浊内停，凝结成痰，痰瘀互结，久而凝结成块存于胃内形成胃石。正如《景岳全书》所说：饮食之滞，留蓄于中，或结聚成块，或胀满疼痛，不化不行，有所阻隔者，乃为之积。

2. 脾胃虚弱

本病虽与饮食有关，但脾腑通降功能的正常与否是决定其发生的关键因素。胃为六腑之一，其气和降为顺，以通为用。若正气充沛，气血流畅，脾胃功能健运，升降协调，则饮食积滞难以留蓄，故不易发病；相反，如因素体亏虚，脾胃运化乏力，或因痰浊、湿热、血瘀及肝气等邪气侵扰，引起胃腑郁滞，失其通降之性，则极易致食停胃脘，酿生痰浊，痰食与气血相搏结而成石。故临床上老年人、少年儿童、体虚久病之人或素有脾胃疾患之人易罹患本病，尤其是在空腹时进食柿子、山楂等更易发病。久病体虚，胃气亏虚，或手术伤胃等，致脾胃运化乏力，或因痰浊、湿热、血瘀及肝气等邪气侵扰，引起胃腑郁滞，失其通降之性，则极易致食停胃脘，酿生痰浊，痰食与气血相搏结而成石。

（二）病机

在胃石形成的过程中，胃腑气滞为其始动因素，诚如朱丹溪云：气血冲和，万病不生，一有怫郁，诸病生焉。引起胃腑气滞的因素不外乎虚实两端，虚者主要有年老体弱、久病或年幼正气未充，中气不足，运化乏力所致；实者多为痰浊、湿热及瘀血内阻或肝气横逆犯胃而成。脾胃同居中焦，以膜相连，互为表里，同主升降。胃气郁滞必影响及脾，脾失健运，则积滞内停；津液不归正化，则痰浊中生，痰浊积滞壅盛阻于中焦，胶结难化而成结石，同时又可进一步使中焦气机阻滞，加重病情。气滞痰结日久，正气耗伤，胃腑血络不畅，则瘀血遂生，形成痰瘀互结为主的病理变化，从而使结石愈坚不易消散，甚或逐渐增大，同时更伤正气，而致气血日益衰少，形成虚实夹杂的复杂证候。故气滞、食停、痰浊、血瘀即为促进胃石形成的重要因素，又是本病的主要病理产物。此四者在本病的病程之中相互为因，错杂为患，从而使结石胶着难化，不断使病情加重。

第三章　临床表现

胃石患者的临床症状和体征与胃石的大小、形态、性质及对人体消化、运动功能影响程度等因素密切相关。根据发病时间可分为急性及慢性两型。病程在6个月以内为急性，超过6个月为慢性，而以急性者多见。急性者在大量吃柿子、山楂等食物，尤其是空腹时进食1~2h后即出现症状，半数以上病人表现为上腹部胀满疼痛、恶心、呕吐，一般呕吐量不多，可夹有咖啡色或血性物，大量呕血者少见。体格检查有 30% 的病例可触及上腹部滑行性包块，一般无明显压痛。因失血，部分可有贫血征象。但一部分病人也可以无任何症状，仅在查体时发现。

临床上常见的并发症为非萎缩性胃炎和胃溃疡，其发病率均在60% ~ 70%。患者若合并胃炎、胃溃疡、胃出血或幽门梗阻，则可有反复腹痛或呕吐、呕血等相应的临床表现。偶可发生大出血、穿孔或胃石进入肠道引起肠梗阻者，其临床症状体征更为明显而严重。

第四章　西医诊断与中医辨证

第一节　西医诊断

一、病史

患者有特殊的进食史，如进食鞣酸含量高的食物（柿子、山楂、黑枣等）及特殊药物（硫糖铝、抗酸剂等），或有嗜异症或精神异常，如喜吞咽毛发、丝线类纤维等。

二、症状、体征

可有上腹部不适、疼痛、胀满、食欲不振、反酸、胃灼热、吞咽困难、恶心、呕吐等消化系统症状，甚至引起上消化道出血，可有呕吐咖啡样物等表现，导致大量出血者少见，若发生胃穿孔可出现急性腹膜炎的症状，若进入小肠可引起肠梗阻的症状。查体上腹部有压痛或不适，有时可以触及包块。

三、并发症

胃石症的并发症有溃疡、出血、穿孔、梗阻等，其中以溃疡最常见。患溃疡的原因为：①胃石在胃的蠕动下前进，反复摩擦致使胃黏膜机械性损伤，同时压迫黏膜影响血运，使黏膜受损；②胃石反复刺激使胃酸分泌增多，加重了黏膜破损糜烂，甚至形成溃疡。胃石越大越不规则，越易形成溃疡。

四、辅助检查

（一）胃镜检查

胃镜检查最直观，是胃石症的主要诊断手段。内镜下通常于胃底、胃体部可见褐色、黑褐色或绿色的无定形的团块状物，表面光滑或有黏液包裹，也有的呈疏松粗糙团块。胃镜是大多数胃石症确诊的首要检查手段，但对消化道症状较重、年老体弱等特殊患者很难常规应用，具有一定的局限性。

（二）超声检查

在胃石症的诊断中，超声检查越来越受到重视。它具有无创性，易于被大多数人接受，因此具有很大优势。具体方法：患者半卧位、坐位或站立位，在胃区进行连续扫查，经初步扫查后嘱患者饮胃肠造影剂或饮水500ml左右，再次进行全面细致扫查，胃壁结构及黏膜组织清晰可见，并于胃腔内见数量不等、大小不一、形态不规则的强回声光团，探头加压后团块均有不同程度移动，但形状无明显改变，后方均伴有明显声影。胃石超声检查时需与个别类型的强回声胃肠肿瘤区分，彩色多普勒检查中肿瘤内部有血流信号，而胃石中没有，可作为两者的鉴别点。

（三）X线钡餐检查

患者行X线钡餐检查，表现为胃内圆形、类圆形充盈缺损，部分形态不规则，边缘不规整，表面呈不规则的斑片、斑点及网格状钡剂涂布。变换体位时充盈缺损影多有大幅度滚动或移动。然而，X 线对较稀疏的网状结石很难显示，有较高的误诊率。胃石需要同胃壁占位性病变相鉴别：①前者移动范围大，后者无移动性；②前者胃壁多轴位观察连续性好，后者可见胃壁中断及偏侧的充盈缺损；③前者胃蠕动连续自胃体到胃窦，后者蠕动可在充盈缺损区消失；④黏膜下肿瘤可形成"桥形"皱襞及黏膜分离、迂曲等征象，胃石则无此征象；⑤肿瘤表面相对较光滑，而胃石有网格状钡剂涂布；⑥胃石并发溃疡的龛影与充盈缺损可不相关联，而肿瘤有溃疡时二者不能分开，相对关系固定。

第二节　中医辨证

一、辨证要点

应首辨虚实。饮食失节，食滞内停，痰湿中阻，湿热内蕴，气机失调等所成之胃石皆为有邪，有邪即为实证；久病体虚，脾胃气虚，无力运化，所致之胃石则属虚证。胃脘不舒，食后尤甚，饥时可缓，伴便秘，舌苔厚腻，脉实有力者为实证；胃脘不适持续不减，食少纳呆，大便清利，脉虚无力者属虚证。

二、辨证分型

（一）气滞痰阻证

症候表现：以胃脘胀痛不适为主，按之尤甚，或兼见嗳气，恶心，纳少，大便不畅，苔薄腻，脉弦滑。

辨证要点：以胃脘胀痛，伴嗳气，恶心，苔腻脉滑为特征。

（二）痰浊内盛证

症候表现：胃脘痞塞不适，胸膈不畅，头晕目眩，身重困倦，呕恶纳呆，口不渴，苔白厚腻，脉沉滑。

辨证要点：以胃脘痞塞，头晕目眩，身重困倦，呕恶纳呆为特征。

（三）痰结血瘀证

症候表现：以胃脘积块，质地较硬，固定不移，隐痛或刺痛，夜间尤甚，形体消瘦，纳少，舌质紫暗或有瘀点瘀斑，脉细涩。

辨证要点：以胃脘积块，固定不移，刺痛夜间尤甚，舌质紫暗有瘀斑，脉涩为特征。

第五章　鉴别诊断与类证鉴别

第一节　鉴别诊断

慢性胃石患者，因病程较长，症状常与慢性胃炎、溃疡病或胃癌相似，但通过 X 线钡剂造影或胃镜检查很容易与上述疾病相鉴别。

一、胃溃疡

胃痛多有周期性、节律性，与进食关系密切，上腹部压痛而无包块，X 线钡餐、胃镜检查可作诊断。

二、胃癌

进行性上腹痛，消瘦，恶病质，上腹部可触及包块，质硬，推之不移，持续性黑便，X 线钡餐、胃镜及活检可资鉴别。

第二节　类证鉴别

一、胸痹

疼痛部位位于心胸部，常与情绪变化、劳累等相关，发病较迅速，病情重，胸痛彻背，背痛彻心，并有窒息感，重者朝发夕死，夕发旦死。

二、胃积

早期胃积与胃石症难于鉴别，晚期胃积见进行性胃脘痛，消瘦，恶病质，胃脘部包块坚硬，推之不移，持续性黑便。

三、伤食

两者都有饮食不节史，恶心厌食，嗳腐吐馊，脘腹胀痛为主症，不伴有吐血、便血，可有胃脘压痛，但无包块。

第六章　治　　疗

第一节　现代医学治疗

目前，胃石治疗以非手术疗法为主，包括内镜下碎石为主的机械疗法、药物溶石为主的化学疗法及两者结合的联合疗法。其中内镜下治疗需要相应设备支持，并有一定操作技术要求，相对成本较高，同时治疗过程中患者痛苦较大，因此部分患者难以接受。药物治疗无需设备及操作技术，无痛苦，研究表明可以作为首选治疗方法，无效时再行内镜下治疗。中药复方疗效确实、作用广泛，可以作为药物治疗的常规手段。

一、药物治疗

药物治疗在胃石治疗中占有重要地位，即使内镜下治疗效果很好，也难以将胃石完全粉碎，残余胃石有再聚合可能，同时部分较大胃石也有进一步导致幽门或肠道梗阻的可能。胃石患者往往伴有溃疡形成，因此药物的应用实属必要。部分患者因难以接受或承受内镜操作也会选择药物治疗。

（一）抑酸及抗酸剂

根据胃石的形成机制，胃酸在其形成、发展过程中起重要的作用。应用质子泵抑制剂等抑酸剂，造成胃内低酸的环境，有利于胃石的裂解。临床常用碳酸氢钠，口服常用量为每次 $3 \sim 4g$，3 次/d，它遇水会发生化学反应，产生的二氧化碳形成一定压力，更易使胃石逐渐溶解变小，易于通过幽门经肠道排出。另外，抑酸剂对胃石引起的胃黏膜糜烂、溃疡均有作用。临床实践表明该法简便易行、安全有效，主要适用于形成不久、较软的胃石及合并糜烂、溃疡病变者。

（二）胃动力药

胃石的治疗中常用到胃动力药物，可促进已破碎的胃石排出。临床常用多潘立酮片 10mg 3 次/d。

（三）其他

产气粉是消化道气钡双重对比造影的辅助用药，主要成分为柠檬酸和碳酸氢钠。这些成分可碱化、中和胃酸，松软胃石，并且可在胃内产生大量二氧化碳气体，增加胃内压，促进胃石的粉碎和排出。对合并胃溃疡的胃石症患者，行产气粉治疗时，需注意溃疡穿孔的可能性，应慎用。植物性胃石的化学成分主要为纤维素、半纤维素、木质素、鞣酸、果胶等，临床有应用番木瓜蛋白酶、果胶酶等治疗成功的报道。有文献报道可口可乐经鼻胃管灌洗治疗植物性胃石 5 例，全部获得成功。可口可乐在体内、外均能快速溶解植物性胃石，效果明显，如果将可口可乐注射至胃石内部或经内镜破裂胃石外壳将胃石内部暴露于可乐中，则溶解效果更好，而其溶石机制尚不明确，有待进一步研究。

二、内镜治疗

内镜不仅是诊断胃石的重要工具，在内镜下借助一定的器械进行碎石更是常用的治疗手段。其目的是以非手术方法主动清除胃石。

（一）活检钳、异物钳、四爪钳、异物篮、圈套器等碎（取）石法

多数胃石形成时间较短，质地中等，用异物爪钳或圈套器较易粉碎。对大而硬的胃石，多由于滞留胃内时间较长，其表层具有坚硬的外壳，能以圈套器套住的先勒切成碎块，再以爪钳粉碎；圈套器难套住的，先用爪钳、活检钳等反复抓夹胃石表面，将其外壳抓碎。胃镜下经各种器械粉碎的胃石，多再进行注射药物治疗（如导管插入胃石内部多点注入 5% 碳酸氢钠），并反复碎石。

（二）胃镜下微波碎石法

插入胃镜后使胃石暴露充分，然后由内镜活检孔插入内镜微波治疗仪天线，将针状探头接触胃石并尽量刺入胃石内，根据胃石大小选用 60~100W 功率进行微波烧灼。每次 5~10s，将胃石各面加热至蜂窝状后，拔出微波天线。术后可应用碳酸氢钠、质子泵抑制剂及胃动力药等治疗。

（三）激光碎石及引爆碎石法

钬激光是一种新型激光，其脉冲峰值功率高达 6KW，当直接接触时，峰值功率密度高，可撕裂非常坚硬的组织，因而碎石效果良好。由于钬激光的高度亲水性，在碎石过程中，可预先注水使胃石半泡在水中，避免因呼吸和胃肠蠕动导致的黏膜误伤，使操作更加安全。

（四）热探头碎石法

热探头的作用原理是通过电热加温，使局部靶组织蛋白凝固变性、气化、碳化乃至坏死脱落，从而达到有效的治疗目的。做法：将胃石暴露于最佳位置，将热探头经工作钳道插入胃内，直视下接触胃石中央或其中一端，接入高频电凝电流，选用60W功率，持续数秒，多次反复，将胃石碎成数块，用网篮、异物钳或圈套器等将碎石取出。热探头的温度、间隔时间都可调节，故无高频电凝、激光等方法治疗时击伤正常黏膜的风险。

结石小，形成时间短的可以利用活检钳、异物钳、圈套器等破坏结石的表面，将其碎掉取出。如病程较长，结石较大，表面坚硬，机械碎石比较困难的患者，可以采用微波、热活检钳烧灼，甚至还可以用激光碎石治疗。内镜治疗过程中及治疗后均可应用碳酸氢钠等药物协助治疗，提高疗效。

三、手术治疗

因为内镜下治疗及药物治疗效果显著，而外科手术治疗创伤大、术后恢复慢，且存在肠粘连等术后并发症可能，近年来鲜见因单纯胃结石行外科手术治疗的报道。对于动物性胃石、胃石并发胃大量出血、穿孔、肠梗阻等病情急重患者，应及时予以手术治疗，以免延误。

第二节　中医经典治疗

一、治则治法

治疗胃石症的关键在于抓住胃腑气滞这一病变之本。临证时应着眼于通降，即重视调畅中焦气机，疏导胃腑壅滞，引痰浊积滞之邪下行外出，以使邪去正安。通降不可固守理气一法，针对本病临床大多以气滞、痰浊、瘀血交互为患，且在病程的不同时期又有主次之别的特点，临证时应分清孰轻孰重而灵活运用理气、化痰、祛瘀诸法。本病治疗时应始终遵循内经中"结者散之，坚者消之"的原则，辅以软坚散结消石之法。

二、辨证论治

（一）气滞痰阻证

治法：行气导滞，祛痰降浊。

方剂：枳实导滞丸（《内外伤辨惑论》）加减。

药物组成：大黄、枳实、神曲、茯苓、黄芩、黄连、白术、泽泻。

方义：方中大黄苦寒泻下攻积，枳实行气导滞消积，既除痞满胀痛，又增强大黄泻下之力，神曲消食化滞，白术健脾益气，邪去而不伤正。

胀满甚者，可加木香、槟榔增强行气消胀之力；纳差者，宜加山楂、鸡内金等消食之品；胀痛明显者，可加芍药、甘草以缓急止痛。

（二）痰浊内盛证

治法：通腑化痰，降浊为主。

方剂：调胃承气汤（《伤寒论》）合二陈汤（《太平惠民和剂局方》）加减。

药物组成：大黄、芒硝、半夏、陈皮、茯苓、甘草。

方义：半夏燥湿化痰，降逆和胃止呕，辛散消痞；陈皮理气行滞，脾为生痰之源，茯苓渗湿健脾，可使湿无所聚，痰无由生；甘草调和诸药。

胸膈不畅者加干姜、细辛以温肺化痰；舌苔黄腻者加瓜蒌、黄芩清热化痰；头晕目眩加南星、白附子祛风化痰。方中大黄苦寒泄热，荡涤肠胃邪热积滞，芒硝咸苦而寒，邪热通便，润燥软坚增强大黄峻下热结之力。

（三）痰结血瘀证

治法：涤痰祛瘀，健脾益胃。

方剂：膈下逐瘀汤（《医林改错》）合六君子汤（《医学正传》）加减。

药物组成：当归、川芎、灵脂、桃仁、丹皮、赤芍、乌药、元胡、香附、红花、枳壳、党参、白术、茯苓、甘草、半夏、陈皮。

方义：方中当归、川芎、赤芍养血活血，丹皮、桃仁、红花凉血活血，香附、乌药、枳壳、元胡行气止痛，半夏、陈皮燥湿化痰，四君子汤健脾益气。前方重在破瘀消积，后者则重在扶正理虚，以防更伤正气，反而使结石难以祛除。

临证治疗过程中，遵辨证与辨病相结合的原则，针对本病的发病特点，可选芒硝、煅瓦楞子、煅牡蛎、槟榔及鸡内金等。其中芒硝味咸，既有软坚散结之效，又有通腑导滞之功，本经言其擅逐六腑积聚，能化七十二种结石，故不论何种成分的胃石，俱可选用。而煅瓦楞子、煅牡蛎除有软坚之功外，尚具有良好的制酸作用，尤适用于胃柿石患者。槟榔苦辛，长于行气消积，《药性论》载槟榔功能为：宣利五脏六腑壅滞，破坚满气。故对于胃石属气滞苦胀者最为适用。鸡内金化石消积，又能健脾益胃消食，对兼有胃弱纳少者可配伍应用。此外，部分患者常合并继发性胃溃疡，临证可在上述治疗的同时，酌加白及、三七粉等祛瘀生肌之品，以保护胃之膜络，促进溃疡愈合。根据临床观察，一般此类溃疡比较易治，且病程短，治愈后很少复发。

第三节　名老中医治疗经验

路广晁教授认为胃石症归属于中医"积聚"的范畴，发病的关键责之于胃气郁滞，失于通降，造成食停胃脘，酿生痰浊，痰食与气血相搏结而成石。故临床上罹患本病者多以老年人、儿童、体虚久病之人或素有脾胃疾患之人为主。胃石形成过程中，胃腑气滞为始动因素，影响及脾，脾失健运，积滞内停，痰浊内生，阻于中焦，胶结难化而成石，进一步阻滞中焦气机，日久正气亏虚，胃腑血络不畅，终成气滞、食停、痰浊、血瘀夹杂的复杂证候。治疗上，路老认为关键在于抓住"胃腑气滞"这一病变之本。临证着眼于"通降"，重视调畅中焦气机，疏导胃腑壅滞，引痰浊积滞之邪下行外出。路老认为"通降"不可固守理气一法，针对本病临床特点及病程时期的主次之别，当分清轻重而灵活运用理气、化痰、祛瘀诸法。初期以气滞为主，兼挟痰浊，多表现为胃脘胀痛，伴嗳气、恶心、脉弦等，治以行气导滞，佐以祛痰降浊，方选枳实导滞丸加减。继则痰浊内盛，痰气交阻，以胃脘痞塞，胸膈不畅，身重困倦，呕恶纳呆，苔厚腻为主要表现，治以通腑化痰降浊，方选调胃承气汤合二陈汤加减。日久痰瘀互结，正气亏虚，表现为胃脘积块，隐痛或刺痛，夜间尤甚，舌质紫黯或瘀斑等，治以涤痰祛瘀，佐以健脾益胃，方选膈下逐瘀汤合六君子汤加减。

王京奇教授治疗本病采用软坚散结、润肠通腑，佐以健脾和胃、行气止痛的方法。基本方为：黑芝麻15g，郁李仁15g，大黄10g，芒硝10g，厚朴10g，陈皮10g，槟榔10g，乌药10g，木香10g，麦芽10g，内金10g，白术10g。水煎服，日一剂，分早晚两次服用，均饭前服，饭后辅以自上而下手法反复推拿腹部，七天为一个疗程。加减：胃酸过多者加入牡蛎、瓦楞子；吐血、便血者加白及、大小蓟；痛重者加白芍、甘草；胃阴不足加百合、石斛、沙参；恶心加半夏、生姜。

对于小儿胃柿石症，刘韵远认为：本病多由寒湿凝结，脾阳不振所致，治疗时应以温化寒湿，健脾消积，调理气血为主要治则，并根据临床辨证随证加减，灵活运用。常选用枳实、厚朴、鸡内金、槟榔、吴茱萸、焦楂、三棱、莪术等，诸药合用以破积块，除痞满，清肠胃，达到通利水谷，调中化食，安和五脏的目的。同时在患病期间应忌服酸性食物，以防加重结石凝固，并且还不要过食生冷瓜果，以免病情加重。

第四节　民间单方验方

1. 鸡内金 30g（研末冲服），白术 15g，三棱 10g，莪术 10g，焦山楂 20g，炒莱菔子 20g，焦槟榔 10g。用法：水煎服，早晨空腹时 1 次服下。主治：空腹食入柿、枣等食物引起的胃石症，上腹不适或隐痛。

2. 消石合剂：生大黄 10g，枳实 10g，厚朴 10g，芒硝 6g，鸡内金 30g（研末冲服），白术 15g，莪术 10g，焦三仙 20g，炒莱菔子、焦槟榔各 10g。每日 1 剂，水煎取汁于早、中、晚餐前 1h 和睡前内服，每次 100ml 左右。

3. 消胀通腑散：鸡内金 60g，郁金 60g，枳实、厚朴、莱菔子各 50g，大黄、甘草各 15g，代赭石、陈皮各 30g。以上药物共研细末，每日 3 次，每次 15g，每次用时先将药末倒入杯内，再放米醋 20ml，待完全溶解后开水冲服，体虚及年龄偏小者每次可服 8g。

4. 温胆汤加味：陈皮 10g，半夏 15g，云苓 10g，竹茹 6g，枳实 10g，甘草 6g，公丁香 6g，神曲 10g，煅瓦楞 15g，槟榔 10g，干姜 6g，鸡内金 10g，日一剂，水煎服。

5. 厚朴三物汤加味：厚朴 15g，枳实、枳壳、鸡内金、生大黄（后入）各 10g，焦山楂 30g，莱菔子、神曲、麦芽、元胡各 15g。水煎 300ml 每日 1 剂，早晚分服。

6. 化石安胃汤：鸡内金粉 30g（冲服），金钱草 30g，芒硝 10～20g（冲服），煅瓦楞、茯苓、炒白术各 20g，三棱、莪术、姜半夏各 15g，大黄 10g（后下），木香 10g，甘草 5g。每日 1 剂，水煎服。脾胃湿热加瓜蒌、黄连；肝郁气滞加柴胡、枳壳；气虚，加党参、黄芪；脾胃虚寒加制附子、炮姜；胃阴亏虚去茯苓、白术、半夏、大黄，加沙参、麦冬、玄参、玉竹，三棱、莪术减量；腹痛重，加白芍、延胡索；泛酸重，加乌贼骨；嗳气重，加赭石、旋覆花；恶心呕吐重，加藿香、竹茹；胃溃疡加白及、乌贼骨，三棱、莪术减量，呕吐咖啡色物或黑便者，加槐花、地榆。

7. 黄芪 30g，茯苓 20g，炒白术 15g，焦神曲、焦麦芽、焦山楂各 15g，厚朴 15g，广木香 10g，鸡内金 10g，砂仁 10g（后下），半夏 12g，五灵脂 12g，炙甘草 5g。用法：每日 1 剂，水煎，兑等量米汤同服，5 天为 1 疗程。主治：胃柿石症，症见胃脘胀满不适，隐痛，嗳气频繁，食而无味，大便稀溏，上腹压痛，X 线钡餐透视可以确诊者。

第七章　预防与康复

第一节　预　　防

胃石症的关键是预防在先。不宜一次大量进食过多的水果，忌空腹饱餐；对于消化不好的人，更应该注意饮食。避免空腹进食大量柿子、山楂、柿饼和黑枣等。空腹情况下它们会在胃酸的作用下，形成大小不等的硬块。如果这些硬块不能通过幽门到达小肠，就会滞留在胃中形成胃石。克服嚼食毛发的怪癖，积极治疗胃肠动力障碍性疾病以防胃石形成。

第二节　康　　复

胃石症患者平时应多饮水，清淡流食，多吃容易消化的食物，适当的多运动，注意不吃生冷、油炸食品，以及韭菜、生葱、生蒜及辣椒等辛辣刺激性或硬质食品，持续胃痛者，可能合并胃炎或胃溃疡，要少食产酸过多的食品，如甜食、地瓜、蜂蜜等。同时保持乐观的情绪，避免过度劳累和紧张。

参考文献

中医部分

［1］路广晁，王建波，路士华．胃石症中医辨治探析［J］．山东中医杂志，2007，11：734－735.

［2］闫旭玲．王京奇教授治胃石证经验［J］．中国中医药报，2006，13（4）：6.

［3］习慧敏，李桂茹．刘韵远治疗小儿胃柿石症［J］．北京中医，1994，4：3.

［4］赵春花．消石合剂治疗胃石症11例［J］．中国中医急症，2009，18（6）：983.

［5］王明义，金涛．消胀通腑散治疗胃石症35例［J］．实用中医内科杂志，1993，7（1）：22.

［6］杜守业，杜美英．温胆汤加味治疗胃石症33例［J］．中华当代医学，2005，3（5）：56.

［7］田萍，单文声．加味厚朴三物汤治疗胃石症［J］．山东医药，2002，42（11）：36.

［8］杜秋海．自拟化石安胃汤治疗植物性胃石症45例［J］．中医杂志，2006，47（12）：925.

西医部分

［1］于皆平，沈志祥，罗和生．实用消化病学［M］．北京：科学出版社，2007.402.

［2］萧树东，江绍基．胃肠病学［M］．上海：上海科学技术出版社，2001.799～801.

［3］王钧，周毅，姜莉，等．20例植物性胃石综合治疗临床分析［J］．胃肠病学，2011，16：301～303.

［4］兰永臻，王朔，鄢凤梅，等．胃镜引导下治疗胃石症的方法探讨和临床观察［J］．中国内镜杂志，2009，15（2）：160～162.

胃 泌 素 瘤

第一章 概　述

胃泌素瘤（gastrinoma）是一种具有分泌胃泌素功能的肿瘤，病变部位好发于胰和十二指肠。本病临床表现与高胃泌素血症密切相关，由于高胃泌素血症导致过多的胃液、胃酸分泌，从而引起以顽固的消化性溃疡和（或）腹泻等为主的综合症群。1955 年 Zollinger 与 Ellison 首次报道了 2 例以上段空肠良性溃疡、高胃酸分泌和胰岛非 β 细胞肿瘤为特点的病例，故又命名为 Zollinger – Ellison 综合征。Zollinger 证实了肿瘤的粗提取物具有强大的促胃液分泌的作用，此后研究发现这种肿瘤可分泌一种促分泌物质。1969 年 Gregory 证明这种促分泌物质即为胃泌素，因而称之为胃泌素瘤。尚未见有关胃泌素瘤在我国总发病率的报道。国外有报道估计，人群中总患病率为 1/100 万，每年发病率为 0.11 ~ 5/100 万。本病可发生于 17 ~ 74 岁各年龄者中，平均发病年龄为 47 岁，男性稍多于女性，占总发病者的 60% 左右。胃泌素瘤可分为散发性（sporadic gastrinoma，SG）及 Ⅰ 型多发性内分泌瘤综合征（multiple endocrine neoplasia type Ⅰ，MEN – Ⅰ）两类。其中 SG 更为常见，其临床表现与生物学行为更类似恶性肿瘤；约 20% ~ 25% 的胃泌素瘤属于 MEN – 1，可合并甲状旁腺、垂体、胰岛及肾上腺皮质等病变。

第二章　病因与发病机制

第一节　现代医学的认识

一、病因、发病机制

正常情况下，胃泌素刺激壁细胞分泌胃酸，当胃酸达到胃窦部 pH <3 时，可抑制胃泌素分泌。胃泌素瘤分泌大量的胃泌素，促进胃壁细胞增加，壁细胞总数可比正常增加 3~6 倍，胃壁细胞经常被胃泌素所兴奋，不受通常的调节机制所控制，遂致有高度的基础胃酸分泌增加。本病可产生高胃泌素血症和高胃酸分泌，而胃泌素有滋养胃黏膜细胞的作用，使胃黏膜细胞增生肥厚，可见巨大胃黏膜皱襞。

二、病理

（一）肿瘤的部位

据文献报道和统计，有 80% 以上的胃泌素瘤发生在"胃泌素瘤三角"内，其上方为胆囊管和胆总管交界点，中间为胰头、体交界部，下方为十二指肠二、三部交界处。这三点相连并自 1 点垂直向下，在十二指肠外侧沿延长，此线与 2、3 点相连线延长相交，即成为一个三角形。MEN - I 的患者可伴有甲状旁腺、胰岛和垂体细胞腺瘤或增生，也可发生肾上腺皮质肿瘤、类癌瘤、脂肪瘤等。

（二）肿瘤大小及病理特点

多发性胃泌素瘤以十二指肠较常见，多位于十二指肠第 1、2

部分，体积较小，直径多小于1cm；孤立性胃泌素瘤多位于胰腺，瘤体较大。肿瘤大者易恶变和转移，小则反之，这是一般肿瘤的规律，胃泌素瘤也符合这一规律。瘤体大小是决定胃泌素瘤良恶性的主要标志，病理组织学上常难以区别，即使肝转移的胃泌素瘤的病理形态学也不能鉴别良恶性。胃泌素瘤中恶性者约占60%～90%，MEN－Ⅰ者约有30%为恶性。最早发生周围淋巴结转移的是胰外和十二指肠的肿瘤，胰内的肿瘤多转移到肝脏，远处可转移到纵膈和骨等。直径大于3cm的肿瘤应高度怀疑恶性。

（三）肿瘤的形态

胃泌素瘤的包膜完整或不完整，切面为质地均匀的灰白色，大者可有出血、坏死及囊性变。肿瘤与其他内分泌肿瘤相似，由排列成索、巢、带状或弥漫成片状的腺泡组织组成。免疫组织化学染色可有胃泌素颗粒和嗜铬素 A（chromogranin A）阳性。若组织学不能区分肿瘤的良恶性，则只能靠肿瘤与周围组织是否广泛浸润和（或）转移来判断。

第二节　中医学的认识

一、概述

本病在中医学中没有独立的病名，属于"积聚"、"癌病"、"胃脘痛"等范畴。多由正气内虚，感受邪毒，饮食不节、情志失调，宿有旧疾等因素，使脏腑功能失调，气血津液运行失常，产生气滞、血瘀、痰凝、湿浊、热毒等病理变化，留滞于脏腑组织，相互搏结，久而渐渐发为本病。

二、病因病机

（一）病因

1. 六淫邪毒

外感六淫之邪，或接触工业毒物、农药、放射性物质等，正气不能御邪，久则邪毒留滞，脏腑气血阴阳失调，而致气滞、血瘀、痰凝、湿浊、热毒等病变，久则生成结块。

2. 饮食不节

平素嗜烟好酒，喜食肥甘厚味之品，损伤脾胃，日久脾胃渐虚，正气化源不足，而致气虚血瘀、易感外邪或客邪久留。同时，脾失健运，津液失布，而致痰浊内生。如《素问·太阴阳明论》云："太阴阳明为表里，脾胃脉也……食饮不节，起居不时者，阴受之。"《素问·痹论》云："饮食自倍，肠胃乃伤。"提出了饮食不节、饮食过量、起居不调等因素皆可损伤脾胃。

3. 情志失调

情志是指喜、怒、忧、思、悲、恐、惊七种人类的情感活动，正常情况下不会致病。如果情志变化出现过激或过久，则会引起气机郁结或紊乱，导致脏腑气血的异常而致病。本病多与忧思恼怒相关，情志不遂，气机郁结，而致气滞血瘀、津液失布，而变生痰浊瘀血，渐生结块。

4. 宿有旧疾或素体有虚

素体阴阳偏盛偏衰，气血功能紊乱，失于调摄，或久病迁延不愈或治疗不当，均可使正气受损，病邪留滞，正气驱邪无力，加重或诱发气、痰、湿、食、水、瘀凝滞体内，壅积成块。

（二）病机

本病病位在胃，与肝脾密切相关，因肝主疏泄，调畅气机，脾为气血生化之源，随着病情进展，气血阴阳渐衰，损及元阴元阳，久则及肾。六淫外袭、饮食不当、情志不遂等均可侵犯脾胃，阻滞中焦，致使脾胃气机升降失调，气机阻滞。《景岳全书·杂证谟·心腹痛》所说："胃脘痛证，多因食、因寒、因气不顺者，然因食因寒，亦无不皆关于气，盖食停则气滞，寒留则气凝。所以治痛之要，但察其果属实邪，皆当以理气为主。"本病病理因素首为气滞，日久致瘀，且脾胃功能受损，纳化和输布失常，水谷精微不得运化而变生湿浊，加之气机郁滞，郁久化热，邪气杂至而发病，其病理因素有气滞、血瘀、湿热等。

本病总属本虚标实，以正气内虚，脏腑阴阳气血失调为本，气滞、血瘀、痰凝、湿聚、热毒为标。多为因虚得病，因虚而致实，虚实夹杂。六淫外袭、饮食不当、情志不遂等侵犯脾胃，或脾胃素虚，运化功能受损，水谷不得运化，而变生痰湿之邪，阻滞气机，气机升降失常，气血运行不畅而致"不通则痛"；痰湿瘀血凝聚日久，邪气稽留不去，变生结块，发为本病。初期邪气较盛，正气尚旺，以邪实为主，多表现为气滞、血瘀、痰凝、湿浊、热毒等实证。随着病程进展，癌瘤耗伤机体气血津液，正气渐虚，故中期正虚邪实。晚期则因正气消残，邪气壅盛而多表现为气血亏虚、阴阳两虚等病机变化。且病邪愈盛，正气愈虚，病机错综复杂，病情日益加重，日久积滞而成有形之肿块。

第三章　临床表现

胃泌素瘤的临床表现与高胃泌素血症及高胃酸分泌有关。

一、腹痛

是最常见的症状，发生率大于80%，常由于消化性溃疡所致。疼痛性质与典型消化性溃疡相似，多表现为上腹部烧灼样疼痛，但更为严重、持续，多呈进行性，对常规抑酸、抗 HP 治疗反应欠佳，也易发生出血、穿孔和幽门梗阻等并发症。主要在十二指肠球部，约25%发生于十二指肠降部、水平部、食管下段或空肠上段。溃疡多数为单发，约10%~20%为多发，直径一般都小于1cm，也有表现为巨大溃疡者。

二、腹泻

胃泌素瘤患者腹泻发生率为30%~73%，其中10%以腹泻为主要表现或先于消化性溃疡出现，是本病的第二个常见症状。胃泌素瘤的腹泻为分泌性，粪便肉眼无黏液、脓血，镜下无白细胞和红细胞。腹泻程度轻重不等，多量大，以水泻或脂肪泻为主，严重者可致水、电解质及酸碱平衡紊乱。究其原因有以下几个方面：胃酸高分泌，大量胃酸和胃液进入肠道，超出了小肠的吸收能力，肠内容量增加刺激肠蠕动；大量胃酸直接损伤小肠黏膜，引起炎症、渗出、绒毛萎缩变形而致水和营养物质吸收不良；大量胃酸进入肠腔致胆酸沉积，结合胆酸减少，微胶粒形成减少，导致脂肪吸收障碍。腹泻的特点为抑制胃酸可缓解腹泻，如应用抑酸剂或经鼻胃管抽吸胃液，而停用抑酸剂后易迅速复发。

三、食管炎

约 20% 的病人可有反流性食管炎症状，如反酸、烧心等。病理表现为轻度至重度食管炎，可并发食管狭窄和 Barrett 食管。

四、MEN – Ⅰ

是常染色体显性遗传性疾病，常有家族史，可并发其他内分泌肿瘤（如甲状旁腺瘤、垂体瘤、肾上腺皮质增生、甲状腺瘤等）相应的表现，最常见的症状是由甲状旁腺增生或肿瘤引起的，其中以甲状旁腺功能亢进最为常见。90% 以上患者表现为高钙血症和肾结石，80% 者伴有胰腺内分泌肿瘤，60% 者伴有垂体肿瘤，部分伴泌乳素瘤，可表现为溢乳和性功能减退等症状。近几年来其基因已被鉴定和克隆，发现为第 11 对染色体 q^{13} 有变异。

第四章　西医诊断与中医辨证

第一节　西医诊断

一、临床诊断

有下列临床表现者应高度怀疑本病：难治、多发、非典型部位及胃大部切除术后迅速复发的消化性溃疡，且不伴有幽门螺杆菌感染；消化性溃疡伴有不明原因的腹泻；胃镜显示异常粗大的胃黏膜皱襞；消化性溃疡伴有内分泌疾病家族史；消化性溃疡多次发生出血、穿孔或幽门梗阻和食管狭窄等并发症；消化性溃疡伴有高钙血症、肾结石或其他内分泌疾病的临床表现。

二、定性诊断

（一）胃液分析

有一定价值。夜间 12h 胃液总量 >1000ml（正常人 <100ml），空腹胃液 pH 值 <2.5。绝大多数患者基础酸分泌量（BAO）>15mmol/h，胃大部切除术后或迷走神经切断术后 BAO >5mmol/h。本病患者胃内的壁细胞几乎全部处于最大刺激状态，故对五肽胃泌素的刺激不再发生强烈反应，最大酸排量（MAO）无明显增加，使 BAO/MAO >60%。

（二）血清胃泌素测定（放射免疫法）

是特殊的诊断手段，正常人或十二指肠溃疡病患者中空腹血清胃泌素浓度为 50～150pg/ml。本病患者血清胃泌素浓度常 >500pg/ml，甚者高达 1000pg/ml。当空腹血清胃泌素 >1000pg/ml，并伴有相应的临床症状和胃酸高分泌者，可确立本病诊断。

但恶性贫血和萎缩性胃炎患者因胃酸分泌减少也可引起空腹血清胃泌素显著增高。其它如胃窦 G 细胞增生或功能亢进、胃出口梗阻、残留胃窦、抑酸药物（如奥美拉唑等）治疗后、幽门螺杆菌感染、迷走神经切断术、甲状旁腺功能亢进及肾功能不全，均可使血清胃泌素增高，应注意鉴别。通过胃液分析和血清胃泌素的测定，约 95% 以上的患者可确立诊断。

（三）激发试验

适用于怀疑本病而空腹血清胃泌素水平为临界值或轻度升高者（150～1000pg/ml），其方法有三种。

1. 促胰泌素（secretin）刺激试验　为激发试验中最有价值、最可靠的一种，既省时又少不良反应。常用促胰泌素 2U/kg 静脉注射，于注射前 5min 及注射后 2min、5min、10min 分别测定血清胃泌素的浓度，本病患者血清胃泌素值可增加至 200pg/ml 以上，称促胰泌素刺激试验阳性。促胰泌素能抑制胃酸分泌，故在正常人、胃酸缺乏和其他原因所致的高胃泌素血症的患者，胰泌素试验时胃泌素和胃酸均可降低，或无变化或仅轻度升高。

2. 钙输注试验　用于临床高度怀疑本病，而促胰泌素刺激试验可疑者。钙离子可刺激肿瘤释放胃泌素。常用葡萄糖酸钙 5mg/（kg·h），静脉滴注，持续 3 小时，于注射前及注射后每 30 分钟分别测定血清胃泌素的浓度。本病患者常于滴注后 3 小时血清胃泌素值达高峰，常大量增加 >400pg/ml。有高钙血症者忌作此试验。十二指肠溃疡患者可少量升高，胃窦 G 细胞增生者其结果无一定规律性。

3. 标准试餐试验　常以面包一片（或等量馒头），牛奶200ml，煮鸡蛋 1 个，乳酪 50g（含脂肪 20g，蛋白质 30g，碳水化合物 25g）为标准试餐作刺激剂。进餐前 15 分钟及进餐后每隔 15 分钟分别测定血清胃泌素的浓度，共测 90min。本病患者于试餐后血清胃泌素无增加或极少增加，而胃窦 G 细胞增生者血清胃泌素可增加 2 倍以上，十二指肠溃疡病患者呈中度增加。

三、定位诊断

精确地对胃泌素瘤定位有利于确定病灶以便于手术切除治愈。用非剖腹探查方法确定肝转移灶，以确定多发肿瘤灶以防手术中遗漏病灶；确定小肝脏转移灶或其它转移灶，有助于确认一部分可手术治愈的病人。

（一）B 型超声波、CT、MRI 核素扫描

属无创伤性检查，应首先采用，有助于胃泌素瘤的定位和瘤体大小的诊断，但阳性率偏低，尤其对于肿瘤直径较小者。超声价廉、简便，但敏感性低，对胃泌素瘤的检出率约 14% ~ 25%。多层螺旋 CT 动态扫描对胃泌素瘤的检出率较高，约 20% ~ 60%。这些检查方法的灵敏度与胃泌素瘤大小有关，大于 3cm 者可检出 70%，1 ~ 3cm 之间检出率为 30% ~ 70%，而小于 1cm 者常难以检出。MRI 用钆喷酸葡胺（Ga ~ DTPA）强化扫描显示轻度强化，可提高检出率。高结合力的生长抑素受体在本病中表达，故用 I – 奥曲肽扫描可提高对肿瘤定位和有无转移的特异性和敏感性。

（二）内镜和超声内镜检查

内镜可发现位于上消化道内的溃疡和黏膜皱襞的变化。超声内镜能准确显示胰腺，对胰腺内小的腺瘤有高度的敏感性，还能发现直接存在于胃、十二指肠内的肿瘤。

（三）选择性腹腔动脉造影术

应用于超声和 CT 没有得出肿瘤位置和大小的结论时。选择性腹腔动脉及肝动脉造影对于判断肿瘤有无肝内转移是最好的检查手段，但对瘤体直径较小者敏感性不高。有研究认为，它比腹部超声和 CT 的检出率高。造影术与 CT 结合应用，可使有肝转移病人的检出率达 90%。

（四）经肝门静脉置管取血样（PTPVS）检查

该检查价值有限，但当所有影像检查阴性时可试用。可分别采集胰、十二指肠、空肠静脉血来测定胃泌素的浓度，有助于定位诊

断。但该方法创伤大，而且结果往往模棱两可，目前较少采用。

（五）选择性动脉内促胰液素刺激试验（SASI）

SASI 先明确供应胃泌素瘤的动脉，然后明确肿瘤的位置，可使胃泌素瘤准确定位。将导管选择性插入胰周的胃、十二指肠动脉、脾动脉和肠系膜上动脉，另将导管插入肝静脉，自动脉导管注入促胰液素 30u，于注射前和注射后 20s、40s、60s、90s 和 120s，分别取肝静脉血检测血清胃泌素值。如 40s 时血清胃泌素浓度增加 >80pg/ml 或增加超过注射前基础值 20% 者应考虑本病。

（六）手术探查

因本病多为恶性，故有人主张只要患者无手术禁忌症和多处肝转移，应行外科剖腹探查。探查时尤要注意胃泌素瘤的好发部位，即"胃泌素瘤三角区"，其他还有肠系膜、肝、腹膜后、小肠、盆腔等部位。

第二节　中医辨证

一、辨证要点

（一）辨虚实

实者多突然起病，疼痛暴作，痛剧拒按，痛处固定不移，脉盛；虚者多起病缓慢，痛势徐缓，痛处不定，喜按，脉虚。

（二）辨寒热

脘腹灼痛，痛热急迫，遇热痛甚，得寒痛减，并伴有口苦口臭，舌红苔黄腻者属热；脘腹疼痛遇寒加重，得温痛减，伴有畏寒喜暖，舌淡脉紧者属寒。

二、辨证分型

(一) 寒凝气滞证

症候表现：脘腹疼痛暴作，疼痛剧烈，以绞痛为主，畏寒喜暖，得温痛减，遇寒痛甚，口不渴，喜热饮，舌质淡，苔白，脉弦紧或弦迟。

辨证要点：一般有感受风寒，或过食生冷史。发病迅速，疼痛剧烈，以绞痛为主，得温则痛减，遇寒则痛甚，全身症状显示寒证征象。

(二) 肝郁气滞证

症候表现：脘腹胀痛，两胁胀闷，胸闷食少，泛吐酸水，嗳气或矢气则舒，善怒，喜太息，和（或）大便稀薄，舌淡红苔薄白，脉弦。

辨证要点：胃脘胀满，痛连两胁，每因情志因素而痛作为本证特征。

(三) 瘀血阻络证

症候表现：脘腹疼痛如刺如割，痛有定处，疼痛剧烈，可痛彻胸背，肢冷、汗出，呕血或黑便史。舌质紫黯或有瘀点、瘀斑，苔薄白，脉细涩。

辨证要点：本证以胃痛反复发作，痛如针刺或刀割，痛处固定，痛时持久为特征。

(四) 湿热中阻证

症候表现：脘腹痛势急迫，有灼热感，食入疼痛明显缓解，或食入易痛，口干而红，喜冷饮，吞酸、嘈杂，情绪抑郁或烦躁易怒，便秘或大便溏薄，肛门灼热，舌红苔黄，脉弦或数。

辨证要点：本证以病势急迫、胃脘疼痛灼热拒按、口苦口渴、舌红苔黄腻为特征。

(五) 脾肾阳虚证

症候表现：脘腹隐痛，喜暖喜按，每遇冷或劳累易发作或加重，空腹痛重，得食痛减，食后腹胀，倦怠乏力，神疲懒言，畏寒肢冷，大便溏薄或五更泄泻，腰膝酸冷，舌质淡嫩，边有齿痕，苔薄白，脉沉细或迟。

辨证要点：本证以病程较长，脘腹隐痛，喜暖喜按，食后腹胀，倦怠乏力，大便溏薄或五更泄泻，腰膝酸冷，全身显现虚寒征象为特征。

（六）脾胃阴虚证

症候表现：脘腹隐隐灼痛，空腹时加重，烦渴思饮，口燥咽干，食少，大便干，舌红少苔或剥苔，脉细数或细弦。

辨证要点：本证多见于病程较长，或长期使用温燥药物，或素体阴虚的患者。临床以胃脘隐隐灼痛、口燥咽干、舌红苔少等胃阴不足之象为特征。

第五章　鉴别诊断与类证鉴别

第一节　鉴别诊断

消化性溃疡和本病均有上腹部疼痛的症状，但消化性溃疡经一般抑酸、保护胃黏膜、抗 HP 等治疗后多可好转及治愈，而本病表现为顽固性溃疡，经一般治疗效果不佳，易反复发作。两者的鉴别诊断主要依靠胃镜和活检、超声内镜、B 型超声波、CT、MRI 核素扫描等。

第二节　类证鉴别

心痛

　　二者既有部位之别，疼痛的性质、程度与疾病的预后也大不相同。心痛的病位在胸中，疼痛急且如刀割，痛彻胸背，发时常伴心悸、憋闷，病人常有濒死的感觉，一般病情较重，特别是"真心痛"，其疼痛持续不已，每每"夕发旦死，旦发夕死"。

第六章　治　　疗

第一节　现代医学治疗

　　本病的根本治疗是手术切除肿瘤，而对于不能发现肿瘤或不能完全切除者应加用药物治疗，若发现肿瘤发生浸润和转移者，可加用化疗药物。

一、手术治疗

（一）彻底手术切除肿瘤

　　是治疗胃泌素瘤的最好方法，可有效地缓解高胃酸分泌状态，并防止肿瘤进展。手术的范围取决于仔细检查和探查后对肿瘤的定位，对于单个且无转移者，手术切除肿瘤，本病可获治愈；对不属于 MEN－Ⅰ的胃泌素瘤病人，未发现肝转移，也无手术禁忌者，均应剖腹探查，力争发现并切除肿瘤。如果彻底探查后未发现肿瘤，除非疾病治愈的可能性大，且操作较顺利，否则不宜采取进一步手术措施。如肿瘤发生淋巴转移和（或）肝转移，则应切除转移灶以改善病人预后。

（二）全胃切除术

过去认为对肿瘤不能完全切除者，可采用本法。但因术中和术后并发症发生率高，且有一定的死亡率，故目前已渐少采用该方法。仅用于少数不能耐受内科用药治疗、经长期内科治疗后胃或十二指肠溃疡仍不愈合的病人。

（三）高选择性胃迷走神经切除术

用于不能明确病位或肿瘤不能切除已伴转移者，可行本术。术后可明显减少胃酸分泌，增强抑酸药物作用，减少用药剂量。

（四）MEN - Ⅰ

有甲状旁腺功能亢进者，应行甲状旁腺切除术。MEN - Ⅰ者多为良性，较少转移，预后较好。影像学检查可定位者，应行手术切除。

（五）肝移植术

仅限于伴有肝转移者。

二、药物治疗

适用于术前准备、恶性胃泌素瘤广泛转移或有手术禁忌及恶性胃泌素瘤的化疗。

（一）抑酸药物

药物剂量应根据患者的不同情况进行调整，一般应控制在下次服药前 1 小时胃酸分泌控制在 <10mmol/h，如伴有胃切除史和重度反流性食管炎者，则应 <5mmol/h，甚至 <1mmol/h。

1. H_2受体拮抗剂 阻断组胺和胃泌素对壁细胞的刺激，减少胃酸分泌，常用西咪替丁、雷尼替丁等。能有效降低胃酸分泌，促使溃疡愈合，消除消化性溃疡和腹泻等症状。

2. 质子泵抑制剂 高选择性抑酸药，抑制壁细胞膜 H^+ -

K^+ – ATP 酶，常用如奥美拉唑、潘托拉唑、兰索拉唑、雷贝拉唑及埃索美拉唑等。是治疗胃泌素瘤的首选药物，其强力抑酸效果能有效控制胃酸高分泌引起的症状，没有减效或失效现象。

3. 生长抑素　能抑制促胃液素的分泌，缓解症状，而且对肿瘤细胞有干扰复制效应，从而使肿瘤体积缩小，抑制肿瘤生长。

（二）化疗药物

化疗适用于转移性恶性胃泌素瘤治疗，目前最佳化疗方案是阿霉素、5 – FU 和链脲霉素等。化疗前要求是先行抑酸药物治疗，减少胃酸分泌，胃酸控制在 <10mmol/h，为期 4 ~ 6 周。

（三）对症处理

纠正水、电解质和酸碱平衡紊乱，加强营养。因长期抑酸治疗可导致多种维生素缺乏，故需补充维生素。

第二节　中医经典治疗

一、治则治法

本病的治疗需根据虚实寒热的辨证，采取相应的治法。实证者治以行气、散寒、清热、活血等，虚证者以温中、滋阴、补阳为主。虚实夹杂者可补泻兼施。

二、辨证论治

（一）寒凝气滞证

治法：温中散寒，行气止痛。

方剂：良附丸(《良方集腋》) 合正气天香散(《证治宝鉴》卷五) 加减。

药物组成：高良姜、香附、干姜、紫苏、乌药、陈皮。

方义：良附丸温里散寒，正气天香散行气温中，二者共奏散寒止痛之功。

若腹中冷痛，身体疼痛，内外皆寒者，可予乌头桂枝汤温里散寒；风寒气滞，胃脘胀痛喜温喜暖，胸脘痞闷，不思饮食，形寒身热者，可用香苏散疏风散寒，理气止痛；若为夏日感受寒湿之邪，伴见恶心呕吐、纳呆、身重、倦怠者，可酌加苍术、半夏、藿香、厚朴、砂仁。

（二）肝郁气滞证

治法：疏肝理气，和胃止痛。

方剂：柴胡疏肝散（《景岳全书》）加减。

药物组成：柴胡、香附、枳壳、陈皮、川芎、白芍、甘草。

方义：柴胡、香附、枳壳疏解肝经气郁，川芎开肝经血郁，白芍、甘草柔肝缓急。

嗳气、呕吐较甚者，加半夏，苏梗；疼痛甚者，加元胡、川楝子、佛手；泛酸嘈杂者，加乌贼骨、煅瓦楞子、煅牡蛎以和胃止酸；气滞较重，胸胁胀痛者，加郁金、川楝子；肝气犯胃，日久不愈，脾气亦伤，胃痛而胀，反复发作，可选用逍遥散；腹痛肠鸣，气滞腹泻者，可用痛泻要方。

（三）瘀血阻络证

治法：化瘀通络，行气止痛。

方剂：血腹逐瘀汤（《医林改错》）加减。

药物组成：生地、桃仁、红花、当归、川芎、赤芍、牛膝、桔梗、枳壳、柴胡、甘草。

方义：桃仁、红花、川芎、赤芍活血化瘀，牛膝活血引血下行，生地、当归养血活血，枳壳、桔梗宽胸行气，柴胡解郁并升清，甘草调和诸药。

痛甚者加三棱、莪术、延胡索、郁金、川楝子；痛如刀割，加白芍、甘草缓急止痛；兼寒者，加炮姜、小茴香。

（四）湿热中阻证

治法：清热化湿，理气和胃。

方剂：清中汤（《医学心悟》卷三）加减。

药物组成：黄连、栀子、制半夏、茯苓、草豆蔻、陈皮、甘草。

方义：黄连、栀子清热燥湿，制半夏、茯苓、草豆蔻祛湿健脾；陈皮、甘草理气和中。

胃气上逆者，加竹茹、橘皮；属于气机阻滞便秘者，加枳实、槟榔；湿偏重者，加苍术、藿香燥湿健脾；热偏重者，加公英、黄芩清胃泄热；纳呆少食者可酌加焦三仙。

(五) 脾肾阳虚证

治法：温补脾肾。

方剂：黄芪建中汤(《金匮要略》) 合四神丸(《普济本事方》)加减。

药物组成：黄芪、桂枝、白芍、补骨脂、肉豆蔻、五味子、吴茱萸、甘草。

方义：干姜、桂枝、补骨脂、肉豆蔻温中散寒，黄芪健脾益气，五味子收敛固涩，吴茱萸温肾散寒，合甘味的甘草，温补阳气，芍药酸甘，合大枣、饴糖滋阴补血，合而用共奏平调阴阳气血之效，甘草、大枣、饴糖亦有缓急之用。

如泛吐清水较多者，可加陈皮、半夏、茯苓、干姜；若吐酸水者，可加黄连、乌贼骨、煅瓦楞子，去饴糖；胃脘冷痛，寒邪较甚，宜加附子、吴茱萸。阴寒内盛，症见胃脘冷痛，喜温喜按，畏寒肢冷，苔白润，脉沉迟者，可选用理中丸。中气下陷者，可选用补中益气汤

(六) 脾胃阴虚证

治法：养阴益胃。

方剂：益胃汤(《温病条辨》) 加减。

药物组成：沙参、麦冬、玉竹、生地。

方义：沙参、麦冬、玉竹、冰糖滋养胃阴，生地滋养肾阴。

胃脘胀痛较剧，加厚朴、玫瑰花、佛手；大便干燥难解者，加火麻仁、郁李仁、瓜蒌仁；胃脘灼热疼痛者，加竹叶、石膏；若脘

腹灼痛嘈杂泛酸者，可加珍珠层粉、牡蛎、乌贼骨，配合左金丸。

第三节　名老中医治疗经验

目前本病尚无中医药诊治相关的文献报道，根据本病的临床表现特点，可参照消化性溃疡特别是顽固性消化性溃疡的中医辨治进行治疗。兹介绍江苏省名中医王德元主任治疗顽固性消化性溃疡的相关经验。王氏重点从三方面治疗顽固性消化性溃疡，一是"散寒解凝愈顽痛"，方用高良姜10g，干姜10g，川朴10g，制香附10g，吴萸6g，藿苏梗（各）10g，广木香6g，延胡索10g，茯苓10g，甘草6g；二是"木土不害瘥痼疾"，方用川连3g，吴茱萸5g，柴胡8g，白芍20g，广陈皮10g，延胡索10g，白术10g，瓜蒌仁10g，煅乌贼骨30g（先煎），煅瓦楞30g（先煎），白茯苓20g，甘草6g；三是"衡润燥平宿疾"，方用北沙参15g，麦冬10g，石斛10g，天花粉15g，炒扁豆15g，炒谷芽15g，大麻仁10g，炒白芍15g，川楝子6g，延胡索10g，甘草6g。收效均佳。

第七章　预防和康复

第一节　预　　防

胃泌素瘤患者术后应定期随诊，密切监测胃酸分泌情况，随时调整药物剂量。而对于未治愈的患者则应至少每年行肿瘤定位检查，以便及时发现病灶，行根治治疗。平时注意合理饮食，规律生活作息，劳逸结合，调适情志，保持心情愉快，适当进行体育锻炼，增强体质。

第二节 康 复

胃泌素瘤的患者病灶切除后，疾病多可治愈。本病恶性程度较低，生长缓慢，预后较好，即使存在淋巴结转移，但肿瘤完全切除者10年存活率也在85%以上。肿瘤不能切除或不能完全切除的病人5年和10年存活率为43%和25%。其死亡者多由于发生肝转移，而不是淋巴结转移；其次为消化性溃疡的严重并发症和严重腹泻所致的水、电解质和酸碱平衡紊乱。胃泌素瘤的治疗为终身治疗，无论病人的肿瘤是否被切除，也无论肿瘤有无转移，都应定期随诊与复查。

参考文献

中医部分

［1］王晓．王德元辨证治疗顽固性消化性溃疡验案3则［J］. 江苏中医药，2009，(03)：54~55

西医部分

［1］陈灏珠，林果为．实用内科学［M］．北京：人民卫生出版社，2009. 2056~2057

［2］Kouvaraki M A, So lorzano C C, Shapiro S E. Surgical treatment of nonfunctioning pancreatic islet cell tumors［J］. J Surg O ncol, 2005, 89（3）：170~185.

［3］Klapman J B, Chang K J. Endoscopicul trasound guided fineneedle injection［J］. Gastrointest Endosc C lin N Am, 2005, 15 (1)：169~177.

［4］赵永福．胃泌素瘤的诊断和治疗［J］．中国实用外科杂志，2010，30（9）：795~797.

功能性消化不良

第一章　概　　述

消化不良是临床上很常见的病症，有流行病学资料显示消化不良影响了全球 1/4 以上的人口。而欧美的流行病学表明，普通人群中有消化不良症状者占 19%～41%，国内统计约占胃肠专科门诊病人的 1/3 以上。病史长、受教育程度低或者有心理社会应激的患者症状缓解的概率较低，在女性中的发病率较高。临床上主要表现为上腹痛、餐后饱胀不适、早饱、嗳气、恶心、呕吐等上腹部症状的一组临床症候群。消化不良严重影响患者的生活质量，按发病原因可分为器质性消化不良（organic dyspepsia，OD）和功能性消化不良（functional dyspepsia，FD）。

2006 年罗马Ⅲ学术委员会建议使用以下定义：FD 是指存在被认为源于上腹部的症状，且无任何可以解释这些症状的器质性、系统性或代谢性疾病。胃镜、X 线透视、腹部超声及各项化验结果均无异常。

第二章 病因与发病机制

第一节 现代医学的认识

关于 FD 的病因和发病机制，诸多学者进行了大量的研究工作，但至今尚未清楚，其发病机制可能与下列因素有关。

一、胃肠动力障碍

研究认为胃肠动力障碍是 FD 主要的病理生理学基础之一，胃肠动力异常包括胃排空延迟、胃窦动力减弱、近端胃容受性障碍、胃节律紊乱等。上消化道测压、钡餐及胃电图的排空研究显示，FD 患者存在液体和固体排空延缓，胃窦、幽门、十二指肠协调运动障碍，胃内食物分布异常，并有消化期和消化间期胃肠道动力指数减低。但是，运动障碍可能仅仅是 FD 病理生理的表现形式，仍不能包括全部的发病机制。运动障碍和临床症状不呈正相关，不少 FD 患者并无动力学指标的异常，给予促动力药治疗后，症状无明显改善。

二、内脏敏感性增高

内脏感觉过敏主要包括：①低阈值刺激即可引起反应或不适；②正常人不被感知的生理刺激，在疾病情况下被感知，引起腹胀不适、早饱等；③对伤害性刺激反应强烈，引起剧烈的疼痛。消化道的内脏高敏是指胃肠黏膜和平滑肌对生理性刺激出现不适感，对伤害性刺激呈强烈反应。如机械性扩张敏感性增高、酸的感觉阈值降低、容量阈值降低、疼痛阈值降低等。FD 患者存在着反射性和感知信号障碍两种类型，表现为内脏阈值减低或自主神经功能紊乱，对物理或化学刺激产生高敏反应，导致一系列消化不良症状，临床应用调节内脏感觉的药物治疗 FD，可缓解患者的症状。

三、幽门螺杆菌感染

关于 H. pylori 感染与 FD 的关系一直有争议。H. pylori 感染后导致胃泌素及胃酸分泌增加，以及 H. pylori 本身对胃黏膜屏障的损害，增加了对酸损害的敏感性等因素，可导致慢性胃炎，引起胃感觉和运动异常。研究表明，H. pylori 阳性的 FD 患者胃黏膜中感觉神经肽包括降钙素基因相关肽（CGRP）、P 物质水平显著升高，患者胃对容量扩张的感觉阈值则明显低于正常人。如同 H. pylori 感染仅引起少部分人发生消化性溃疡或胃癌一样，H. pylori 感染仅在部分人中产生消化不良症状或导致 FD。H. pylori 感染产生消化不良症状或导致 FD，是 H. pylori、宿主和环境因素共同作用的结果，H. pylori 感染仅是其中的因素之一。

四、胃肠激素的改变

胃肠激素可能通过改变胃肠活动参与 FD 的发病过程，胃肠激素分泌失调可能是 FD 的主要发病机理之一。胃肠运动主要受神经和体液两方面因素的调节。胃肠肽受体作为胃肠运动起搏细胞——Cajal 间质细胞（interstitial cells of cajal，ICC）和胃肠平滑肌细胞的信号接受系统，而具有上述两方面作用。在胃肠肽中，以内分泌为主要作用方式的有：促胃液素（GAS）、胆囊收缩素（CCK）、促胰液素（SEC）、胃动素（MTL）、胰多肽（PP）、神经降压素（NT）、抑胃肽（GIP）等。以神经内分泌为主要作用方式的有：血管活性肠肽（VIP）、降钙素（CT）、蛙皮素（BOM）、P 物质（SP）、酪神经肽（NP）及脑腓肽（EN）等。以旁分泌为作用方式的有：生长抑素（SS）等。它们可在中枢水平直接参与对摄食、睡眠、激素释放及消化系统功能的调节。胃动素（MTL）是肠内分泌细胞分泌的多肽类胃肠激素，为消化间期激素，通过内分泌和神经途径激发胃肠的 MMC III 期收缩。大量临床研究表明 FD 患者中有胃动力障碍者空腹及餐后 MTL 水平明显降低，其释放减少、胃电活动发生改变 184J，使消化间期胃动力障碍，影响胃排空。

五、社会精神心理因素

有人称胃肠道为"情绪的反应器"，因为它是人体唯一由中枢神经、肠神经、自主神经系统共同支配的器官，既有感觉功能，也有运动功能。现代医学研究认为，消化道肌性管道的正常运动功能主要受植物神经系统、消化管壁内的内在神经丛及胃肠激素调节。FD 患者存在神经功能的紊乱，从而导致植物神经功能紊乱，影响消化道运动功能而发病。国内外研究发现：应用抑郁、焦虑、人格等心理量表对 FD 患者的调查中显示 86.7% 的 FD 患者存在不同程度的心理障碍，而器质性消化不良患者中仅占 25%。并且已有运用抗焦虑抑郁药物治疗 FD 后，症状得到改善的报道。

六、应激性因素

急性生活应激在促发消化不良和其他胃肠道症状的过程中起着重要的作用。与健康无症状社区个体相比，消化不良患者在近六个月内发生应激性或者威胁生命的生活事件的数量增加。有研究报告通过对生活事件的调查以及压力的自我报告等措施，发现功能性消化不良患者生活应激事件发生频率高于正常健康人，特别是家族成员患病、伤亡等负性事件对患者影响大，而正性事件影响不大，应激事件发生的频率和程度与消化不良的症状无直接关系。

第二节　中医学的认识

一、概述

中医学虽然没有功能性消化不良的记载，根据其临床主要表现可归结为"痞满"、"胃脘痛"、"嘈杂"、"纳呆"等范畴。上腹胀、早饱是 FD 最常见的症状，故多认为痞满与之最接近。《伤寒论·辨太阳病脉证并治》明确了痞的基本概念："但满而不痛者，此为痞。"《素问·至真要大论》曰："太阳之复，厥气上行……心胃生寒，胸膈不利，心痛痞满。"指出本病胸膈满闷、心下痞塞的症状。有人提出了中医"痞满"病相当于 FD 的运动障碍型，"胃脘痛"相当于溃疡型，"嘈杂"相当于反流型。

二、病因病机

（一）病因

1. 感受外邪　外感六淫之邪，由表入里，结于胃脘，阻塞中焦气机，脾胃升降失职，发为痞满疼痛，《素问·病机气宜保命集》云："脾不能行气于肺胃，结而不散，则为痞。"《素问·举痛论》谓："寒气客于肠胃之间……故按之痛止。"《伤寒论》云："脉浮而紧，而复下之，紧反入里，则作痞。"

2. 饮食不节　暴饮暴食，或恣食生冷、辛辣刺激之品，或过食肥甘、嗜酒无度，皆能损伤脾胃，水谷精微运化不利，食滞内停，痰湿中阻，阻滞气机，发为痞满。《素问·本病论》提出"饮食劳倦即伤脾"的学术思想。陈无择在《三因方》中指出"饮食劳逸，脏气不平，痞腑于中。"《医学正传·胃脘痛》说："致病之由，多由纵恣口腹，喜好辛辣，恣饮热酒……复餐寒凉生冷，朝伤暮损，日积月深……故胃脘疼痛。"

3. 情志失调　忧思恼怒，情志不遂，肝气郁滞，失于疏泄，肝气横逆乘脾犯胃，脾胃升降失常，胃腑失和，发为胃痛；胃气不降而上逆则呕吐；脾气受损，运化无力，发为痞满。张介宾在其《景岳全书》中提出："怒气暴伤，肝气未平而痞者。"

4. 素体脾虚　素体脾胃不足，或因劳倦过度所引起脏腑损伤，或重病、大病不愈及身体虚弱，脾虚运化失职，气机不畅，或中焦虚寒则为胃痛。李东垣在《兰室秘藏·中满腹胀论》中提出："脾胃久虚之人，胃中寒则生胀满，或脏寒生满病。"

（二）病机

本病病位在胃，与肝脾的关系密切。中焦气机不利，脾胃升降失职为本病的病机关键。脾胃同居中焦，脾胃为后天之本，人体生化之源，脾主运化，胃主受纳。二者共担升清降浊，运化输布水谷精微，共司饮食水谷的消化、吸收、输布，以供人体生命活动的物质的需要。肝为刚脏，性喜条达而主疏泄，忧郁恼怒则肝失疏泄横逆犯脾。

本病病理性质不外虚实两端。外感湿热、寒邪入里，食滞内停，痰湿阻于中焦等导致脾胃运化失职，清阳不升，浊阴不降中焦气机阻滞而出现痞满。肝恶抑郁，若情志不遂，肝气郁结，克乘脾土，亦可导致气机郁滞之痞满，故痞满初期多为实证。实痞日久，正气日渐耗伤，或素体脾胃虚弱中焦运化无力；湿热之邪或肝郁犯胃日久化热伤阴则成为虚痞。

第三章　临床表现

FD 常呈慢性发病过程，病程常经年累月，多呈反复发作，但也有持续发作者，不少患者起病前有饮食、精神等诱发因素。临床表现不具有特征性，主要有上腹疼痛或烧灼感、餐后上腹饱胀和早饱感的症候群，可伴嗳气、恶心、呕吐等，常以某一个或某一组症状为主。

罗马Ⅲ标准基于症状特点及其发生的病理生理基础，将 FD 分为餐后不适综合征（postprandial distress syndrome，PDS）和上腹痛综合征（epigastric pain syndrome，EPS）两个亚型。

一、PDS 诊断标准

必须符合以下一点或两点：①正常进食后出现餐后饱胀不适，每周至少发生数次；②早饱阻碍正常进食，每周至少发生数次。诊断前症状出现至少 6 个月，近 3 个月症状符合以上标准。支持诊断标准：①可能存在上腹胀或餐后恶心或过度嗳气；②可能同时存在

EPS。

二、EPS 诊断标准

必须符合以下所有条件：①至少中等程度的上腹部疼痛或烧灼感，每周至少发生一次；②疼痛呈间断性；③疼痛非全腹性，不位于腹部其他部位或胸部；④排便或排气不能缓解症状；⑤不符合胆囊或 Oddi 括约肌功能障碍诊断标准。诊断前症状出现至少 6 个月，近 3 个月症状符合以上标准。支持诊断标准：①疼痛可以烧灼样，但无胸骨后疼痛；②疼痛常由进餐诱发或缓解，但可能发生于禁食期间；③可能同时存在 PDS。

以上腹痛为主要症状者，疼痛多呈隐痛，多无规律性，部分患者与进食有关，伴或不伴上腹胀、嗳气等其他上腹部症状。上腹饱胀、上腹胀感、早饱、嗳气亦为常见症状，可以单独或以一组症状出现，伴或不伴上腹痛。上腹饱胀、上腹胀感、早饱临床表现不尽相同，上腹饱胀是指进食后自觉有食物长时间滞留在胃内。上腹胀感是指自觉上腹胀而体检并未有明显的上腹部膨隆，多发生于餐后，或呈持续性，进餐后加重。早饱是指有饥饿感，但进食后不久即有饱感，致摄入食物明显减少。上腹饱胀和上腹胀感常伴有嗳气，并且嗳气之后觉舒。不少患者同时伴有烦躁易怒、焦虑、抑郁、失眠、头痛、注意力不集中等精神症状，这些症状在部分患者与过度关注自己的病情，害怕自己病情恶化有关。恶心、呕吐并不常见，往往发生在胃排空明显延迟的患者，呕吐可为干呕或呕吐当餐胃内容物。

第四章　西医诊断与中医辨证

第一节　西医诊断

一、诊断标准

根据罗马Ⅲ诊断标准，FD 必须包括以下一条或全部：①餐后饱胀不适；②早饱；③上腹痛；④上腹烧灼感；没有可以解释症状的其他器质性疾病的证据。诊断前症状至少存在 6 个月，并且近 3 个月符合以上标准。

二、诊断程序

临床上导致消化不良的疾病很多，因此 FD 为一排除性诊断。这就要求临床工作中既不漏掉器质性疾病，又不过分的对每个病人都进行全面的排除检查，为此对每个病人都要进行详细的病史采集和全面的体格检查。首先要排除引起上腹不适或疼痛的器质性疾病，尤其是年龄在 45 岁以上，伴有消瘦、贫血、黑便、低热等报警征象时，需做进一步检查，包括胃镜、CT 等影像学或其他检查，直至找到病因。对年龄小于 45 岁，一般情况良好，没有上述报警症状，或以往接受过相关检查，近期症状又复发的患者，可以先采用经验治疗，给予促动力药或是 PPI，治疗 2～4 周观察疗效，对治疗无效的患者再做进一步的检查。

FD 可以与肠易激综合征、胃食管反流病或慢性便秘中的一种或两种以上重叠，重叠症的表现常使诊断变得复杂，需分析重叠症的主次及其可能的关系，确立相应的治疗。FD 患者尤其是中、重度 FD 常明显影响患者的生活质量，因此要注意患者日常生活中是否存在睡眠障碍，焦虑、抑郁等精神障碍，并注意患者对疾病的认识、重视程度。

进一步检查主要适用于临床表现较严重的患者，尤其是经过反复器质性疾病的排除检查和反复治疗疗效不佳的患者。常用的检查如胃排空检查、胃电图检查、胃容纳功能及感知功能检查。对有重叠症患者，必要时需包括食管、肠道或肛门直肠的检查。对于焦虑抑郁明显的患者要进行心理评估，或建议到精神卫生中心就诊以协助治疗。

第二节　中医辨证

一、辨证要点

（一）辨虚实

外邪所犯，食滞内停，痰湿中阻，湿热内蕴，气机失调等所成之痞皆为有邪，有邪即为实痞；脾胃气虚，无力运化，或胃阴不足，失于濡养所致之痞则属虚痞。痞满能食，食后尤甚，饥时可缓，伴便秘，舌苔厚腻，脉实有力者为实痞；饥饱均满，食少纳呆，大便清利，脉虚无力者属虚痞。

（二）辨寒热

痞满绵绵，得热则减，口淡不渴，或渴不欲饮，舌淡苔白，脉沉迟或沉涩者属寒；而痞满势急，口渴喜冷，舌红苔黄，脉数者为热。临床还要辨虚实寒热的兼夹。

二、辨证分型

（一）肝胃不和证

症候表现：脘腹胀满，胸闷善太息，常因情志因素而诱发或加重。攻窜作痛，痛连两胁，呕恶嗳气，大便不爽，舌质淡红，苔薄白，脉弦。

辨证要点：以脘腹胀满，因情志因素诱发或加重，痛连两胁，嗳气脉弦为特征。

（二）饮食停滞证

症候表现：脘腹痞闷，胃脘疼痛，胀满拒按，恶心欲吐，嗳腐吞酸，嗳气厌食，大便不调，舌质淡红，苔厚腻，脉弦滑。

辨证要点：以脘腹胀满拒按，嗳腐吞酸，大便不调，苔腻为特征。

（三）脾胃湿热证

症候表现：脘腹痞满，或脘腹疼痛，痛势急迫，食少纳呆，口干不欲饮，口苦，头晕目眩，身重困倦，恶心呕吐，小便短黄，舌红苔黄腻，脉滑。

辨证要点：以痛热急迫，口干不欲饮，口苦，头身困重，苔黄腻为特征。

（四）脾胃虚弱证

症候表现：脘腹痞满，胃脘隐痛，喜温喜按，食欲不振，神疲乏力，少气懒言，恶心欲吐，大便稀薄，舌淡苔白，脉沉细。

辨证要点：以胃脘隐痛，喜温喜按，神疲乏力，少气懒言，舌淡脉细为特征。

（五）胃阴不足证

症候表现：脘腹痞闷，嘈杂，饥不欲食，恶心嗳气，口燥咽干，大便干结，舌红少苔，脉细数。

辨证要点：脘腹痞闷，嘈杂，饥不欲食，口燥咽干，舌红少苔，脉细数为特征。

（六）寒热错杂证

症候表现：胃脘痞满，遇冷加重，嘈杂反酸，口干口苦，肢冷便溏，嗳气，纳呆，舌淡，苔薄白，脉弦数。

辨证要点：以胃脘痞满，遇冷加重，嘈杂泛酸，肢冷便溏，脉弦数为特征。

第五章　鉴别诊断与类证鉴别

第一节　鉴别诊断

一、溃疡样消化不良

具有溃疡样症状的器质性消化不良：十二指肠溃疡、十二指肠炎、胃溃疡、糜烂性胃炎，胃镜及病理检查可明确诊断。

二、运动障碍样消化不良

许多全身或消化道疾病均可引起胃排空功能障碍，造成胃轻瘫，较常见的原因有糖尿病、尿毒症、风湿病、肝硬化等，诊断前应排除其他原因所致的胃轻瘫。

三、需要与其他器质性疾病鉴别

包括慢性肝病、胆石症、慢性胰腺炎及小肠疾病等，临床上都可以表现为消化不良的症状，需选择合理的检查方法，排除上述疾病。

第二节　类证鉴别

一、胁痛

胁痛是以胁部疼痛为主症，可伴有发热恶寒，身目黄染，或胸闷太息，极少伴有泛酸、嗳气等胃脘不适。

二、胸痹

胸痹是胸中痞满不通，而致胸膺内外疼痛之证，以胸闷、胸痛、短气为主症，偶兼脘腹不舒。而胃痞则以脘腹满闷不舒为主症，多兼饮食纳运无力之症，偶有胸膈不适，并无胸痛等表现。

三、鼓胀

两者均有腹部胀满的病症，鼓胀以腹部胀大如鼓，皮色苍黄，脉络暴露为主症，部位发于大腹，按之绷急如鼓。而痞满则以自觉满闷不舒为主症，无腹部胀大，病位在胃脘，按之柔软。

第六章 治 疗

第一节 现代医学治疗

现代医学强调规范化治疗和个体化治疗的原则。在建立良好的医患关系的基础上，根据主要症状类型进行对症治疗和根据症状严重程度进行分级治疗。治疗目的是改善症状，提高生活质量，消除患者顾虑。

一、一般治疗

耐心解释，并给以心理辅导，以消除患者的顾虑，增强信心。教育患者养成良好的生活习惯，不暴饮暴食，避免辛辣刺激食物、吸烟及饮酒和非甾体抗炎药物的使用等。必要时给予镇静剂和抗焦虑药物。

二、药物治疗

（一）促胃肠动力药

对改善运动障碍型 FD 的症状有效率81%。特别是动力障碍型消化不良疗效显著。对以上腹胀、早饱、嗳气为主要症状的病人常先选用。目前临床上应用的促动力药物有4种：①乙酰胆碱酯酶抑制剂，如新斯的明等，可促进胃的收缩和增加胃酸的分泌，新斯的明能促进食管的蠕动，并使其张力增加，还可促进小肠、大肠的活动，促进肠内容物排出；②多巴胺受体拮抗剂，如甲氧氯普胺、多潘立酮，具有强力止吐，周围促动作用，促进胃蠕动，改善胃排空；③$5-HT$受体激动剂，如莫沙必利等，通过兴奋$5-HT$受体，释放乙酰胆碱，加强下食管括约肌压力，不仅能增强食管和胃肠道蠕动，还可增强近端结肠排空作用，属于全胃肠动力药；④胃动素受体激动剂，如红霉素等，主要作用为促进食管收缩及增加 LESP，促进胃窦、十二指肠功能的协调性，诱导胃肠道移行复合运动（MMC），促进结肠运动及胆囊收缩等。此外，伊托必利具多巴胺D_2受体阻滞和乙酰胆碱酯酶抑制的双重作用，通过刺激内源性乙酰胆碱释放并抑制其水解而增强胃与十二指肠运动，促进胃排空，并具有中度镇吐作用。

（二）抑酸药

以上腹痛为主要症状的病人常先选用，可选用H_2受体拮抗剂，如雷尼替丁 150mg，2 次/d；法莫替丁 20mg，2 次/d。也可用质子泵抑制剂，如奥美拉唑 20mg，1 次/d；兰索拉唑 30mg，1 次/d；潘托拉唑 40mg，1 次/d；雷贝拉唑 10mg，1 次/d；埃索美拉唑 20mg，1 次/d。

（三）胃肠动力调节剂

马来酸曲美布汀（舒丽启能）100mg，3 次/d，对胃肠动力有双向调节作用，特别适用于胃肠动力紊乱，伴肠易激综合征便秘腹泻交替出现者。

（四）胃黏膜保护剂

对合并慢性胃炎者尤为适用。如铋剂、硫糖铝、麦滋林、替普瑞酮、米索前列醇等。

（五）根除 H. pylori 的治疗

虽然当前尚没有证据证明 FD 与 H. pylori 有病因关系，但有 50% 的 FD 患者 H. pylori 阳性。当前关于抗 H. pylori 治疗能够改善 FD 患者症状的说法不一致。有一些研究认为，抗 H. pylori 治疗能够改善 FD 患者的症状。但也有研究认为，抗 H. pylori 治疗只能改善患者胃黏膜的炎症，并不能改善 FD 患者的症状。

（六）抗焦虑抑郁药

上述治疗疗效欠佳而伴随精神症状明显的患者可试用。宜从小剂量开始，并注意药物的副作用。还需要及时得到精神学科专家的帮助和指导或及时转诊。如高选择性脑内 5 - HT 再摄取抑制剂（SSRI），此类药物主要有帕罗西汀、氟西汀、舍曲林、西酞普兰、氟伏沙明等。

我国的消化不良诊治指南提出进行相关检查后进行治疗及根据症状与进餐的关系经验治疗这两个步骤，在多数情况下可行，比较容易掌握和操作，对临床具有指导作用。检查后确诊是功能性消化不良后，可以根据症状与进食的关系接受经验治疗，对经验治疗疗效欠佳者，需进一步做体表胃电图、胃排空功能测定、胃腔内压力测定评估患者的胃肠动力、感知能力以及心理测试等，以指导下一步治疗。功能性消化不良的发病常与多因素有关，临床表现可既有上腹饱胀，又有上腹痛症状，同时存在两个亚型，促动力剂可联合 H_2 受体拮抗剂或质子泵抑制剂，从不同的环节针对病理生理或发病因素进行治疗。

坚持规范化治疗 由于 FD 的病因和发病机制尚未完全清楚，规范化治疗强调治疗要符合患者的胃肠生理、有助于恢复病理生理。对 PDS 首先应注意避免进食过快、避免进食产气过多的豆制品及高脂食品，以清淡易消化的食品为主，使其符合胃的生理功能状态。在此基础上选用恰当的药物进行治疗。如果是餐前上腹痛，可能是胃酸或反流的胆汁使空腹胃黏膜受刺激，要注意避免进食产酸过多的甜品、地瓜、蜂蜜等，同时注意禁食辣椒、生葱、生蒜及浓茶、咖啡、饮酒等，以免进一步加重胃黏膜的损害。治疗上选用抑酸或对抗胆汁的药物减轻对胃黏膜的刺激。

坚持个体化的治疗　功能性消化不良患者的临床表现、病因、病理生理机制均不尽相同，每一位患者的基本情况和伴随情况也不一样，因而应强调个体化治疗，包括药物选择、联合用药的选择、药物的剂量及疗程等。为每一位患者制定最为适合的、最佳的、且可行的治疗方案。

通过上述规范化和个体化联合治疗可有效地减轻患者的痛苦，避免不合理或过度治疗，减少药物的不良反应，提高生活质量；减轻家庭和社会负担；可更合理应用社会医疗资源；也调动了患者和家庭的积极性。

第二节　中医经典治疗

一、治则治法

中焦气机不利，脾胃升降失常是本病的基本病机。所以治疗原则是调理脾胃升降，理气和胃健脾。根据其虚实分治，邪实以祛邪为急，正虚以扶正为先，虚实夹杂者祛邪与扶正并用。祛邪根据其具体证候，或消食导滞，或除湿化痰，或理气解郁，或清热祛湿等。扶正重在健脾益胃，补中益气，或养阴益胃。寒热错杂、虚实并见者当兼顾。

二、辨证论治

（一）肝胃不和证

治法：疏肝解郁，和胃消痞。

方剂：柴胡疏肝散(《证治准绳》) 加减。

药物组成：柴胡、枳壳、白芍、陈皮、川芎、香附。

方义：柴胡主散能升，长于扭转气机，疏解郁结；用枳壳行气导滞，与柴胡相配，一升一降，疏肝胃，导壅滞；柴胡配柔肝缓急之芍药，刚柔相济，芍药配甘草，缓急止痛和中；再配陈皮、川芎、香附增强行气疏肝、活血止痛之效。

若胀满较甚，气郁明显者加柴胡、郁金、厚朴等理气导滞消胀；气郁日久化火，口干口苦明显者，可加黄连、黄芩等泻火解郁；嗳气明显者加竹茹、沉香等和胃降气；呕恶明显者加制半夏、生姜和胃降逆止呕。

（二）饮食停滞证

治法：消食和胃，行气导滞。

方剂：保和丸(《丹溪心法》) 加减。

药物组成：山楂、神曲、莱菔子、半夏、陈皮、茯苓、连翘。

方义：方中重用山楂消各种饮食积滞，对肉食油腻之积，尤为适宜；神曲消食健脾，善化酒食陈腐之积；莱菔子下气消食，长于消谷面之积；半夏和胃降逆以止呕；陈皮理气和中，以助消食化积；茯苓健脾渗湿以止泻；连翘清热散结以助消食，且可祛食积所生之热。全方以消食药为主，配伍行气、降逆、化湿之品，共奏消食和胃之功。

若脘腹胀甚者加枳实、砂仁、槟榔以行气导滞；若胃脘胀痛而兼便秘，苔黄燥者可用大承气汤以通腑泄热；食积明显者加用鸡内金、谷芽、麦芽以消食导滞。

（三）脾胃湿热证

治法：清热化湿，理气和中。

方剂：清中汤(《医学心悟》) 加减。

药物组成：半夏、黄连、茯苓、豆蔻、栀子、陈皮、甘草。

方义：方中半夏祛湿健脾，黄连清热燥湿，茯苓、豆蔻加强祛湿健脾之力，栀子助黄连清热利湿，陈皮理气消胀，甘草和中并调合诸药。

湿偏重者加藿香、苏梗燥湿健脾；热偏重者加黄芩、蒲公英清胃泻热；疼痛甚者加延胡索、郁金、木香活血行气止痛；纳呆重者加鸡内金、谷芽、麦芽以开胃导滞；气逆不降，嗳气不止者加枳实、沉香、旋覆花和胃降逆。

（四）脾胃虚弱证

治法：补气健脾，升清降浊。

方剂：补中益气汤（《脾胃论》）加减。

药物组成：黄芪、人参、白术、当归、陈皮、柴胡、升麻、甘草。

方义：方中重用黄芪补中益气，固表升阳；人参、炙甘草益气健脾；白术补气健脾，助脾运化，当归补血和营；陈皮理气和胃；更加升麻、柴胡升阳举陷。诸药合用，既补益中焦脾胃之气，又升提下陷之气，元气内充，清阳得升，则诸证自愈。

胀满明显者加枳壳、木香、厚朴等理气健脾；胃脘冷痛，里寒较甚者加理中丸以温中散寒；纳呆、厌食者加砂仁、神曲以理气开胃。

（五）胃阴不足证

治法：养阴益胃，调中消痞。

方剂：益胃汤（《温病条辨》）加减。

药物组成：生地、麦冬、沙参、玉竹、冰糖。

方义：方中重用生地、麦冬，味甘性寒，养阴清热，生津润燥，为甘凉益胃之上品；配伍北沙参、玉竹养阴生津，助生地、麦冬益胃养阴之力；冰糖濡养肺胃，调和诸药。本方甘凉清润，清而不寒，润而不腻，共奏养阴益胃之效。

腹胀较甚者加枳壳、佛手、厚朴花理气消痞除胀；食滞者加谷芽、麦芽等消食导滞；津伤较重者者加石斛、天花粉等增强生津养阴之功；便秘者加火麻仁、玄参等润肠通便。

（六）寒热错杂证

治法：调和寒热，理气和中。

方剂：半夏泻心汤(《伤寒论》) 加减。

药物组成：半夏、干姜、黄连、黄芩、人参、大枣、甘草。

方义：方中以辛温之半夏散结除痞，又善降逆止呕，干姜之辛热以温中散寒，黄芩、黄连之苦寒以泄热开痞，人参、大枣甘温益气以补脾虚，甘草补脾和中而调诸药。全方寒热互用以合其阴阳，苦辛并进以调其升降，补泻兼施以顾其虚实，使寒去热清，升降复常，则痞满可除。

寒热错杂而热重于寒者加生地、麦冬，减少干姜用量；寒热错杂而寒重于热者重用干姜；脘腹胀满明显者加厚朴、佛手、香附以疏肝理气消痞；热甚者加大黄芩、黄连用量以增清胃泻火之力；疼痛较剧者加元胡、白芍以活血行气止痛；嗳气较频者加沉香、旋覆花以和胃降逆。

第三节　名老中医治疗经验

田德禄教授常运用理气和胃法治疗功能性消化不良。田氏认为脾虚是本病的发病基础，肝郁是致病的条件，胃气不降是引发症状的原因。根据 FD 的病机特点，提出"理气和胃"是治疗 FD 的基本大法。田氏临床上遵循"治中焦如衡"，在选择和降胃气之品时，主张药性较为平和的药物如苏梗子、青陈皮、佛手、旋覆花等，代赭石等重镇降逆之品当收效即止。再者，肝与气机升降关系密切，故治当疏肝以调理中焦气机之升降，法宗柴胡疏肝散加减。如患者出现恶心呕吐，加半夏和胃降逆止呕；如出现胸骨后有灼热、疼痛，可加用白及、煅乌贼骨止痛；如果兼有肝胃郁热，可配黄连、吴茱萸清胃中郁热；如果肝郁日久，化火伤阴，可配沙参、麦冬、生地养阴和胃，取一贯煎之意；兼有脾虚，可配太子参、白术、茯苓等。田氏调理气机升降亦重视肺的作用，常加入宣肺的桔梗、枇杷叶，宣通肺气，以降上逆之胃气，此也寓"升"之意，如此降中有升，升降相因，则逆气可降。功能性消化不良病程长，易反复，日久损伤脾胃，并且老年患者中气自虚，脾胃虚弱，谷气不消，运化失常，常见胃脘胀满、早饱、食欲不振等症。故健脾益气和胃亦是其治疗的原则之一，选方可在六君子汤的基础上加以化裁。田氏经常强调，补益脾胃需遵循"脾以运为健，胃以通为补"，主张平补、运补，不能峻补、壅补，治当甘平助运，脾得健运而气行，胃得通而能和降，而味甘腻峻补，反碍气机。田氏认为，在强调气机升降失调时，不可忽略瘀血这一重要病理机制，其表现为反复胃脘疼痛、夜间较甚、饱胀、嗳气等。故调理气机时适当加以活血药如丹参、当归、九香虫、三七粉、赤芍等药行气活血止痛。另外，气虚亦可导致血瘀，在使用活血药时勿忘益气活血之法，不可单投活血化瘀之品。

　　张介眉治疗功能性消化不良，注重补虚泻实、寒热并治。张氏认为，本病多为虚实并见、寒热错杂之证。临床治疗必须着眼于整体，通过补虚泻实、寒热并治而使阴平阳秘，疾病方可痊愈。临床用药应以辛开苦降甘补立法，酌加宣肺理气之品，以提高疗效。调中和胃汤很好地体现了这一治疗原则。药物组成姜半夏10g，黄芩8g，黄连6g，炮姜3g，太子参15g，大枣10g，杏仁10g，厚朴10g，甘草6g等。张氏临证常根据患者症状及舌苔变化适当加减，若舌苔黄白相间而黄偏甚者，增加黄连、黄芩用量，以增强清泻胃火之力；若舌苔白黄相兼而偏白腻者，增加炮姜用量酌加藿梗、佩兰；脾虚偏重、腹胀便溏、舌苔淡白者，加太子参、白术；口中烦渴，舌红少苔者，加天花粉、芦根、沙参以养胃生津；如泄泻明显者，加车前子、茯苓之类酌以分利；食滞嗳腐者加焦三仙、鸡内金之类以消食导滞；嗳气呕酸者加代赭石、煅瓦楞之类以和胃降逆制酸；胁痛者加延胡索、川楝子酌以舒肝理气。总之，顺应脾胃生理特性，权衡寒热虚实的程度，其妙在观察舌苔黄白相间之变化，作为调整芩、连及炮姜用量之依据，以药物寒热增减来平调脏腑之阴阳。

朱生梁治疗功能性消化不良常运用疏肝和胃的治疗大法，并注重心理因素在 FD 的作用。朱氏治疗 FD 从详辨病因病机入手，认为本病以肝气犯胃，胃失和降为本，临床强调辨病辨证相结合，尤重疏肝和胃，并注重心理因素在 FD 发病中的作用。据此，朱氏应用中医理论组成疏肝和胃方，同时配合心理干预，临床治疗 FD 疗效显著。疏肝和胃方，方药组成：太子参、黄连、吴茱萸、柴胡、黄芩、枳实、制半夏、佛手、白蔻仁、生姜、大枣。方中以柴胡、枳实疏肝行气除满以司君药之职；左金丸平肝清热和胃；黄芩苦寒燥湿；半夏辛温散结，诸药相伍，辛开苦降，共助柴胡、枳实疏肝行气除满之效以司臣药之职；辅以佛手、白蔻仁理气降逆；太子参、大枣扶正祛邪；配少量生姜温中散寒健胃，加强辛开苦降之效，通观全方，有消有补，辛开苦降，共奏疏肝健胃、行气除满、清热和胃之效。

第四节　民间单方验方

1. 安神疏肝汤：五味子 12g，枣仁 30g，远志 10g，青皮、陈皮、柴胡、枳壳、香附各 12g，白芍 15g，甘草 6g。每日 1 剂，分 2 次服，1 周 1 疗程。适用于本病属于肝胃不和型者。

2. 砂蔻散：砂仁 40g，白蔻 60g。共研细末，每服 5g。痞塞满闷之时服用。

3. 乌贝散：乌贼骨 30g，浙贝母 12g，白及 30g。共为细末，每服 6g，每日 4 次。用于肝胃不和，胃酸过多证。

第五节　中成药治疗

1. 六味安消胶囊：由土木香、大黄、山奈、寒水石、诃子、碱花六味中药组成。功能和胃健脾、导滞消积、行血止痛。适合胃脘胀痛、大便秘结、食积化热者。一次 3~6 粒，一天 2~3 次。大便溏稀者和久病体虚者可每次服3粒；便秘者则需每次服6粒。

2. 枳术宽中胶囊：由炒白术、枳实、柴胡、山楂组成。功能：健脾和胃，理气消痞。一次3粒，一日3次。适用于脾虚气滞证。

3. 达立通颗粒：由柴胡、枳实、木香、陈皮、清半夏、蒲公英、焦山楂、焦槟榔、鸡矢藤、党参、延胡索、六神曲（炒）组成。功能：清热解郁，和胃降逆，通利消滞。一次1袋，一日3次。适用于肝胃郁热所致痞满证

4. 猴头菌提取物颗粒：猴头菇味甘性平，功能补气健脾，有"助消化、利五脏"的功效。现代药理研究发现猴头菇可保护胃黏膜，促进胃肠运动。临床研究验证猴头菌提取物颗粒治疗脾虚气滞型动力障碍性FD疗效好，每日2次，每次1袋，可明显改善患者早饱、嗳气、腹胀、痞满等症状，促进胃排空，不良反应小。

5. 半夏枳术胶囊：每粒含姜半夏1.0g，炒枳实1.0g，炒白术1.8g。每次2粒，每日3次，口服。14天为1疗程。对于本病各种证型均可应用。

第六节　外治法

一、针灸法

选穴：足三里、中脘、天枢、内关、合谷、梁丘为主穴，阳陵泉、太冲、气海、关元、上下巨虚为配穴。针刺方法：足三里、中脘、天枢穴用补法；内关、太冲穴用泻法；余穴用平补平泻法。留针30min，连续针刺20天。

二、艾灸法

选穴：中脘、神阙。操作方法：仰卧位，在中脘和神阙穴各切厚约2cm的生姜1片，针刺数孔，置艾炷点燃，直到皮肤潮红为止。每日1次，10天为1个疗程。

三、耳穴压豆

选穴：神门、肝、脾、胃，肝胃不和证加食道、小肠、三焦；肝郁化热证加肺、大肠；脾胃虚寒证加肾、脑点、骶腰椎。方法：将耳穴用75%酒精棉球消毒后，用0.5cm的胶布将王不留行籽固定于耳穴上嘱患者按压以加强刺激，每次按压使耳部感到热、胀和微痛为度，每日压3次，每次约压5min，5次为1个疗程。每次取1耳，双耳交替，隔日1次，一般治疗2个疗程，治疗期间停止用药及其他治疗方法。

第七章　预防与康复

第一节　预　防

随着当今社会，生活节奏的加快，工作压力的增大，FD患者日益增多。在日常生活中要注意养成良好的生活习惯，忌暴饮暴食、肥甘厚味、辛辣醇酒及生冷之品。起居有常，寒温有节，保持乐观开朗，积极向上的心态，适当参加体育锻炼，增强体质。

第二节　康　复

胃痛持续不能缓解者，应在一定时期内禁食产酸过多的食品，如甜食，地瓜、蜂蜜等。尽量避免进食浓茶、咖啡及韭菜、生葱、生蒜、辣椒等辛辣刺激之品。腹胀明显者少食产气过多的豆制品，油炸品，要细嚼慢咽，吃饭的时候少说话，以清淡易消化的食物为宜。慎用NSAIDs及糖皮质激素等西药。同时保持乐观的情绪，避免过度劳累和紧张。

参考文献

中医部分

［1］田德禄．中医内科学．北京：人民卫生出版社，2005.
197～203.

［2］李丰衣，孙劲晖．田德禄治疗功能性消化不良的经验
［J］．湖北中医杂志，2006，28（1）：23～25.

［3］时昭红．张介眉运用经方治疗功能性消化不良的经验
［J］．湖北中医杂志，2006，28（5）：19～20.

［4］方盛泉．朱生梁教授治疗功能性消化不良临证经验选萃
［J］．中医药学刊，2004，22（5）：796～797.

［5］叶凡．吴允耀老中医健脾益气和中汤治疗功能性消化不
良经验［J］．中国中医药现代远程教育，2011，9（19）：13.

［6］谢胜，侯秋科，张越．中医外治法治疗功能性消化不良
进展［J］．河南中医，2011，02：204～207.

西医部分

［1］陈灏珠．实用内科学．北京：人民卫生出版社，
2009.2043～2045.

［2］陆再英，钟南山．内科学．北京：人民卫生出版社，
2008.424～426.

［3］柯美云，罗金燕，许国铭．我国消化不良的诊治流程和
指南［J］．中华内科杂志，2000，10：68～69.

神经性厌食

第一章 概 述

神经性厌食（Anorexia Nervosa，AN）一词系 1874 年首创，神经性厌食亦称心理性厌食，其特点为厌食、营养不良与消瘦，女性多伴闭经。病因不清，可能是精神因素、生理、家庭及社会文化等综合作用的结果，多数患者开始是自己有意识的极力使体重下降，其病史、症状与癔症有某些相似之处，无休止地追求减肥，惧怕食物，导致严重营养不良，甚至可危及生命。

流行病学显示本病在国外为常见病，多见于女性，发病年龄在 10~30 岁之间，10 岁以前和 30 岁以后发病罕见。英国的青少年女性中 AN 有 1% 的发病率。南非的在校女孩 2.9% 患 AN，多见于富裕家庭中的年轻女性，较高发病的年龄段为 13~14 岁及 17~18 岁，白人比黑人多。国外资料报道，青少年及青年女性 AN 患病率分别为 1% 和 10%。在 AN 患者中，男性仅占 5%~10%。绝大多数患者由于畏惧肥胖影响形体美，而有意识地限制饮食，多数学者认为是一种精神内分泌疾病，由于特殊的精神心理变态而进食过少，造成严重的营养不良，体重减轻，以致下丘脑—垂体—性腺轴功能紊乱。根据我国医学界的研究，国内神经性厌食患者多数是由于慢性精神刺激或学习工作过度紧张而逐渐起病，以青春期女性为多见，表明这一时期性格不稳定，容易受外界刺激的影响。目前国内多采用精神心理、饮食、中药、镇静剂、理疗、磁疗等方法治疗，尽管治疗过程是缓慢而较困难的，但认为本病的预后是良好的。长期追踪发现大多数患者厌食症状可以逐渐消失，体重恢复，致死的或有精神病变表现者少见。

第二章　病因与发病机制

第一节　现代医学的认识

本病病因及发病机制尚未彻底明了。患者的神经系统、消化系统及内分泌系统均无原发性器质改变。中枢神经系统与摄食有关的部位（下丘脑）是否存在着分子水平的变化，抑或完全是心因性障碍则都还不能肯定。

一、社会心理因素

主要是少女对青春期发育的不适应、以苗条身材为美的错误观念及争强好胜的易感性格。完美主义和自我强迫症的人格特点，也是神经性厌食患者中普遍存在的心理现象。她们无法忍受自己体重的增加，便采取节食、禁食等方法控制体重，继而出现厌食的表现，如看到饭菜就恶心、厌恶，甚至饮水都会呕吐。在已显现出消瘦时，仍继续"减肥"，怕胖而强制自己控制饮食。城市女性患病率较农村高，社会地位偏高或经济较富裕的家庭中较多，家庭矛盾较重、纠纷较多等不良环境的影响下容易患病。

二、个体易感素质

喜欢追求表扬、赞美、争强好胜。在病之初常表现为兴奋状态，多疑善感，神经质，情绪不稳定、不成熟。当受到挫折后，甚至有轻生、自杀之情绪。

三、下丘脑功能异常

患者存在下丘脑－垂体－性腺轴功能低下和神经内分泌调节障

碍。女性患者多有月经紊乱或闭经，血中甲状腺素水平低，情绪低落或有烦躁。可能是多种因素所引起的精神动力学改变，导致下丘脑的摄食中枢和饱胀中枢功能紊乱。

四、内分泌病理因素

目前有研究认为，大脑中 5 - HT 功能的变化与摄食及抑郁有关。另一方面由肥大细胞分泌的瘦素水平之变化，在神经性厌食的发病过程中也有一定作用。相关研究表明，禁食后的小鼠在给予瘦素刺激后，下丘脑 - 垂体 - 性腺轴、下丘脑 - 垂体 - 肾上腺轴、下丘脑 - 垂体 - 甲状腺轴都被相应地激活，其中对于性腺轴的作用特别明显，瘦素与卵巢排卵和维持正常的月经周期有密切关系，从这方面也可以解释 AN 患者内分泌失调特别是月经紊乱的原因，间接地证明瘦素与 AN 密切的关系。

五、遗传因素

据调查单卵双生子患病率高于双卵双生子；患者家族中抑郁症的患病率高于正常对照组。

第二节　中医学的认识

一、概述

中医学对此病古称食不下、不食、不能食、不欲食、纳呆等，在《内经》中有很多论述，有"不欲食"、"不思食"、"恶食"、"不食"等记载，《伤寒论》有"纳滞"、"纳呆"等论述，认为本证病在脾胃，而与肝、肾亦有较密切之关系。后世医家之有关论述，多见于饮食门、脾胃门、不能食门等篇章中。

二、病因病机

（一）病因

1. 脾胃虚损

中医学认为此病的发病与脾胃功能的关系最为密切，劳倦、忧思伤脾，外邪或饮食伤胃，脾失健运，胃失和降必纳呆无味，运化水湿精华功能失常。

2. 情志不畅

此病与肝亦有较密切的关系。《丹溪心法·六郁》指出："气血冲和，百病不生，一有怫郁，诸病生焉。"祖国医学认为，肝属木，主疏泄，气滞肝郁，则情志不畅。肝失疏泄，必然导致脾失健运，胃失和降。

（二）病机

脾胃为后天之本，气血生化之源，脾胃虚弱，运化失常，影响水谷精微的吸收而出现纳差、倦怠、腹胀、消瘦等病变。忧思恼怒，肝失疏泄，脾失健运，胃失和降；情志郁结，气郁化火，灼伤胃阴，胃喜润而恶燥，以降为顺，胃阴不足，虚热内生，热郁于胃，气失和降；久病及肾，以致命门火衰，温煦失职，火不暖土，气化不行，肾阳受损，不能温暖脾阳，导致脾肾阳虚，虚寒内生，温化无权，水谷不化，终致纳差不欲食。本病的发病之本为脾胃虚弱，日久胃阴亏虚，脾肾阳衰。本病临床以虚证为主，亦有虚实夹杂。

第三章　临床表现

此种病症患者 90%～95% 为女性，体重比正常人平均减轻 15% 以上，同时还表现为强迫性参加体育锻炼，服用泻药或利尿药，内分泌紊乱如女性闭经等。具体表述如下：

一、病态面容

由于纳食少，营养不良造成。

二、厌食

病情初期，可为故意少吃，至病情严重时，则表现为厌食。

三、呕吐

病情初期，可为食后故意探吐，至病情严重时，则表现为食不消化，上腹不适而呕吐。

四、腹胀便秘

胃排空减慢导致便秘。

五、精神异常

精神抑郁、沉默寡言或心烦意乱，焦虑不安。

六、皮肤干燥有鳞屑

营养不良皮肤失养，粗糙而有鳞屑。

七、内分泌紊乱

有月经紊乱或闭经，性成熟延迟。

八、其他系统

可有低血压、心动过缓、电解质紊乱、低血糖、贫血、维生素缺乏等症状。

九、可能家族中有类似表现者

第四章　西医诊断与中医辨证

第一节　西医诊断

一、CCMD – 2 – R 的诊断标准

①故意控制进食量，同时采用过度运动、引吐、导泻等方法减轻体重。②体重显著下降，比正常平均体重减轻25%以上（Ouetelet 体重指数 ＝ ［体重 kg］ ÷ ［身高 m］^{2}为 17.5 或更低），可视为符合诊断的体重减轻。③担心发胖，甚至明显消瘦仍自认为发胖，医生的解释和忠告无效。④女性闭经，男性性功能减退，青春期前的病人性器官呈幼稚型。⑤不是任何一种躯体疾病所致的体重减轻，节食也不是任何一种精神障碍的继发症状。

二、ICD – 10 的诊断标准

①体重低于期望值的 15%（或是体重下降或是从未达到预期值），或 Ouetelet 体重指数为 17.5 或低于此值。②体重减轻是自己造成的，包括拒食"发胖食物"，及下列一种或多种手段：自我引吐、自行导致的通便、运动过度、服用食物抑制剂或利尿剂。③有特异的精神病理形式的体像扭曲，表现为持续存在一种害怕发胖的无法抗拒的超价观念，病人给自己强加一个较低的体重限度。④包括下丘脑－垂体－性腺轴的广泛的内分泌障碍，妇女表现为闭经，男性表现为性欲减退及阳萎。⑤如果在青春期前发病，青春期发育会放慢甚至停滞（女孩乳房不发育并出现原发性闭经；男孩生殖器呈幼稚状态）。随着病情的恢复，青春期多可正常度过，但月经初潮延迟。

三、DSM - Ⅳ 的诊断标准

①拒绝保持体重在年龄和身高相当的正常体重的最小水平以上（体重低于标准体重的85%）。②极度害怕变胖或体重增加，即使认识到已明显消瘦。③对自身体重或体形的体验有障碍，体重或体形对自己可具有过分的影响，否认当时体重过轻的严重性。④进入初潮后的女性至少连续3个月出现闭经。特殊类型：限制饮食型：在当前的神经性厌食发病期间没有定期的贪食或进食后的胃肠清洗行为（如自我诱发的呕吐、滥用泻药、利尿剂等）；贪食清洗型：在当前的神经性厌食发病期间有规律地节食或进食后自我诱发的呕吐、腹泻。

第二节　中医辨证

一、辨证要点

（一）辨舌象

舌象反映疾病的虚实，舌质与舌苔的变化是厌食的辨证要点。舌质正常，苔偏腻者，多脾运失健；苔白腻，多食滞积胃，中运不畅；若舌苔黄厚腻，为中焦湿热蕴结。舌苔剥脱或呈地图舌，多因脾胃升降机能虚弱；舌淡红少苔或无苔，多气津两虚。舌质偏淡或边有齿印，舌体胖嫩少津，苔薄白或花剥者，脾胃气虚；若舌红少津而干，苔少或花剥，甚或光剥者，常偏阴虚，多胃阴不足。若苔白腻转为黄腻，为湿郁化火或食积化热之象。

（二）辨病史

病程较短者，实证居多，仅表现纳呆食少，食而乏味，饮食稍多、食后即感腹胀，或嗳气恶心、呕吐食物或痰涎，大便臭秽，滞下不爽，舌质正常，苔薄或厚腻，脉沉滑，无明显虚象。病程较长者，虚证居多，多素体脾胃虚弱，或病久损伤脾胃致纳化不及而引起。

二、辨证分型

(一) 脾胃虚弱证

症候表现：胃呆纳少，强制进食则恶心欲吐，乏力，消瘦，少气懒言，舌淡苔薄白，脉沉细弱。

辨证要点：以胃呆纳少，恶心欲吐，消瘦乏力，少气懒言舌淡脉弱为特征。

(二) 肝郁脾虚证

症候表现：不欲饮食，闷闷不乐，抑郁心烦，进食则脘腹胀闷，嗳气欲吐，嗳后则舒，舌质红，苔薄，脉弦。

辨证要点：以闷闷不乐，抑郁心烦，脘腹胀闷，嗳后则舒为特征。

(三) 脾胃阴虚证

症候表现：饥不欲食，胃脘嘈杂，灼热不适，口干，消瘦乏力，大便干结，小便短赤，舌红苔少，脉细数。

辨证要点：以饥不欲食，胃脘嘈杂，灼热不适，便干溲赤，舌红脉数为特征。

(四) 脾肾阳虚证

症候表现：纳少，腰膝酸软，畏寒肢冷，完谷不化，大便溏薄，夜尿频多，舌淡有齿痕，苔薄白，脉沉细。

辨证要点：以纳少，腰膝酸软，畏寒肢冷，便溏尿频，脉沉为特征。

第五章　鉴别诊断和类证鉴别

第一节　鉴别诊断

一、功能性消化不良

一般亦有不少类似神经性厌食之症状，但功能性消化不良表现为上腹胀、胃部疼痛等症状较为明显，厌食及消瘦多不明显。

二、功能性呕吐

主要以呕吐为症状，且吐后仍可进食，一般无厌食及消瘦之症状。神经性厌食患者应住院进一步检查，详问病史，必须排除内科器质性病变引起的继发性厌食，肝、肾、胃肠的检查以及颅脑蝶鞍CT的检查（注意垂体病变）都是必不可少的。住院病例还应进行内分泌腺功能的检查，如垂体甲状腺功能、肾上腺皮质功能、生长激素分泌功能等检查。

三、精神分裂症

精神分裂症患者可由于妄想而出现进食方式和行为的改变，如对热量的过分敏感，或对食物的特殊限定，或不规则的、特殊的和怪异的进食方式，但是，精神分裂症患者不会因为害怕肥胖而有意节食，过度活动，导泻和诱吐等。

四、消耗性疾病

慢性肠炎、甲亢、恶性肿瘤和艾滋病等，都可以引起严重的体重下降，但是，这些疾病的患者没有体像障碍，不害怕肥胖，不希望体重进一步下降，除甲亢外，没有过度运动。

第二节　类症鉴别

一、恶阻

有受孕史，以停经后出现恶心呕吐，厌食，甚至食入即吐为主要表现，妊娠试验阳性。

二、脾瘘

多有慢性胃肠疾病，或因它脏病变影响，进食过少等，致使脾气微弱，以食少伴见腹胀、腹泻、消瘦、疲乏等为特征。

第六章　治　疗

第一节　现代医学治疗

由于对 AN 发病原理还没有彻底明确，所以还没有特效的治疗方法，目前主要采用的是对症治疗，其治疗原则是在入院初期为病人控制食量和体重，让患者通过学习掌握新方法，集中精力克服饮食紊乱的心理因素，随着患者恢复至目标体重，饮食和体重的控制权逐渐转交给病人，便于让患者学会如何控制自己的饮食和体重，整个康复过程会持续 2~7 年，具体方法有以下几种：

一、营养治疗

其治疗目的是重新建立病人正常饮食行为习惯，恢复病人的营养状况，维持病人的正常体重，其方法包括每天提供大约 1500 卡路里热量的食物，可适当增加每天进餐的频率，对其饮食进行监督，嘱咐病人高纤维饮食，避免敏感食物和产气食品。

二、心理治疗

心理治疗包括家庭治疗和患者治疗。家庭治疗可以帮助医生了解家庭及生活成长环境与患者心理特点的关系，掌握患者发病的心理诱因和精神障碍。医生可以对症下药、有的放矢。病情若是由于患者客观原因（如精神性疾病或家庭环境）应进行相应的心理治疗；若是主观因素（如为了追求所谓的"骨感美"）则应该及时纠正错误的想法，引导其走出误区，步入正轨。医务人员要耐心而热情地对待这种病人，把此病的发生发展规律告诉病人，消除病人的消极情绪，鼓励病人树立与疾病作斗争的信心和决心。

三、药物治疗

研究表明，5－HT 再摄取抑制剂对 AN 患者有一定疗效，主要通过抑制患者的厌食冲动来发挥其药理作用。另外还可以让病人服用一些抗抑郁药，病因学中认为该病可能与抑郁症有关，因此采用氯丙咪酸、阿密替林、多虑平等。安定类药物也是常用来调整病人焦虑情绪的药物。这两类药物对改善病人的抑郁焦虑情绪有肯定的作用。最早用于治疗厌食症的药物是冬眠灵（氯丙嗪）、奋乃静等药，使用小剂量，以治疗病人极度怕胖、不能客观评价自己的体形（体相障碍）等，在治疗中也收到一定效果。神经性厌食症的预后研究提示，在发病约 5 年内，70%～75% 的病人恢复；而病程长于 5 年者预后不佳；病程 4～8 年的病人死亡率达 5%～8%，这包括由于营养不良、感染造成死亡，也包括自杀。抗精神病药锂盐，抗癫痫药，抗焦虑药均可用于此病的治疗。常用的有舒必利 200～400mg/d，赛庚啶 12～32mg/d，阿米替林 150mg/d，对伴贪食诱吐者效果较好。但要注意监测。

四、补锌治疗

锌是人体生理必需的微量元素之一。机体含锌 2～2.5g，人体内的锌主要存在于肌肉、骨骼、皮肤（包括头发）中。锌可通过其参与构成的含锌蛋白对味觉和食欲发生作用，从而促进食欲。锌可参与肝中维生素 A 的动员，维持血浆维生素 A 浓度的恒定，对于维持正常暗适应能力有重要作用。锌也是皮肤健康的必需品。此外，锌还可促进伤口的愈合，增强机体抵抗力。人体缺锌，特别是对于生长期儿童影响更为明显。其临床表现是：生长迟缓、食欲不振、味觉迟钝甚至丧失、皮肤创伤愈合不良、感染等。

第二节　中医经典治疗

一、治则治法

本病的病变脏腑在脾胃，病机是脾运胃纳功能的失调，脾不和失其健运之功，胃不和失其受纳腐熟之效，纳运失和导致厌食。故治疗重在调理脾胃，以运脾开胃、运化枢机为基本法则，并根据临床辨证施以温中、滋阴、补阳、健脾等法。

二、辨证论治

（一）脾胃虚弱证

治法：健脾益气，理气醒脾。

方剂：补中益气汤（《脾胃论》）加减。

药物组成：黄芪、人参（党参）、白术、炙甘草、当归、陈皮、升麻、柴胡。

方义：方中黄芪补中益气，升阳固表为君；人参、白术、甘草甘温益气，补益脾胃为臣；陈皮调理气机，当归补血和营为佐；升麻、柴胡协同参、芪升举清阳为使。

嗳气泛恶加半夏、竹茹，和胃降逆；腹胀便干加枳实、厚朴、莱菔子，理气导滞通便；脘痞呕恶苔腻，加佩兰、藿香、半夏、蔻仁，芳香醒脾、化湿辟浊。

（二）肝郁脾虚证

治法：疏肝解郁，理气和胃。

方剂：丹栀逍遥散（《太平惠民和剂局方》）加减或化肝煎（《景岳全书》）加减。

药物组成：丹栀消遥散组成：柴胡、当归、白芍、白术、茯苓、甘草、丹皮、山栀。

方义：柴胡疏肝解郁，当归、白芍养血柔肝。白术、茯苓健脾去湿，使运化有权，气血有源。炙甘草益气补中，缓肝之急，虽为佐使之品，却有襄赞之功。煨姜温胃和中之力益专，薄荷少许，助柴胡清肝郁而生之热。丹皮、栀子，清热泄火。如此配伍既补肝体，又助肝用，气血兼顾，肝脾并治，理气和胃。

呕恶甚者，加炒黄连、姜竹茹；脘胀便实者，加全瓜蒌、知母；大便干结加火麻仁、郁李仁；手足心热加胡黄连、地骨皮。

（三）脾胃阴虚证

治法：养阴益胃，清热生津。

方剂：益胃汤（《温病条辨》）加减。

药物组成：沙参、麦冬、冰糖、细生地、玉竹。

方义：生地、麦冬为君以养阴清热、生津润燥，沙参、玉竹为臣以养阴生津，冰糖濡养肺胃，调和诸药。

若汗多，气短，兼有气虚者，加党参、五味子（与生脉散合用）以益气敛汗；食后脘胀者，加陈皮、神曲以理气消食；口渴甚加天花粉、葛根、蔗汁、梨汁；气虚多汗加山药、浮小麦止汗；大便干结加火麻仁、郁李仁；手足心热加胡黄连、地骨皮。

（四）脾肾阳虚证

治法：温阳补肾，益气健脾。

方剂：附桂理中汤（《戴锦成方》）加减。

药物组成：附子、肉桂、干姜、白术、党参、甘草。

方义：附子、肉桂温阳散寒；干姜温运中焦，祛散寒邪，恢复脾阳；人参补气健脾，振奋脾胃；白术健脾燥湿；炙甘草调和诸药而兼补脾和中，合用具有温阳补肾、益气健脾的作用。

腹胀甚者加厚朴；寒饮盛者加吴茱萸；兼有暑湿者酌加藿香、佩兰；呕吐痰涎者加陈皮、半夏。

第三节　名老中医治疗经验

黄羡明擅用针灸治疗神经性厌食症。例：患者女性，19 岁，因减肥美容后引起不思饮食四月。病史摘要：患者近四月来拒纳饮食，见食极易泛恶呕吐，少量进食则脘腹饱胀，腹泻频作。平素则大便干结，1～2 日一行，色深绿。早晨面目浮肿，神疲乏力，四肢清冷，动则心悸气短，遍身关节疲痛。体重由 110 磅降至 77 磅，月经已停止来潮四个月，屡经治疗无效。查体：形瘦不充，面白少华，两胫微肿，神疲，言语无力，血压 81/49mmHg，心率 53 次/分。舌质淡，苔光剥。脉象细微无力。实验室检查：心电图：正常。血常规：WBC，RBC，HB，HCT 均低于正常值。尿常规：蛋白质（＋）。诊断印象：西医诊断：神经性厌食。中医诊断：纳呆（脾胃两虚，中气不足）。治疗方案：补中益气，健脾养胃。中药方：补中益气汤合益胃汤加减，整方如下：炙黄芪、党参、生晒参、白术、当归、柴胡、升麻、麦冬、黄精、山药、竹茹、五味子、草豆蔻、炙甘草。另配以针灸方：（一）灸：中脘；针：三阴交，足三里；（二）灸：气海；针：足三里、阴陵泉；（三）灸：脾俞、胃俞。日一次，12 次为一疗程。手法：重插轻提。治疗结果：经治疗 5 次后：精神好转，两胫肿退一半，尿检蛋白消失；经治疗 12 次后（第一疗程）：能进少量饮食：牛奶半杯、苏打饼干三片而无恶心呕吐；第二疗程：饮食已能馨进，但量不多，改为多餐少食，恢复工作；第三疗程：纳运俱佳，体重增至 108 磅，血压 100/60mmHg，第四疗程：月经来潮。

蛟河市中医院李建东老师曾成功治疗一例神经性厌食。病例如下：患者女，14岁，学生，1年前患者由乡下来到市中学寄宿，饮食常食咸菜，小食品，日久患者则厌恶进食，食不知味，日呕吐4～5次，脘腹胀满，精神萎靡，大便溏薄，舌质淡，苔薄白，脉缓无力，西医诊断为神经性厌食，来我院寻求中医中药治疗。考虑患者由于长期偏食，损伤脾胃，胃主受纳，胃气不和，纳谷不香，脾虚失运，则饮食不化；长期进食不多，后天生化乏源，故见精神萎靡，面色萎黄；虚则水湿不能分化，故大便溏薄。中医诊为厌食，脾胃气虚之证。治法健脾益气。方药：参苓白术散加减。党参15g，白术15g，茯苓15g，白扁豆13g，神曲10g，山楂10g，陈皮10g，炙甘草10g，煨姜10g，煨肉果10g。4付，水煎，加水300ml，煎20分钟，取汁150ml，日3次口服。用药1周，患儿无呕吐，偶有腹胀，恶心。上方去煨姜、煨肉果，加木香6g以扶脾行气。患儿用药6剂后，无恶心、腹胀，进食明显好转，精神尚可。上方去木香，加入砂仁6g（后下）和胃醒脾，理气宽中。前后口服汤药2月，配合患儿家长调理饮食，少吃多餐，补充营养丰富的食物及维生素，患儿体重增加6.3kg，食欲恢复，食量增加，临床症状消失。患儿继续在家休养，停服中药，1个月后重返学校上课。

第四节　民间单方验方

1. 山楂3钱、鸡内金（鸡肫皮）一只，加半碗水煮熟饭前吃完，一日2次，连吃3天，有开胃、助消化之功效。

2. 炒扁豆、党参、玉竹、山栀、乌梅各等分，白糖适量。各药加水同煮，至豆熟时取汁，加白糖饮服。本方适用于因脾胃虚弱所致的厌食症。

3. 鸡内金30g，神曲、麦芽、山楂各100g，研成细末。每次1.5～3g，糖水调服，每日3次。

4. 生山楂25g，炒麦芽15g。将生山楂去核，切片，与炒麦芽同用开水沏泡，代茶饮。有健胃消食之效。适用于消化不良，宿食停滞，神经性厌食等症。

第五节　中成药治疗

适用于脾胃虚弱证的中成药有：

1. 香砂六君子丸：由木香、砂仁、陈皮、制半夏、党参、白术、茯苓、炙甘草组成，功能：益气健脾，化痰和胃。口服，一次 3~6g，一日 3 次。

2. 人参健脾丸：由人参、白术（麸炒）、甘草、山药、莲子、白扁豆、木香、草豆蔻、陈皮、青皮、六神曲、谷芽、山楂、芡实、薏苡仁、当归、枳壳组成，功能：健脾益气，和胃止泻。口服，一次 6g，一日 3 次。

3. 补中益气丸：由黄芪、人参、白术、当归、陈皮、升麻、柴胡、炙甘草组成，功能：调补脾胃，补中益气，升阳举陷。口服，一次 9g，一天 2~3 次。亦可服用补中益气颗粒。

4. 参苓白术散颗粒：由人参、白术、茯苓、白扁豆、陈皮、莲子、山药、砂仁、薏苡仁、甘草组成，功能：补脾胃，益肺气。口服，一次 9g，一天 2 次。

适用于肝郁脾虚证的中成药有：

1. 香砂枳术丸：由木香、砂仁、枳实、白术组成，功能：健脾开胃，行气消痞。口服，一次 6g，一日 3 次。

2. 舒肝和胃丸：由香附（醋制）、白芍、佛手、木香、郁金、柴胡、白术（炒）、陈皮、广藿香、槟榔（炒焦）组成，功能：舒肝解郁，行气止痛。口服，一次 6g，一日 3 次。

适用于脾胃阴虚证的中成药有：

养胃舒：由党参、陈皮、黄精（蒸）、山药、玄参、乌梅、山楂、北沙参、干姜、菟丝子、白术（炒）组成，功能：滋阴养胃，口服，一次 10g，一日 2 次。

适用于脾肾阳虚证的中成药有：

1. 附子理中丸：由附子（制）、党参、白术（炒）、干姜、甘草组成，功能：温中健脾。口服，一次9g，一日2次。

2. 十全大补丸：由党参、白术（炒）、茯苓、炙甘草、当归、川芎、白芍（酒炒）、熟地黄、炙黄芪、肉桂组成，功能：温补气血。口服，一次9g，一日2次。

第六节　外治法

对于脾胃虚弱者，取耳穴压豆：胃、脾、小肠、皮质下、交感。功效：诸穴合用有健脾和胃助运化，调节大脑皮层增强食欲之作用。针灸：取穴：中脘、胃俞、脾俞、足三里、章门。功用：诸穴合用具有健脾益气、和中调胃、助消化、促进食欲的作用。

对于肝郁脾虚者，取耳穴压豆：取穴：胃、脾、肝、皮质下、交感。功效：诸穴合用有疏肝理气解郁健脾和胃助运化，调节大脑皮层增强食欲之作用。针灸：取穴：太冲、阳陵泉、足三里、中脘、天枢。诸穴合用有疏肝理气解郁、行气化滞、助消化之作用。

对于脾胃阴虚者，取耳穴压豆：取穴：胃、脾、小肠、皮质下、交感、胰胆。功效：诸穴合用有调节大脑皮层、促进消化液的分泌等作用。针灸：取穴：三阴交、脾俞、照海、足三里、肝俞。诸穴合用有滋阴生津、养血益阴、调整脾胃功能之作用。

对于脾肾阳虚者，取耳穴压豆：取穴：胃、脾、肾、皮质下、交感　功效：诸穴合用有温阳补肾、益气健脾及调节大脑皮层之功效。针灸：取穴：脾俞、胃俞、足三里、气海、章门。功效：诸穴合用有温补脾肾，调节消化之功能。

第七章　预防和康复

神经性厌食患者若不接受积极治疗，死亡率高达5%～20%，死亡的原因可能是自杀，营养不良，感染，心脏抑制。若积极接受治疗，预后较好，患者经过一定时期治疗后就可能获得明显的营养改善，体重增加，月经来潮。若治疗彻底，复发率较低，但部分患者可能会发生情感异常。由于 AN 的生理性异常是由于精神心理紊乱引起的。所以要在青春期进行恰当教育。解除慢性刺激和负担过重的学习是预防或减少发病的主要措施。

一、情绪预防

本病青春期女性发病较多，表明这一时期性格的不稳定，易受外界刺激，或家中不睦，家中亲友重病或死亡者，或在学校学习成绩意外的受挫折者等等，均易发生本病，因此保持精神的乐观、心胸开阔是至关重要的。

二、劳逸结合

合理安排学习和生活，使脑力劳动与适当的体质锻炼、体力劳动相结合，适当安排娱乐活动与休息，可以防止因过分劳累引起下丘脑功能的紊乱。

三、进行正确人体美的教育

少数病例对进食与肥胖体重具有顽固的偏见与病态心理，以致出现强烈的恐惧而节制饮食，保持所谓体形的"美"，因此对正确的健康的"美"的教育，也是不可少的。

四、观念改变

现在流行苗条，以瘦为美，而对胖瘦、结实纤细的认同与否，是随着舆论导向而变化的。以胖为美，以结实为美在历史上或现在的某些国家和地区都广泛存在。少女正处身体发育时期，切勿盲目减肥过度节食。无论潮流风向，健康总是美，而结实丰满一些更利于增强抵抗力和生育能力，也更性感，日后更能享受美妙的性生活。神经性厌食需要长期耐心的治疗，才能达到良好的治疗效果。

参考文献

中医部分

[1] 黄琴峰，赵善祥，洪珏．黄羡明教授学术经验介绍 [J]．上海针灸杂志，2010，07：420~422.

西医部分

[1] 路洁莉，赵咏桔．瘦素与神经性厌食 [J]．国外医学内科学分册，2005，32（11）：490~492.

[2] 牟志伟，林冰．对神经性厌食的认识与研究 [J]．卫生职业教育，2005，23（2）：110~111.

[3] 吕静波．浅谈神经性厌食的病因、临床特点及治疗方法 [J]．中国实用医药，2010，35（5）：218~219.

[4] 何克，刘丽君．神经性厌食 [J]．贵州师范大学学报，2003，21（1）：106~109.

倾倒综合征

第一章　概　　述

倾倒综合征（dumping syndrome）是胃大部分切除术后胃容积缩小，失去幽门括约肌功能，食物由胃迅速倾倒入小肠，而发生的一系列症状，是胃大部切除术和各式迷走神经切断术附加引流性手术后常见的并发症之一。1913 年 Hertz 首先将胃术后患者进食后的一系列症状与胃排空过速联系在一起，而倾倒综合征的概念是由 Mix 和 Andrew 于 1920 年提出的。以其发病时间和临床表现的不同，将其分为早期倾倒综合征和晚期倾倒综合征，大约 75% 的病人患早期倾倒综合征，25% 的病人患晚期倾倒综合征，少数患者两者都有。早期倾倒综合征的症状，以毕 Ⅱ 式胃大部切除术后更为多见，食管手术引起迷走神经损伤也可产生倾倒症状。有人认为胃手术后几乎所有的患者都或多或少地有倾倒综合征的表现，但随着时间的延续，症状会逐渐减轻，一般两个月左右会恢复正常，仅有5% 的患者症状会持续存在，而发展为本病。

第二章　病因与发病机制

第一节　现代医学的认识

一、病因

胃手术后都有可能发生倾倒综合征，不同的胃手术方式有不同的发病率。据国内文献资料报道，幽门切除、胃引流或改变幽门括约肌等手术的患者中，大约有25%～50%的患者发生倾倒综合征，1%～5%的患者症状严重；高选择性迷走神经切除术后几乎不发生倾倒综合征，而迷走神经干切断加引流术或迷走神经干切断加幽门窦切除术中，倾倒综合征的发病率在9%～40%之间；对于胃大部切除术，发病率可达15%～45%，这其中只有2%的患者是晚期倾倒综合征。另外，小儿胃手术后很少出现这一综合征，仅在Nissen式胃底折叠术后有过报道，而且倾倒综合征仅发生在手术后短时间内。

二、发病机制

（一）快速的早期胃排空

胃手术后储存功能的减少使胃内高渗性碳水化合物过快的排空至小肠是倾倒综合征的发生机制。引起胃储存功能减少及胃排空过快的外科因素有：迷走神经切断术后远端胃容积舒缩功能丧失、胃切除术后胃容积的减少、幽门成形或切除术后的控制排空功能丧失、胃空肠吻合术后十二指肠反馈性抑制胃排空功能的丧失。实验证明，小肠内高渗碳水化合物的迅速大量增多导致循环体液中水和电解质向肠腔转移，继而出现循环血容量的减少及早期倾倒综合征的发生。血浆容积的减少是早期倾倒综合征出现全身症状的原因，小肠内大量体液的积聚是早期倾倒综合征出现胃肠道症状的原因。

（二）周围血管阻力减低

本病病理生理变化除血容量减少外，周围血管阻力减低也很重要。本病患者卧台倾斜试验（tilttable test）显示去甲肾上腺素释放比正常人少。手指血流测定发现周围血管显著扩张和血流增加。阿朴吗啡是血管运动中枢化学感受器的刺激剂，给本病患者注射小剂量阿朴吗啡（对正常人不起作用）可诱发本病，提示患者延髓血管运动中枢较敏感，小肠突然遭受大量食糜刺激，冲动传入延髓血管中枢，产生血管舒张症状。此外，给胃切除患者饮高渗葡萄糖液后，测得血中缓激肽浓度增加，后者能增加周围血流量，并使消化道平滑肌收缩。

（三）激素分泌紊乱

激素因素在倾倒综合征发病机理中也起重要作用。近年来一些研究表明，倾倒综合征患者发病时存在血管活性肽（如 VIP、5 - HT、抑胃肽、缓激肽、P 物质、胰高血糖素、精神紧张素等）的失常，这些激素通过抑制小肠吸收钠、水而引起腹泻。可见激素分泌紊乱，在一定程度上也参与了倾倒综合征的发病。

第二节　中医学的认识

一、概述

在中医古代文献中无"倾倒综合征"记载，据其临床表现可属于腹痛、呕吐、泄泻、眩晕、痰饮、虚劳的范畴。中医认为，本病发病机理由中焦戕损、脏腑功能失调所致，且与现代医学的机械学说、生化学说、循环血容量减少学说以及心理变化等因素有关。《内经》云："人受气于谷，谷入于胃，以传于肺，五脏六腑，皆以受气……""荣气者，泌其津液，注之于脉，化以为血，以荣四末，内注五脏六腑，以应刻数焉"。本证由于中焦虚损，不能腐熟水谷，泌其津液，致使气血不足、脏腑失于濡养，因而出现上述一系列症候群。

二、病因病机

（一）病因

1. 饮食不节

胃切除术后，胃受创伤，纳腐能力不足，进食超其所能，则胃失和降致恶心呕吐等不适。

2. 情志失调

情志不遂或因外界压力、紧张而郁郁寡欢可导致肝失调达，气血运行不畅，进一步影响脾胃，产生脘腹不适。

3. 阳气亏虚

素体脾阳虚衰不能温阳，或因寒湿内停日久损伤脾阳均可引起脘腹不适。

（二）病机

久病又加之手术的创伤，脾气受损，运化迟滞，气血不足。进食之后，气血趋于肠胃，脑腑更缺其供养而表现为头晕目眩等症。肾阳虚损，开阖失调，水湿内停，聚而成痰。进食稍多则胃气上逆而呕恶，进入肠则肠鸣飧泄。经历手术，胃受创伤，纳腐能力不足，进食超其所能，则胃失和降而恶心呕吐，胃不能腐熟，则脾亦难运化，气血化源不足，大肠传导失常，而引起一系列症状。本病发病之本为脾胃虚弱，临床多表现为虚证，但仍有虚实夹杂者。

第三章 临床表现

胃大部切除术为治疗胃十二指肠溃疡、胃癌等疾病最常用术式，倾倒综合征是胃大部切除术后常见的并发症之一，也是胃大部切除术后偏食、厌食、营养不良和体重下降的原因之一。

早期倾倒综合征其临床表现主要发生在进食后，特别是进甜食后10~20min，症状主要有消化道症状和全身症状两部分。①消化道症状：上腹胀满、疼痛、恶心甚至呕吐，并有肠鸣、腹泻等。②全身症状：主要是由有效循环血容量不足而致，如头晕、心悸、乏力、汗出，甚至虚脱，平卧、头低位稍好。以上症状的发作与进食多少、快慢和食物的性质有关，与患者的体位亦有关。患者常为避免发作而拒食、少食，导致营养不良。

晚期倾倒综合征亦称餐后血糖过低症，多发生于进食后90~180min。主要表现为心慌、无力、大汗淋漓、眩晕、苍白、严重者神志不清等，是胃大部切除术后食物过快进入空肠，葡萄糖吸收过快，血糖呈一时性增高，刺激胰腺分泌过多的胰岛素，而发生反应性低血糖所致。

第四章　西医诊断与中医辨证

第一节　西医诊断

早期倾倒综合征根据病史和典型症状一般可做出诊断，发作时血压低、血糖可偏高，如症状不典型可做下列检查：①倾倒激发试验：空腹口服75g葡萄糖或经导管注射50g葡萄糖于十二指肠降部或空肠上部，出现有关症状者为阳性；②血液检查：发病时血细胞比容增高，血钠、血氯升高，血钾降低，血糖迅速增高，血胰岛素水平升高。

晚期倾倒综合征根据病史及临床表现诊断不难，发作时血糖低、血压无明显异常。

第二节　中医辨证

一、辨证要点

(一) 辨虚实

此证多因久病不愈而行手术，久病多虚，手术又伤其元气，故多辨为虚证。胃脘胀满而痛，恶心，呕吐痰涎，舌苔白厚腻者为实证夹杂。

(二) 辨脏腑

本病病位初在脾胃，表现为恶心甚或呕吐，并有肠鸣、腹泻等，病久及肾，阳虚水停，证见恶心呕吐，先吐饮食、后吐痰涎，肠鸣腹痛，大便清稀，面色苍白，眩晕等。

二、辨证分型

(一) 脾气亏虚证

症候表现：脘腹胀满、疼痛、恶心甚或呕吐，面色无华、头晕，肢体沉重，倦怠乏力，伴有肠鸣、腹泻。舌质淡，苔薄白，脉沉缓。

辨证要点：以脘腹胀满、疼痛，面色无华、头晕，肢体沉重，乏力为要点。

(二) 脾阳虚损证

症候表现：表现为胃切除术后数周，食后出现胃脘痞满，恶心欲呕，肠鸣漉漉，腹痛，泻稀便，面色苍白，头昏头痛，心慌惊悸，神疲乏力，胃冷，自汗，四肢不温，昏睡，舌质淡、苔薄白，发作时脉细数无力，缓解后则脉迟弱。

辨证要点：以胃脘痞满，面色苍白，心慌惊悸，神疲乏力，胃冷，四肢不温，舌淡苔白脉迟弱为要点。

（三）气血两虚证

症候表现：表现为胃切除术后数周，食后有饥饿感，恶心欲呕，面色潮红，自觉发热，头昏，心慌，神疲乏力，出冷汗，四肢麻木，伴情绪低落，夜卧失眠，舌淡而嫩，发作时脉细数，缓解后脉弱。

辨证要点：以面色潮红，自觉发热，四肢麻木，情绪低落，舌淡嫩为要点。

（四）阳虚湿阻证

症候表现：表现为胃切除术后数周，食后发生胃脘胀满而痛，恶心呕吐，先吐饮食，后吐痰涎，肠鸣腹痛，泻稀便，面色苍白，眩晕，出冷汗，四肢不温而麻木，舌质淡，苔白厚腻，发作时脉沉细滑数，缓解后脉细滑。

辨证要点：以胃脘胀痛，呕吐痰涎，便稀，面色苍白，四肢不温，舌淡苔厚腻为要点。

第五章　鉴别诊断与类证鉴别

第一节　鉴别诊断

一、消化道症状应与胃肠炎、功能性消化不良、功能性腹泻、功能性呕吐等鉴别。主要依靠手术史、疾病的发作时间以及伴随的全身症状和血糖来鉴别。

二、全身症状如头晕、心悸、面色苍白、出汗等，要与其他可引起此类症状的器质性疾病相鉴别。

三、晚期倾倒综合征与其他低血糖类疾病相鉴别，主要是靠手术史及发作时间。

第二节　类症鉴别

一、虚眩

多发生于由平卧位转变为直立位，或长时间站立时发生眩晕、疲乏、脉弱、血压降低等症，血糖多正常。

二、脏躁

女性多见，发作与情志失调密切相关，血糖正常。

第六章　治　　疗

第一节　现代医学治疗

一、非手术治疗

1. 稳定情绪　耐心讲解使患者消除紧张心情和顾虑，保持精神愉悦和平静的情绪。

2. 调整饮食　饮食成分和进食餐次的控制是所有治疗中最首要、最必须的部分。患者应增加进食次数，而减少进食量，建议每日总食量分 6 次进食，这样可以降低倾倒综合征的发病率，又可保证每日所需热量而不至于营养不良。饮食成分应为低碳水化合物、高蛋白质、高脂肪及大分子淀粉，减少糖及其他小分子量碳水化合物的摄入。每餐后 1~1.5h 可补充一些固体食物以免发生低血糖症，避免刺激性食物。轻到中度倾倒综合征患者经饮食调整症状可得以控制。总之，避免一次大量进食，少吃甜食及流质食品。进干食、少食多餐、适当进食优质高蛋白食物。

3. 餐前半小时服抗胆碱能药物　如溴丙胺太林、654－2 等药品，以减缓胃的蠕动和排空。

4. 餐后平卧半小时，以减缓胃内容物进入小肠的速度。

二、手术治疗

正常人由于幽门括约肌的作用，普通食物每餐后胃的完全排空需 3～5h，胃大部切除后原有控制胃排空的幽门括约肌机制不复存在，胃的贮存功能减退，使胃内食物过快进入小肠内，大量高渗饮食进入小肠，肠腔内的高渗糖与肠壁中的细胞外液迅速相互交换，以保持肠内容物和肠壁间渗透压的平衡，导致血糖升高，血容量下降，在短时间内，大量循环血容量渗入肠腔，使血液浓缩，肠管膨胀，引起全身症状和消化道症状。倾倒综合征是极有可能随着时间的推移而自愈的疾病，因此手术适应症的掌握必须十分慎重，仅适用于极少数经较长时间非手术治疗而症状仍较严重者。预防方法为：①胃切除时不应过多，吻合口要适中，以 3～4cm 为宜；②术后半卧位，禁食 3～4d 后开始少量进食，进食营养高而易消化的食物，有规律的少量多餐。

目前临床上手术治疗的基本原则是恢复正常的肠抑制胃排空的反馈机制，修复幽门功能与延缓胃排空速度。一般常用手术有以下几种：①将毕Ⅱ式胃空肠吻合改为胃、十二指肠吻合，恢复正常的肠抑制胃排空的反馈机制，60% 的病例有效；②间置空肠术是在胃与十二指肠间放置一段 10cm 长的逆蠕动空肠，80% 的病例可获良好疗效，但碱性反流性胃炎发生率达 10%；③Roux－en－Y 胃空肠吻合术横断空肠导致空肠襻收缩频率下降；④起源于空肠襻中部异位起搏点的许多收缩导致逆行蠕动，最终可减缓胃排空速度，有效率为 77%～90%，而不发生碱性反流性胃炎，但胃排空障碍发生率可达 22%。采用何种手术方式应视初次手术类型而定。若为毕Ⅰ式胃切除，可采用间置空肠术；若为毕Ⅱ式胃切除术，可将毕

Ⅱ式胃切除术改为毕Ⅰ式胃切除术，或改成毕Ⅰ式附加间置空肠，或改成 Roux – en – Y 胃空肠吻合，不论改成何种术式，均应加迷走神经切断，以防溃疡复发。近年来，Metzge 等进行用带蒂回盲肠间置替代幽门重建胃肠道的实验研究，认为小型猪用生理性的回盲瓣代替幽门，可以大大缓解倾倒综合征的症状，但有无其它并发症并未见报道，所以待到临床应用尚需作进一步研究。后期倾倒综合征一般经保守治疗后好转，无需外科治疗。

第二节　　中医经典治疗

一、治则治法

本病辨证以虚证为主，根据"虚则补之""损则益之"的理论，治疗当以补虚为主。在进行补益的同时，必须根据病理属性的不同，分别采用益气、温阳、养血、滋阴的方药。对于虚中夹实及兼感外邪者，当补中有泻，可酌情加用祛痰化湿及消导疏散之法。

二、辨证论治

（一）脾气亏虚证

治法：健脾补气，和胃止呕。

方剂：香砂六君子汤（《古今名医方论》）加减。

药物组成：党参、白术、山药、黄精、茯苓、炙甘草、陈皮、姜半夏、白芍、旋覆花（包）、木香、砂仁（后下）。

方义：方中四君子汤健脾益气，木香、砂仁行气，陈皮、半夏燥湿和胃，山药、黄精滋阴健脾，旋覆花和胃止呕。

若食少脘闷腹胀，嗳气，苔腻者，可加神曲、麦芽、山楂、鸡内金健胃消食；若中气不足，气虚下陷，脘腹坠胀，气短，脱肛者，可改补中益气汤补气升陷。

（二）脾阳虚损证

治法：温补脾阳，升清止泄。

方药：理中汤（《伤寒论》）合补中益气汤（《脾胃论》）加减。

药物组成：党参、白术、茯苓、炙黄芪、干姜、陈皮、升麻、柴胡、白芍、法半夏、炒麦芽、炒谷芽、肉桂、吴茱萸。

方义：方中干姜、吴茱萸、肉桂辛温之品，温补脾阳，黄芪、党参益气健脾，白术、茯苓、陈皮、甘草健脾补中，半夏和胃降逆止呕，柴胡、升麻升举阳气止泻，炒谷麦芽消胀健脾。

若腹中冷痛较甚，可加高良姜、香附温中散寒；若腹泻较甚，可加肉豆蔻、补骨脂温补脾肾。

（三）气血两虚证

治法：补中益气，滋养营血。

方药：八珍汤（《正体类要》）加减。

药物组成：党参、白术、炙甘草、炙黄芪、当归、熟地黄、阿胶（烊化）、黄精、茯苓、炒酸枣仁、麦冬、陈皮、姜半夏、川芎。

方义：方中四君子汤加黄芪健脾益气，当归、川芎、熟地、阿胶、黄精滋阴养血，陈皮、半夏和胃止呕，麦冬滋养胃阴，酸枣仁安神养血。

失眠、多梦较甚者，可加合欢花、夜交藤养心安神；血虚甚者，可加制首乌、枸杞子、鸡血藤滋阴补血。

（四）阳虚湿阻证

治法：温补肾阳，燥湿化痰。

方药：右归饮（《景岳全书》）合二陈汤（《太平惠民和剂局方》）加减。

药物组成：熟附子、肉桂、干姜、山茱萸、巴戟天、姜半夏、陈皮、茯苓、苍术、白术、白芥子、旋覆花（包）、制天南星、橘红。

方义：方中附子、肉桂、干姜辛温大热之品以温补肾阳，巴戟天补肾，陈皮、半夏、苍术、白芥子、南星、橘红燥湿化痰，旋覆花降逆止呕。

第三节　名老中医治疗经验

南京中医药大学黄煌教授，多年来潜心于《伤寒论》、《金匮要略》的研究。他重视方证相应、药证相应，主张从仲景原文入手，剖析每一经方乃至其中每一味药物的关键指征，掌握经方的配伍规律和主治特点。例：贾某，男，54 岁。2001 年 6 月患胃癌，行胃大部切除术，3 次化疗后出现倾倒综合征，表现为上腹饱胀，恶心呕吐，失眠，纳呆，不能进荤食，腹胀痛，便溏，精神疲惫，心下痞，体重下降。于 2001 年 10 月到黄教授处诊治，予小剂量半夏泻心汤加桂枝调整 3 个月后，诸症明显缓解，体重增加了 2kg，其后患者间断服用上方，至 2002 年 9 月 19 日复诊：诉大便 3～4 日 1 行，干结难解，脉弦细。腹诊：心下痞硬，压之有抵抗感。予大柴胡汤治疗，处方：柴胡 6g，制半夏 10g，黄芩 6g，党参 10g，枳壳 10g，白芍 12g，干姜 6g，肉桂 5g，制大黄 5g，生姜 3 片，红枣 10 枚，日 1 剂，水煎服。患者服药 7 剂后告之上述症状均明显缓解。该患者初诊时不仅有胃失和降的症状，而且还有脾虚的表现，所以选用半夏泻心汤加桂枝进行调理。随着患者服药后病情的改善，脾虚的症状缓解，胃失和降的症状较突出，复诊由心下痞转为心下硬痛，故转投大柴胡汤加味以通腑降气，从而取得了较好的疗效。黄教授指出，大柴胡汤可视为柴胡类方中的泻下剂。方中含有枳实芍药散，可治"腹痛，烦满不得卧"，同大黄一起以促进胃肠道的蠕动，减少胆汁反流。虽然该患者未用制酸的左金、乌贝或理气的香砂等药，但泛酸苦水、腹胀等症同样得到了缓解。

第四节　民间单方验方

1. 萝卜蜂蜜止恶心呕吐：萝卜1个，蜂蜜50g。制用法：将萝卜洗净切丝捣烂成泥，拌上蜂蜜。分2次吃完。功效：健脾和中养胃，用治恶心呕吐。

2. 甘蔗姜汁治吐食干呕：甘蔗汁半杯，鲜姜汁1汤匙。制用法：甘蔗汁是将甘蔗剥去皮，捣烂取的汁液。姜汁制法与此同。将两汁和匀稍温服饮，每日2次。功效：清热解毒、和胃止呕。

3. 茶叶炒焦治腹痛泻肚：将茶叶（不论何种茶叶）用铁锅在火上炒焦后，沏成浓茶，稍温时服下，腹痛泻肚即能缓解。或将洗净的苹果放入碗中隔水蒸软，吃时去掉外皮，一日3~5次。亦可治疗腹泻。

第五节　中成药治疗

1. 六君子丸：由陈皮、半夏、党参、茯苓、白术、炙甘草组成，功能：健脾益气。一次1袋，一日3次。适用于脾胃气虚证。

2. 附子理中丸：由附子、干姜、党参、白术、甘草组成，功能：温中健脾。一次9g，一日2~3次。适用于脾阳虚损证。

3. 十全大补丸：由党参、白术、茯苓、当归、川芎、白芍、熟地、黄芪、肉桂、炙甘草组成，功能：温补气血。适用于气血亏虚证。

4. 右归丸：由熟地、附子、肉桂、山药、山茱萸、菟丝子、鹿角胶、枸杞子、当归、杜仲等组成，功能：温补肾阳。适用于阳虚湿阻证。

第六节 外治法

1. 对于脾气亏虚证的患者，可取耳穴脾、胃、小肠、大肠、三焦等进行贴压。功效：诸穴合用具有健脾和胃以助运化、调理肠道促进消化功能和止吐止泻之作用。针灸取穴：脾俞、胃俞、足三里、气海、章门。功效：诸穴合用具有健脾助运化、和胃止呕吐之作用。

2. 对于脾阳虚损证的患者，可取耳穴脾、胃、交感、神门、小肠等进行贴压。功效：诸穴合用具有健脾益胃、促进运化、镇定安神、调节自主神经功能之作用。针灸取穴：脾俞、胃俞、气海、中脘、足三里。功效：诸穴合用具有健脾益气、温中和胃、增强消化功能之作用。

3. 对于气血两虚的患者，可取耳穴肾上腺、升压点、脾、胃、交感等进行贴压。功效：诸穴合用具有健脾和胃、益气养血、调节血管舒缩功能及自主神经功能之作用。针灸取穴：足三里、脾俞、气海、关元、百会。功效：诸穴合用具有补脾健胃、益气养血、强身健体、充实髓海之作用。

4. 对于阳虚湿阻的患者，可取耳穴脾、胃、小肠、三焦、肾等进行贴压。功效：诸穴合用具有健脾益胃、温肾助阳、温化痰饮、调节胃肠功能之作用。针灸取穴：中脘、足三里、脾俞、胃俞、章门、内关。功效：诸穴合用具有健脾益气、调和肠胃、化湿止泻、和胃止呕之作用。

第七章 预防与康复

本病的预后与患者的体质、年龄、原发病、手术的情况密切相关，大部分患者通过正确的治疗和调护、保持精神愉悦以及合理饮食，身体可逐渐增强，胃肠功能也逐渐适应和改善，大部分患者预后良好，可以痊愈。青壮年恢复较快，年高者恢复偏慢。少数年老体质弱者，预后较差。

倾倒综合征的主要预防对策：在胃手术中，胃切除不宜过多，胃空肠吻合口不应过大（不超过5cm），尽可能采用毕Ⅰ式手术；在手术后，早期应少食多餐，使胃肠道逐渐适应；在症状发生后，以饮食调节为主，膳食以高蛋白、高脂肪、低糖类食物且以干食为宜；在进食后，平卧10～20min或取平卧位进食，即可控制或减轻症状。通过适应性调节，多数病人在半年到一年内便能逐渐缓解而痊愈；在医生指导下服用药物辅助治疗。在进食前，可服用安定等镇静药物和普鲁本辛、阿托品等抗胆碱能药物以及抗5－HT药物如甲苯磺丁脲等；对于迟发型倾倒综合征的防治，由于此症状纯粹是低血糖所致，只要在症状刚发生时稍进饮食，尤其是糖类，即可缓解症状并达到治疗目的。此外，少食多餐，避免饥饿可防止此症的发生。

参考文献

中医部分

［1］杨德明. 倾倒综合症辨治4法［J］. 中医杂志，2003，44（9）：655～656.

［2］孙维俭. 中西医结合治疗倾倒综合征［J］. 天津中医学院学报，2002，21（1）：17.

［3］曹本格，张再芬. 胃术后倾倒综合征的防治［J］. 现代中西医结合杂志，2006，15（23）：3422.

西医部分

［1］Ralphs DN, Thomson JP, Haynes S, et al. The relationship between the rate of gastric emptying and dumping syndrome［J］. Br JSurg, 1978, 65（9）：637～641.

［2］Palermo F, Boccaletto F, Magalini M, et al. Radioisotope evidence of varying transit of solid food in gastrectomized patients with and without dumping syndrome［J］. Nuklcarmedizin, 1998, 27

(3): 195~199.

[3] Yamashita Y, Toge T, Adrian TE. Gastrointestinal hormone in dumping syndrome and reflux esophagi is after gastric surgery [J]. J Smooth Muscle Res, 1997, 33 (1): 37~48.

[4] 孟宪镰. 倾倒综合征的发病机理和治疗 [J]. 医师进修杂志, 1989, 8: 3~4

[5] 彭宝坤. 胃大部切除全胃切除后倾倒综合征的治疗 [J]. 中国社区医师, 2006, 8 (149): 17.

[6] Metzger J, Degen P, Beglinger C, et al. Ileocecal valve as sub – stitute for the missing pyloric sphincter after partial distal gastrectomy [J]. Ann Surg, 2002, 236 (1): 28~36.

十二指肠炎

第一章　概　　述

十二指肠炎（Duodenitis）是一种常见的上消化道疾病，指各种原因所致的十二指肠黏膜的急性或慢性炎症。本病由 Morgagni 于 18 世纪最初报告，1921 年 Judd 从临床疑似溃疡病而行手术切除的十二指肠标本中，发现十二指肠黏膜有炎症，并从病理学角度提出了十二指肠炎。十二指肠炎可分为原发性及继发性两类，前者也称非特异性十二指肠炎，是我们一般所指的十二指肠炎，后者系指继发于全身其他疾病者，随着纤维内镜的使用，十二指肠炎应作为独立疾病存在的观点，被越来越多的国内外学者所接受。十二指肠炎的临床表现缺乏特异性，主要表现为上腹部疼痛、恶心、呕吐、呕血和黑便，有时和十二指肠溃疡不易区别，故临床诊断本病主要靠内镜及活体组织检查。

第二章 病因与发病机制

第一节 现代医学的认识

一、病因、发病机制

(一) 原发性十二指肠炎

病因尚未完全明确，目前已被大多数学者认可的原因有：

1. 饮食因素 喜食辛辣食品，如生葱、生蒜、辣椒等刺激性食物及大量饮酒等；进食腐坏、霉变或被污染的食物。

2. 药物因素 如利血平及阿司匹林等非甾体类抗炎药。NSAIDs 类药由于其在抑制或减少 COX - 2 的产生的同时，会导致促使胃壁膜和血液的细胞维持正常功能的 COX - 1 的分泌减少，诱发或加重本病。

3. 幽门螺杆菌感染 国外有学者研究发现胃窦幽门螺杆菌 (H. pylori) 定植与活动性慢性十二指肠炎有密切关系，当清除幽门螺杆菌后，许多患者的临床症状随之好转。

4. 应激及血管病变 脑血管疾病及急性心肌梗死等重大事件产生应激，而引起的急性胃肠黏膜病变。门脉高压、心力衰竭、肝炎、胰腺及胆道疾病等，由于局部压迫或蔓延，引起的十二指肠供血障碍。

有人认为十二指肠炎可演变为十二指肠溃疡，或者是十二指肠溃疡愈合过程中的一个阶段，其依据为：

(1) 炎症开始时十二指肠处 pH 值正常，以后随着炎症进展干扰了十二指肠对胃液分泌的抑制调节，导致高酸产生而形成溃疡。

（2）十二指肠炎时表皮细胞因炎症破坏而丧失，但开始尚可通过腺管部细胞增殖予以补偿，但随着病情的发展，当腺管细胞因衰竭而不能补偿丧失时，可产生黏膜糜烂，继之形成溃疡。

（二）继发性十二指肠炎

多由克罗恩病、肠结核、寄生虫（如钩虫、兰氏贾第鞭毛虫等）及真菌、嗜酸粒细胞性胃肠炎、消化性溃疡、胆道或胰腺炎症、结石或肿瘤等累及十二指肠而引起特异性炎症。

二、病理

十二指肠黏膜充血、水肿、糜烂、出血，腺体减少，绒毛萎缩；黏膜层及黏膜下层炎性细胞（包括淋巴细胞、浆细胞、单核细胞）浸润。按其炎症程度和分布，分为浅表性、间质性和萎缩性3种。

（一）浅表性

最常见，约占50%～80%，炎症仅限于绒毛层，绒毛变短，呈圆钝或畸形或变大，上皮细胞变化较少，但常有退化现象，细胞趋于扁平，胞质出现空泡，核染色质稀疏或固缩，刷状缘变薄至消失。绒毛间区充满炎症细胞，黏膜肌层与十二指肠腺基本正常。

（二）间质性

炎性细胞浸润局限在腺体之间，主要见于接近黏膜肌层的肠腺隐窝，有时涉及整个固有层，伴有淋巴滤泡增生。

（三）萎缩性

炎性细胞扩展到全黏膜层，黏膜变薄，绒毛显示不同程度的萎缩，常有重度的上皮细胞退行性改变，并见大片脱落，从而出现糜烂，有时见胃上皮化生；肠腺减少甚至消失，杯状细胞、黏液细胞及嗜银纤维增生，黏膜肌层断裂、增生，肌纤维有退行性变；固有层有广泛的炎性细胞浸润，主要为淋巴细胞、浆细胞，并有淋巴滤泡增生。

三、发病率和流行特点

在接受上消化道内镜检查的患者中，本病的发病率约占 2.1%～30.3%，多发生在球部，男女比例约为 1.9∶1～5.5∶1，青壮年居多，占 80% 以上。

第二节 中医学的认识

一、概述

十二指肠炎当属于中医学"胃脘痛"范畴，本病多由饮食失节，损伤脾胃；情志不畅、肝郁气滞或脾胃虚弱，中土不运所致。病位在胃脘，与肝脾关系密切。早期多为实证，其病在肝胃；晚期多为虚证，其病在脾胃。

"胃脘痛"之名，最早记载于《内经》。《灵枢·邪气脏腑病形》："胃病者，腹䐜胀，胃脘当心而痛。"指出胃痛的发生与肝、脾有关，如《素问. 六元正纪大论》说："木郁之发，民病胃脘当心而痛。"《灵枢·经脉》亦说："脾足太阴之脉……入腹属脾络胃……是动则病舌本强，食则呕，胃脘痛，腹胀善噫，得后与气则快然如衰。"还认为寒邪、伤食致病，《素问·举痛论篇》云："寒气客于肠胃之间，膜原之下，血不得散，小络急引，故痛。"《素问·痹论》云："饮食自倍，肠胃乃伤。"后世又发展胃痛多由寒、食、气之说。《景岳全书》云："胃脘痛证多有因食、因寒、因气不顺者，然而因食、因寒亦无不皆关于气，盖食停则气滞，寒留则气凝，"认为胃脘病无不关乎"气"，故治胃当先治肝，即"治肝即可安胃"。

二、病因病机

（一）病因

1. 饮食不节 寒温失调多因暴饮暴食，饥饱失常，过食生冷，嗜食辛辣，或长期饮酒等，而脾胃内伤，寒热互结于中，致使寒热错杂，脾胃升降失调。

2. 外邪犯胃　外感寒、湿、热诸邪，内客于胃，皆可致胃脘气机阻滞，不通则痛。其中尤以寒邪为多，如《素问·举痛论篇》云："寒气客于肠胃之间，膜原之下，血不得散，小络急引，故痛。"

3. 情志因素　多因忧思恼怒，情志不舒，使肝气郁滞，疏泄失职，横逆犯胃而成；或禀赋性格抑郁，情志不畅，使肝气郁结，日久化热，郁热乘胃或素体胃热内盛，复因肝郁化热，横逆犯胃，肝胃郁热，胃失和降而致。

4. 禀赋不足　素体脾胃虚弱，或劳倦内伤，或久病不愈，延及脾胃；或用药不当，皆可损伤脾胃，致中焦虚寒，纳运不健，胃失温煦而发病。

5. 久病伤正　多因温热病后，伤及胃阴，或吐泻伤津耗液；或因平素喜食煎炒香燥之品；或用温燥之品太过，日久暗耗胃阴，胃阴不足，脉络失养。或长期情志不舒，气郁日久，气滞而血行不畅；或气虚而运血无力，以致血脉瘀滞；或血寒而使血脉凝涩；或久病入络；或外伤而致瘀血内结。

（二）病机

病变部位在胃脘，与肝、脾二脏密切相关，胃与脾同居中焦，以膜相连。脾主运化，化生水谷精微，以升为常；胃主受纳，腐熟水谷，以降为顺。二者生理方面相互配合，燥湿相济，纳化相得，升降相因，为气机升降之枢纽，共为后天之本，维持正常的消化吸收功能，病理方面相互影响，每易腑病及脏或脏病及腑。肝与脾胃的关系也十分密切，肝属木，为刚脏，喜条达，与胆共主疏泄，脾胃纳化功能的正常发挥，有赖于肝胆的疏泄功能。肝失疏泄，肝气横逆犯胃，为木旺克土；或木郁不达，气机郁结，中土壅滞；或肝火亢盛，灼伤胃阴，或气行不畅，血脉瘀阻，胃失滋荣，故肝亦多与本病有关。

六淫外袭人体，或饮食不当直中胃脘，或情志不遂，肝失疏泄犯胃等均可导致本病的发生。《景岳全书·杂证谟·心腹痛》中云："胃脘痛证，多因食、因寒、因气不顺者，然因食因寒，亦无不皆关于气，盖食停则气滞，寒留则气凝。所以治痛之要，但察其果属实邪，当以理气为主。"初病在气为气滞，后可累及血而致血瘀，并可产生其他病理产物，如湿热、火郁、食积、痰饮、邪毒等，这些病理产物反过来又均可侵犯脾胃，阻滞中焦，致使脾胃气机升降失调，气机阻滞，形成恶性循环，而致"不通则痛"和"不荣则痛"，发为本病。

本病总属本虚标实，病机属性分虚实，但由于病因、体质、病程等因素各有差异，因而在疾病的发生、发展过程中，疼痛有缓急之别，病情有寒热之异，以及在气在血之不同，其总的病机属性，可分为虚实两类。

病情演变取决于正邪的消长变化。急性胃痛，邪气盛而正气实，病情多不严重。若病情日久不愈，持续损伤脾胃功能，致正气虚，可转化为虚证，常迁延不愈或反复发作。如邪气过盛脾胃功能明显失调，气机凝滞，出现急症胃痛，甚至严重损伤胃络；演变为呕血、便血、胃穿孔等重症、危症。

第三章 临床表现

一、症状

主要表现为上腹部疼痛、恶心、呕吐，常伴有其他消化不良症状，如腹胀、嗳气、反酸、烧心等。有时酷似十二指肠球部溃疡的临床表现，呈周期性、节律性上腹疼痛，空腹痛，进食或服用制酸药可以缓解，糜烂性炎症，有黏膜出血者，可有黑便或呕吐咖啡样液，但多自动止血。也有部分患者症状不明显。

二、体征

1. 消化及营养不良　由于长期食欲不振，食量少且消化不良，吸收障碍，故体质多差，且日渐消瘦。并可伴有乏力，皮肤粗糙，脱发，面色无华等营养不良的表现。

2. 上腹部压痛　上腹部多有弥漫性压痛，范围多较广泛，轻重不一。

3. 全腹压痛　当伴有肠功能紊乱时，常有全腹压痛，一般无反跳痛。有时压痛较重，常易误诊为其他疾病。

三、实验室和其他检查

1. 大便常规＋潜血　可正常，以出血为主要表现的患者，大便潜血试验常阳性。

2. 血常规　伴有周围组织器官炎症时白细胞可增高，应激时也可增高。肠道出血症状明显时可伴有不同程度的贫血。

3. 胃液分析　胃酸或胃液量分泌正常或增高，部分病例的胃酸水平与十二指肠溃疡相似。

4. 十二指肠液分析　十二指肠液可呈混浊，有黏液，镜检可见有较多的上皮细胞，胃酸低者可见较多的细菌。

5. X线钡餐检查　X线对本病的诊断阳性率不高。本病无明确的特异性的X线特征，一般表现为十二指肠球部激惹、痉挛，排空加速，黏膜皱襞增粗而不规则，但无龛影及固定畸形。

6. 内镜检查　十二指肠炎症多发于球部，内镜下可见病变部位的黏膜粗糙、充血、水肿、糜烂、点状或斑片状出血，或黏膜有颗粒感及结节状增生，或黏膜皱襞肥厚粗大，或黏膜下有血管显露。可因病变程度的不同，而有不同表现。

第四章　西医诊断与中医辨证

第一节　西医诊断

　　十二指肠炎的诊断主要依靠内镜检查，X 线钡餐检查对本病诊断阳性率不高，目前十二指肠炎尚无统一的内镜分类法，Faivre 等将其分为 5 型：①红斑型：黏膜呈橘红色。②糜烂型：黏膜脆，有浅表溃疡形成。③粗大皱襞型：注气后粗大皱襞不消失。④多发假息肉型：黏膜有多发红色，中心凹陷的疣状物。⑤萎缩型：黏膜苍白，无皱襞。组织学活检：慢性炎症者主要表现为黏膜下层及固有层内淋巴细胞、浆细胞增多，肠绒毛萎缩、变平、变薄，肠腺减少程度不一。活动性炎症者除淋巴细胞、浆细胞浸润外，间质内均有不同程度的中性粒细胞浸润，个别病例还可见散在嗜酸性粒细胞浸润。有时内镜发现异常而组织学检查为正常黏膜，这可能是检查操作及吸引对十二指肠黏膜引起的损伤，亦有内镜发现正常而组织学所见异常，因此，应结合内镜与活组织检查两方面的资料方可确定诊断。

第二节　中医辨证

一、辨证要点

（一）辨缓急

　　凡胃脘痛暴作，起病急者，多因感受外邪，或过食生冷，或暴饮暴食，以致损伤中阳，或积滞不化，胃失通降，不通则痛。胃脘痛渐发，起病缓者，多因肝郁气滞，木旺乘土，或脾胃虚弱，土壅木郁，而致肝胃不和，日久气病及血，致气滞血瘀。

（二）辨虚实

实者多突然起病，疼痛暴作，痛剧拒按，痛处固定不移，脉盛；虚者多起病缓慢，痛势徐缓，痛处不定，喜按，脉虚。

（三）辨寒热

胃脘灼热，痛热急迫，遇热痛甚，得寒痛减，并伴有口苦口臭，舌红苔黄腻者属热；胃脘疼痛遇寒加重，得温痛减，伴有畏寒喜暖，舌淡脉紧者属寒。

（四）辨气血

一般初病在气，久病在血。在气者，有气滞、气虚之分；在血者，疼痛部位固定不移，痛如针刺，舌质紫暗或有瘀斑，脉涩，或兼见呕血、黑便。

各证往往不是单独出现或一成不变的，而是相互转化和兼杂，如寒热错杂、虚中夹实、气血同病等。

二、辨证分型

（一）寒凝气滞证

症候表现：胃脘疼痛暴作，绞痛，畏寒喜暖，遇寒痛甚，得热痛减，多有受寒史，口淡不渴，舌淡苔白脉弦紧。

辨证要点：一般有外感风寒，或过食生冷、直中胃肠史。发病迅速，疼痛剧烈，以绞痛为主，得温痛缓，遇寒加重，全身症状以寒证为主。

（二）饮食停滞证

症候表现：胃脘胀疼，拒按，嗳腐吞酸，嗳气或矢气味重，或呕吐不消化之食物，吐后痛缓，纳呆，大便不爽，舌质红，苔厚腻，脉滑。

辨证要点：本证大多有饮食不节或暴饮暴食史，以胃脘胀满疼痛，嗳腐吞酸，呕吐不消化食物，吐后痛减为主要特征。

（三）肝气犯胃证

症候表现：胃脘胀满，攻撑作痛，牵及两胁，嗳气频作，得嗳气或矢气则舒，每因情绪变化而痛作，苔多薄白，脉弦。甚则痛势急迫，心烦易怒，烧心吐酸，口干苦，舌红苔黄，脉弦数。

辨证要点：本证以胃脘胀满，痛连两胁，每因情志因素而痛作为特征。

（四）瘀血阻络证

症候表现：胃痛如针刺或刀割，痛处固定拒按，夜间明显，疼痛持久，或见吐血、黑便，面色晦暗无华，唇暗，舌质紫黯或有瘀斑，脉涩。

辨证要点：病程日久，胃痛反复发作，痛如针刺或刀割，痛处固定，痛时持久为本证的特征。若瘀痛日久，新血不生，瘀血不去，损伤络脉，血不循经，可见出血症。

（五）湿热中阻证

症候表现：痛势急迫，胃脘部灼热拒按，嘈杂，口干口苦，或有口气重，口渴不欲饮，小便黄，大便黏滞不爽，舌质红苔黄腻或黄厚腻，脉滑数。

辨证要点：本证以病势急迫、胃脘灼痛拒按、口干苦口渴、舌红苔黄腻为辨证要点。

（六）脾胃虚寒证

症候表现：胃脘隐痛，喜温喜按，空腹痛甚，得食可缓，泛吐清水痰涎，纳少，神疲乏力，手足欠温，大便溏薄，舌质淡白或淡胖，边有齿痕，苔薄白，脉沉缓或沉弱。

辨证要点：本证以病程较长，胃痛隐隐，绵绵不断，喜暖喜按，遇寒加重，全身显现虚寒征象为特征。

（七）胃阴亏耗证

症候表现：胃脘隐隐灼痛，空腹时加重，进食稍缓，胃脘嘈杂似饥，饥而不欲食，烦渴思饮，咽干口燥，食少，大便干，舌红少苔或剥苔，指纹淡紫，脉细数或细弦。

辨证要点：本证临床以胃脘隐隐灼痛、口燥咽干、舌红苔少等胃阴不足症状为特点。多见于病程较长，长期使用温燥药物或阴虚体质的患者。

第五章　鉴别诊断与类证鉴别

第一节　鉴别诊断

一、消化性溃疡

消化性溃疡和十二指肠炎均有上腹部疼痛及消化不良等症状，且有时二者的上腹部节律性、周期性疼痛发作特点极为相似，从症状上较难区别。两者的鉴别诊断主要依靠 X 线钡餐检查、胃镜和活检、超声内镜等。

二、慢性胃炎

慢性胃炎的临床表现，如上腹部不适或疼痛、消化不良、饱胀、嗳气等与十二指肠炎极为相似，且两者常同时存在。内镜检查和组织活检是鉴别二者的主要方法。

三、慢性胆囊炎、胆石症

慢性胆囊炎多伴有胆石症，尤其是当胆囊管或胆管系统无梗阻时，临床症状多不典型，患者可仅表现为慢性右上腹部不适或疼痛、上腹饱胀等消化不良症状。但详细询问病史可发现，其既往常有胆绞痛病史，饱餐之后（尤以脂肪餐）可引发典型的胆绞痛发作。腹部 B 超、静脉胆道造影术、口服胆囊造影术、经皮经肝穿刺胆道造影（PTC），胃镜、内镜逆行胰胆管造影（ERCP）、磁共振胰胆管成像（MRCP）等有助于鉴别。

四、胃神经官能症

胃神经官能症与本病均可见上腹部疼痛、嗳气、反酸、恶心、呕吐等临床表现。前者以中年女性为多见，多有精神创伤史，一般情况良好，但常伴有头痛、头昏、乏力、失眠、抑郁或焦虑紧张等神经精神症状。主要表现为间歇性上腹痛、灼热或不适感、反酸、嗳气、呃逆等，间或有呕吐。服用抗酸药可缓解，但不能完全消失。查体上腹部压痛较广泛，且不固定，有时患者也表达不清，但各种器械、生化及组织活检等检查均无异常。

五、慢性肝炎、肝癌、慢性胰腺疾病

可因上腹胀痛不适，食欲不振、消化不良等症状为主诉，但通过详细询问病史、查体以及相关的实验室和影像学检查可以与本病鉴别。

第二节　类证鉴别

心痛　在古代文献中，胃痛与心痛有时一概而论，其实二者在发病部位，疼痛的性质、程度与疾病的预后等方面均有不同。心痛的病位在胸中，疼痛急如刀割，痛彻胸背，发时心悸、憋闷，有濒死感，一般病情较重，特别是"真心痛"，其疼痛剧烈，持续不已，濒死感强烈可伴恐惧，手足青至节，每每"夕发旦死，旦发夕死"。

第六章　治　疗

第一节　现代医学治疗

一、治疗方案

（一）原发性十二指肠炎

1. 抗酸药　抗酸药能中和胃酸、降低胃蛋白酶活性，减轻对消化道黏膜的损伤，缓解疼痛。可用氢氧化铝－镁乳合剂，每次15～30ml，3次/d，餐后1～2h服用。

2. 抑酸药　根据病人病情及经济实力选用。质子泵抑制剂可用奥美拉唑20mg/次，1～2次/d；潘托拉唑40mg/次，1次/d；雷贝拉唑10～20mg，1～2次/d等；H_2受体拮抗药可用法莫替丁20mg，2次/d；或雷尼替丁150mg，2次/d。本类药能抑制胃酸分泌，减轻胃酸对已有炎症的黏膜刺激，可改善症状但不能逆转病理学异常。

3. M－受体拮抗药　可选用哌吡氮平50mg，2次/d或山莨菪碱（654－2）片5mg，3次/d，口服可抑制胃酸的分泌。其对胃蛋白酶的分泌也有抑制作用。

4. 黏膜保护剂　胶体铋剂在酸性环境下能与溃疡和炎症组织的糖蛋白络合形成一层保护膜，阻止胃酸胃蛋白酶的攻击，并有杀灭幽门螺杆菌的作用，可用胶体铋50mg，4次/d。前列腺素能减少胃酸的分泌，加强黏膜抗损伤能力并有维持黏膜血流、促进黏液分泌等作用。可用米索前列醇（Misoprostol）200μg，4次/d，或恩前列素70μg，2次/d。

5. 胃肠动力药 可予多潘立酮 10 ~ 20mg，3 次/d，或莫沙必利（Mosapride）5 ~ 10mg，3 次/d，饭前 15 ~ 30min 口服，可调整胃窦和十二指肠壶腹部的运动，减少胆汁反流刺激胃窦部 G 细胞分泌胃泌素造成的胃酸分泌。

6. 根除幽门螺杆菌治疗 常用的抗 H. pylori 药物有阿莫西林、甲硝唑（或替硝唑）、呋喃唑酮、四环素、克拉霉素等，单药疗法，根除效果差。故通常选用 2 种以上抗生素与抑酸分泌药（PPI 或 H$_2$RA）及铋剂合用形成三联疗法或四联疗法。疗程一般为 1 ~ 2 周。含 PPI 的三联疗法是近年来研究最多的治疗 H. pylori 感染的方案，治疗效果好。

7. 手术治疗 对症状严重而药物治疗无效者可作迷走神经切断术加幽门成形术或作高选择性迷走神经切断术治疗，但现较少采用。

（二）继发性十二指肠炎

1. 病因和主要疾病，治疗潜在和（或）原发性疾病。

2. 对症治疗，可选用治疗原发性十二指肠炎的药物。

第二节 中医经典治疗经验

一、治则治法

本病的治疗以和胃止痛为主。临床当根据辨证虚实、病情轻重、在气在血等采取相应的治法。实证者以行气、散寒、消积、化瘀、清热为主，虚证者以温中、滋阴为主。虚实夹杂者应同时兼顾。

二、辨证论治

（一）寒凝气滞证

治法：温胃散寒，行气止痛。

方剂：厚朴温中汤(《内外伤辨惑沦》) 合良附丸(《良方集腋》) 加减。

药物组成：高良姜、香附、厚朴、陈皮、草豆蔻、木香、干姜、茯苓、炙甘草。

方义：厚朴为君药，温中行气，燥湿宽中；高良姜、干姜、炙甘草助其散寒温运中阳，陈皮、木香、草豆蔻、香附助其行气除胀止痛，佐以茯苓淡渗利湿。

气滞甚者，加苏梗；泛酸明显者，酌情加煅瓦楞子、乌贼骨；夹积夹滞者，加山楂、枳实、鸡内金等。

（二）饮食停滞证

治法：消食导滞，理气和胃。

方剂：保和丸(《丹溪心法》) 加减。

药物组成：山楂、神曲、莱菔子、半夏、陈皮、茯苓、连翘、麦芽。

方义：山楂、神曲、莱菔子三药合用，共同消除饮食积滞；食停胃脘，津气运行受阻，莱菔子配伍陈皮理气行滞，陈皮芳香行气化湿，配伍半夏燥湿，茯苓渗湿，共化中焦湿浊；佐以连翘，宣发食滞中焦产生的郁热。

胃脘胀满不减者，可加香附、枳壳、延胡索行气消胀；大便不爽者，加枳实、槟榔理气通便；食积化热明显，烦躁苔黄者加黄芩、黄连清热燥湿；胃气上逆，呕恶嗳气者加橘皮、竹茹、半夏降逆止呕。

（三）肝郁气滞证

治法：疏肝理气，和胃止痛。

方剂：柴胡疏肝散(《景岳全书》) 加减。

药物组成：柴胡、香附、枳壳、陈皮、川芎、白芍、甘草。

方义：柴胡、香附、枳壳疏解肝经气郁，川芎开肝经血郁，白芍、甘草柔肝缓急。

嗳气、呕吐较甚者，加半夏、竹茹、苏梗；疼痛甚者，加元胡、川楝子、佛手；泛酸嘈杂者，加乌贼骨、煅瓦楞子。若肝气郁结，日久化火者，可加川楝子、黄连、吴茱萸；肝气犯胃，日久伤脾者可加四君子汤；痰气交阻者，可加半夏、厚朴。

（四）瘀血阻络证

治法：活血化瘀，理气止痛。

方剂：丹参饮（《时方歌括》）合失笑散（《太平惠民和剂局方》）加减。

药物组成：丹参、檀香、砂仁、五灵脂、蒲黄。

方义：重用丹参以活血行瘀，通络止痛；五灵脂、蒲黄分别从血分和气分助丹参活血祛瘀；檀香散冷气而降结滞，砂仁醒脾化湿。

痛甚者加延胡索、郁金、川楝子；疼痛剧烈者，加白芍、甘草缓急止痛；兼有寒证者，加炮姜、小茴香。

（五）湿热中阻证

治法：清热化湿，理气和胃。

方剂：黄连温胆汤（《六因条辨》）加减。

药物组成：黄连、陈皮、半夏、枳实、竹茹、茯苓、甘草。

方义：黄连清利湿热，半夏祛痰化浊，降逆止呕；竹茹清降痰热；枳实、陈皮行气降逆，和胃化痰；茯苓健脾渗湿；炙甘草益气和中。

属于气机阻滞便秘者，加槟榔。痰湿明显者，可选用苍术、厚朴加减运脾除湿，和胃理气。

（六）脾胃虚寒证

治法：温中健脾，散寒止痛。

方剂：黄芪建中汤（《金匮要略》）加减。

药物组成：黄芪、桂枝、白芍、甘草、饴糖。

方义：桂枝温经散寒，黄芪补中益气，合甘草可辛甘化阳，温补阳气，芍药酸甘，合大枣、饴糖可酸甘化阴以滋阴补血，平调阴阳气血，且甘草、大枣、饴糖亦有缓急止痛作用。

如泛吐清水痰涎较多者，可加陈皮、半夏、茯苓；若吐酸水较著者，可加黄连、吴茱萸；胃脘冷痛，寒邪较甚，宜加附子、干姜；胃脘胀闷、纳呆、神疲乏力、恶心呕吐者，可加用四君子汤；中气下陷者，可加用升麻、小剂量柴胡。

（七）胃阴亏耗证

治法：养阴益胃。

方剂：益胃汤（《温病条辨》）加减。

药物组成：沙参、麦冬、玉竹、生地、冰糖。

方义：沙参、麦冬、玉竹、冰糖共同起滋养胃阴之用，生地滋肾阴，清虚热。

胃脘胀痛较剧，加厚朴、枳实、佛手；大便干燥难解者，加火麻仁、瓜蒌仁；泛酸烧心者，加煅瓦楞子、海螵蛸；胃脘灼热疼痛者，加竹叶、石膏。肝胃火燔，劫灼肾阴，肾水不足，肝木失于滋养，肝肾阴虚者，可加用枸杞、麦冬、沙参等。

第三节　名老中医治疗经验

步玉如教授治疗本病，常分为以下几个证型：以气痛为主者，以百合汤加味（百合 30g，乌药 15g，竹茹 15g，川楝子 10g，延胡索 10g，茯苓 12g，法半夏 10g，甘草 8g，陈皮 10g，佛手片 8g，丹参 20g，砂仁 6g）。湿邪不运郁而化热，脾胃同居中焦而脾为湿困、胃为热扰，形成脾湿胃热之胃脘痛者，临床用竹茹温胆汤（冬瓜皮 30g，竹茹 15g，茯苓 12g，法半夏 10g，甘草 8g，陈皮 10g，佛手片 8g，川楝子 10g，延胡索 10g，焦六曲 10g）治疗常见奇效。步老认为只要滋养胃阴，脾升胃降，胃痛自除，常用一贯煎加减（川楝子 10g，枸杞 15g，当归 10g，生地黄 12g，麦冬 10g，沙参 15g，延胡索 10g，石斛 10g，花粉 15g，砂仁 6g）。虚寒之胃脘痛者步老常用良附丸合黄芪建中汤加减（高良姜 10g，香附 10g，黄芪 15g，桂枝 12g，白芍 20g，神曲 10g，生姜 3 片，大枣 6 枚，甘草6g），药到病除，屡试不爽。

颜德馨治疗本病注重胃腑的和降通达及脏腑间的相互影响，临床过程中详辨病在气在血，根据不同情况进行施治。颜老认为木能克土，亦能疏土，病在胃，治则在肝。常用左金丸合金铃子散为主方，苦辛相合，寒热并用。通过药量之轻重配伍，或以降为通，或开中寓泄。以辛补之，以酸泻之，善用甘酸相合之芍药汤与上药相配。此外如当归、枸杞子之养血柔肝，绿梅花、佛手舒肝达木，香附、郁金利气止痛，夏枯草、石决明之凉肝散结，石斛、花粉生津濡燥等。心阳衰于上，肾阳虚于下，君相之火不足，不能暖中生土。常用桂枝加附子汤合瓜蒌薤白半夏汤为治，以桂枝、附片护阳祛寒，白芍、甘草缓急止痛，煨姜、红枣调和营卫，瓜蒌、薤白开胸通痹，寒甚者加荜茇、高良姜，脘胀者加天仙藤、娑婆子。胃病久而及脾，脾病及胃，以致脾胃俱病，用建中汤合理中汤为主，重用甘草、炮姜甘缓温中，参入南木香、姜半夏调气和胃，或加清炙芪、炒当归两补气血。颜老认为瘀积不消，难拔其根。治疗方法或用失笑散加桃仁、赤芍、花蕊石、制香附活血化瘀，通瘀止痛，或以苏木、归尾、三棱、莪术破积通瘀，推陈致新；挟热者加红藤、丹皮、夏枯草或制军；挟寒者加炮姜、川椒、桂枝；中焦虚寒者配以理中汤，除党参，改干姜为炮姜，加入红枣与蒲公英，其中炮姜与蒲公英合用，寒热相济，既温经又柔络。若胃火过旺，重在运枢轴，复升降，调气化，用药遵仲景泻心汤意，阴阳相合，苦辛相济，寒热并用，或反佐取之。若阳虚生寒，寒性凝涩，气行不畅，府阳失运，治用桂枝、吴茱萸、干姜，或选用川椒、荜茇、甘松，人参、生姜、制香附、娑罗子、威灵仙、姜半夏等温中逐寒，行气和胃。挟食者加鸡内金、焦神曲、陈皮；若寒客厥阴之络而兼少腹胀痛，加天仙藤、天台乌药之类；呕酸者，舌苔薄白加海螵蛸，舌苔白腻加煅白螺丝壳。若湿阻中焦者，常用制茅术、制川朴、炒陈皮、姜半夏、白茯苓为主药，寒甚者加桂枝、生姜、干姜；挟热者合黄连、黄芩、山栀，甚则掺入炒黄柏、煨草果之苦温以燥之。其它如炒党参、炒白术、清炙草之健脾补虚，木香、香附、甘松之理气止痛，均随证酌情而投。若胃阴不足，肺金失润，肃降力弱，腑气不调，常用沙参、玉竹、石斛、甘草等寒凉濡养，配合金银花、蒲公英微苦以清，或加青盐制陈皮、代赭石降胃逆，或掺枇杷叶、霜桑叶以肃肺气。亦有投以枸杞子、白芍等酸甘化阴以生胃液。

第四节　民间单方验方

1. 白头翁 15～30g，白及 20g，蒲公英 20g，石斛 20g，白芍 15g，麦冬 12g。每日 1 剂，水煎分 2 次服，有养阴益胃的功效。适用于十二指肠炎胃阴亏耗证，症见胃脘隐隐灼痛，空腹时加重，进食稍缓，胃脘嘈杂似饥，饥而不欲食，烦渴思饮，咽干口燥，食少，大便干，舌红少苔或剥苔，指纹淡紫，脉细数或细弦。

2. 丹参 15g，生蒲黄 15g，延胡索（醋炒）10g，三七粉 3g（冲），枳壳 10g，蒲公英 15g，香附 15g，柴胡 9g，郁金 15g。每日 1 剂，水煎分 2 次服，有行气止痛，活血祛瘀的功效。适用于十二指肠炎气滞血瘀证，症见胃脘痞满疼痛、食欲减少、干呕或呕吐、舌苔薄黄而腻者。

第五节　中成药治疗

适用于寒凝气滞型的中成药物有：

1. 七香止痛丸：由川木香、沉香、降香、小茴香、丁香、乳香、广藿香组成。功能：温中散寒，行气止痛。口服，一次 3～6g，一日 2 次。

2. 纯阳正气丸：由广藿香、半夏、青木香、陈皮、肉桂、苍术、白术、茯苓等组成。功能：温中散寒。口服，一次 1.5～3g，一日 1～2 次。

适用于湿热中阻型的中成药有：

1. 藿香清胃片：由广藿香、枸杞子、防风、南山楂、六神曲等组成。功能：清热化湿，醒脾消滞。口服，一次1片，一日3次。

2. 胃痛宁片：由蒲公英提取物、氢氧化铝、甘草干浸膏、天仙子浸膏、龙胆粉、小茴香油等组成。功能：清热燥湿，理气和胃，制酸止痛。口服，一次1片，一日2~3次。

3. 胃肠宁冲剂：由布渣叶、辣蓼、番石榴叶、火炭母、功劳木组成。功能：清热祛湿，健胃止泻。开水冲服，一次1袋，一日3次。

适用于饮食积滞型的中成药有：

1. 健胃消食片：由太子参、陈皮、山药、炒麦芽、山楂组成。功能：消食化滞，健脾和胃。口服，一次3~5片，一日3次。

2. 保和丸（浓缩丸）：由山楂、半夏、六神曲、茯苓、莱菔子、陈皮、连翘、麦芽组成。功能：消食导滞和胃。口服，一次8丸，一日3次。

适用于肝郁气滞型的中成药有：

1. 舒肝颗粒：当归（蒸）、白芍（酒炙）、柴胡（醋炙）、香附（醋炙）、白术（麸炒）、茯苓、栀子（炒）、牡丹皮、薄荷、甘草。功能：舒肝理气，散郁调经。口服，一次1袋，一日3次。

2. 开郁顺气丸：由柴胡、乌药、枳壳、茯苓、白芍、甘草、姜半夏、木香、厚朴、香附子、苍术、黄芩、莱菔子、六神曲、青皮、陈皮、槟榔、桔梗、栀子、沉香、川芎、当归、砂仁组成。功能：开郁理气，健胃消食。口服，一次1丸，一日2次。

3. 气滞胃痛颗粒：由柴胡、延胡索、枳壳、香附、白芍、甘草组成。功能：舒肝理气，和胃止痛。开水冲服，一次5g，一日3次。

适用于瘀血阻络型的中成药有：

1. 元胡止痛片：由延胡索、白芷等组成。功能：理气，活血，止痛。口服，一次2~3片，一日3次。

2. 云南白药：功能：止血化瘀，活血止痛，解毒消肿。口服，2~4g/次，一日1~3次。

适用于脾胃虚寒型的中成药有：

1. 四君子合剂：由党参、白术、茯苓、甘草、生姜、大枣组成。功能：益气健脾。口服，一次 50 ~ 100ml，一日 3 次，忌油腻食物。

2. 温胃舒颗粒：由党参、附子、黄芪、肉桂、山药、肉苁蓉、白术、山楂、乌梅、砂仁、陈皮、补骨脂组成。功能：温胃止痛。口服，一次 1 袋，一日 3 次。

适用于胃阴亏耗型的中成药有：

1. 健胃消食口服液：由太子参、陈皮、山药、麦芽、山楂组成。功能：健胃消食。口服，10ml，一日 3 次，饭后口服。

2. 养胃舒胶囊：由党参、陈皮、黄精（蒸）、山药、干姜、菟丝子、白术（炒）、玄参、乌梅、山楂、北沙参组成。功能：扶正固体，滋阴养胃，调理中焦，行气消导。口服，一次 1 粒，一日 3 次。

第六节　外治法

一、针灸疗法

肝气犯胃者针刺足三里、中脘、胃俞、内关、太冲、期门等，寒邪凝滞者针刺足三里、中脘、内关、公孙、梁丘等。脾胃气虚者针刺中脘、胃俞、内关、脾俞、关元等，饮食积滞者针刺胃俞、下脘、建里、公孙、梁门等。采用平补平泻法，留针 30min，每日 1 次，共 15 次。

二、联合用药

采用小柴胡汤口服联合王不留行籽耳穴贴压法治疗。小柴胡汤基本方：柴胡 15g，半夏 9g，黄芩 12g，党参 9g，甘草 6g，生姜 6g。大枣 4 枚。随症加减。每日 1 剂，常法温服。耳穴贴压主穴：胃；配穴：十二指肠，神门，交感，皮质下。

三、其他方法

采用硬膜外导管针、高压灭菌，将医用羊肠线剪成 1cm 长的线段。取穴：胃俞、中脘、足三里，常规消毒、穴位局麻，持导管针刺入穴达一定深度，得气后将肠线适量送入针内，用针芯推至深部，外贴创可贴。术后停服所有胃药，口服痢特灵 0.1g/次，一天 3 次，两周后停药。4d 内穴位及经络有酸胀感，全身低热，不必处理。40 天内禁服水杨酸等刺激胃药，戒烟酒，保持心情舒畅，进软食。

第七章　预防与康复

第一节　预　防

养成良好的卫生习惯，切断感染途径，减少感染机会；养生调摄，适时增减衣被，按时规律生活作息；节制饮食，防止进食过多过杂，不挑食、不偏食；调畅情志，保持心情愉悦，笑口常开；适当进行体育锻炼，增强体质，减少疾病的发生。

第二节　康　复

本病宜三分治七分养，宜做到：①饮食宜清淡而富有营养，如牛奶、稀饭、面条、豆类、蔬菜、鸡蛋汤、面包等。因此类食物易于消化吸收，不妨碍脾胃的健运能力。②痛剧或兼呕吐时可暂禁食，待症状缓解后逐渐进食，先给流质、半流质，再进软食，应少量多餐，待疼痛不再发作时方可渐改为普食，但不宜进硬固不易消化之食物。③禁烟酒、辛辣刺激性食物。忌给粗糙或多纤维素饮食，以免对胃肠黏膜有物理刺激，且可减轻胃肠消化负担。

参考文献

中医部分

［1］肖挺荣，傅青松．芍药甘草汤治疗胃脘痛 70 例［J］．福建医药杂志，1999，21（1）：118.

［2］汪武生，吴德广．香连丸加味治疗十二指肠炎 42 例［J］．江苏中医药，2003，24（9）：33.

［3］李保双，刘少云．步玉如老中医治疗胃痛经验探讨［J］．中医研究，1995，8（4）：30.

［4］吕立言．颜德馨教授治疗胃脘痛经验简介［J］．中华中医药学刊，2008，26（3）：475.

西医部分

［1］邱清武．十二指肠炎研究进展［J］．现代诊断与治疗，1999，10：27～29.

［2］Wyatt JI，Rathbone BJ，Slbala GM，et al. Gastric epithelium in the duodenum its association with Helicobacter pylori and inflammation［J］. J Clin Pathol，1990，43：981.

［3］Cheli R，Nicolo G，Bovero E，et al. Epidemiology and etiology of "autonomous" nonspecific duodenitis［J］. J Clin Gastroenterol，1994，18：200.

肠系膜上动脉压迫综合征

第一章 概 述

肠系膜上动脉压迫综合征（Superior Mesenteric Artery Compression Syndrome，SMACS），是由于肠系膜上动脉压迫十二指肠水平部引起梗阻而出现的一组临床病症。亦称肠系膜上动脉综合征（SMAS）、十二指肠血管压迫综合征、良性十二指肠淤滞症，其首先由 Rokitansky 于 1861 年提出，但直到 1927 年 Wilkie 等报道后才引起了重视，故此病也称 Wilkie 综合征。由于临床上对 SMACS 的认识不足或由于消化道造影方法不规范，以致于常将本病漏诊或误诊为慢性胃炎等消化道疾病。本病临床多不太严重，因而确切的发病率难以统计。一般认为，任何年龄都可以发病，但以 40 岁左右的成人为多见，女性较多于男性。无力体型或长期卧床的病人多发，如伴有脊柱前凸畸形则更易发病。

第二章 病因与发病机制

第一节 现代医学的认识

肠系膜上动脉（SMA）、腹主动脉（AO）和十二指肠三者解剖关系的异常是 SMAS 的发病基础。正常情况下，十二指肠水平部在第 3 腰椎体水平前方，从右向左横行跨过 AO，SMA 约在第 1 腰椎水平起源于 AO, 经胰颈与十二指肠水平部之间进入肠系膜根, 呈弓状向下向右行走于小肠系膜内, 与 AO 形成一锐角。十二指肠水平部即位于 SMA 和 AO 所形成的锐角间隙内, 这个角度平均约38°~56°, 十二指肠两侧 SMA 至 AO 的平均距离约为 0~28mm。夹角间隙有肠系膜脂肪、淋巴结、腹膜等组织填充而十二指肠并不受压。由于十二指肠水平部和升部在腹膜后位置比较固定, 如果 SMA 与 AO 之间角度过小或间隙过窄, 可使 SMA 将十二指肠水平部压迫于椎体或 AO 而造成肠腔狭窄和梗阻。发生梗阻时, 这个角度约为 6°~16°, 而 SMA 至 AO 的距离则约 2~8mm。

一、先天因素

十二指肠升部过短、Treiz 韧带过短或附着位置过高等均可使十二指肠悬吊于较高位置导致十二指肠水平部接 SMA 和 AO 夹角间隙的根部而受压, SMA 从 AO 分出位置过低或两者之间的夹角过小均可对横过其间的十二指肠造成压迫。瘦长型或内脏下垂者肠管重量牵引肠系膜根部, 以及脊柱前凸畸形等均可形成 SMA 对十二指肠的纵向压迫。

二、后天因素

引起 SMAS 的后天因素包括: ①营养不良、神经性厌食、吸收障碍、恶性肿瘤、大面积烧伤、艾滋病等各种慢性消耗性疾病及高分解代谢状态可使患者显著消瘦, 肠系膜内和腹膜后脂肪消耗, SMA 和 AO 之间的脂肪垫消失, 两者之间距离变小而压迫十二指肠; ②长期仰卧使背部过度后伸体位、腹主动脉瘤等, 都可以缩小 SMA 与 AO 的间隙, 使十二指肠易受压; ③医源性因素: 骨科手术治疗脊椎侧弯和脊髓损伤使用石膏床固定是导致发病的常见原因, 亦可见于 Halo - Vest 架固定后, 且有学者提出患者体重指数低于18 是治疗脊柱侧弯行椎体融合术后发生 SMAS 的一个危险因素。2004 年 Goitein 等首次报道了 3 例因行腹腔镜 Roux - en - Y 胃旁路术减肥后体重迅速下降而发生 SMAS 的病例, SMAS 亦发生于食管

癌术后患者，可能因解剖关系改变，十二指肠受牵拉致位置上移受
SMA 压迫所致；④创伤，有报道外伤致肠系膜上动脉假性动脉瘤
压迫十二指肠造成 SMAS。

第二节　中医学的认识

一、概述

古代中医文献中虽没有肠系膜上动脉压迫综合征的病名，但根
据其呕吐、上腹部饱胀不适、恶心嗳气等临床表现，可将其归为中
医"呕吐""痞满""腹痛"的范畴。

二、病因病机

（一）病因

中医认为引起本病的原因，主要是由于外邪犯胃、饮食不节、
情志不畅和脾胃虚弱等，导致脾失健运，胃失和降，中焦气机阻
滞，壅积不通，不通则痛。

1. 外邪犯胃　外感寒、热、湿等诸邪，内客于胃，皆可致胃
脘气机阻滞，胃失和降，水谷随逆气上出，发生呕吐；不通则胃
痛。尤以寒邪为多，正如《素问·举痛论》所说："寒气客于肠胃
之间，膜原之下，血不得散，小络急引，故痛。"

2. 饮食不节　胃主受纳腐熟水谷，其气以和降为顺。若饮食
不节，暴饮暴食，损伤脾胃，饮食停滞，致使胃气失和，胃中气机
阻滞，不通则痛；或五味过极，辛辣无度，或恣食肥甘厚味，或饮
酒如浆，则伤脾碍胃，蕴湿生热，阻滞气机，皆可导致本病。故
《素问·痹论》曰："饮食自倍，肠胃乃伤。"《医学正传·胃脘
痛》曰："初致病之由，多因纵恣口腹，喜好辛酸，恣饮热酒煎
爆，复餐寒凉生冷，朝伤暮损，日积月深……故胃脘疼痛。"

3. 肝气犯胃　脾胃的受纳运化，中焦气机的升降，有赖于肝

之疏泄，所以病理上就会出现木旺克土，或土虚木乘之变。忧思恼怒，情志不遂，肝失疏泄，肝郁气滞，横逆犯胃，以致胃气失和，胃气阻滞，即可发为本病。肝郁日久，又可化火生热，邪热犯胃，导致肝胃郁热而痛。若肝失疏泄，气机不畅，血行瘀滞，又可形成血瘀，兼见瘀血胃痛。胆与肝相表里，皆属木。胆之通降，有助于脾之运化及胃之和降。若胆病失于疏泄，胆腑通降失常，胆气不降，逆行犯胃，致胃气失和，肝胆胃气机阻滞，也可发生本病。

4. 脾胃虚弱　脾与胃相表里，同居中焦，共奏受纳运化水谷之功。脾气主升，胃气主降，胃之受纳腐熟，赖脾之运化升清，所以胃病常累及于脾，脾病常累及于胃。若素体不足，或劳倦过度，或饮食所伤，或过服寒凉药物，或久病脾胃受损，均可引起脾胃虚弱，中焦虚寒，致使胃失温养，发为本病。

（二）病机

综上所述，该病与脾胃、肝关系最密切，初起病位主要在胃，病久则主要在脾，或脾胃同病，或肝脾同病。胃为阳土，喜润恶燥，主受纳、腐熟水谷，以和降为顺。胃气一伤，初则壅滞，继则上逆，出现恶心、呕吐等症状，此即气滞为病。其中首先是胃气的壅滞，无论外感、食积均可诱发；其次是肝胃气滞，即肝气郁结，横逆犯胃所造成的气机阻滞，"不通则痛"。气为血帅，气行则血行，故气滞日久，必致血瘀，久病入络。另外，"气有余便是火"，气机不畅，蕴久化热，火能灼伤阴津，或出血之后，血脉瘀阻而新血不生，致阴津亏虚。胃病迁延日久，内传于脾，脾属阴土，喜燥恶湿，主运化，输布精微，以升为健。故脾气受伤，轻则中气不足，运化无权；继则中气下陷，升降失司；再则脾胃阳虚，阴寒内生，胃络失于温养。若疼痛日久失治误治，血络损伤，则可见吐血、便血等症。

第三章 临床表现

一、症状、体征

本病可发生于任何年龄，瘦长体型的中青年多见，根据发病情况可分为急性和慢性两类。慢性 SMAS 病程一般较长，间歇性反复发作，主要表现为餐后上腹闷胀、恶心、呕吐，呕吐物含胆汁及所进食物，可伴腹痛，呕吐后症状减轻或消失。症状发作与体位有关，患者常可通过改变体位来减轻痛苦，如侧卧、俯卧、胸膝位、前倾坐位或将双膝放在颌下等，因这些体位均可增大 SMA 与 AO 之间的角度从而减轻对十二指肠的压迫。反之，仰卧位可使症状加重。发作期，体检可见胃肠型及蠕动波，上腹部轻压痛，偶可闻及振水音，缓解期可无明显体征。病程长、病情重者多伴消瘦、脱水及营养不良，脂肪垫进一步减少可使压迫更严重，形成恶性循环。急性 SMAS 较少见，病因多与创伤及医源性因素有关，症状与慢性者相似，但症状持续而严重，呕吐频繁而量大。体检可发现胃扩张，胃肠蠕动波及振水音较慢性者更明显。

二、辅助检查

1. X 线摄片 腹部平片可见十二指肠梗阻所特有的双液面征（或称双泡征），即十二指肠球部和胃各有一液平面，腹部其他地方很少或没有气体存在。

2. 上消化道造影 上消化道造影作为一项传统的影像学检查方法，在诊断 SMAS 中占有非常重要的地位。典型的造影表现为：十二指肠水平部可见整齐的类似笔杆压迫的斜行压迹，称"笔杆征"或"刀切征"，钡剂经过此处排空迟缓甚至停止，2～4h 内不能排空；胃及十二指肠梗阻近端显著扩张，并有反复强烈的逆蠕动或出现明显的顺逆蠕动交替的"钟摆样"运动征，钡剂可反流入胃；用手在脐下向上向后推挤使小肠系膜抬高或取左侧卧位、俯卧位和胸膝位均可缓解压迫而使钡剂通过。

3. 腹部CT　CT能清晰显示扩张的胃及十二指肠肠腔，在增强后进行三维重建，可观察SMA和AO之间的角度，并能明确SMA对于十二指肠的压迫，同时排除其他病变。CT检查无创、操作简单、可重复性强，是一种理想的检查方法。

4. 磁共振（MRI）　MRI可在十二指肠狭窄部位横断面观察十二指肠受压情况，测量SMA和AO之间夹角大小。磁共振血管成像（MRA）对大血管病变检查的准确性接近数字减影血管造影，尤其对诊断腹主动脉血管瘤引起的SMAS具有特殊意义，且具有无创、无辐射等优点。

5. 腹部彩色多普勒　腹部彩色多普勒超声检查可直接清晰地显示SMA和AO间所形成的夹角并准确测量其角度，观察血管与十二指肠水平部解剖关系，了解SMA周围脂肪组织的厚薄，动态观察十二指肠蠕动时肠腔内径变化及内容物流动状态、SMA与AO的方位变化以及SMAS的特征性图像，从而对SMAS作出诊断。

6. 超声内镜　可先通过内镜检查了解上消化道腔内形态，证实十二指肠水平部外压性改变并排除肠内病变引起的梗阻，对梗阻部位进行实时超声扫描可明确十二指肠外压的原因。在SMAS患者可探及外压的血流信号，同时测量SMA和AO之间的夹角及夹角之间的距离从而提示诊断。对于儿童和年轻患者来说，超声内镜是一种诊断SMAS的有效方法。

7. 血管造影　行腹主动脉和肠系膜上动脉造影，侧位相可显示SMA和AO之间的角度。若同时行十二指肠低张造影，更能清楚显示血管与十二指肠的关系。但此操作复杂，具有一定的创伤性且患者会接受较多放射线照射，故现已很少应用。

第四章 西医诊断与中医辨证

第一节 西医诊断

本病多发于青少年，女性多发。对有间歇性反复发作的餐后上腹闷胀不适、恶心、呕吐、腹痛、症状可随体位改变等临床表现的患者应考虑此病。确诊需配合上消化道造影、腹部血管彩色超声或薄层 CT 等检查。钡餐造影检查时若发现十二指肠水平部的压迹呈刀切征或笔杆征，十二指肠近侧端有肠管扩张，钡剂停留时间长，改变体位（俯卧或膝胸卧位）可见钡剂向下流动，淤滞状态缓解；X 线透视下受阻近端十二指肠有不同程度的扩张和逆蠕动波出现，或看到幽门松弛，钡剂反流，形成钟摆样运动等，考虑本病的可能。若配合腹部血管彩超或薄层 CT 等检查，可明显提高诊断率。

第二节 中医辨证

一、辨证要点

（一）辨寒热

外感寒凉或过食生冷而发病或加重，得温痛减，口淡不渴或渴而不欲饮者属寒；胃中灼痛，痛势急迫，得冷痛减，口干口渴口苦者属热。

（二）辨虚实

暴痛，痛势剧烈，拒按，食后痛甚或痛而不移，病无休止者属实；疼痛日久或反复发作，痛势绵绵，痛而喜按，得食痛减，或劳倦加重，休息后减轻者属虚。壮年新病多实，年高久病者多虚。补而痛剧者多实，攻而痛甚者多虚。

（三）辨气血

从疼痛的性质而言，以胀痛为主，伴嗳气者属气滞；痛如针刺或刀割或伴吐血、黑便者属血瘀。从疼痛的部位而言，游走不定、攻冲作痛者为气滞；痛处固定或扪之有积块者为血瘀。从病程而论，初病多在气，久病多入血。

（四）辨病位

胃病初发，常因外感、伤食所引起，症见胃脘胀闷疼痛，痛无休止，嗳气频，大便不爽，脉滑者，病位在胃。与情志不遂有关，症见胃脘胀痛连及胁肋，走窜不定，善叹息，脉弦者，病位在肝。症见胃中隐痛，劳倦则重，休息则轻，面色萎黄，疲乏无力，大便溏薄，脉缓者，多为久病，病位在脾。

二、辨证分型

（一）肝气犯胃证

症候表现：食后即见喷射状呕吐，情志不舒时加重，胃脘腹部胀痛，嗳气频作。苔薄，脉弦。

辨证要点：以食后喷射状呕吐，情志不舒时加重，嗳气频作为要点。

（二）饮食停滞证

症候表现：呕吐宿食量多，夹有不消化物，脘腹胀满疼痛，吐后痛减，嗳腐吞酸，大便臭秽或便秘，可有身热。苔厚腻，脉滑实。

辨证要点：以呕吐宿食，吐后痛减，嗳腐吞酸，大便臭秽为要点。

（三）瘀血中阻证

症候表现：反复呕吐，腹胀嗳气，脘腹剧烈绞痛，腹部可扪及块物，可有发热。舌质紫黯或有瘀斑，脉细涩。

辨证要点：以反复呕吐，腹部可扪及块物，可有发热，舌质紫黯有瘀斑，脉涩为要点。

（四）脾胃虚弱证

症候表现：胃脘隐痛，餐后胀满不适，纳食减少，时而恶心呕吐，形瘦神靡肢乏，大便结溏不调，或畏凉喜温，舌淡红，苔薄，脉细弱。

辨证要点：以胃脘隐痛，食纳减少，神疲乏力，便溏，脉弱为要点。

第五章　鉴别诊断与类证鉴别

第一节　鉴别诊断

一、慢性胃炎

主要表现为非特异性消化不良症状，如上腹不适、腹胀、钝痛，也可有食欲不振、嗳气、反酸、恶心、呕吐等症状。一般上腹疼痛与不适与体位无关，不呕吐宿食，无十二指肠排空延缓或梗阻的症状、体征和 X 线钡餐检查的表现。

二、消化性溃疡

慢性、节律性、周期性上腹痛是消化性溃疡的特征之一，十二指肠溃疡的疼痛常在两餐之间发生，可发生夜间疼痛；胃溃疡的疼痛多在餐后 1h 内出现。内镜检查可发现溃疡，因此一般不难鉴别。

三、功能性消化不良

无特征性临床表现，主要有上腹痛、上腹胀、早饱、嗳气、恶心、呕吐等。起病多缓慢，病程长，呈持续性或反复发作，不少患者有饮食、精神等诱发因素。一般上腹疼痛或不适与体位无关，不呕吐宿食，无十二指肠排空延缓或梗阻的症状、体征及 X 线钡餐检查的表现。

四、幽门梗阻

幽门或幽门附近的溃疡形成的瘢痕收缩或幽门肿瘤是导致幽门梗阻的原因。有上腹胀、呕吐、脱水等症状，呕吐物为不含胆汁的宿食。腹部能见胃型和蠕动波。体位改变不能使症状得到改善。X线钡餐检查或胃镜检查可发现梗阻部位在胃出口附近。

五、十二指肠梗阻

肿瘤、结核、克罗恩病、环状胰腺、粘连等均可引起十二指肠的梗阻，但在上消化道钡餐造影时多表现为肠腔狭窄，较少出现纵行压迫征象，B 超或 CT 的选用能有助于除外。必要时可通过肠镜观察黏膜病变进行鉴别。

第二节　类证鉴别

一、胁痛

常攻撑连胁而痛，有时发生在心窝部附近。但本病疼痛部位在上腹部，兼有恶心呕吐，饱胀等胃失和降的症状，X 线等检查多有十二指肠的病变；而胁痛部位在上腹两侧胁肋部，常伴恶心，口苦等肝胆病症状，B 超等实验室检查多可查见肝胆疾病。

二、真心痛

心居胸中，其痛常及心下，出现胃痛的表现。典型真心痛为当胸而痛，其痛多刺痛、剧痛，且痛引肩背，常有气短、汗出等，病情较急，如《灵枢·厥病》曰："真心痛，手足青至节，心痛甚，旦发夕死。"

第六章　治　　疗

第一节　现代医学治疗

本病的治疗方法目前尚无统一意见。多数学者认为内科保守治疗是首选方法。包括体位疗法、禁饮食、胃肠减压和全胃肠外营养治疗，症状缓解、体重增加后可过渡为胃肠内营养支持，最终达到恢复正常饮食而治愈的目的。手术治疗多用于保守治疗无效者，多数情况行之有效，但也有部分病例虽经多次手术仍未能痊愈。

一、内科治疗

急性发作期应首先采用内科保守治疗，给予禁食、胃肠减压、维持水、电解质和酸碱平衡及营养支持治疗，必要时采用完全胃肠外营养。可酌情应用阿托品、山莨菪碱等解痉药物及抑酸剂控制消化道症状。对因久病而产生焦虑、抑郁的患者酌情使用抗抑郁药，可改善患者临床症状，提高生活质量。症状缓解后，可逐渐给予多次少量流质饮食，餐后使用体位疗法，取侧卧位、俯卧位或胸膝位并将床脚抬高。如无症状复发，可逐渐增加饮食，减少餐数，下床活动时可使用围腰或腹带防止内脏下垂，改善营养，加强腹肌锻炼，校正脊柱前凸。

二、手术治疗

对于内科保守治疗效果不显著或无效的患者应给予手术治疗，恢复胃肠道通畅。术式包括十二指肠空肠吻合术、Treitz 韧带松解术、十二指肠血管前移位术、胃大部切除、胃空肠吻合术、胃空肠吻合术及十二指肠环形引流术。目前国际上以十二指肠空肠吻合术和 Treitz 韧带松解术为主要手术方式。

第二节　中医经典治疗

一、治则治法

本病病位在胃肠，兼及脾、肝、胆。症候有虚实两端，气滞、食积、痰饮、湿阻、热结、瘀血所致者为实，由于六腑以通为用，治宜通降祛邪；脾胃虚寒和胃阴亏虚者为虚，治宜健脾养胃为主，辅以降逆和中。

二、辨证论治

（一）肝气犯胃证

治法：疏肝理气，和胃降逆。

方剂：半夏厚朴汤（《金匮要略》）合金铃子散（《素问病机气宜保命集》）加减。

药物组成：半夏、厚朴、茯苓、生姜、苏叶、川楝子、延胡索。

方义：半夏辛苦温燥，化痰散结，降逆和胃，厚朴辛苦温，行气开郁，下气除满，助半夏散结降逆；茯苓甘淡，渗湿健脾，助半夏以化痰，生姜辛散温行，助半夏和胃而止呕，苏叶芳香疏散，宣肺疏肝，助厚朴行气宽胸，宣通郁结之气；川楝子苦寒，行气疏肝，清泻肝火，延胡索辛苦温，行气活血，增强川楝子止痛之功。

诸药合用，既可健脾除湿、疏肝泄热，又能降逆和胃止呕、行气止痛，使脾健湿除，肝疏呕止，气行血畅，诸症自止。

若气郁化火，心烦口苦咽干，可合小柴胡汤清热止呕；腑气不通，大便秘结，可用大柴胡汤清热通腑；气滞血瘀，胁肋刺痛，可用膈下逐瘀汤活血化瘀。

（二）饮食停滞证

治法：消食导滞，清热和胃。

方剂：保和丸（《丹溪心法》）加减。

药物组成：山楂、神曲、莱菔子、半夏、陈皮、茯苓、连翘。

方义：山楂能消一切饮食积滞，尤善消肉食油腻之积；神曲消食健脾，善化酒食陈腐之积；莱菔子下气消食，长于消谷面之积；因食阻气机，胃失和降，故用半夏、陈皮行气化滞，和胃止呕；食积易于生湿化热，又以茯苓渗湿健脾，和中止泻；连翘清热而散结。诸药合用，达到消食和胃，清热去湿之功，使食积得消，胃气得和，热清湿去，诸症自愈。

若积滞化热，腹胀便秘，可用小承气汤通腑泄热，使浊气下行，呕吐自止；若食入即吐，口臭，口干口渴，胃中积热上冲，可用竹茹汤清胃降逆；若误食不洁、酸腐败物，而见腹中疼痛，欲吐不得者，可因势利导，用烧盐方或瓜蒂散探吐祛邪。

（三）瘀血中阻证

治法：化瘀活血，理气止痛。

方剂：丹参饮（《时方歌括》）合失笑散（《太平惠民和剂局方》）加味。

药物组成：丹参、檀香、砂仁、五灵脂、蒲黄。

方义：丹参味苦微寒，活血化瘀止痛而不伤气血；配檀香、砂仁温中行气止痛；五灵脂甘温，善入肝经血分，能通利血脉而散瘀血，用治瘀血疼痛；蒲黄甘平，亦入肝经血分，可活血止血。诸药合用，行气活血散结，祛瘀止痛。

若因气滞而致血瘀，气滞仍明显时，宜加理气之品，但忌香燥太过；血瘀而兼血虚者，宜合四物汤等养血活血之味；血瘀而兼脾胃虚衰者，宜加炙黄芪、党参等健脾益气以助血行。

（四）脾胃虚弱证

治法：健脾益胃，行气祛痰。

方剂：香砂六君子汤（《古今名医方论》）加味。

药物组成：木香、砂仁、陈皮、半夏、党参、白术、茯苓、甘草。

方义：党参甘温益气，健脾养胃；白术苦温，健脾燥湿，加强益气助运之力；茯苓甘淡，健脾渗湿，苓、术合用健脾祛湿之功更显；半夏、陈皮行气化滞，和胃止呕；木香、砂仁行气温中；炙甘草甘温，益气和中，调和诸药。诸药合用，益气健脾化痰，行气温中。

兼气逆窜痛者，加柴胡、九香虫疏肝行气止痛；兼气陷痞满者，加生黄芪、升麻补气升阳；兼寒甚吐水者，加公丁香、吴茱萸温中行气；兼血瘀痛甚者，加川芎、桃仁或降真香、赤白芍柔肝缓急、活血行气止痛；兼燥结便干者，加杏仁、柏子仁、火麻仁以润肠通便；兼火热便闭者，加山栀、左金丸、大黄通腑泄热；兼嗳气频繁者，加旋覆花、代赭石降逆止呕。

第三节　名老中医治疗经验

周学文教授治疗肠系膜上动脉压迫综合征，在临证中注重运用四诊合参、辨证求因、审因论治的中医精髓，根据疾病关键，结合个体差异随机调治。周老将本病分为以下几型：①肝胃不和型：情志因素常常是本病常见的诱发因素。情志不舒则肝气郁结不得疏泄，横逆犯胃而作痛。胃气上逆，失于和降，则发嗳气、呕吐，胃脘胀闷，攻撑作痛，脘痛连胁，舌红苔薄白，脉弦。本型病机重点在肝郁易犯脾挟胃，故治宜疏肝理气，理脾和胃降逆。以柴胡疏肝散加减，老幼与妇女者易柴胡为银柴胡，加胡黄连；食滞者可用消导之品，如神曲、炒谷芽等；吞酸嘈杂，胃中灼热者，用左金丸或蒲公英、浙贝母、乌贼骨，每多效验。②湿热蕴结型：此型多因饮食不节，脾胃为湿邪所困。湿阻气滞，胃失和降。湿邪郁久化热，致湿热蕴结。气机受湿热阻遏而不畅是其关键病机。症见胃脘胀满痞塞或胀痛，胃脘灼热连及后背，口苦，不思饮食，恶心呕吐，嗳气吞酸，舌苔黄厚腻，脉濡数。治宜燥湿健脾，清热和胃。方用平胃散加黄连、苦参，气滞者可选青皮配砂仁、白豆蔻，气机畅通，则胃中宽舒得安。③气滞血瘀型：此型多因饮食不节、情志失调等诱发。肝气不疏，脾胃不和，气滞日久致血瘀内停。症见胃脘胀满疼痛，痛有定处，有时疼痛剧烈，嗳气，食后、夜间为甚，大便色黑，舌质黯，脉弦涩。治宜理气解郁，活血化瘀。丹参饮合柴胡疏肝散化裁多有效验。瘀久化热者当减香附，加牡丹皮、栀子。血瘀痛甚者加三七粉冲服。

周学文教授认为此病虽多表现为标实的外在征象，但多为素体本虚，中气不足，脾胃虚弱，故在治疗疾病的过程中，重视标本兼治，扶助正气，益气健脾，则气血旺盛，中阳得振。故在疾病初期，以治标为主的同时，少佐黄芪或太子参等，甚则两者并入，以益气健脾，增强脾胃运化之力。在疾病的中后期，诸症逐渐缓解消失，更看重中气的调补，以防疾病再发。周学文教授治疗本病用药多平和少峻烈，并总结出一些常用药，随症选用一、二味，可提高疗效。如呕吐明显者可加陈皮、白豆蔻。如纳呆重者加砂仁、鸡内金。若胀痛明显者，重用川楝子、延胡索、郁金。如乏力倦怠，面色萎黄者，加当归、山药。如痛如针刺，痛有定处，选活血化瘀定痛之品，如三七粉、丹参。如热久伤阴，口干唇燥，大便干结者，加沙参、麦冬、生地黄以养胃滋阴，通腑降逆。如腹痛隐隐，可选用芍药、甘草与青皮、陈皮相伍。若病久体虚者，重用黄芪、人参。

江淑安在辨证用药的基础上配合王氏按摩调胃法和胃脘拔罐法收效较好。胃脘拔罐法方法是：选用陶罐及皮肤针一枚，拔罐部位选胃脘疼痛处。方法：先在应拔部位用酒精消毒皮肤，用皮肤针点刺出血后迅速以闪火法拔罐。按摩调胃法方法是：患者仰卧，医者坐或站于患者右侧，左右两手复压腹部，以脐为中心，先向上下左右由轻到重旋转按揉，腹部向右旋转各十余次，时间约 1~2 分钟，手法之轻重以患者能接受和感觉较舒适为度。同时配合点揉穴位：点气海穴：右手放在鸠尾穴下，以左手中指或无名指、食指左右运揉，亦称调揉法。或以指针法，用中指直向下点压，亦称点穴法，约 1~2 分钟以调通气血。点中脘穴：右手仍不动，以左手中指尖直下点按，由浅、轻、缓逐渐深重，也可以调揉 2~3 分钟，以补中益气。揉双天枢穴：右手仍不动，将左手下移至天枢穴，以拇、中两指分开，同时按提运揉双天枢穴 20 下，时间 2~3 分钟，以承上启下。还可以再点上脘、下脘、建里等穴位，方法同上。上述穴位点揉完，再将右手移至患者胃脘疼痛部位，以左手中指或拇指先后点按双足三里穴，用雀啄法，由轻到重，由浅到深持续 20~30 分钟即可。隔日施一次，十次为一疗程，同时每日拔罐一次。

第四节　民间单方验方

1. 以脘腹胀满，不思饮食，恶心嗳气，口中异味等消化不良症状为主者：山楂 10g，麦芽 15g，神曲 10g，或党参 10g，白术 10g，苍术 10g，陈皮 3g，砂仁 6g。水煎服，日 1 剂。

2. 以胃脘胀痛为主：莱菔子 20g，青木香 6g，水煎服，日 1 剂。

3. 生姜止呕方：生姜 5 片，醋 250g，红糖 50g，沸水冲泡 10 分钟，频频饮服。适用于偏寒呕吐者。

4. 藿香安胃散：藿香 10g，半夏 5g，陈皮 6g，厚朴 10g，苍术 10g，甘草 5g，姜 7 片，枣 2 枚，水煎 200ml，温服。适用于呕吐不止者。

第五节　外治法

一、针灸

以呕吐为主者，可取中脘、胃俞、足三里、内关。热症配合谷；寒症配上脘、关元；气滞加阴陵泉、太冲；虚症加脾俞、章门。以胃痛为主者，实症取中脘、期门、内关、足三里、阳陵泉，毫针刺，用泻法；虚症取脾俞、胃俞、中脘、章门、内关、足三里，毫针刺，用补法，配合灸疗。

二、耳穴

胃痛明显者，取胃、脾、肝、胆、交感、神门等穴；呕吐明显者，可选胃、肝、下脚端、脑、神门等穴。每次选用 2 ~ 3 穴，耳廓用 75% 的酒精消毒后，将胶布剪成 0.8cm × 0.8cm 见方，将王不留行放于胶布上，对准所选耳穴，贴压在敏感点上，并采取轻重适宜的手法进行揉压，使患者产生酸、麻、胀、痛、热等感觉，每日按压 3 ~ 5 次，每次 2 ~ 3min，两耳交替进行，隔日 1 次，治疗 10 次为一个疗程。

三、中医按摩法

1. 揉内关：内关穴位于腕横纹上 2 寸，掌长肌腱与桡侧腕屈肌腱之间。用拇指揉按，定位转圈 36 次，两手交替进行，疼痛发作时可增至 200 次。

2. 点按足三里：足三里穴位在小腿前外侧，当犊鼻下 3 寸，距胫骨前缘一横指（中指）。以两手拇指端部点按足三里穴，平时 36 次，痛时可揉 200 次左右，手法可略重。

3. 揉按腹部：两手交叉，以肚脐为中心揉按腹部画太极图，揉按时要有一定力度，顺时针 36 圈，逆时针 36 圈，可止痛消胀。

第七章　预防与康复

一、应注意原有病的诊断及治疗

患者睡觉时和餐后 1 小时内，可采用头低臀高的俯卧位。必要时可用腹部托带。

二、宜少食多餐

如症状不严重，可采用多次少餐的流质饮食，每餐间隔 2 小时左右，进食要慢，不可过饥过饱，预防诱发呕吐。呕吐发作时，饮食当以清淡为原则，如藕粉、牛奶、生姜粥等。禁忌油腻及大蒜、烟、酒等辛辣刺激之物，生冷蔬菜水果也要慎用。在缓解时应补充营养，适当添加优质高蛋白、高热量并容易消化的食物，如鱼、肉、禽蛋、牛奶等。营养改善、体重增加之后，腹腔内脂肪增多，使内脏下垂好转，发作可以减少。但严禁暴饮暴食。

三、中药康复

康复时可适当服用健脾和胃、疏肝理气的中成药，做为善后调理。如香砂六君子丸、逍遥丸、沉香化气丸、越鞠丸，每次 10 粒，每日 2~3 次。

四、生活应有规律

避免过劳，情绪乐观，避免焦虑、精神过度紧张。

五、加强腹肌锻炼

平时宜加强锻炼，增强体质，经常进行腹部锻炼，增加腹肌力量，适当增加体重。

参考文献

中医部分

［1］彭全民，贾中伯，陈竹芬. 益气升阳降逆汤治疗肠系膜上动脉综合征 68 例［J］. 陕西中医，2003，24（7）：614.

［2］陈晓丹，温凌，肖婷，等. 加味指迷茯苓汤联合肠内营养治疗肠系膜上动脉综合征疗效观察［J］. 广东医学，2010，16：2165.

［3］郭强，时金平，杨辉珍. 中西医结合治疗良性十二指肠淤滞症 15 例［J］. 中国民族民间医药杂志，2010，11：150.

［4］姚岚. 周学文治疗肠系膜上动脉压迫综合征经验［J］. 中医杂志，2002，13（12）：897.

［5］姜昭燮. 新编中医单方验方［M］江西：江西科学技术出版社，2000.126.

［6］江淑安. 十二指肠壅积症按摩拔罐治验［J］. 江苏中医药，1983，13：43.

西医部分

［1］Altiok H，Lubicky JP，DeWald CJ，et al. The superior mesenteric artery syndrome in patients with spinal deformity［J］. Spine，2005，30（19）：2164.

［2］Wayne ER，Burrington JD. Duodenal obstruction by the superior mesenteric artery in children［J］. Surgery，1972，72（5）：762 ~ 768.

［3］Neri S，Signorelli SS，Mondati E，et al. Ultrasound imagingin diagnosis of superior mesenteric artery syndrome［J］. J Intern Med，2005，257（4）：346 ~ 351.

［4］李建伟，唐宗联，汪虹. 特大面积烧伤并发肠系膜上动脉压迫症征 1 例［J］. 昆明医学院学报，2002，23（4）：99.

［5］卢留斌，崔大勇. Halo – Vest 架致肠系膜上动脉综合征 1 例［J］. 实用医药杂志. 2005，22（9）：846.

[6] 陆恩祥，罗洪超，邓宝忠，等. 肠系膜上动脉压迫综合征彩色超声的诊断价值 [J]. 中国超声医学杂志，2001，17 (6)：442.

[7] 吴在德，吴肇汉. 外科学 [M] 北京：人民卫生出版社，2003. 469.

[8] 毛一雷. 肠系膜上动脉综合征诊治进展 [J]. 中国实用外科杂志，2006，26 (6)：458.

[9] 丁凯，汪志明，江志伟. 经 PEJ 肠内营养在肠系膜上动脉压迫综合征治疗中的作用 [J]. 肠外与肠内营养，2009，16 (2)：84~86.

[10] Biank V，Werlin S. Superior mesenteric artery syndromein children：a 20-year experience [J]. J Pediatr Gastroenterol Nutr，2006，42 (5)：522~525.

[11] 何裕隆，陈汉彬，郑章清，等. 肠系膜上动脉压迫综合征的诊断和治疗 [J]. 中国实用外科杂志，2002，22 (4)：230.

慢 性 腹 泻

第一章　概　　述

正常人每日排便一次，重量不超过 200 ~ 300g，水分约 65% ~ 75%。腹泻指排便次数明显增多（ > 3 次/日），粪便量增加（ > 200g/日），粪质稀薄，水分增加（ > 85%）。腹泻超过 4 周以上，或反复发作，即为慢性腹泻。

第二章　病因与发病机制

第一节　现代医学的认识

正常人 24 小时约有 9L 液体进入肠道，其中约 2L 来自饮食，其余为消化道分泌液。这些液体经小肠的吸收和大肠的重吸收后，最终仅有约 100 ~ 150ml 随粪便排出。若小肠或结肠的吸收减少或分泌增加，每日粪便中水分排出增加，24 小时粪便量即可超过 200g，引起腹泻。从病理生理角度分析，腹泻的发病机制可分为四大类，但临床上，腹泻往往是在多种机制的共同作用下发生的。

（一）渗透性腹泻

正常情况下，食糜经消化液稀释，在进入空肠后已成为等渗状态。如果摄入大量难吸收食物、不吸收的药物或消化不良，造成肠腔内液体的渗透压增高，体液水分大量进入高渗状态的肠腔，超过肠道吸收能力，导致腹泻发生。渗透性腹泻多由糖类吸收不良引起，当双糖酶或单糖转运机制缺乏，小分子糖不能被肠绒毛吸收而积存于肠腔内，渗透压增高，吸取大量水分引起腹泻。当肝胆胰疾病导致消化不良时，常有脂肪和蛋白质吸收不良亦可引起腹泻。渗透性腹泻有以下特点：①禁食48小时或停药后腹泻停止或明显减轻。②肠腔内渗透压可超过血浆渗透压。③粪便中含有大量未经消化或吸收的食物或药物。

（二）分泌性腹泻

是由于肠黏膜分泌过多的水、电解质，超过吸收能力引起的腹泻。肠道的分泌作用主要与肠黏膜隐窝细胞顶膜的 Cl^- 通道有关，其主要作用是调节 Cl^- 的外流和分泌从而分泌水和电解质至肠腔。当肠细胞分泌作用增强、吸收作用减弱或二者并存时，均可引起分泌性腹泻。分泌性腹泻的病因主要有细菌肠毒素引起的食物中毒，非渗透性通便药如番泻叶、酚酞，神经内分泌肿瘤如胃泌素瘤、甲状腺髓样瘤等。分泌性腹泻有如下特点：①禁食48小时后腹泻症状不减轻；②大便呈水样，量大，无脓血；③肠黏膜组织学基本正常；④肠液与血浆的渗透压基本相同；⑤粪便的 pH 多为中性或碱性。

（三）渗出性腹泻

是由于肠黏膜受到溃疡、炎症等病变的破坏造成大量黏液、脓血排出引起的腹泻，又称为炎症性腹泻。渗出性腹泻可分为感染性和非感染性两类，前者的病原体可是细菌、病毒、真菌、寄生虫等，后者可为自身免疫、炎症性肠病、肿瘤、营养不良等。渗出性腹泻有以下特点：①粪便含有渗出液和血液，结肠尤其是左半结肠炎症多有肉眼脓血便。②腹泻和全身表现的严重程度取决于肠道受损的程度。

（四）胃肠动力紊乱

部分药物、疾病和胃肠道手术可改变肠道神经调节功能，造成肠蠕动过快，以致肠内容物通过肠腔过快，与肠黏膜接触时间过短，影响消化和吸收而发生腹泻。引起肠道运动加速的原因有①药物：如奎尼丁、普萘洛尔等；②促动力性激素：如甲状腺素、生长抑素、5－羟色胺等；③胃肠手术：如胃大部切除术等；④类癌综合征。动力过速性腹泻有以下特点：①粪便稀薄或水样，无渗出物；②腹泻伴有肠鸣亢进，腹痛可有可无。

第二节　中医学的认识

一、概述

本病属于中医学"泄泻"的范畴，本病病位在肠腑，与肝、脾、肾关系密切，其中以脾的关系最为密切，脾主运化，若脾之功能受损则湿由内生，升降失常，水谷并走于下而泻，故《景岳全书·杂证谟·泄泻》云："泄泻之本，无不由于脾胃"。

二、病因病机

（一）病因

1. 感受外邪

外感六淫之邪，内客于肠腑，均可使人发生泄泻，其中以湿邪最为多见。如《伤寒杂病论》曰："是泄虽有风、寒、热、虚之不同，要未有不源于湿者也。"

2. 饮食内伤

误食不洁之物，或饮食过量，或过食肥甘厚腻，均可导致脾胃受损而发生泄泻。如《景岳全书》云："泄泻……或为饮食所伤……"。

3. 情志失调

忧思恼怒，或情绪紧张，易致肝气郁结，横逆犯脾；或思虑过度，损伤脾气，致肝脾不调，脾失健运，湿浊内生而致泄泻。

4. 病后体虚

久病失治，脾胃受损，或病久及肾，脾失温煦，运化失司，水谷不化，湿浊内生，遂成泄泻。

5. 禀赋不足

由于先天不足，体质虚弱，或素体脾胃虚弱，不能运化某些食物，水谷停滞，清浊不分而生泄泻。

（二）病机

本病的主要病机变化为脾虚与湿盛，导致肠道传导失司。本病病位在肠腑，主病之脏属脾，与肝、肾关系密切。肝主疏泄，助脾运化，若肝气郁结，木不疏土或木旺乘土；或年老久病，日久及肾，命门火衰，脾失温煦，皆可导致脾运失司，运化不力，水湿内生，清浊不分，混杂而下导致泄泻。本病的病理因素主要为湿，亦可出现夹寒、夹热、夹滞之象。病理性质有虚实之分，但湿邪与脾病往往相互影响，互为因果，湿邪可困遏脾运，脾虚又可生湿，虚实之间又可相互转化夹杂。

第三章　临床表现

慢性腹泻临床主要表现为病程较长，多超过 4 周以上，或反复发作，排便次数明显增加，每日 3 次以上，排便量较正常人明显增加，粪质稀薄呈糊状甚至水样便，大便前后腹痛可有可无。进一步的辅助检查有：

（一）实验室检查

1. 粪便常规　此为实验室的常规检查，也是诊断慢性腹泻病因的最重要步骤。常用检查有大便隐血实验、涂片查红白细胞、吞噬细胞、脂肪、寄生虫等。大便培养可发现致病微生物。

2. 血液检查　可查血糖、血红蛋白、白细胞及其分类、电解质、肾功能等对腹泻的诊断有重要价值。

3. 小肠吸收功能试验

（1）粪脂测定：粪脂量超过正常时反映小肠吸收不良，可因小肠黏膜病变、小肠内细菌过度生长或胰腺外分泌不足等原因引起。最简单的方法是粪便中脂肪滴的检查。粪涂片用苏丹Ⅲ染色，在显微镜下观察红色脂肪滴。>5滴/高倍视野认为阳性，存在严重的脂肪吸收不良。

（2）右旋木糖吸收试验：方法是空腹口服5g右旋木糖，多饮水以保持尿量。收集5小时全部尿液，测定其中右旋木糖。正常时，5小时内尿中右旋木糖排出量>1.2g。该实验结果阳性反映空肠疾患或小肠细菌过度生长引起的吸收不良。

（3）蛋白质吸收测定：临床上所见大量蛋白质在粪便中丢失常见于胰蛋白分解酶分泌障碍或蛋白丢失性肠病。所以临床上很少用蛋白质吸收试验即氮平衡试验来诊断吸收不良。

其他测定小肠吸收不良的试验还有碳水化合物吸收试验、维生素 B_{12} 吸收试验、胆盐吸收试验等。

（二）器械检查

慢性腹泻可行 X 线钡剂灌肠、全消化道钡餐，必要时行腹部 B 超或 CT 检查。结肠镜检查和活检对结肠的肿瘤、炎症等病变具有重要诊断价值。小肠黏膜活组织检查有助于发现某些寄生虫等。

第四章　西医诊断与中医辨证

第一节　西医诊断

慢性腹泻的原发疾病或病因诊断需从病史、症状、体征、常规化验特别是粪便检验中获得依据。可从起病及病程、腹泻次数及粪便性质、腹泻与腹痛的关系、伴随症状和体征、缓解与加重的因素等方面收集临床资料，筛查是否为感染性、抗生素相互性腹泻、药物及泻药、全身疾病如甲状腺功能亢进及系统性硬化引起的腹泻，抑或系艾滋病患者。

第二节　中医辨证

一、辨证分型

（一）肝脾不和证

症候表现：情绪较低落，常因情志刺激而发病或加重病情，大便稀溏，可带有白沫或青沫，嗳气纳少，肠鸣矢气，舌淡红苔薄白，脉弦或细弦。

辨证要点：以情志因素影响病情，肠鸣矢气，便稀带泡沫为特征。

（二）脾气虚弱证

症候表现：大便稀溏，常由饮食不当而发作或加重，纳少腹胀，倦怠乏力，肠鸣矢气，舌淡齿痕苔白腻，脉沉细。

辨证要点：以便溏，腹胀，乏力，舌淡有齿痕为特征。

（三）脾肾阳虚证

症候表现：常在黎明腹泻，大便清稀，甚或完谷不化，腹有凉感，喜暖喜按，可伴腰膝酸软，畏寒肢冷，舌淡胖苔白，脉沉细。

辨证要点：以黎明腹泻，畏寒肢冷，喜温喜按，腰膝酸软为特征。

（四）寒湿困脾证

症候表现：泄泻清稀，甚如水样，脘闷食少，腹痛肠鸣，肢体酸痛，舌苔白或白腻，脉濡缓。

辨证要点：以便下清稀，肠鸣腹痛，肢体酸痛，苔白脉濡缓为特征。

第五章 鉴别诊断与类证鉴别

第一节 鉴别诊断

慢性腹泻多可通过病史、体检、大便常规培养及结肠镜检查和活检等来明确诊断。若有黏液脓血便，结肠镜检查可发现非特异性炎症、缺血性肠炎、炎症性肠病等；若有脂肪泻，则大便苏丹Ⅲ染色阳性，当大便脂肪含量 > 20g/24h 时提示胰腺疾病或胆汁酸不足。

第二节 类证鉴别

痢疾 痢疾以腹痛、腹泻、里急后重、便下赤白黏液为主症，腹痛与里急后重同时出现，其痛便后不减；泄泻以排便次数增多，粪便稀薄，甚至水样便为主症，其腹痛多与腹胀肠鸣同时出现，其腹痛便后痛减，二者不难鉴别。

第六章　治　　疗

第一节　现代医学治疗

腹泻是症状，治疗应针对病因。但相当部分的腹泻需根据其病理生理特点给予对症和支持治疗。在未明确病因之前，要慎用止泻药和止痛药，以免掩盖症状造成误诊耽误病情。

一、病因治疗

感染性腹泻应根据病原体进行治疗。乳糖不耐症需剔除食物中的乳糖。高渗性腹泻应停食高渗的食物或药物。药物相关性腹泻应停用有关药物。消化道肿瘤可手术切除或化疗。慢性胰腺炎可补充多种消化酶。治疗胆汁酸缺乏所致的脂肪泻，可用中链脂肪代替日常食用的长链脂肪。

二、对症治疗

1. 一般治疗　纠正腹泻引起的水、电解质、酸碱平衡紊乱和营养失衡。应酌情口服或静脉补充液体，对严重营养不良者，应补充维生素、氨基酸、脂肪乳等营养物质。谷氨酰胺是生长迅速的肠黏膜细胞所特需的氨基酸，与肠黏膜免疫功能、蛋白质合成有关，是肠黏膜修复的重要营养物质，在补充氨基酸时应注意补充谷氨酰胺。

2. 黏膜保护剂　硫糖铝、双八面体蒙脱石等可用于感染性或非感染性腹泻。

3. 微生态制剂　如双歧杆菌可以调节肠道菌群。

4. 止泻剂　严重的非感染性腹泻可用止泻剂。如药用碳、氢氧化铝凝胶、洛哌丁胺等，这些药物可引起肠动力障碍，使致病菌定植和侵袭，延长排泄时间，不能用于感染性腹泻。

第二节　中医经典治疗

一、治法治则

本病的治疗以健脾利湿为主。邪实者重在化湿，佐以分利；肝郁气滞者，宜疏肝理气。正虚者重在健脾，肾阳虚衰者，宜温肾健脾；中气下陷者宜升提；久泄不止者应固涩。若病情处于虚实寒热兼夹或互相转化时，当随证施治。李中梓在《医宗必读》中提到的治泻九法，即淡渗、升提、清凉、疏利、甘缓、酸收、燥脾、温肾、固涩，值得在临床治疗中借鉴。

二、辨证论治

（一）脾气虚弱证

治法：健脾益气，渗湿止泻。

方剂：参苓白术散（《和剂局方》）加减。

药物组成：党参、白术、茯苓、山药、莲子肉、薏苡仁、白扁豆、砂仁、桔梗、甘草。

方义：方中党参、白术、茯苓益气健脾渗湿；山药、莲子肉助党参以健脾益气，和胃止泻；薏苡仁、白扁豆助白术、茯苓健脾渗湿止泻；砂仁醒脾和胃，行气化滞；桔梗载药上行，宣肺利气，借肺之布精而养全身，通调水道；甘草健脾益气和中，调和诸药。诸药合用共奏健脾补气、和胃消食、渗湿而止泻的功效。

脘腹胀闷、气不畅者加陈皮；腹畏寒喜暖者加干姜；纳食过少者可加山楂、麦芽。中气下陷者加黄芪、升麻以益气升阳助运化而止泻。亦可选用香砂六君子汤、参苓白术丸、人参健脾丸等治疗。

（二）肝脾不和证

治法：疏肝解郁，健脾止泻。

方剂：痛泻要方（《景岳全书》）加减。

药物组成：白术、白芍、陈皮、防风、茯苓、柴胡、薄荷、生姜、炙甘草。

方义：方中白术、茯苓健脾益气，祛湿止泻；白芍酸苦微寒，养血敛阴，柔肝缓急；防风散肝舒脾，柴胡疏肝解郁，使肝气得以条达；薄荷、生姜有疏散条达之性，以疏肝之气；炙甘草助白术健脾并调和诸药。诸药合用，并奏疏肝解郁，健脾除湿止泻之功。

湿盛者，加合欢皮、苍术以解郁安神，燥湿运脾；脾虚久泻者加党参、升麻以健脾升阳；纳差明显者加鸡内金、山楂、麦芽以开胃消食。亦可以选用逍遥丸、香砂养胃丸、加味二陈汤等治疗。

（三）脾肾阳虚证

治法：温肾暖脾，涩肠止泻。

方剂：四神丸（《普济本事方》）加味。

药物组成：补骨脂、肉豆蔻、五味子、吴茱萸、生姜、大枣。

方义：补骨脂辛苦大温，补命门之火，以温养脾阳；肉豆蔻辛温，温脾暖胃，涩肠止泻；五味子酸温，固肾益气，酸敛固涩止泻；吴茱萸辛苦大热，温中散寒；生姜、大枣温养脾胃。共成温脾暖肾，涩肠止泻之剂。

腰疼肢冷甚者，加附子、肉桂，以增强温阳补肾之效；有脱肛或便后有坠感者，加黄芪、升麻有升阳益气之功。亦可选用金匮肾气丸治疗。

（四）寒湿困脾证

治法：化湿运脾，散寒止泻。

方剂：胃苓汤（《世医得效方》）加减。

药物组成：苍术、厚朴、茯苓、猪苓、泽泻、木香、白术、白蔻、陈皮、藿香。

方义：方中厚朴、陈皮、苍术燥湿健脾和中；泽泻、猪苓、茯苓、白术健脾利水祛湿，藿香辛温散寒，厚朴、木香理气除满止痛。诸药合用，共奏健脾行气祛湿之功。

若兼外感风寒，可用藿香正气散解表散寒；若外感寒湿，饮食生冷，腹痛，泻下清稀，可用纯阳正气丸温中散寒，理气化湿。若兼夹食滞者，可加山楂、麦芽、鸡内金以消食化滞。

第三节　名老中医治疗经验

李国栋教授根据中医辨证论治的原则及几十年的临床经验总结，应用中医药治疗慢性腹泻在临床上取得了较好的疗效。李教授谨守病机，从多角度论治腹泻。他认为慢性腹泻因病程日久，大多有腹痛有定处，舌质紫黯，脉象弦涩等血瘀证。故治疗上常加用当归、赤芍、川芎、丹参、红藤、丹皮等养血活血之品。另一方面，李教授认为腹泻多由风蕴肠腑，湿邪内阻所致。他常应用祛风胜湿之防风、川芎等品。他认为风能胜湿，风药具有胜湿止泻的作用，且风药能鼓舞胃气，振奋脾阳，健运而升清。慢性腹泻的主要病变在于脾胃与大小肠，脾胃为病，理气为要。李教授认为慢性腹泻虽都有脾胃虚弱之象，但理气健脾比单纯健脾效果好。脾胃乃气机升降之枢，久泻伤脾，脾气不升，必致脾升胃降之功能失常。且补益之剂常有滋腻碍胃之嫌，加入理气药即可"补而不滞"，所以李教授常在应用健脾药的基础上加用木香、香附、陈皮、砂仁等理气之品，以恢复脾升胃降之功能及更好地发挥补益药物的作用。因本病病程长，患者常情绪不畅，忧虑过度导致肝气郁结，使病情更加难愈。故李教授常嘱患者调畅情志，且注意饮食调节，并加强体育锻炼，以提高身体素质。

曾升海教授治疗慢性腹泻重在健脾化湿，同时不忘疏肝、温肾、补肺，临床取得良好的效果。脾虚有湿为泄泻之本，健脾化湿之法，当为治泻第一要旨，不仅应体现在慢性腹泻的不同证型中，亦需贯穿于治疗之始终。曾教授自创土苓仙草汤，以炒薏仁、炒白术、炒山药、土茯苓、仙鹤草、炒白芍、党参、白豆蔻、葛根、升麻、砂仁为主药，在此基础上，若兼邪实，则适当佐以疏利、芳化之品，药不宜多，以免再伤脾胃。若因情志失调，肝郁不舒，导致肝脾不和而引起的肠道传导失司而致的腹泻，治疗时在扶脾化湿的基础上，加用玫瑰花、木香、陈皮以疏肝理气。泄泻脾虚为本，久必及阳，肾阳不足，脾失温煦，导致泄泻。临证常因感受外邪，出现便溏，多夹白色或黄色黏液，腹痛畏寒，舌淡胖脉沉细等。虽在症状变化之初，部分患者表现有泻下臭秽、舌苔腻等一派湿重郁而化热之象，此时若一味投以佩兰、黄连、藿香等清化之品，往往收效不显，仍需追本求源，或湿脾暖土，或补火生土，药用炮姜、补骨脂、肉豆蔻、肉桂等温肾补脾。曾教授治泻不忘补肺。他认为脾胃虚弱，土不生金，致肺气虚弱，治节不伸，气化不展，降下无权，导致肠道传化失常，加之肺与大肠相表里，主输布津液，肺卫失固，津液不归正道，下渗肠间亦可出现腹泻。故临床上加用益气补肺、固卫祛风之法，如加用玉屏风散、补肺汤等，常获良效。

第四节　民间单方验方

1. 大蒜 10 头，米醋 250ml，取大蒜洗净，捣烂如泥，和米醋徐徐咽下，每次 5 瓣，日 3 次。

2. 厚朴 10g，五味子 10g，石榴皮 10g，乌梅 3 枚，鸡内金 3g，黄芪 10g，上药水煎服，日一剂橘络 3g 与生姜 6g 二味加水 200ml 煎至 100ml，加适量红糖调匀后一次服下，日 3 次。

3. 榛子仁 50g，红枣 20g，将榛子仁炒成焦黄，待凉后碾碎研细，每次 1 汤勺，每日早晚各 1 次，空腹以煎好的红枣汤送下，连用 1 周。

4. 鲜山楂肉、山药等份，加适量白糖，调匀蒸熟，冷后压薄饼食。山楂补脾，消积食，活血破瘀，止泻。该方能治脾虚久泻。

第五节　中成药治疗

1. 逍遥丸：由柴胡、当归、白芍、炒白术、茯苓、炙甘草、薄荷组成。功能：疏肝健脾。一次 9g，一日 3 次。适于肝脾不和证。

2. 参苓白术颗粒：由党参、茯苓、白术、陈皮、莲子、山药、砂仁、薏苡仁、白扁豆、甘草组成。功能：健脾止泻。每次 9g，一日 3 次。适用于脾胃虚弱证。

3. 四神丸：由吴茱萸、肉豆蔻、补骨脂、五味子组成。功能：温阳止泻。一次 6g，一日 3 次。适用于脾肾阳虚型。

4. 胃苓丸：由苍术、厚朴、白术、陈皮、茯苓、泽泻、猪苓、肉桂、甘草组成。功能：祛湿运脾。一次 6g，一日 1～2 次。适用于寒湿困脾型。

第六节　外治法

一、耳穴压豆法

肝脾不和者取肝、脾、胃、小肠、大肠，诸穴合用具有疏肝理气解郁、健脾调肠止泻之作用。脾气虚弱者取脾、胃、小肠、大肠、内分泌。诸穴合用具有健脾益气、和胃助运、调肠止泻之作用。脾肾阳虚取脾、肾、大肠、小肠、交感、三焦。诸穴合用具有补肾健脾、温阳祛寒、调肠腑之作用。食积痰浊者取脾、小肠、三焦、胰、胆、胃。诸穴合用具有健脾除湿、消积化痰、调脏腑、止泄泻之作用。

二、针灸治疗

肝脾不和者取肝俞、脾俞、中脘、足三里、天枢、期门。诸穴合用具有疏肝解郁、健脾益气、助消化、止泄泻之作用。脾气虚弱者取足三里、梁门、脾俞、关元、天枢。诸穴合用具有健脾益气、除湿止泻之作用。按摩：揉按腹部，顺时针和逆时针方向各揉20～30次，再以拇指揉按气海、关元、足三里以增强消化功能而止泻，每日或隔日1次。脾肾阳虚取脾俞、肾俞、气海、关元、命门。诸穴合用具有温阳补肾、健脾益气、补火生土之作用。按摩：按揉气海、关元，竖擦背督脉，横擦腰部之肾俞、命门、骶部之八缪穴，以透热为度，每日或2日1次。食积痰浊者取中脘、天枢、足三里、脾俞、公孙。诸穴合用具有健脾和胃、消积化痰、调节脏腑功能之作用。按摩：按揉足三里、脾俞、中脘，斜擦胁肋以透热为度，每日1次或隔日1次。

第七章　预防与康复

　　本病预后良好，经恰当治疗多可治愈。但需较长时间的仔细调养以巩固，否则易于复发，复发后再治疗仍有效。因无不适感觉，对健康影响也较轻，故有不少患者不重视或未进行正规治疗，致使病情时轻时重，迁延难愈。平素应加强锻炼，增强体质，使脾气旺盛，则不易受邪。生活起居应有规律，防止外邪侵袭，夏季切勿因热贪凉，尤其应注意腹部保暖。该类病人应予流质或半流质饮食，饮食宜新鲜、清淡，易于消化而富有营养，忌食辛辣、肥甘厚味。急性暴泻易伤津耗气，可予淡盐汤、米粥以养胃生津。肝气乘脾之泄泻者，应注意调畅情志，尽量消除紧张情绪。

参考文献

中医部分

田德禄. 中医内科学. 北京：人民卫生出版社，2005. 234～249.

西医部分

[1] 陈灏珠. 实用内科学第 13 版 [M]. 北京：人民卫生出版社，2009. 1948~1953.

[2] 陆再英，钟南山. 内科学第七版 [M]. 北京：人民卫生出版社，2008. 424~429.

溃疡性结肠炎

第一章　概　　述

溃疡性结肠炎（ulcerative colitis，UC）是一种病因尚不十分清楚的慢性非特异性炎症性肠病，病变主要累及结肠黏膜和黏膜下层，范围多自直肠开始，逆行向近端发展，甚至累及全结肠及末段回肠，呈连续性分布。其以腹泻、黏液脓血便、腹痛和里急后重为主要临床表现，并可伴有不同程度的全身症状以及关节、皮肤、眼、口及肝胆等肠外表现，具有病程长、病情多样、反复发作的特点。本病分布较广，发达国家发病率较高，我国发病率较国外低，可发生于任何年龄，但 20～30 岁最常见，男女比例大于 1。西医治疗本病多采用水杨酸制剂、肾上腺皮质激素、免疫抑制剂等综合治疗，有一定效果，但存在不良反应大、价格昂贵等问题。中医药治疗本病具有疗效确切、复发率低、毒副作用小等特点，且渐成体系，但也存在辩证分型不统一、缺乏疗效评价的客观指标等不足，而中西医结合的辨治思路在 UC 的治疗中起到了越来越重要的作用。由于本病的病因和发病机制相当复杂，至今尚未完全阐明，也无远期疗效肯定的治疗方案，且病程缠绵，复发率高，与结肠癌关系密切，被世界卫生组织列为现代难治病之一。

第二章 病因与发病机制

第一节 现代医学的认识

一、病因

病因和发病机制尚未完全明确，目前普遍认为由多因素共同作用所致，主要包括环境、遗传、感染、饮食和免疫因素等，其中肠道黏膜免疫系统异常反应所致的炎症反应在发病中起重要作用。

（一）环境因素

近年来，我国的发病率也呈上升趋势，可能与人们的生活环境、生活习惯和生活方式的改变有关。随着生活环境条件的改善，人们接触到致病菌的几率下降，婴儿期肠黏膜缺乏足够的微生物刺激，黏膜的屏障功能下降，分泌性抗体 IgA 分泌减少，免疫应答能力下降。研究表明，吸烟、阑尾切除、肠道感染者易发生 UC；饮茶、母乳喂养为 UC 的保护因素；高学历与城市人群中 UC 患者较多。

（二）遗传因素

通过对双生子 UC 发病的研究，发现同卵双生子的患病率明显高于异卵双生子，证实 UC 具有遗传倾向；且 UC 具有复杂的遗传基础，存在多重的联合基因和不纯一性。流行病学调查显示，UC 发病率以欧美国家为最高，亚非国家相对较低，存在地区差异。种族发病率研究显示，UC 发病率存在明显的种族差异，白种人发病率高，黄种和黑种人相对较低。遗传因素在 UC 发病中发挥着重要作用。

（三）感染因素

目前尚未分离出一种与 UC 发病密切相关的感染因子，但多数学者认为感染在 UC 的发病机制中起到一定作用，有报道显示肠道感染可能是本病的诱发因素，但至今尚未发现直接特异性的病原体。目前更关注于肠道内环境改变，特别是菌群的改变。相关动物模型研究提示肠道菌群含有的抗原可引起和启动异常免疫反应。近期国内研究表明，与健康人比较，UC 患者结肠样本的黏液存在严重细菌感染，益生菌明显减少，但不能完全确定这种细菌感染是 UC 发病的原因还是结果。

（四）免疫因素

目前已明确 UC 为自身免疫性疾病，免疫调节异常在 UC 发病中的作用被广泛接受。其中最主要的是 Th1/Th2 失衡学说，T 淋巴细胞中 Th1/Th2 亚群及其分泌的细胞因子失衡是导致 UC 肠黏膜损伤的重要因素。UC 患者的免疫淋巴细胞和巨噬细胞被激活后，可释放出多种细胞因子和血管活性物质，促进并加重组织的炎症反应。根据细胞因子在炎症反应中所起的作用，将其分为两类，即促炎性细胞因子（IL－1、IL－6、IL－8、TNF－α 和 IFN－γ）和抗炎性细胞因子（IL－4、IL－10 和 TGF－β）。由于参与免疫炎症过程中因子和介质相当多，相互作用间重要的致病因子和信息传递有待进一步探讨。

（五）饮食因素

流行病学调查显示，饮食因素为 UC 发病的危险因素之一。随着我国居民生活水平的提高、饮食结构的改变，尤其是肉类食品、蛋奶制品的摄入量增加，而膳食纤维类食物摄入量减少。

UC 患病率日益增高。此外，饮食中硫及硫酸盐、动物脂肪、胆固醇、糖分等均与 UC 的发生存在相关性。

二、病理

病变位于大肠，以直肠和乙状结肠常见，呈连续性弥漫性分布，范围多自肛端直肠开始，逆行向近端发展，甚至累及全结肠。若累及末段回肠，则称之为"倒灌性回肠炎"。

活动期黏膜呈弥漫性炎症反应，主要累及黏膜层，肠腺基底膜内弥漫性淋巴细胞、浆细胞、单核细胞等细胞浸润是 UC 最早的病变，活动期并有大量中性粒细胞和嗜酸性粒细胞浸润。大量中性粒细胞浸润发生在固有膜、隐窝上皮（隐窝炎）、隐窝内（隐窝脓肿）及表面上皮。当隐窝脓肿融合溃破，黏膜出现广泛的小溃疡，并可逐渐融合成大片溃疡。肉眼见黏膜弥漫性充血、水肿，表面呈细颗粒状，脆性增加、出血，糜烂及溃疡。组织病理学可发现肠腺隐窝糜烂和溃疡，杯状细胞减少，边缘有以淋巴细胞和浆细胞为主的细胞浸润。大量中性粒细胞浸润多见于急性发作期或有继发感染时。

由于结肠病变一般限于黏膜与黏膜下层，很少深入肌层，所以并发结肠穿孔、瘘管或直肠肛周脓肿少见。病变肠壁固有层血管增多，故易出血和形成血栓。少数暴发型或重症患者病变涉及结肠全层，可发生中毒性巨结肠，若肠壁重度充血、肠腔膨大、肠壁变薄，溃疡累及肌层至浆膜层，常会并发急性穿孔。

由于结肠炎症反复发作，黏膜呈不断破坏和修复的动态变化，致正常结构破坏。显微镜下可见隐窝结构被破坏，多表现为腺体变形、排列紊乱、数目减少等萎缩改变，并可伴杯状细胞减少和潘氏细胞化生，以及形成炎性息肉。由于溃疡愈合、瘢痕形成、黏膜肌层及肌层肥厚，可使结肠变形缩短、结肠袋消失，甚至肠腔缩窄。后期常可致假性息肉，少数可发生结肠癌变。

第二节　中医学的认识

一、概述

中医虽无溃疡性结肠炎的病名，但是古代文献中确有许多与之相类似的描述，《内经》称本病为"肠澼"、"赤沃"，张仲景在

《金匮要略》和《伤寒论》中将痢疾和泄泻统称为"下利"，晋·葛洪在《肘后备急方》中，首先用"痢"称本病，将痢疾与泄泻从病名上彻底的区别开来，为后世医家所接受。隋代巢元方《诸病源候论》首先提出"休息痢"的病名，并认为"痢疾"有"冷痢"、"热痢"、"赤白痢"、"水谷痢"、"休息痢"、"久痢"等几十种，直到宋代严用和在《济生方·痢疾论治》中云："今之所谓痢疾者，古所谓滞下是也。"正式使用"痢疾"此名，一直沿用至今。慢性溃疡性结肠炎的中医病名繁杂而众多，以病因而论者，有"疫毒痢"、"热痢"、"冷痢"等；从泻下物的性质形态病情命名者，有"赤白痢"、"水谷痢"、"脓血痢"等；从脏腑命名者，如"大肠泄""小肠泄"、"肠澼"等。

二、病因病机

（一）病因

1. 感受外邪　本病多由感受时令之邪而发病，感邪的性质有三：一为疫毒之邪，内侵肠胃，发病急骤，形成疫毒痢；二为湿热之邪，夏秋之季，湿热郁蒸，侵犯人体，挟肠中湿滞，郁积不化，肠胃气机阻滞，发为湿热痢；三为夏暑感寒伤湿，寒湿伤中，脾胃不和，气血瘀滞，发为寒湿痢。正如《景岳全书·痢疾》中说："痢疾之病，多病于夏秋之交……皆谓炎暑火行，相火司令，酷热之毒蓄积为病。"

2. 饮食不节　平素嗜食肥甘厚味或恣食生冷瓜果，久则损伤脾胃，运化失司而变生湿热、寒湿之邪，蕴结于肠腑，大肠传导失司，损伤肠络，而变生本病。

3. 情志失调　忧思恼怒损伤肝脾，肝失疏泄，脾失运化，久则肝郁乘脾，水谷精微不得运化而变生湿邪，阻滞于肠腑，邪伤血络而发病。

4. 劳倦过度　形劳房劳过度，正气不足，邪之所凑，更易致病，每因遇外邪、饮食、情志失宜而恋邪，损伤肠络而致病。

（二）病机

外感、饮食所伤及情志失调等，可单一致病，也可相互影响联合致病，使脾胃失于健运，外感和（或）内生之邪壅滞肠腑，大肠传导失司，肠中糟粕与湿邪蕴结，壅阻气血，损伤肠络，化腐成脓，病程日久则脾（胃）肾亏虚，瘀血内生，浊邪积甚，淫害肠腑，而致正虚邪恋，病程缠绵难愈或反复发作。本病病位在大肠，与肝脾密切相关，久可及肾。病理因素以湿邪为主，可有湿热（疫毒）、寒湿之分，病理性质分寒热虚实。本病多为本虚标实之证，活动期以标实为主，主要为湿热蕴肠，气血不调；缓解期属本虚标实，主要为正虚邪恋，运化失健，且本虚多呈脾虚，亦有兼肾亏者。总之，脾气亏虚为本病的发病之本，湿热毒邪为致病之标，瘀血阻络贯穿始终，血败肉腐、内疡形成为局部病理变化。

第三章　临床表现

一、症状

本病一般起病缓慢，少数急骤，具有反复发作性，诱发因素有饮食失调、精神刺激、生活不规律、感染等，具体临床表现轻重不一，与病变范围、病型及病期等有关。

（一）消化系统表现

1. 腹泻和黏液脓血便　见于绝大多数患者，黏液脓血便是 UC 的最主要症状。大便次数及便血的程度反映病情轻重，轻者每日排便 2~4 次，便血轻或无；重者每日大于 10 次，有明显脓血，甚至便下大量血水。粪质亦可提示病情轻重，多数为糊状，重可至稀水样。病变限于直肠或累及乙状结肠者，除可有便频、便血外，偶尔反有便秘，这是病变引起直肠排空功能障碍所致。

2. 腹痛　轻型患者可无腹痛或仅有腹部不适，性质多为阵发性痉挛性绞痛，一般为轻至中度腹痛，多局限左下腹或下腹部，亦可涉及全腹。常有里急后重，痛而欲便，便后痛缓的特点。若并发中毒性巨结肠或炎症波及腹膜，有持续性剧烈腹痛。

3. 其他症状　可有腹部胀满、嗳气、恶心、呕吐、食欲不振等表现。

（二）全身表现

大多出现在中、重型患者，其在活动期常有低度至中度发热，高热多提示合并症或见于急性暴发型。重症或病情持续活动者还可以出现衰弱、消瘦、贫血、低蛋白血症、水与电解质平衡紊乱等表现。

（三）肠外表现

肠外表现发生率＜10%，有些可能与自身免疫有关。

1. 皮肤黏膜损害　有结节性红斑、多型红斑、口腔复发性溃疡、坏疽性脓皮病等。

2. 眼损害　巩膜外层炎、前葡萄膜炎、虹膜炎、眼色素层炎等。

3. 关节损害　为一过性游走性关节痛，偶可有强直性脊柱炎。

4. 肝病　可有胆管周围炎、硬化性胆管炎、脂肪肝、慢性活动性肝炎、坏死后肝硬化等。

5. 血液系统表现　可有血栓栓塞现象、贫血。

6. 肾脏病变　多为肾盂肾炎和肾结石病。

二、体征

轻型患者或在缓解期可无阳性体征或仅有左下腹轻压痛。有时可触及痉挛的降结肠或乙状结肠，多提示肠壁增厚，炎症加重。重型和暴发型患者常有明显压痛和鼓肠。若有腹肌紧张、反跳痛、肠鸣音减弱，伴发热、脱水、脉率加快、呕吐等症状者，应考虑中毒性巨结肠、肠穿孔等并发症，需积极抢救治疗。直肠指检常有触痛，肛门括约肌痉挛，但急性中毒症状较重的患者可松弛，指套多染血。

三、并发症

（一）中毒性巨结肠

（toxic megacolon）多见于急性暴发型或重症溃疡性结肠炎患者，病情极为凶险，此时结肠病变广泛而严重，因累及肌层与肠肌神经丛，肠壁张力减退，结肠蠕动消失，使受累肠段内积聚大量肠内容物与气体，引起急性结肠扩张，多以横结肠为最严重。低钾、钡剂灌肠（于检查前肠道准备）、使用抗胆碱能药物或阿片类制剂是最常见的诱发因素。临床表现为病情急剧恶化，毒血症明显，脱水与电解质平衡紊乱，出现鼓肠、腹部压痛，肠鸣音消失，预后差，易引起急性肠穿孔并发急性弥漫性腹膜炎。血常规白细胞计数显著升高。X线腹部平片可见结肠扩大，结肠袋形消失。

（二）直肠结肠癌变

是本病的重要并发症之一，多见于广泛性结肠炎、幼年起病而病程漫长者。恶性程度较高，预后较无结肠炎的癌肿患者差。国外有报道起病 20 年和 30 年后癌变率分别为 7% 和 16%。

（三）结肠狭窄和肠梗阻

多见于结肠远端，由于本病患者在肠黏膜修复过程中大量纤维组织形成的瘢痕引起。

（四）结肠息肉

息肉的产生多由于肠黏膜细胞在反复肠道炎症刺激下增生而形成，分为炎性息肉和腺瘤样息肉等。炎性息肉一般不需摘除，而腺瘤样息肉因与结肠癌关系密切，一旦确认应予以摘除，且对于病程长的 UC 患者还需注意有无其他腺瘤或癌的存在。

（五）肠大出血

较少见，在 UC 的发生率约 3%。

四、临床分型

按本病的临床类型、程度、范围及病情分期进行分型。

（一）按临床类型

分为四型，且各型之间可相互转化。

1. 初发型　指无既往史的首次发作。

2. 慢性复发型　最常见，指临床缓解期再次出现症状。

3. 慢性持续型。

4. 急性暴发型。

（二）按临床严重程度

1. 轻度　腹痛偶可发生，疼痛轻，腹泻每日4次以下，便血轻或无，体温一般正常，脉速大都 <90 次/分，贫血无或轻，血沉正常。

2. 重度　腹痛重而呈持续性，腹泻每日 >6 次，并有明显黏液脓血便，体温 >37.8℃、脉搏 >90 次/分，血红蛋白 <100g/L，血沉 >30mm/h。

3. 中度　介于轻度与重度之间。

（三）按病变范围

可分为直肠炎、直肠乙状结肠炎、左半结肠炎（结肠脾曲以下）、广泛性或全结肠炎（病变扩展至结肠脾曲以上或全结肠）。

（四）按病情分期

分为活动期和缓解期。常用 Sutherland 疾病活动指数（DAI），也称 Mayo 指数，见下表。

Sutherland 疾病活动指数

项目	记分			
	0	1	2	3
腹泻	正常	超过正常 1~2 次/日	超过正常 3~4 次/日	超过正常 5 次/日
便血	无	少许	明显	以血为主
黏膜表现	正常	轻度易脆	中度易脆	重度易脆伴渗出
医生评估病情	正常	轻	中	重

注：总分小于 2 分为症状缓解，3~5 分为轻度活动，6~10 分为中度活动，11~12 分为重度活动。

第四章　西医诊断与中医辩证

第一节　西医诊断

一、临床表现

具有持续性或反复发作的黏液脓血便伴有腹痛、里急后重感、疼痛－便意－便后缓解等特征的临床表现。少数患者只有便秘或无血便并伴有不同程度的全身症状（如体温、心率、体重、贫血、血沉或 CRP）等表现。病程多在 4~6 周以上。注意患者是否合并肠外表现。

如关节、眼、口腔、肝、胆等系统受累。

二、结肠镜检查

病变大多累及直肠和乙状结肠，且病变呈连续性、弥漫性分布。镜下表现为：①血管纹理模糊、紊乱或消失，充血、水肿、易脆、易出血及脓性分泌物附着，黏膜粗糙、呈细颗粒状；②病变明显处可见弥漫性糜烂或多发性浅溃疡；③慢性病变见假息肉及桥状黏膜，结肠袋变浅或消失。

三、钡剂灌肠检查

主要表现：①黏膜粗乱和（或）颗粒样改变；②肠管边缘呈锯齿状或毛刺样，肠壁有多发性小充盈缺损；③肠管短缩，结肠袋消失，肠壁变硬，呈铅管样。

四、黏膜组织学检查

活动期与缓解期有不同表现。活动期：①固有膜内有弥漫性、慢性炎性细胞、中性粒细胞、嗜酸性粒细胞浸润；②隐窝内有急性炎性细胞浸润，尤其是上皮细胞间有中性粒细胞浸润及隐窝炎，甚至形成隐窝脓肿，脓肿可溃入固有膜；③隐窝上皮增生，杯状细胞减少。④可见黏膜表层糜烂，溃疡形成和肉芽组织增生。缓解期：①中性粒细胞消失，慢性炎性细胞减少；②隐窝大小、形态不规则，排列紊乱；③腺上皮与黏膜肌层间隙增宽；④潘氏细胞化生。

其诊断标准是在排除细菌性痢疾、阿米巴痢疾、肠结核等感染性结肠炎及克罗恩病、缺血性结肠炎、放射性结肠炎等病的基础上，可按以下标准诊断：①具有典型临床表现者为疑诊，可进一步进行检查；②同时具备上述一和二或三者可拟诊为本病。③如再加上四中的任何一项即可确诊；④初发病例、临床表现与结肠镜改变均不典型者暂不诊断 UC，可随访 3~6 个月，观察发作情况；⑤结肠镜检查发现的轻度慢性直、乙状结肠炎不能与 UC 等同，应观察病情变化，认真寻找病因。

第二节　中医辨证

一、辨证要点

(一) 辨虚实

新病年少，形体壮实，腹痛拒按，里急后重便后减轻者多为实；久病年长，形体虚弱，腹痛绵绵，喜按，里急后重便后不减者为虚。

(二) 辨寒热

下血鲜红，赤多白少，肛门灼热，口渴喜冷饮，小便色黄，舌红苔黄腻，脉数有力者属热；痢下白多赤少，不甚臭，面白畏寒喜热，小便清长，舌淡苔白滑，脉沉细者属寒。

(三) 辨邪正盛衰

经治疗后痢下脓血次数减少，腹痛、里急后重减轻，为气血将和，正能胜邪；痢下脓血次数虽减少，全身症状不见减轻，甚至出现烦躁，腹胀，精神萎靡，手足欠温，脉症不符，正不胜邪，病情恶化。

三、辨证分型

(一) 湿热内蕴证

症候表现：起病急骤，发热，腹痛拒按，便夹黏液脓血，泻下灼肛，里急后重，身热，肛周灼热，尿短赤，舌苔黄腻，脉滑数。

辨证要点：以起病急骤，腹痛拒按，泻下灼肛，里急后重，苔黄脉数为特征。

(二) 脾肾虚寒证

症候表现：久病不愈，反复不已，腹部冷痛，大便清稀，或赤白黏冻，甚或滑脱不禁，多为五更泻，食少纳呆，倦怠乏力，形寒肢冷，舌淡苔薄白，脉沉细无力。

辨证要点：以久病反复，腹部冷痛，大便清稀，五更泻，形寒肢冷，脉沉为特征。

（三）肝脾不和证

症候表现：腹胀肠鸣，痛则欲便，夹有脓血便。常因情绪波动而加重，伴有胸胁痞闷，嗳气少食，舌质淡红，苔薄腻，脉弦细。

辨证要点：以腹胀肠鸣，因情绪波动而加重，嗳气食少，脉弦为特征。

（四）血瘀肠络证

症候表现：腹痛，下坠，泻后痛减，便质可溏可成形，便中有少量暗血，舌质黯淡并有瘀点，脉沉。

辨证要点：以腹痛，便中少量暗血，舌黯有瘀点为特征。

（五）阴血亏虚证

症候表现：腹中隐隐灼痛，大便秘结或带少量脓血，总有便意，但排便困难，午后低热，失眠盗汗，心烦易怒，头晕目眩，神疲乏力，舌红少苔，脉细数。

辨证要点：以腹中隐痛，排便困难，午后低热，盗汗心烦，舌红少苔，脉细数为特征。

（六）脾虚湿热证

症候表现：腹泻，大便黏腻不爽，倦怠乏力，纳少，舌红，苔黄腻，脉细滑。

辨证要点：以腹泻，便质黏腻不爽，倦怠乏力为特征。

第五章 鉴别诊断与类证鉴别

第一节 鉴别诊断

一、克罗恩病（Crohn 病）

克罗恩病与溃疡性结肠炎鉴别一般不难。但克罗恩病可表现为病变单纯累及结肠，此时与溃疡性结肠炎鉴别诊断十分重要，鉴别要点见下表，并可参考自身抗体的检测（见实验室和其他检查）。少数情况下，临床上会遇两病一时难于鉴别者，此时可诊断为结肠IBD 类型待定（colonic IBD type unclassifled，IBDU），观察病情变化。

溃疡性结肠炎和克罗恩病的鉴别要点

项目	溃疡性结肠炎	克罗恩病
症状	脓血便多见	有泄泻但脓血便较少见
病变分布	病变连续	呈节段性
直肠受累	绝大多数受累	较少见
末段回肠受累	罕见	多见
肠腔狭窄	少见，中心性	多见，偏心性
瘘管、肛周病变	罕见	多见
腹部包块	罕见	多见

项目	溃疡性结肠炎	克罗恩病
内镜表现	溃疡浅，黏膜弥漫性充血水肿，颗粒状，脆性增加	纵行溃疡、鹅卵石样改变，病变间黏膜外观正常（非弥漫性）
活检特征	固有膜全层弥漫性炎症、隐窝脓肿、隐窝结构明显异常、杯状细胞减少	裂隙状溃疡、非干酪性肉芽肿、黏膜下层淋巴细胞聚集

二、急性自限性结肠炎

各种细菌感染，如痢疾杆菌、沙门菌、耶尔森菌、空肠弯曲菌等。急性发作时发热、腹痛较明显，从粪便、直肠拭子或内镜检查所取得的标本中可分离出致病菌，抗生素治疗有效，通常在 4 周内痊愈。

三、阿米巴肠炎

病变主要侵犯右半结肠，也可累及左半结肠，结肠溃疡较深，边缘潜行，溃疡间的黏膜多正常。粪便或结肠镜取溃疡渗出物检查可找到溶组织阿米巴滋养体或包囊，血清抗阿米巴抗体阳性，抗阿米巴治疗有效。

四、大肠癌

多见于中年以后，经直肠指检常可触到肿块，X 线钡剂灌肠检查示病变处有黏膜破坏，肠壁僵硬，充盈缺损，肠腔狭窄等表现，高度提示肿瘤；结肠镜对鉴别诊断有价值，组织活检可确诊。

五、肠易激综合征

粪便可有黏液但无脓血，显微镜检查正常，隐血试验阴性。结肠镜检查有结肠痉挛等改变，但无器质性病变证据，常伴有其他明显的神经症状。

六、其他

其他感染性肠炎（如抗生素相关性肠炎、肠结核、真菌性肠炎等）、缺血性结肠炎、放射性肠炎、过敏性紫癜、胶原性结肠炎、贝赫切特病、结肠息肉病、结肠憩室炎以及 HIV 感染合并的结肠炎等应和本病鉴别。

第二节　类证鉴别

泄泻　两者均多发于夏秋季节，病变部位在胃肠，病因亦有相同之处，症状都有腹痛、大便次数增多。但痢疾大便次数虽多而量少，排赤白脓血便，腹痛伴里急后重感明显。而泄泻大便溏薄，粪便清稀，或如水，或完谷不化，而无赤白脓血便，腹痛多伴肠鸣，少有里急后重感。正如《景岳全书》中所说："泻浅而痢深，泻轻而痢重，泻由水谷不分，出于中焦，痢以脂血伤败，病在下焦"。当然，泻、痢两病在一定条件下，又可以相互转化，或先泻后痢，或先痢而后泻。一般认为先泻后痢病情加重，先痢后泻病情减轻。

第六章　治　　疗

第一节　现代医学治疗

一、内科治疗

治疗前应对患者的病情进行整体评估，针对不同的患者给予个体化、正规化、综合化的治疗。治疗目的是控制急性发作，维持缓解，减少复发，防治并发症。

（一）一般治疗

对活动期患者应嘱其充分休息，进流质或半流质饮食，宜高热量高维生素优质蛋白，低渣、低脂、低刺激饮食。病情严重应禁食，并予完全胃肠外营养治疗。重症或暴发型患者应入院积极对病及对症治疗。如有水、电解质平衡紊乱者应及时纠正，贫血者可输血，低蛋白血症者输注人血白蛋白，情绪波动者可予心理疏导，并可适当补充叶酸、维生素和微量元素。

对腹痛、腹泻的对症治疗，为防止中毒性巨结肠的发生，应慎用抗胆碱能药物及地芬诺酯（苯乙哌啶）或洛哌丁胺等止泻药，重症患者应禁用。对重症有继发感染者，应积极给予广谱抗生素治疗，并可联合甲硝唑治疗厌氧菌感染。

（二）药物治疗

常用药物有氨基水杨酸制剂、糖皮质激素和免疫抑制剂 3 类，近年来生物制剂在 UC 的治疗中也取得了飞速的发展。

1. 药物

（1）氨基水杨酸制剂：柳氮磺吡啶（SASP）是治疗本病的常用药物。该药口服后大部分到达结肠，由肠菌分解为磺胺吡啶与5 - 氨基水杨酸（5 - ASA），后者是治疗的主要有效成分，其作用机制是通过调节肠黏膜局部花生四烯酸代谢的多个环节，发挥抑制前列腺素、白三烯的合成，清除氧自由基，抑制免疫反应的作用，适用于轻、中度患者或重度经糖皮质激素治疗已有缓解者，即使病情完全缓解后仍要继续用药长期维持治疗。

该药长期应用会出现磺胺类药物相关的副作用，主要分为两类，一类是与剂量相关，如恶心、呕吐、食欲减退、头痛、可逆性男性不育等，可通过餐后服药以减轻消化道反应。另一类不良反应属于过敏，有皮疹、粒细胞减少、自身免疫性溶血、再生障碍性贫血等，因此服药期间必须定期复查血象，一旦出现此类不良反应，应改用其他药物。口服 5 - ASA 新型制剂如美沙拉嗪（mesalamine)，奥沙拉嗪 olsalazine）和巴柳氮（balsalazide）等，疗效与 SASP 相仿，优点是不良反应明显减少，缺点是价格昂贵，因此对 SASP 不能耐受者尤为适用。口服 5－ASA 新型制剂可避免在小肠近段被吸收，而在结肠内发挥药效。

（2）糖皮质激素：对急性发作期有较好疗效。适用于对氨基水杨酸制剂疗效不佳的轻、中度患者，特别适用于重度活动期患者。一般予以口服泼尼松 40mg/d；重症患者先予以较大剂量静脉滴注，如氢化可的松 300mg/d、地塞米松 8～10mg/d 或甲泼尼龙 40mg/d，7～14d 后改为口服泼尼松 50～60mg/d，病情缓解后逐渐减量至停药。减量期间加用氨基水杨酸制剂逐渐接替激素治疗。

病变局限在直肠、乙状结肠患者，可用氢化可的松琥珀酸钠 100mg、泼尼松龙 20mg 或地塞米松 8～10mg 加生理盐水 100ml 保留灌肠，每天 1 次，病情好转后改为每周 2～3 次，疗程 1～3 月。

（3）免疫抑制剂：硫唑嘌呤或巯嘌呤可试用于对激素治疗效果不佳或对激素依赖的慢性持续型病例，加用这类药物后可逐渐减少激素用量甚至停用。近年国外报道，对严重溃疡性结肠炎急性发作静脉用糖皮质激素治疗无效的病例，应用环孢素（cyclosporine）4mg/（kg·d）静脉滴注，大部分患者可取得暂时缓解而避免急症手术。

（4）生物制剂：如英夫利昔（IFX），是一种 TNF－α 的单克隆抗体，目前已成为 UC 的二线治疗药物，其应用是近 10 年 UC 治疗的重要里程碑。作用机制可能为中和 TNF－α 的促炎症作用，溶解 TNF－α 并诱导活化的巨噬细胞和 T 淋巴细胞凋亡，与 TNF－α 结合后也可抑制 Th1 型细胞因子分泌。推荐 5～10mg/kg 于 0、2、6 周静脉滴注诱导缓解，静滴时间不宜短于 2h，以后每 8 周给予相同剂量维持治疗。其可减少中、重度 UC 患者的手术率，降低糖皮质激素用量，但存在着过敏、诱导自身抗体及诱发感染等副作用。

2. 治疗方案

本病的治疗尤其要针对患者临床类型、病情程度、病变范围及病期的不同而给予相应的个体化和标准化治疗。

（1）活动期

轻度：可先用 SASP 或 5 - ASA，常予 3 ~ 4g/d，分 3 ~ 4 次口服。若病变部位在直肠者，可予栓剂。无效者，且病变部位较低者，可予氢化可的松琥珀酸钠 50 ~ 100mg，保留灌肠。对于病变范围较广或灌肠疗效不佳者，可予泼尼松或泼尼松龙 30 ~ 40mg/d 口服。

中度：水杨酸制剂的治疗可用上述剂量，疗效不佳或不良反应大者可适当加用泼尼松或泼尼松龙 40mg/d，一般口服，约 2 ~ 3 周后可见效，病情控制后再逐步减量。

重度：一般病变范围较广，病情较重且发展较快，应及时处理，足量给药。具体处理如下：①如患者未服用过口服类固醇激素，可口服强的松龙 40 ~ 60mg/d，观察 7 ~ 10d，也可通过静脉给药，亦可使用促肾上腺皮质激素（ACTH）120mg/d，静脉滴注；对于已使用者，应静脉滴注氢化考的松 300mg/d 或甲基强的松龙 48mg/d；②肠外应用广谱抗生素以控制肠道继发感染，如氨苄青霉素、硝基咪唑及喹诺酮类制剂；③嘱患者卧床休息，适当补液、补充电解质，防治水电解质紊乱；④便血量多、Hb < 90g/L 和出血不止者应考虑输血；⑤营养不良，病情较重者需要素饮食，严重者应予肠外营养；⑥静脉类固醇激素使用 7 ~ 10d 后无效者可考虑环孢素 2 ~ 4mg/（kg·d）静滴，但鉴于本药的免疫抑制作用、肾脏毒性作用及其他副作用，故需要严格监测血药浓度；⑦如上述治疗疗效不佳者，应及时内外科会诊以决定是否行手术治疗及手术治疗的时机和方式；⑧慎用解痉药及止泻药，以免诱发中毒性巨结肠；⑨密切监测患者生命体征及腹部体征变化，及早发现并及时处理。

巩固期的治疗：应用糖皮质激素见效后应维持 1 ~ 2 周再逐渐减量，开始 7 ~ 10d 减量 2.5 ~ 5mg，减量至 20mg/d 后，继服 6 ~ 8 周再逐步减量。减量过程中若出现病情加重，应尽快提高糖皮质激素的用量。为减少其副作用并控制复发，在减量过程中，可加用 SASP 或 5 - ASA 或免疫抑制剂。

（2）缓解期：症状缓解后，应继续维持治疗，时间应大于 1

年，且近年来，有更多的学者支持长期治疗。一般认为糖皮质激素无维持治疗效果，故症状缓解后应逐渐减量，尽可能过渡到用SASP维持，其剂量一般为 2～3g/d，也可用相当剂量的新型 5-ASA 类药物。

（三）其他治疗

5-ASA 和免疫抑制剂均无效者，应考虑应用新型生物治剂，如抗肿瘤坏死因子 a（TNF-a）单克隆抗体，亦可用益生菌维持治疗。有条件单位可以开展白细胞洗脱疗法，适合于重度 UC 患者。

二、手术治疗

当有以下症状时需行紧急手术：并发大出血、肠穿孔、重型患者特别是合并中毒性巨结肠经积极内科治疗无效且伴严重毒血症者。表现为下列症状时可选择择期手术：①并发结肠癌变；②慢性持续型病例内科保守治疗效果不理想而严重影响生活质量，或虽然病情可被糖皮质激素控制，但糖皮质激素不良反应太大而不能耐受者。一般采用全结肠切除加回肠肛门小袋吻合术。

三、预后

本病呈慢性及反复发作性，相对而言轻度及长期缓解者预后较好。相反，急性暴发型、有并发症及年龄超过 60 岁者则预后不良，但随着治疗水平提高，近年来死亡率已明显下降。慢性持续活动或反复发作频繁者，预后较差，可通过选择合理手术治疗，以期达到恢复。病程越漫长，癌变危险性越大，应注意随访，所以推荐病程8～10 年以上的广泛性或全结肠炎和病程 30～40 年以上的左半结肠炎、直肠乙状结肠炎患者，至少两年 1 次行结肠镜检查以监测有无癌变。

第二节　中医经典治疗

一、治则治法

本病的治疗，根据病证的寒热虚实确定治疗原则。热痢清之，寒痢温之，初痢实则通之，久痢虚则补之，虚实夹杂者攻补兼施。刘河间提出的"调气则后重自除，行血则便脓自愈"的调气和血之法，可用于痢疾的多种证型。同时在治疗过程中，应注意顾护胃气。

二、辨证论治

（一）湿热内蕴证

治法：清热利湿，健脾和胃。

方剂：芍药汤（《素问病机气宜保命集》）加减。

药物组成：黄芩、黄连、赤芍、当归、木香、槟榔、大黄、肉桂、甘草。

方义：方中黄芩、黄连性味苦寒，功擅清热燥湿解毒，以除致病之因。重用芍药养血和营、缓急止痛，配以当归养血活血；木香、槟榔行气导滞，四药相配，调和气血。大黄苦寒沉降，其泻下通腑作用可通导湿热积滞从大便而去，体现"通因通用"之法。方以少量肉桂，其辛热温通之性，既可助归、芍行血和营，又可防呕逆拒药。炙甘草和中调药，与芍药相配，又能缓急止痛。

伴呕吐者可加半夏以降逆止呕；腹痛里急较甚者，可酌加厚朴、枳壳以调气；下利脓血多者，可加地榆、丹皮以凉血止血。

（二）脾肾虚寒证

治法：温补脾肾，收涩固脱。

方剂：四神丸（《证治准绳》）合附子理中丸（《太平惠民和剂局方》）加减。

药物组成：附子、党参、干姜、白术、补骨脂、五味子、肉豆蔻、吴茱萸、甘草。

方义：补骨脂温肾暖脾；肉豆蔻温中行气，涩肠止泻；吴茱萸温脾肾散阴寒；五味子收敛固涩；附子温阳散寒；理中丸温中祛寒，补气健脾。

腹痛甚者，加白芍缓急止痛；小腹胀满者，加乌药、小茴香、枳实理气除满；大便滑脱不禁者，加赤石脂、诃子涩肠止泻。

（三）肝脾不和证

治法：疏肝健脾，调气和血。

方剂：痛泻要方（《丹溪心法》）合柴胡疏肝散（《证治准绳》引《医学统旨》方）加减。

药物组成：白术、白芍、陈皮、防风、柴胡、枳实、香附、川芎、甘草。

方义：柴胡疏肝木以解郁，白术健脾止泻，白芍敛肝阴以止血，川芎化凝血以归肝，枳实破滞气，陈皮利中气，香附调气解气郁，防风散肝舒脾，甘草缓中以泻肝火也。

湿热明显者，可加黄连、黄芩、木香等以清热燥湿、理气止泻；久泄者，可酌加升麻等以升阳止泻。

（四）血瘀肠络证

治法：活血化瘀，理肠通络。

方剂：桃红四物汤（《医垒元戎》录自《玉机微义》）合失笑散（《太平惠民和剂局方》）加减。

药物组成：桃仁、红花、熟地、当归、川芎、白芍、五灵脂、蒲黄。

方义：方中以强劲的破血之品桃仁、红花为主，力主活血化瘀；以甘温之熟地、当归滋阴补肝、养血调经；芍药养血和营，以增补血之力；川芎活血行气、调畅气血，五灵脂通利血脉，蒲黄行血消瘀，以助活血之功。活血化瘀之法至关重要，使瘀血去，新血生，肠络活，腐肉去而新肌生。

便血量多不止者，可酌加三七粉等活血止血。

（五）阴血亏虚证

治法：滋阴清热，固肠止痢。

方剂：驻车丸（《集验良方》）加减。

药物组成：黄连、阿胶、当归、干姜。

方义：方中黄连清热燥湿止泻，阿胶滋阴养血，当归养血活血，干姜温中散寒，四药合用以滋阴清热养血，固肠止痢。

若口干、尿少等津伤明显者，可加沙参、石斛等以养阴生津；伴有肛门灼热等湿热之象者，可加白头翁、秦皮等清利湿热。

（六）脾虚湿热证

治则：益气健脾，清热燥湿。

方剂：参苓白术散（《太平惠民和剂局方》）加减。

药物组成：人参、白术、茯苓、山药、莲子肉、扁豆、薏苡仁、砂仁、桔梗、甘草。

方义：方中以人参、白术、茯苓益气健脾渗湿，山药补脾益肺，莲子肉健脾涩肠，扁豆健脾化湿，薏苡仁健脾渗湿，均可资健脾止泻之功；砂仁芳香醒脾，行气和胃，桔梗宣利肺气，载药上行，使全方兼有脾肺双补之力，炒甘草健脾和中，调和诸药。

脾虚明显者，上方加黄芪、太子参；瘀血较重者，加丹参。

在本病的临床诊治过程中，应采用辨证与辨病相结合、整体与局部统筹兼顾的原则，同时注意主症、兼症与变症的关系。由于本病病因病机的复杂性及病变部位的特殊性，可采用内服与局部灌肠相结合的方法以提高疗效，同时也应做到在严格中医辨证的基础上适当加用现代药理研究证实了的具有抗炎、消肿、止血、镇痛、减轻炎性渗出及收敛生肌作用的中药，起到相得益彰之效。在辨证施治过程中，还应尤其注意以下几点：①发作期，肠道湿热虽为主要病机，但清利湿热的同时，应顾护脾胃，切勿过分寒凉，以免碍湿之虞、伤脾之弊。用药时可加用白术、黄芪、生薏苡仁等，既可健脾益气，又防湿困脾。②发作期多属邪实，治以祛邪为主，此时切勿过早施用收涩之品，以免关门留寇。③适用风药。根据"风能胜湿"之说，在用药时可适当加入风药，如防风、葛根、升麻等，旨在升阳、除湿、止泻。④恢复期虽以健脾温肾为主，但仍要在方中加用清利之品，以免余邪留恋。⑤勿忘疏肝。肝与脾关系密切，土虚木乘，运化失司，加之病情反复，患者情绪波动，肝郁横逆克脾，故健脾的同时应佐以疏肝解郁、悦情和志之品。

第三节　名老中医治疗经验

李振华教授运用健脾温肾法治疗溃疡性结肠炎。李老认为脾虚湿阻是溃疡性结肠炎的重要病理基础，脾虚为本，湿热为标，重视湿热互结。治疗先祛湿热，故在急性期可用三黄解毒汤、茵陈、虎杖等苦寒清热燥湿，要中病即止。湿盛热轻则改用五苓散。李氏集多年临床经验，用药之道遵《金匮要略》言"祛湿当以温药和之"的治疗原则，取得了良好临床疗效。湿热缠绵，病理是阴阳寒热矛盾交错，治湿当以温药和之，助脾运以化湿。清热宜苦寒燥湿清热，但寒凉不宜太过而伤脾阳。治疗上祛湿当宜温药，清热宜用苦寒，用清热药宜中病即止，过则苦寒损伤脾气脾阳，热减则及时加入健脾利湿之品，以治其本。李老认为脾肾阳虚是溃疡性结肠炎的主要病理转归。脾胃的阳气与肾阳有密切关系，二者互相促进，相辅相成。如泄泻日久，脾胃阳虚，水谷精微输布失常，必波及肾阳不足，火不生土，则纳化力弱，谷气下流，泄泻复作。肾阳亏虚，反促使脾胃之阳更虚。脾肾阳虚，命门火衰，阴寒则盛，故于每天黎明之际，阳气未复，阴气盛极之时，即令人肠鸣腹泻，发为"五更泄"。情志失调如愤怒这一精神因素，也是引起溃疡性结肠炎的另一种病理。情志失调，肝气失其疏泄条达，则横逆乘脾犯胃，虚者愈虚，腐熟运化功能失常，随即发生泄泻。临床除脾虚症状外，伴见嗳气、痛则欲便、泄后痛减、口苦脉弦的症状。综上所述，溃疡性结肠炎的病机主要为脾胃虚弱、脾虚湿阻，脾肾阳虚，肝气乘脾三个方面。基于以上病理分析，李氏治疗溃疡性结肠炎的基本思路是健脾利湿，温肾止泻法。常用胃苓汤、理中汤、四神丸、香连丸等合方，与病机环环相扣，根据病情发展的阶段各有所侧重。

任光荣治疗溃疡性结肠炎，在病因病机方面，任氏认为：溃疡性结肠炎的发病与肺密切相关治疗上应重视肺与大肠的关系。在治疗方面，任氏强调活动期应根据个体不同，选择配伍用药，以提高疗效。同时要注意活动期虽以湿热证为显，但仍可见脾胃虚弱之表现如面黄肌瘦，纳差乏力等，故还需坚持健脾助运之原则；缓解期任氏非常重视黄芪、党参的应用，多重用，用量常在30～60g，认为两药能力补脾胃，鼓舞清阳，振动中气，排脓止痛，活血生血而无刚燥之弊。任氏常采用内服药与灌肠药相结合的方法，促进溃疡愈合，并慎用固涩止泻药以免"闭门留寇"，常用熟大黄、桃仁、鸡内金疏利导滞，并适当运用疏肝安神药物如柴胡、百合、合欢皮等进行情志疏导。

余绍源教授治疗本病，认为风邪、饮食失节、湿热、肺热、肝经血热、肝郁、血瘀均属客邪为标，除血瘀只见于久病、反复发作期，风邪多见于初发期外，湿热、肺热、肝经血热、肝郁均可见于初发期和反复发作期。初发期和反复发作期以邪气盛为主兼见脾虚，脾胃虚弱为本并且贯穿于整个病程中。缓解期多邪退正虚，脾虚为主或兼见邪气，血瘀肠络为局部病理改变，更使本证迁延难愈。虚中有实、虚实夹杂是其显著特点，临床上比较突出的、多见的表现是脾虚湿滞。余氏辨证论治有如下特点：①祛邪不伤正：溃疡性结肠炎的客邪（风邪、饮食失节、湿热、肺热、肝经血热、肝郁、血瘀等），这些客邪分别见于病程的不同阶段或兼见。初期或反复发作期，祛邪之时，勿忘扶正，否则攻邪伤正，正气愈虚，疾病迁延难愈。故宜审时度势，酌情用药，才能达到实邪尽去，不伤正气的疗效。②不忘补脾：本证脾虚为本。补脾贯穿于整个病程中，祛邪亦不忘扶正，但应分清标本缓急轻重。久病下痢及肾者还当加入补肾之品。③涩肠止血：勿忘加入行气导滞，升阳固脱之品。一味的涩肠止血、止泻，只能造成闭门留寇。④活血治痢：血瘀肠络为局部病理改变，肠间气血凝滞，血败肉腐，肉溃成疡，应酌情加入活血或活血止血之品，忌用单纯止血之品，同时应加入祛腐生肌托疮之药。⑤缓急止痛：久泻之人，肠道敏感，易导致肠道痉挛，可加入酸甘化阴之品，缓急止痛。

第四节　民间单方验方

一、单方

1. 大蒜 50g，将蒜捣碎后浸于 100ml 温开水中 2 小时，然后用纱布过滤，加入少许糖即可。每次服 20～30ml，每 4～6h 服 1 次，至腹痛腹泻症状减轻。

2. 单用鲜马齿苋、莱菔子、小凤尾草等 30g，代茶饮。

3. 新鲜冬青叶 1000g，水煎至 500ml，每日 3 次，每次 20～30ml。

4. 黄连 40g，水煎服，每次服 20ml。每 4 小时服 1 次，至症状减轻。

二、验方

1. 将大蒜 30g 去皮，新鲜马齿苋 60g（干品 30g）洗净切碎，然后煮汁去渣，再加入粳米 100g 煮粥，早晚温热服用，具有清热止痢作用。

2. 焦山楂 30g，焦神曲 15g，红白糖各 15g，水煎去渣，温服，每日 3 次，治疗痢疾初起，有食欲不振、大便次数增多、泻下赤白、腹痛下坠等症，一二日即愈。

3. 西洋参（另煎冲）、石斛各 3g，炒白术、白芍各 4.5g，炙甘草 2.4g，怀山药、麦冬、茯苓、扁豆各 9g，水煎服。适用于纳谷不化，痢下五色，且兼体虚气弱，形体消瘦，气短，舌红，脉沉微数。

4. 香参丸：苦参 1000g，广木香 600g，生甘草 150g，研成细末，水泛为丸，日服 3 次，每次 6.5g。适用于血痢、热痢。

第五节　外治法

一、中药灌肠疗法

中药保留灌肠可使药物充分接触病灶，直接作用于肠壁，提高病变部位的血药浓度，药物被迅速吸收，充分发挥药物的局部作用；药物经肠道吸收后，大部分可绕过肝脏进入大循环，对全身发挥治疗作用；亦可避免或减少消化液、消化酶等对药物的影响和破坏，减轻药物对胃肠道的刺激及口服中药的苦涩感，有着传统口服给药无法比拟的优势。局部中药保留灌肠可起到与内服法相似的整体治疗作用，乃内外并举，局部与整体兼顾之法，针对明确，减少了全身的副作用，并提高了疗效。

1. 灌肠基本方　黄芩、黄连、三七、白及、地榆炭、马齿苋、儿茶、枯矾、炒槐米。

2. 随证加减　偏湿热者可加黄连、白头翁、败酱草；偏虚寒者可加海螵蛸、乌梅、补骨脂；偏肝脾不和者可加柴胡、木香、黄连；偏血瘀者可加血竭、红花；偏阴血亏虚者可加阿胶、黄芪。

3. 注意事项　①角度（体位）：左侧卧位，臀高头低位。②温度：接近正常人体体温，36~37℃。③速度：成滴但不成流，过快则刺激肠蠕动，保留效果欠佳。④深度：10~15cm，过浅或过深均可导致直肠刺激征而保留效果差。⑤量度：100~150ml，超过直肠耐受量则易致直肠刺激征。⑥保留时间：一般 3~4 小时，甚至可一天。

二、针灸疗法

针灸疗法治疗本病，有以下几个特点：①多取胃经经穴：中医学认为本病病位在脾、胃、肠，而胃经属胃络脾。若脾胃失运，升降失司、清浊不分、混杂而下则致该病，故常选胃经经穴治疗。穴取天枢、足三里、上巨虚等。②多取任脉经穴：任脉循行在胸腹正中，总任全身阴经。而该病主要是因脾气不健，湿浊内停肠胃所致。因此，历代多取该脉穴位治疗。常用穴主要是中脘、神阙、气海、关元等。③常取背俞穴和督脉穴：膀胱经背俞穴是脏腑经气输注之处；而督脉为诸阳之会。因此，刺激督脉穴与相关背俞穴，可以调整相应的脏腑功能，起到涩肠止泻（痢）之作用。常用脾俞、肾俞、大肠俞、胃俞、三焦俞、小肠俞、中膂俞、百会等穴。④常取足三阴经经穴：三阴经内属肝、脾、肾，外循胸腹，肠腑功能常与之关系密切。故临床上亦常选用足三阴经穴治疗该病，主要取阴陵泉、三阴交、隐白、公孙、然谷、照海、太冲等。

三、艾灸疗法

艾灸治疗本病所选穴位以脘腹及背部经穴为主。常用的穴位有中脘、关元、天枢、神阙、气海、小肠俞、足三里等。历代医家灸治本病的特点有：①灸量多至数百壮；②取穴少而精，常用 1~2穴；③灸法多样化；④灸和药结合治疗危重病症。

四、热熨疗法

历代有采用熨法治疗本病，包括葱熨法、"外灸膏"熨法和"封脐艾"熨法，用以治疗虚寒泄泻。特点是：①用于治疗本病危重症，体现了热熨疗法温中回阳，补益固脱的作用；②多选用神阙穴；③热熨物多用葱等温阳药。

第七章　预防与康复

一、增加患者对 UC 的认识

医护人员对本病病因、临床表现及诊治等方面知识的讲解可提高患者对疾病的认识程度，提高他们对防护治疗的依从性。另外，护理人员应采取积措施指导患者应对疾病带来的精神和生活困扰，帮其以平和的心态应对疾病。

二、提高自我检测病情能力

一方面是对病情的监测，如观察腹痛、腹泻等症状，以及排便次数、色、质、量等和患者生命体征等的变化；另一方面要检测患者的营养状况，给予其饮食指导，并可定期检测体重及生化指标（如血红蛋白、电解质和白蛋白等）。

三、给予用药指导

本病一般呈慢性过程，容易复发，应反复告知患者坚持用药治疗，不能随意停药或换药。并在患者就医时应教会其识别药物的不良反应，如出现异常情况如手脚发麻、发热、头痛等严重副反应症状应及时就诊，以免延误病情。

四、提高患者及其家属的护理能力

教会患者及其家属一般灌肠的方法、用药时间、剂量等，培养和提高患者的自我护理能力，促进疾病早日痊愈。并指导患者合理休息和活动，病情缓解期应适当休息，注意劳逸结合，预防疾病复发。并给予饮食指导，注意做到"三高"（高热量、高优质蛋白、高维生素）和"三低"（低渣、低脂、低刺激），使患者少走弯路。

五、保持心情舒畅，增加适宜的体育锻炼

情志失和为很多疾病的致病因素，《庄子刻意》中云："平易恬淡，则忧患不能入，邪气不能袭。"通过各种途径调节情志，排除忧思恼怒，达到愉快自得的目的。另外，还要适当地参加体育活动，既可流通气血，增强体质，又能陶冶情操，使人怡情放怀，气机流畅。但锻炼应当适量，量力而行，持之以恒，方可获益。广大医护工作者也应注意对病人进行这方面的调护，用高度的责任心及

爱心帮助患者，放下包袱，消除顾虑，使其慢慢达到配合药物治疗，达到治愈疾病的目的。

参考文献

中医部分

[1] 韩义红. 王嘉麟治疗溃疡性结肠炎经验［J］. 中国中医基础医学杂志，2012，18（3）：279～288.

[2] 华荣，罗湛宾，李政生. 李振华教授健脾温肾法治疗溃疡性结肠炎经验［J］. 河南中医，2006，26（8）：17～18.

[3] 章一凡，任光荣. 任光荣治疗溃疡性结肠炎经验［J］. 中国现代医生，2010，48（7）：43～66.

[4] 陈衍华，杨晓华，阮期铭. 张澄庵老师治疗久痢经验评析［J］. 时珍国医国药，2001，12（3）：287～288.

[5] 延卫东，何琰，陈延. 余绍源教授治疗溃疡性结肠炎经验［J］. 河南中医，2006，26（6）：17.

西医部分

[1] 陈灏珠，林果为. 实用内科学. 北京：人民卫生出版社，2009. 2005～2011.

[2] 樊惠丽，陈玉梅. 溃疡性结肠炎发病机制和治疗进展［J］. 中国全科医学，2012，15（2）：228～230.

[3] 中华医学会消化病学分会炎症性肠病协作组. 对我国炎症性肠病诊断治疗规范的共识意见［J］. 胃肠病学，2007，12（8）：488～495.

[4] 陆再英，钟南山. 西医内科学. 北京：人民卫生出版社，2008. 323～330.

克罗恩病

第一章　概　　述

克罗恩病（Crohn's disease，Crohn 病，CD）是一种原因不明的胃肠道慢性炎性肉芽肿性疾病，可累及黏膜至浆膜，贯穿肠壁，病变多呈节段性、非连续性分布，可累及胃肠道，甚至全消化道的任何部位，以末段回肠和近段结肠最为常见。根据病变部位的不同主要分为回肠型、回－结肠型和结肠型。该病在西方国家的发病率远高于亚洲国家，但近些年来我国的发病率有明显上升趋势。临床发病女性高于男性，表现为腹痛、腹泻、营养不良、腹部包块及皮肤和关节病变等肠外表现，呈慢性病程，反复发作。

第二章　病因与发病机制

第一节　现代医学的认识

一、病因和发病机制

本病病因尚未明了，近年来研究极其活跃，目前认为本病是多因素相互作用的结果，主要包括遗传、感染、环境和免疫因素等。

（一）遗传因素

本病有明显的家族聚集性和种族差异。近年来在西方人群中发现与 CD 易感性一致的在染色体 16q12 NOD2/CARD15 基因的三种不同编码区,然而在日本、南韩、中国进行的多种研究中均未发现如此一致性,提示 CD 的基因背景有所不同。本病有遗传易感性,但不符合孟德尔遗传规律,像糖尿病、高血压和精神分裂症等,可能是多基因遗传性疾病。

(二) 感染因素

长期对于微生物感染与本病发病之间关系的研究发现,病灶常多发生于细菌接触最多的部位,在本病患者肠黏膜中已检测出副结核分枝杆菌、单核细胞增多性李斯特菌、麻疹病毒等及其产物,致病菌在肠道中异常增殖,改变肠道正常内环境,特别是菌群失调,经细菌及其毒素产物等反复作用下,释放一系列细胞因子,引起肠黏膜通透性增加,使肠黏膜持续性炎症和组织损伤。

(三) 环境因素

越来越多的证据表明,肠道菌群在 CD 的发病中是不可或缺的,并很可能成为最重要的因素。饮食结构改变如燕麦、麦麸进食减少,生猪肉、未经消毒的牛奶和奶酪增加,长期食用冷冻食品,均可能引起肠道菌群失调,导致黏膜损伤,激发过度的免疫反应,引发 CD。另外阑尾切除术和口服避孕药也被认为与 CD 的发病或加重有一定的关系。目前还有一种假说,认为环境越来越清洁而暴露于致病原的几率也越来越少,这使孩童时代的肠道免疫系统未受到挑战,而在以后的生活中针对病原体不易产生有效的免疫反应。这一假说正逐渐得到越来越多的人认可。

(四) 免疫因素

本病发病可能是由多种始发的以及持续存在的刺激因素引起机体免疫反应,产生自身抗体,激活补体,释放各种细胞因子以及炎症介质,激活淋巴细胞,从而导致局部肠组织损伤引起组织病理变化及一系列临床表现。近年来人们对 Th1、Th2 反应的不平衡已确定,对多种关键的细胞因子与炎性介质了解渐深,对网络学说的探索亦日趋深入且对炎症的信号传导途径也逐渐明确。

二、病理

病变可涉及口腔、食管、胃、十二指肠，但少见。病理变化分为急性炎症期、溃疡形成期、狭窄期和瘘管形成期（穿孔期）。镜下肠段呈节段分布，与正常肠段界限清晰，呈跳跃状。急性期以肠壁水肿炎性变为主；慢性期肠壁增厚、僵硬，受累肠管外形呈管状，其上端肠管扩张。

黏膜面典型病变有：

（一）溃疡

早期浅小溃疡，后成纵行或横行的溃疡，深入肠壁的纵行溃疡即形成较为典型的裂沟，沿肠系膜侧分布。肠壁可有脓肿。

（二）卵石状结节

由于黏膜下层水肿和细胞浸润形成的小岛突起，加上溃疡愈合后纤维化和疤痕的收缩，使黏膜表面似卵石状。

（三）肉芽肿

无干酪样变，有别于结核病。肠内肉芽肿系炎症刺激的反应，并非克罗恩病独有；且20%～30%病例并无肉芽肿形成，故不宜称为肉芽肿性肠炎。

（四）瘘管和脓肿

肠壁的裂沟实质上是贯穿性溃疡，使肠管与肠管、肠管与脏器或组织（如膀胱、阴道、肠系膜或腹膜后组织等）之间发生粘连和脓肿，并形成内瘘管。如病变穿透肠壁，经腹壁或肛门周围组织而通向体外，即形成外瘘管。肠壁浆膜纤维素渗出、慢性穿孔均可引起肠粘连。

第二节 中医学的认识

一、概述

克罗恩病据其临床表现，可归属于祖国医学的"肛痈"、"肛瘘"、"腹痛"、"肠痈"等。起初发病是以肛周脓肿为主者，可诊断为"肛痈"；肛痈溃后，邪气稽留不去，正气不足，疮口不合，日久形成瘘管，故又诊为"肛瘘"；以右下腹痛及脐周痛为主，可诊断为"腹痛"。以腹泻为主要临床表现，当无黏液脓血便时，"泄泻"的诊断也可成立。随着病情的进展，邪气久聚不散，腹部出现包块，诊断为"积聚"；若积聚阻塞肠道，气血运行不畅，表现出中医"痛、吐、胀、闭"四大症状，此时可诊断为"肠结"。以便血为主证，可诊断为"血证—便血"。由于长期反复发作，气滞血瘀，"不通则痛"，各脏器功能均受损，而致疲倦乏力、消瘦等，可诊断为"虚劳"。总之，由于本病在不同阶段及不同患者的临床表现不一，仅仅用一个中医病名来概括其发病全过程的特点与规律是不可能的。因此，根据克罗恩病的不同阶段所表现不同的特点而诊断相对应的中医病，辨病与辨证相结合才较为客观。

二、病因病机

（一）病因

1. 感受外邪

《脾胃论》云："肠胃为市，无物不受，无物不入，若风、寒、暑、湿、燥、气偏胜，亦能伤脾损胃"。六淫外邪，或直犯中焦，或自皮毛、口鼻而入传于胃肠，脾胃纳化失司，小肠失于泌别清浊，大肠传导失司，邪毒壅滞，均可诱发本病。

2. 饮食所伤

平素饮食不节，嗜食肥甘厚味，过食生冷，喜辛辣、烈酒之品，损伤脾胃，久则脾胃失于运化，痰湿内生，郁久化热，湿热内蕴，蒸灼损伤人体，变生本病。

3. 情志失调

正常的情志是指喜、怒、忧、思、悲、恐、惊七种人类情感活动，是人体的生理和心理活动对外界环境刺激的不同反应。但若情志变化过激或持续过久，会引起气机郁结或紊乱，导致脏腑气血的异常而致病。

4. 正气不足

正气的强弱是决定人体是否发病的重要的内在因素，即《内经》云："正气存内，邪不可干"、"邪之所凑，其气必虚"。若先天禀赋不足，或后天调护失宜，致正气虚弱；或久病不愈，延及脾胃，或用药不当，损伤脾胃，气血生化乏源，正气不足，均可导致本病的发生。

（二）病机

本病病变部位广泛，主在脾胃、大肠、小肠，与肝、肾二脏密切相关。脾胃同居中焦，脾主运化，以升为常；胃主受纳，以降为顺，二者共为后天之本，生理方面相互配合，病理方面相互影响。脾胃失于运化，未经运化之水谷夹杂邪气及痰湿、湿热等病理产物下注小肠、大肠，致小肠不能泌别清浊，大肠传导失司。肝主疏泄，调畅气机，则脾胃纳化功能可以正常发挥。若肝失疏泄，气机阻滞，肝气横逆，木旺乘土；或中土壅滞，木郁不达，均可损伤脾胃，脾胃伤则气血生化乏源，邪气阻滞，本病乃生。肾为先天之本，与脾胃主人体之健康。久病及肾，肾阳之温煦、肾阴之濡润功能受损，又会加重病情的发展。

六淫外袭、饮食不当、情志不遂等病理因素侵袭人体，损伤脾胃、大肠、小肠，涉及肝肾，脾失于运化，化生痰湿；肝失疏泄，气机阻滞，气血津液运行失调，久则郁而化热，瘀血内停。其病理产物不外湿热、火郁、食积、痰饮、血瘀、邪毒等。这些病理产物反过来又可侵犯脾胃，阻滞中焦，致使脾胃气机升降失调，气机阻滞，形成恶性循环，使病情加重，病程缠绵不愈。

病初因感受外邪、饮食、情志等病邪为患，正气尚充盛，实证偏多；随着疾病的发展，脾胃损伤，气血生化乏源，正气日虚，且病理产物加重邪气积聚，证属虚实夹杂；后期正气虚甚，无以祛邪外出，病程迁延难愈，以虚证为主。若疾病过程中，邪气盛实，阻滞气血，肠道阻塞，则可见"肠结"；若湿热阻滞，气滞血瘀，则可发为"肠痈"；邪气久停肛周，稽留不去，可致"肛痈"；若病邪损伤脉络，则可演变为呕血、便血、胃穿孔等重症、危症。

第三章　临床表现

本病的临床表现复杂多变，与临床类型、病变部位、严重程度、病程长短及有无并发症有关。本病起病大多隐匿、缓慢，从发病早期症状出现（如腹部隐痛或间歇性腹泻）至确诊往往需数月至数年以上。病程呈慢性，活动期与缓解期长短不等、交替出现，反复发作呈渐进性进展。少数急性起病，可表现为急腹症，酷似急性阑尾炎或急性肠梗阻。腹痛、腹泻和体重下降是本病的主要三大症状。

一、症状

（一）消化系统表现

1. 腹痛　为最常见症状，多位于右下腹或脐周，间歇性发作，常为痉挛性阵痛伴腹鸣。常于进餐后加重，排便或肛门排气后缓解。腹痛的发生可能与肠内容物通过炎症、狭窄肠段，引起局部肠痉挛有关。腹痛亦可由部分或完全性肠梗阻引起，此时常伴有肠梗阻症状。出现持续性腹痛和明显压痛时，提示炎症波及腹膜或腹腔内脓肿形成。全腹剧痛和腹肌紧张，可能系病变肠段急性穿孔所致。

2. 腹泻　亦为本病常见症状，多数每日大便 2 ~ 6 次，多为糊状或水样，一般无脓血和黏液。先是间歇发作，病程后期可转为持续性。病变涉及下段结肠或肛门直肠者，可有黏液血便及里急后重感。

3. 腹部包块　约见于 10% ~ 20%，右下腹与脐周多见。腹块固定提示有粘连，多已有内瘘形成。腹块易与腹腔结核和肿瘤等混淆。

4. 瘘管形成　是克罗恩病的特征性临床表现，因透壁性炎性病变穿透肠壁全层至肠外组织或器官而成。瘘分内瘘和外瘘，前者可通向其他肠段、肠系膜、腹膜后、膀胱、输尿管、阴道等处，肠段之间内瘘形成可致腹泻加重及营养不良；后者通向腹壁或肛周皮肤。肠瘘通向的组织与器官因粪便污染可致继发性感染。外瘘或通向膀胱、阴道的内瘘均可见粪便与气体排出。

5. 肛门症状　部分患者偶有肛门内隐痛、肛门周围瘘管、脓肿形成及肛裂等病变，可为本病的首发或突出的临床表现。有结肠受累者较多见。

6. 其他表现　包括恶心、呕吐、纳差等。

（二）全身表现

1. 发热　为常见的全身表现之一，与肠道炎症活动、组织破坏后毒素的吸收及继发感染有关。常见热型为间歇性低热或中度热，急性重症病例或伴有化脓性并发症时，多可出现弛张型高热、寒战等毒血症状。少数患者以发热为主要症状，甚至较长时间不明原因发热之后才出现消化道症状。

2. 营养不良　因慢性腹泻、食欲减退及慢性消耗等因素导致体重下降、贫血、低蛋白血症和维生素缺乏等表现。青春期前患者可出现生长发育迟滞。

（三）肠外表现

本病肠外表现与溃疡性结肠炎的肠外表现相似，但发生率较高，常见表现有：口腔黏膜溃疡、皮肤结节性红斑、关节炎及炎症性眼病，另外还包括坏疽性脓皮病、慢性活动性肝炎、脂肪肝、胆石病、硬化性胆管炎和胆管周围炎、肾结石、血栓性静脉炎、强直性脊椎炎、血管炎、白塞病、淀粉样变性、骨质疏松和杵状指等。

（四）并发症

肠梗阻最常见，可占40%以上，且可反复发生。其次是腹腔内脓肿，偶可并发急性肠穿孔。直肠或结肠黏膜受累者可发生癌变，国内相对较少见。

二、辅助检查

（一）血液检查

1. 血常规　周围血白细胞轻度增高见于活动期，但明显增高常提示合并感染。贫血常见，红细胞及血红蛋白降低，常与疾病严重程度平行。

2. 血沉、C-反应蛋白　活动期血沉增快，C-反应蛋白升高，病情稳定后可显著下降。

3. 白蛋白　血清白蛋白常有降低，可见粘蛋白增加。

4. 电解质　血清钾、钠、钙、镁等可下降。

（二）粪便检查

粪便镜检可见红、白细胞，隐血试验可为阳性。

（三）免疫学检查

克罗恩病的较特异的血清学标志物是血清中抗酿酒酵母菌细胞壁的磷肽甘露聚糖的抗体（IgG 和 IgA）阳性。除此以外，还有抗中性粒细胞胞浆 IgG 抗体阳性率约5% ~ 10%，较正常人要高。还有一些因子与本病的活动性有关，如 TNF - α、IL - 1、IL - 6、IL - 8等细胞因子在血中检测常发现增高。

第四章　　西医诊断与中医辨证

第一节　　西医诊断

主要根据临床表现、X 线检查、内镜检查和组织活检所见进行综合分析。表现典型者,必须充分排除各种肠道感染性或非感染性炎症疾病及肠道肿瘤后,方可作出临床诊断。对初诊的不典型病例,则需要通过随访观察,以求明确诊断。鉴别有困难而又有手术指征者可行手术探查并获得病理诊断。

一、多为慢性病程,反复发作,少数可急性起病。

二、脐周或右下腹痛、压痛,腹泻或黏液脓血便,发热、消瘦、贫血、营养不良,腹内肿块,肛周病变,渐进的肠梗阻及肠壁、腹壁窦道、肛周瘘管等。

三、胃肠道慢性特发性肉芽肿性炎症,以末段回肠及右半结肠最常见。常有肠外并发症。

四、X 线钡餐检查

1. 病变呈节段性分布,病变黏膜皱襞紊乱,有小颗粒、息肉样表现。

2. 肠黏膜有口疮样小溃疡,可发展成纵形溃疡、裂沟,与横形浅裂隙交错形成卵石样充盈缺损等典型征象。

3. 多发性僵硬管状或环状狭窄,间以扩张肠曲。回肠末段呈线样征。

4. 可见肠管间或通向腹壁、膀胱、阴道、肛周的瘘管。

五、结肠镜检查

1. 早期有细小表浅溃疡，以后为纵行或裂隙状溃疡。

2. 黏膜表面呈细小颗粒状，重者凸出呈卵石状改变。

3. 黏膜充血、水肿、肠腔狭窄、结肠袋变钝或消失，有假息肉形成。

4. 病变肠段之间可见正常肠段。

5. 黏膜及黏膜下深层活组织检查可发现典型的非干酪样肉芽肿和非特异性炎症反应。

六、B 型超声检查

病变肠段呈不整圆形环靶像。肠壁增厚而僵硬，各分层消失，不易受压。实时超声检查见肠蠕动减弱或消失。

七、CT 检查

可见病变段肠壁增厚，肠壁呈均匀性或欠均匀性密度影。肠腔可成靶环或双晕像。肠壁与系膜界面不清。还可发现肠系膜淋巴结肿大、腹内脓肿及蜂窝织炎、肛周疾病、肠腔皮肤窦道、瘘管等，对确诊尤有帮助。

八、病变肠段组织学检查

具备以下 1 和 2 项中任何 4 点可确诊本病。而基本具备病理诊断条件但无肠系膜淋巴结标本者为病理可疑。

1. 肠壁和肠系膜淋巴结呈非干酪样坏死。

2. 显微镜下特点：①节段性全壁炎；②裂隙状溃疡；③黏膜下层水肿，淋巴管血管扩张；④淋巴细胞聚集；⑤结节病样肉芽肿。

临床上对同时具有本节第二、三项及四或五项中多数改变者，或四、五项虽不典型但具有六、七项者，可临床诊断克罗恩病，确诊应具备第八项要求。

第二节　中医辨证

一、辨证要点

（一）辨缓急

因感受外邪，或过食生冷，或暴饮暴食，以致损伤中阳，直中胃肠，腹痛暴作，起病急。若因肝气久滞，肝失条达，或脾胃素弱，土壅木郁，而致肝胃不和，日久气病及血，致气滞血瘀腹痛渐发，起病多缓。

（二）辨寒热

寒证者多见腹痛暴作，痛无间歇，遇寒加重，得温则减，兼下利清谷，小便清长，舌淡、苔白滑润。若见胃脘灼痛，痛势急迫，得寒痛减，兼有口渴引饮，大便秘结或便后肛周灼热，小便黄赤，舌红、苔黄腻者属热。

（三）辨虚实

腹胀腹痛，闭结不通者多实；痛而不胀，无闭结者多虚。疼痛拒按者多实；喜按者多虚。痛剧烈，固定不移者多实；痛徐缓，痛处不定者多虚。新病体壮者多实；久病体弱者多虚。

（四）辨气血

一般本病初起，胀痛为主，痛无定处，时作时止，腹块时聚时散，兼有腹胀，嗳气频，后觉缓者，多属气滞；久病入络，疼痛为主，痛如针刺或刀割，痛处固定不移，按之痛剧者，多为血瘀。

（五）辨轻重

病初邪气虽盛，但正气不虚，尚可抗邪，疼痛轻，病程短，经一般饮食调理或稍加治疗即愈，病情轻。久病疼痛反复发作，体质渐差，正气渐虚，病情缠绵难愈，伴有胃肠道症状，久病入络，病情严重者常伴有呕血、便血等出血症状，甚至出现虚脱之候，应及时抢救，必要时手术治疗。

二、辨证分型

（一）湿热内蕴证

症候表现：痛势急迫，脘腹灼热拒按，口干口苦，口渴不欲饮，小便黄，大便稀薄臭秽，或夹有黏液脓血，或肛周湿热，灼痛，舌质红苔黄腻，脉滑数。

辨证要点：本证以病势急迫、脘腹疼痛灼热拒按或肛周热痛、口苦口渴、舌红苔黄腻为辨证要点。

（二）气滞血瘀证

症候表现：脘腹呈针刺或刀割样痛，痛处固定，拒按，疼痛持久，夜间痛甚，或见吐血、黑便，舌质紫黯或有瘀斑，脉弦涩。

辨证要点：本证以疼痛反复发作，痛如针刺或刀割，痛处固定，痛时持久为特征，若瘀痛日久，损伤络脉，血不循经，则见出血。

（三）肝郁乘脾证

症候表现：胸胁脘腹胀满，攻撑作痛，嗳气频作，得嗳气或矢气则舒，每因情绪变化而痛作，多便前腹痛，急迫欲便，便后痛缓，苔多薄白，脉弦。

辨证要点：胸胁脘腹胀满，痛泻，每因情志因素而痛作为本证特征。

（四）脾胃虚弱证

症候表现：脘腹疼痛隐隐，喜温喜按，得食则减，时呕清水，纳少，神疲乏力，手足欠温，大便溏薄，舌质淡，边有齿痕，苔薄白，脉沉缓。

辨证要点：本证以病程较长，疼痛隐隐，绵绵不断，喜暖喜按，全身显现虚寒征象为特征。

（五）脾肾阳虚证

症候表现：脘腹冷痛，喜温喜按，五更泄泻，不思饮食，食不消化，或久泻不愈，腰酸肢冷，神疲乏力，舌质淡，苔薄白，脉沉迟无力。

辨证要点：本证以病程较长，五更泄泻，不思饮食，食不消化，久泻不愈，腰酸肢冷全身显现阳虚征象为特征。

（六）阴血亏虚证

症候表现：脘腹隐隐灼痛，烦渴思饮，口燥咽干，食少，大便干，五心烦热，舌红少苔或剥苔，脉细数或细弦。

辨证要点：本证多见于病程较长，或长期使用温燥药物及失血的患者。临床以脘腹隐隐灼痛、口燥咽干、舌红苔少等阴血虚弱之象为特点。

第五章　鉴别诊断与类证鉴别

第一节　鉴别诊断

一、肠结核

1. 肠结核患者既往或现有肠外结核病史。

2. 临床表现少有瘘管、腹腔脓肿和肛门周围病变。

3. 内镜检查见病变主要累及回盲部、邻近结肠，但节段性分布不明显，溃疡多为横行，浅表而不规则。

4. 活检组织抗酸杆菌染色阳性有助肠结核诊断，干酪样肉芽肿是肠结核的特征性病理组织学改变。

5. 结核菌素试验（PPD）强阳性，血中 ADA 活性升高，血清结核杆菌相关性抗原和抗体检测阳性等有助于肠结核诊断。

6. 对鉴别有困难不能除外肠结核者，可先行诊断性抗结核治疗，一般肠结核经抗结核治疗2~3周后症状有明显改善，治疗2~3个月后内镜所见明显改善或好转。

7. 有手术指征者可行手术探查，病变肠段或肠系膜淋巴结病理组织学检查发现干酪性肉芽肿可获确诊。

二、肿瘤

结肠癌、小肠淋巴瘤、肉瘤等多见，一般可通过内镜下组织活检鉴别诊断。

三、溃疡性结肠炎

详见"溃疡性结肠炎"相关章节。

四、急性阑尾炎

腹泻少见，常有转移性右下腹痛，压痛限于麦氏点，甚者可有反跳痛，血常规检查白细胞计数增高更为显著，可资鉴别，但有时症状不典型者，需剖腹探查才能明确诊断。

五、其他

如血吸虫病、阿米巴肠炎和其他感染性肠炎（耶尔森菌、空肠弯曲菌、艰难梭菌）等疾病可通过详询病史及大便培养鉴别诊断；贝赫切特病、药物性肠病（如 NSAIDs）、嗜酸性粒细胞性肠炎、缺血性肠炎、放射性肠炎、胶原性结肠炎、各种肠道恶性肿瘤以及各种原因引起的肠梗阻，在鉴别诊断中均需考虑。

第二节　类证鉴别

泄泻　两者均多发于夏秋季节，病变部位在胃肠，病因亦有相同之处，症状都有腹痛、大便次数增多。但痢疾大便次数虽多而量少，排赤白脓血便，腹痛伴里急后重感明显。而泄泻大便溏薄，粪便清稀，或如水，或完谷不化，而无赤白脓血便，腹痛多伴肠鸣，少有里急后重感。当然，泻、痢两病在一定条件下，又可以相互转化，或先泻后痢，或先痢而后泻。一般认为先泻后痢病情加重，先痢后泻病情减轻。

第六章　治　　疗

第一节　现代医学治疗

治疗原则是尽早控制疾病的症状，促进缓解，维持治疗，防止复发，防治并发症和掌握手术治疗时机。理论基础是通过阻断炎症反应和调节免疫功能进行的。治疗前，首先对病情进行综合评估，包括病变范围、部位，病程的长短，疾病严重程度以及患者的全身情况，根据病情给予个体化、综合化的治疗。

一、一般治疗

本病患者常伴有营养不良，一般主张给予高蛋白、高糖、低脂、低渣饮食，适当补充叶酸、维生素和微量元素，家庭内营养适合要素饮食，重症患者及有中毒性巨结肠、肠瘘、短肠综合征等并发症者适合全肠外营养。营养治疗除有利于纠正营养不良，还能控制疾病的活动性，延长疾病缓解时间。腹痛、腹泻患者必要时可酌情使用抗胆碱药物或止泻药，合并感染者静脉给予广谱抗生素。必要时予以输血、血浆、白蛋白、复方氨基酸。

二、药物治疗

（一）活动期治疗

1. 氨基水杨酸类

柳氮磺胺吡啶（SASP）仅对轻、中度患者，且病变局限于结肠者有一定疗效。5－氨基水杨酸（5－ASA）控释剂对结肠和末段回肠有疗效。小肠型需要应用激素和5－ASA控释药物。轻度或中度选用3~4g/d的SASP或5－ASA分次口服，中度患者对水杨酸类制剂反应不佳者，可加用糖皮质激素，泼尼松30~40mg/d。

2. 糖皮质激素

是治疗和诱导病情缓解作用最快、疗效较好的药物，适用于各型中、重度患者，以及上述对氨基水杨酸制剂无效的轻、中度患者。常用剂量泼尼松0.5~0.75mg/（kg·d），严重者可达1mg/（kg·d），2个月左右病情缓解，可在治疗初期即开始使用糖皮质激素，推荐使用布地奈德，常用剂量9mg/d，缓解期维持剂量为3~6mg/d。

3. 免疫抑制剂

硫唑嘌呤（AZA）或6－巯基嘌呤（6－MP）适用于对激素治疗无效或对激素依赖的患者，加用后可逐渐减少激素用量乃至停用。为缩短AZA起效时间可先静脉给药，再改口服，常用剂量AZA1.5~2.5mg/（kg·d），6－MP0.75~1.5mg/（kg·d），不能耐受者改为甲氨蝶呤（MTX）肌注，开始时短期每周肌注15~25mg，以后减量为每周7.5~15mg口服，一般2~4周开始起效。

4. 抗生素

肠道细菌感染与疾病的严重性及复发有密切关系，细菌的过度生长，特别是有并发症者，如脓肿、瘘管、盲袢等会致疾病恶化。甲硝唑能对抗厌氧菌破坏肠黏膜的作用，减轻疾病的活动指数，对难治性肛周脓肿有效，喹诺酮类药物对瘘有效。

5. 生物治疗

英夫利昔（infliximab）是肿瘤坏死因子（TNF－α）的抑制剂，滴注一次5mg/kg，4周后缓解率达48%，每8周滴注1次能有效预防复发。对肛周和腹腔内瘘管者也有显著疗效。亦可减少激素的用量。主要副作用：①过敏反应；②诱导自身抗体，如抗核抗体、抗双链DNA抗体，但较少诱发药物性狼疮；③有报道称可诱发非霍奇金淋巴瘤和风湿性关节炎；④明显升高感染率，如败血症、结核等。Natalizumab 是抗 α_4 - 整合素单克隆抗体，抑制淋巴细胞黏附分子活性，产生抗炎疗效。用量一般为 3mg/kg，每 4 周一次。约 46% 的患者在治疗 6 周后出现临床缓解。但目前仍在进行大规模Ⅲ期临床试验。其他的生物治疗制剂（如 IFN - α、上皮细胞生长因子、生长激素等）的有效性仍需进一步研究。

6. 肠道益生菌

肠道内正常菌群，特别是混合型（乳酸杆菌和双歧杆菌）制剂对改善本病有积极意义。对 SASP 和 5 - ASA 过敏及不能耐受者使用肠道益生菌，12 个月后 75% 患者仍可保持缓解状态，粪便中乳酸杆菌和双歧杆菌等有益菌群含量增高，pH 值明显下降。但由于结肠内细菌较多，微生物作用复杂，对其值得深入研究。

（二）缓解期治疗

药物治疗取得缓解后，可用 5 - ASA 维持缓解；反复复发及病情严重者在使用激素诱导缓解后应加用 AZA 或 6 - MP 维持缓解，不能耐受者改用小剂量 MTX；使用英夫利昔诱导缓解者定期使用维持缓解，最好与其他免疫抑制剂一起使用，用药时间一般为 3 ~ 5 年甚至更长。

三、手术治疗

手术后复发率高，故手术适应证主要是针对并发症，包括完全性肠梗阻、瘘管与脓肿形成、急性穿孔、不能控制的大出血和癌变等。应注意，对肠梗阻要区分炎症活动引起的功能性痉挛与纤维狭窄引起的机械梗阻，前者经禁食、积极内科治疗多可缓解而不需要手术；对没有合并脓肿形成的瘘管，积极内科保守治疗有时亦可闭合，合并脓肿形成或内科治疗失败的瘘管才需手术。手术方式主要是切除病变肠段。术后维持治疗十分重要，术后给予 5 - ASA 2 ~ 3g/d，一年后临床症状出现的复发率为 18% ~ 25%；AZA 或 6 - MP 在易于复发的高危患者中使用，预防用药推荐在术后 2 周开始，持续时间不少于 2 年。

第二节　中医经典治疗经验

一、治则治法

本病的治疗当根据临床辨证的不同进行施治。实证者以清热、化湿、行气、化瘀为主，虚证者以健脾、温阳、滋阴、养血为主，虚实夹杂者当攻补兼施。

二、辨证论治

（一）湿热内蕴证

治法：清热利湿，佐以调气行血。

方剂：芍药汤（《素问病机气宜保命集》）和白头翁汤（《伤寒论》）加减。

方药组成：白头翁、黄连、黄柏、秦皮、赤芍、白芍、槟榔、当归、官桂、黄芩、大黄、木香、甘草。

方义：方中白头翁、黄芩、黄连清热凉血，解毒止痢；芍药缓急止痛、养血和营，当归养血活血，二者配伍体现"行血则便脓自愈"，木香、槟榔合用行气导滞，为"调气则后重自除"之意，黄柏清热燥湿止痢；秦皮清热解毒亦可收涩止痢，大黄泻下通腑又可增强活血行气、清热燥湿之效，肉桂辛热，既行血和营又可防呕逆拒药；甘草调和诸药。

若便下赤多白少，或纯下赤冻者，可加丹皮、地榆等凉血止血；夹食滞者，可加枳实、山楂、神曲、麦芽等以消食导滞。

（二）气滞血瘀证

治法：活血化瘀，行气消积。

方剂：膈下逐瘀汤（《医林改错》）加减。

药物组成：丹皮、赤芍、桃仁、乌药、元胡、当归、川芎、五灵脂、红花、枳壳、香附。

方义：方中赤芍、川芎、当归活血养血，使祛瘀而不伤血；丹皮活血化瘀、清热凉血，桃仁、红花、五灵脂破血化瘀，可消积块；香附、乌药、元胡、枳壳行气止痛。

气机郁滞较重者，可加川楝子、青皮以疏肝理气止痛；血瘀明显，形成结块者，可加用三棱、莪术、郁金等以活血破瘀，消癥化滞。

（三）肝郁乘脾证

治法：疏肝扶脾。

方剂：痛泻要方（《景岳全书》）加减。

药物组成：白术、陈皮、白芍、防风。

方义：方中白术甘苦性温，健脾燥湿；白芍酸寒，养阴柔肝、缓急止痛；陈皮醒脾理气燥湿，防风具有升散之性，少量应用散肝郁、舒脾气，又可燥湿止泻，同时为脾经的引经药。

苔黄腻者，可加黄连、木香等以清热燥湿、理气止痛；若肝郁明显者，可酌加生麦芽、柴胡、合欢皮等疏肝解郁；久泻者，可加升麻以升阳止泻。

（四）脾胃虚弱证

治法：健脾益气。

方剂：参苓白术散（《太平惠民和剂局方》）加减。

药物组成：人参、白术、茯苓、薏苡仁、砂仁、白扁豆、莲子、桔梗、山药、甘草。

方义：方中人参、白术、茯苓益气健脾，渗湿止泻；山药、莲子可增强益气健脾、渗湿止泻之效，薏苡仁、白扁豆有健脾渗湿之功；砂仁行气醒脾、和胃化湿，桔梗宣肺利气，载药上行，甘草调和诸药。

若兼里寒者，可加干姜、肉桂以温中止泻；若久泻利甚者，可酌加肉豆蔻等以助止泻之功。

（五）脾肾阳虚证

治法：温肾健脾。

方剂：四神丸《证治准绳》加减。

药物组成：补骨脂、肉豆蔻、吴茱萸、五味子。

方义：方中补骨脂为足少阴药，辛苦大温，能补相火以通君火，火旺乃能生土；肉蔻温中涩肠，与补骨脂合用可增强暖脾温肾之力，亦可涩肠止泻；吴茱萸燥脾除湿暖胃，五味子固肾涩肠，增强止泻温涩之力。

若泄泻日久气虚下陷者，可加黄芪、党参、升麻等以补气举陷；若畏寒肢冷寒象明显者，可加附子、肉桂等以温阳补肾。

（六）阴血亏虚证

治法：养阴清热，益气固肠。

方剂：生脉散（《内外伤辨惑论》）加减。

药物组成：人参、麦冬、五味子。

方义：方中人参味甘性温，补肺气、益元气、生津液；麦冬甘寒，润肺生津、养阴清热；五味子生津止渴、敛肺止汗，亦可收耗散之气。

若阴虚热象明显者，可用太子参代替人参；兼血虚者，可加当归，并用党参代替人参；兼有瘀滞者，可加用丹参以活血祛瘀。

第三节 名老中医治疗经验

程生赋等选用薏苡附子败酱散（《金匮要略》）治疗本病，具体药物：炙附片（先煎）6g，薏苡仁30g，败酱草30g，当归12g，赤白芍各9g，黄连6g，木香（后下）6g，牡丹皮9g，陈皮9g，黄柏6g，竹茹9g，甘草6g。6剂，每日1剂，水煎，分2次温服。方中重用薏苡仁以利湿消肿，与败酱草相配以清热解毒，重在祛邪，少佐辛热之附子，以顾护阳气，而助薏苡仁散邪湿并行郁滞之气，起扶正作用。数药合用，共奏湿化瘀消，邪去正安之效。再根据患者其他临床症状加减，取得了满意的疗效。治疗后分析认为，运用中应注意以下方面：薏苡附子败酱散是为慢性肠痈化脓偏于阳虚者而设，若遇病已成痈化脓，而阳气未虚，见高热、脉紧、痛甚、便秘之实热证者当忌用；治疗中宜清淡饮食，忌食油腻、生冷、辛辣刺激之品，以提高疗效，防止复发。

刘亮采用乌梅丸煎剂治疗克罗恩病，效果良好，具体用药如下：乌梅丸煎剂：乌梅 30～45g，细辛 6～10g，干姜 10～15g，黄连 10～15g，黄柏 9～12g，制附片 10～15g，当归 12～24g，肉桂 6～10g，红参 10g，川椒 6～10g，炙甘草 10g 等。剂量随年龄及体质加减。药物随症加减：热重者去附片、干姜，加白芍；寒重者减黄连、黄柏；呕吐者加半夏、吴茱萸；腹痛者加木香、川楝子；里急后重，便脓血者加白头翁、秦皮；腹中有积块者加三棱、莪术。用法：1 剂/d，水煎，分 3 次温服。治疗期间停服其它中西药物，并忌生冷及刺激性食物。15d 为一疗程。服用本剂药方 1 个疗程治愈 17 例（40.04%），2 个疗程治愈 14 例（33.33%），经 3 个疗程治疗后自觉症状好转者 8 例（19.05%），无好转者 3 例（0.71%），总有效率达 92.37%。

张李兴、曹田梅对于"西医诊断：克罗恩病、不完全肠梗阻。中医诊断：腹痛，证属脾虚湿阻"的患者，给予柴胡桂枝汤合枳术丸加减，处方：柴胡 20g，法半夏 10g，党参 10g，大枣 30g，干姜 10g，桂枝 10g，白芍 20g，厚朴 15g，枳实 10g，炒白术 15g，炙甘草 10g。方中柴胡轻清，升达胆气，胆气条达，则十一脏从之宣化，故心腹肠胃中凡有结气皆能散之也。柴胡得天地春升之性，入少阳以生气血，故主推陈致新也。因柴胡主心腹肠胃中结气，寒热邪气，推陈致新，克罗恩病之息肉样改变，属肠胃中结气，并造成梗阻，须柴胡以"推陈致新"，故本病以柴胡为主药，切合病机。桂枝汤被认为是《伤寒论》众方之首，外能调和营卫，内能调和气血、脾胃，患者脾胃不和，故用桂枝汤以调和之。桂枝汤用芍药，小柴胡汤证腹痛亦加芍药，故芍药用量为桂枝两倍。柴胡、桂枝两汤相合即为柴胡桂枝汤，本用于太阳、少阳合病。加用枳术丸之补中缓攻，药虽平和，而奏捷效。

第四节　民间单方验方

苦艾　有研究发现服用苦艾能成功地减少克罗恩病患者的药物剂量。给予患者一种混有苦艾的草药（每天三次，每次 500mg）绝大多数服用苦艾的患者症状逐渐改善，且该研究中没有发现苦艾有什么严重副作用。

第五节　中成药治疗

1. 葛根芩连微丸：由葛根、黄芩、黄连、炙甘草组成。功能：清热利湿。用法用量：口服，一次 3g，一天 3 次。适用于湿热内蕴证。

2. 血府逐瘀胶囊：由桃仁（炒）、红花、赤芍、川芎、枳壳（麸炒）、柴胡、桔梗、当归、地黄、牛膝、甘草组成。功能：活血祛瘀，行气止痛。用法用量：口服，一次 6 粒，一天 2 次。适用于气滞血瘀证。

3. 舒肝颗粒：由当归（蒸）、白芍（酒炙）、柴胡（醋炙）、香附（醋炙）、白术（麸炒）、茯苓、栀子（炒）、牡丹皮、薄荷、甘草组成。功能：舒肝理气，散郁调经。用法用量：口服，一次 1 袋，一天 3 次。适用于肝郁脾虚证

4. 参苓白术颗粒：由人参、茯苓、白术（炒）、山药、白扁豆（炒）、莲子、薏苡仁（炒）、砂仁、桔梗、甘草组成。功能：健脾、益气。用法用量：开水冲服，一次 1 袋，一天 3 次。适用于脾胃虚弱证。

5. 金匮肾气丸：由地黄、山药、山茱萸（酒炙）、茯苓、牡丹皮、泽泻、桂枝、附子（炙）、牛膝（去头）、车前子（盐炙）组成。功能：温补肾阳，化气行水。用法用量：温水送服，一次 6g，一天 3 次。或附子理中丸：由附子（制）、党参、白术（炒）、干

姜、甘草组成。功能：温中健脾。用法用量：口服，水蜜丸一次6丸，大蜜丸一次1丸，一天2~3次。适用于脾肾阳虚证。

第六节　外治法

一、针灸疗法

隔药灸为主结合针刺治疗。

隔药灸天枢（双）、气海、水分，随症加减针刺足三里、上巨虚、曲池、合谷；或肾俞（双）、大肠俞（双），随症加减针刺T6~L1夹脊穴。以上2组穴位隔次轮取。隔药灸药饼配方主要药物为附子、肉桂、丹参、红花、木香、黄连等，每只药饼含药粉2.5g，加黄酒3g调成厚糊状，用模具按压成直径2.3cm、厚度0.5cm大小。艾炷选用纯艾灸条，截成高17mm、重约1.8g，艾柱进行隔药灸，每次每穴灸2壮。

针刺选用0.30mm×40mm的"华佗牌"毫针，局部常规消毒后，直刺20~40mm，得气后行平补平泻法，留针30min。隔药灸每日1次，针刺隔日1次，每周治疗6次。12次为1个疗程，疗程间休息3天，共治疗6个疗程。

二、祛腐生肌法

克罗恩病并发高位复杂性肛瘘，以祛腐药物和药线局部用药，待祛腐拔毒后择期手术。以中药三品散（明矾、白砒、雄黄，混合煅烧，研末）0.01g灌入7点肛瘘管道内（每天1次），背部溃口不作处理。两天后，患者7点肛瘘外口腐肉脱落，有稠厚脓水向外流出，瘘道明显。以四品散（三品散加乳香）0.03g卷入桑皮纸，捻成直径3mm粗药线插入瘘道，深达14cm，以祛腐拔脓，隔日换药。用药第7天后，腐肉脱落，7点肛瘘外口脓水较多；背侧臀腰际部溃口亦有脓水流出，向肛门部形成约宽0.3cm、长12cm瘘管隆起，探针可插入12cm，按之扣及管道及探针，内口未及，确认为背部瘘管为 7 点肛瘘的分支，同样采用四品散药线插入，隔日换药，直至术前。

第七章　预防与康复

第一节　预　防

一、生活起居要有规律

本病多由于感受外邪而发病，因此生活起居必须谨慎，要注意天气变化，随时增减衣被，避免感受外邪。同时要有严格的作息制度，保证充足的睡眠和休息，以利于身体的健康。

二、禁食生冷不洁食物

平时饮食要定时定量，不暴饮暴食，戒烟、酒、辛辣等刺激性物品，不食生冷、不洁、有毒之品。

三、注意精神调养

脾胃功能失调是引起本病关键，情志失调，暴怒伤肝，肝气横逆易导致本病的发生或加重病情。因此，应注意精神调养，保持心情舒畅，使肝气条达，疏泄功能正常发挥，保证脾胃的受纳运化功能正常运行，预防疾病的发生。

四、适当进行体育锻炼

每个人可根据自己的情况选择跑步、气功、太极拳等项目进行体育锻炼，常参加体育锻炼一方面可增强体质，提高抗病能力，另一方面还可促进胃肠的正常蠕动，维持其正常功能。

第二节　康　复

克罗恩病在发病期也要做到以上几点，以使疾病可以较快的康复。首先，注意自己的起居生活，要养成早睡早起的良好习惯，切不可熬夜以免造成身体过度疲惫，劳心劳神引发病情的恶化。其次，饮食方面要注意卫生，以免病毒的感染，忌食生冷，辛辣等有刺激性食物以及油腻、高脂肪等不易消化的食物。急性起病时则视病情轻重采取禁食或进流质食物，进入慢性期要吃容易消化的食物，禁忌肥甘厚味之品。再次，适当做些体育锻炼，增强自身的营卫能力以及气血的运行，增强免疫力。最后要修身养性，调节情绪，避免伤神劳心。

参考文献

中医部分

［1］程生斌，程生林，马菊林，等．薏苡附子败酱散治疗克罗恩病案例介绍［J］．中国中医药信息杂志，2001，4：87.

［2］刘亮．乌梅丸煎剂治疗克罗恩病42例的体会［J］．现代中医药，2011，31（1）：19～20.

［3］张李兴，曹田梅．柴胡桂枝汤合枳术丸治疗克罗恩病1例分析［J］．中医研究，2010，23（9）：63.

西医部分

［1］陈灏珠，林果为．实用内科学．北京：人民卫生出版社，2009.2005～2011.

［2］陆再英，钟南山．西医内科学．北京：人民卫生出版社，2008.330～334.

［3］包春辉，施茵．克罗恩病的发病机制及针灸治疗进展与思考［J］．上海针灸杂志，2011.11（29）：681～682.

［4］李富军，邹益友．克罗恩氏病96例分析［J］．临床消化病杂志，2008，20（4）：245～246.

细菌性痢疾

第一章 概 述

细菌性痢疾（bacillary dysentery），简称菌痢，是由志贺菌属（genus shigellae）引起的肠道传染病，又称志贺菌病（shigellosis），是夏秋季常见肠道传染病。细菌性痢疾以结肠黏膜化脓性溃疡性炎症为主要病变，主要临床表现是腹痛、腹泻、里急后重和黏液脓血便，可伴有发热及全身毒血症症状，严重者有感染性休克或中毒性脑病。细菌性痢疾可分为急性和慢性痢疾，急性痢疾又分为典型、非典型与中毒型痢疾。其传染源为菌痢病人及带菌者，亦可通过苍蝇污染食物通过消化道传播，食物和水源被污染可致暴发流行。人群普遍易感，病后可获一定免疫力，但易复发和重复感染。全年均可发病，夏秋为发病高峰期。

第二章 病因与发病机制

第一节 现代医学的认识

一、病原学

病原菌为志贺菌，又称痢疾杆菌，属志贺菌属，是革兰氏阴性细长杆菌，无荚膜，无芽胞，兼性厌氧，不具动力，在普通培养基中生长良好，最适宜温度为 37℃，温度越低，志贺菌存活时间越长，在阴暗潮湿及冰冻条件下生存数周。阳光直射有杀灭作用，加热 60℃10min 即死亡。对各种消毒剂均很敏感，如氯化汞、苯扎溴铵、过氧乙酸、石灰乳等，0.1% 的酚液 30min 即可将其杀灭。

二、流行病学

菌痢常年均有发病，但以夏秋季最多，这可能与夏秋季节痢疾杆菌和苍蝇易于繁殖，人们生吃瓜果、蔬菜较多等因素有关；各年龄组均可发病，但以儿童最常见，青壮年次之；见于世界各地。

（一）传染源

菌痢的传染源为病人和带菌者。急性痢疾在菌痢之中占80% ~90%，慢性占 6.1% ~16.0%。典型病人易被医疗部门重视，如能及时治疗，多在 1~2 周内停止排菌，失去传染性。非典型病人以胃肠功能紊乱为主，多被误诊为胃肠炎、腹泻等，对非典型病人的管理，其流行病学意义是十分重要的。带菌者往往是集体食物型暴发痢疾的传染源，因此集体食堂炊事员和饮食行业人员的体检，尤其是带菌检查非常重要。

（二）传播途径

主要通过粪－口途径传播。痢疾杆菌随病人、带菌者粪便排出体外，直接或通过苍蝇等污染食物、生活用品或手，经口使人感染。地震、战争、洪水等因素可致水源污染而引起菌痢暴发流行。其特点是短期发生大量病人，发病与否与是否饮用被污染水有关，夏秋季多发，病原多为单一型。

（三）易感人群

人群普遍易感，病后仅获得短暂和不稳定的免疫力，再加上不同菌群、血清型之间多无交叉免疫，故可多次患菌痢。发病年龄有两个高峰，第一个高峰为学龄前儿童，第二个高峰为青壮年（20~40 岁）。

（四）地区分布

菌痢主要分布于温带和亚热带地区，一般农村较城市发病率高。

（五）季节分布

菌痢全年均可发生，但有明显的季节性，夏秋季有利于苍蝇孳生及细菌繁殖，且人们喜食生冷食物，故夏秋季多发。

（六）人群分布

该病的发生与生活条件和饮食习惯有直接关系，生活设施简陋、卫生条件差的农民工、农村散居儿童是高发群体。

三、发病机制与病理

痢疾杆菌经口进入消化道后，大部分可被胃酸杀灭，即使有少量病菌进入肠道，亦可通过正常菌群的拮抗作用将其排斥。此外，曾感染或隐性感染患者肠黏膜表面有对抗痢疾杆菌的特异性抗体，使之不能吸附于肠黏膜表面，从而防止菌痢的发生。当全身或局部抵抗力降低时，如某些慢性病、过劳、暴饮暴食及消化道疾病等，有利于痢疾杆菌侵入肠黏膜而致病。目前认为痢疾杆菌对肠黏膜上皮细胞的侵袭力是致病的先决因素，对其无侵袭力的菌株并不引起病变。痢疾杆菌黏附在肠黏膜上皮细胞上，然后侵入上皮细胞和固有层，在 IL-1 等细胞因子参与下，引起炎性反应。固有层毛细血管及小静脉充血，并有中性粒细胞、单核细胞及血浆的渗出与浸润，甚至可引起固有层小血管循环障碍，导致上皮细胞缺血、变性、坏死，形成浅表溃疡，从而产生腹痛、腹泻及脓血便。

中毒型菌痢主要见于儿童，全身中毒症状与肠道病变程度不一致，虽有毒血症症状，但肠道炎症反应极轻，目前发病机制尚不十分清楚。除痢疾杆菌内毒素作用外，可能与某些儿童具有特异性体质，对细菌毒素的超敏反应有关。病理出现微血管痉挛、血浆外渗、血液浓缩、血管内凝血等微循环障碍，因在脑组织中最为显著，故可发生脑水肿甚至脑疝，出现昏迷、抽搐及呼吸衰竭，是中毒性菌痢死亡的主要原因。

菌痢的病变主要分布于结肠，以乙状结肠及直肠为主。急性期的基本病变为弥漫性纤维蛋白渗出性炎症，渗出物与坏死的肠黏膜上皮细胞形成灰白色伪膜，脱落后形成溃疡，溃疡深浅不一，但限于黏膜下层，并绝少穿孔和大出血。慢性病人肠黏膜水肿增厚，溃疡边缘可形成囊肿及息肉，偶可因愈合后形成瘢痕而引起肠腔狭窄。中毒型菌痢的结肠病变很轻，突出病变为全身小血管痉挛和渗出增加，脑部特别是脑干部有神经细胞变性及点状出血，肾上腺皮质萎缩和出血，肾小管上皮细胞变性和坏死。

第二节　中医学的认识

一、概述

中医将本病归属"滞下"、"肠澼"、"痢疾"等范畴，并认为感受湿热疫毒、内伤饮食是引起本病发生的主要原因。如《素问·太阴阳明论》中提到："食饮不节，起居不时者，阴受之。……阴受之则入五脏。……入五脏则䐜满闭塞，下为飧泄，久为肠澼。"《素问·至真要大论》又说："少阴之性……呕逆躁烦，腹满痛溏泄，传为赤沃。"

二、病因病机

（一）病因

1. 饮食不节（洁）　如误食馊腐不洁之食物，酿生湿热，或夏月恣食生冷，或平素嗜食肥甘厚味，损伤脾胃，中阳受困，湿热或寒湿、食积之邪内蕴胃肠，腑气阻滞，传导失司，气滞血瘀，与肠中腐浊搏结，化为脓血，发为本病。

2. 感受外邪　本病多由感受时令之邪而发病，感邪的性质有三：一为疫毒之邪，内侵肠胃，发病急骤，形成疫毒痢。二为湿热之邪，夏秋之季，湿热郁蒸，侵犯人体，挟肠中湿滞，郁积不化，肠胃气机阻滞，发为湿热痢；三为夏暑感寒伤湿，寒湿伤中，肠胃不和，气血瘀滞，发为寒湿痢。正如《景岳全书·痢疾》中说："痢疾之病，多病于夏秋之交……皆谓炎暑火行，相火司令，酷热之毒蓄积为病。"

（二）病机

痢疾的病机主要为邪蕴肠腑，气血壅滞，传导失司，脂络受伤而成病。

痢疾病位在肠，与脾胃密切相关，可涉及肾。发病原因虽有外感与饮食之不同，但两者可相互影响，往往内外交感而发病。病理因素以湿热疫毒为主，病理性质分为寒热虚实。急性暴痢多因疫毒弥漫，湿热、寒湿内蕴肠腑，腑气壅滞，气滞血瘀，气血与邪气相搏结，夹糟粕积滞肠道，脂络受伤，腐败化为脓血而痢下赤白；气机阻滞，腑气不通，闭塞滞下，故见腹痛，里急后重。

本病初期多为实证。疫毒内侵，毒盛于里，熏灼肠道，耗伤气血，下痢鲜紫脓血，壮热口渴，为疫毒痢；如疫毒上冲于胃，可使胃气逆而不降，成为噤口痢；外感湿热或湿热内生，壅滞腑气，则成下痢赤白，肛门灼热之湿热痢。寒湿阴邪，内困脾土，脾失健运，邪留肠中，气机阻滞，则为下痢白多赤少之寒湿痢。下痢日久，可由实转虚或虚实夹杂，寒热并见，发展成久痢。疫毒热盛伤津或湿热内郁不清，日久则伤阴、伤气，亦有素体阴虚感邪，而形成阴虚痢者。因营阴不足故下痢黏稠，虚坐努责，阴亏热灼可出现脐腹灼痛。脾胃素虚而感寒湿患痢，或湿热痢过服寒凉药物致脾虚中寒，寒湿留滞肠中则下痢稀薄带有白冻。日久因脾胃虚寒，化源不足，累及肾阳，关门不固，下痢滑脱不禁，腰酸腹冷，表现虚寒征象。如痢疾失治，迁延日久，或治疗不当，收涩太早，关门留寇，酿成正虚邪恋，可发为下痢时发时止，日久难愈的休息痢。

第三章　临床表现

一、症状、体征

（一）急性菌痢

潜伏期为数小时至 7d，多数为 1～2d。

1. 普通型（典型）　起病急，常有畏寒、高热、全身不适、恶心、呕吐、腹痛和腹泻。初为稀便，1～2d 转为典型脓血便，量少，常只有脓血而无粪质，血为鲜红色。每日排便 10～20 次，常伴里急后重感，全腹均可压痛，以左下腹为著，并伴肠鸣音亢进。一般 1～2 周内逐渐恢复或转为慢性。

2. 轻型　全身毒血症状和肠道表现均较轻，体温正常或低热。主要表现为腹泻，大便呈糊状或水样，含少量黏液，每天腹泻次数不超过 10 次，腹痛及里急后重均较轻。病程 3～6d，常可自愈。

3. 中毒型　多见于 2～7 岁体质较好的儿童，成人少见。起病急骤，突然高热、精神萎靡、四肢厥冷、反复惊厥、嗜睡、昏迷、皮肤花纹，迅速发生循环衰竭和（或）呼吸衰竭。肠道症状很轻或缺如，常需经灌肠或直肠拭子采集大便检查才能发现异常。根据表现又可分为：

（1）休克型：精神萎靡、面色苍白、四肢冷、呼吸急促、血压明显下降及脉压差小，严重时紫绀、皮肤花纹、口唇青紫、脉细微难触及、少尿或无尿，伴不同程度意识障碍。

（2）脑型（呼吸衰竭型）：剧烈头痛、频繁呕吐、血压升高，继之呼吸增快、节律不齐，可呈叹息样呼吸，最后减慢以至停顿，瞳孔忽大忽小，两侧大小不等，对光反射迟钝或消失等。

（3）混合型：循环衰竭与呼吸衰竭的综合表现，病情最重，病死率高。

（二）慢性菌痢

菌痢反复发作或迁延不愈达 2 个月以上者为慢性菌痢。急性期未及时诊断及治疗不及时、营养不良、全身或局部抵抗力低下、福氏菌感染均与菌痢转为慢性有关。

1. 慢性隐匿型　过去有急性菌痢史，现无临床症状，但大便培养呈阳性，或乙状结肠镜检查有菌痢表现，为菌痢的重要传染源。

2. 慢性迁延型　急性菌痢后，病情长期迁延不愈，持续有轻重不等的痢疾症状，常有腹痛、腹泻，大便带黏液或少量脓血，腹部可有压痛。也可腹泻与便秘交替出现。此型最为常见。

3. 急性发作型　有慢性菌痢病史，可因某种因素如饮食不当、受凉、劳累而出现急性菌痢表现，但较急性菌痢轻。

二、辅助检查

1. 血常规　急性期白细胞计数及中性粒细胞呈中度升高。慢性期可有轻度贫血。

2. 粪便检查　典型菌痢粪便中粪质少，呈鲜红黏冻状，无臭味。显微镜下有大量脓细胞、红细胞及巨噬细胞。

3. 免疫学检查　如免疫荧光微菌落法及协同凝集试验等，具有简便、快速、敏感性高等优点，但可出现假阳性。

4. 病原学检查　如在应用抗菌药物前采集粪便脓血部分及时送检，若培养出痢疾杆菌则可确诊。也可用核酸群交或聚合酶链反应（PCR）直接检查粪便中的痢疾杆菌核酸，虽灵敏度高、快速简便，但条件有限并未广泛应用。

5. 乙状结肠镜检查　急性期可见黏膜弥漫性充血、水肿伴大量渗出、浅表溃疡，偶有假膜形成。慢性期肠黏膜呈颗粒状，可见溃疡或息肉形成，自病变部位刮取分泌物做培养可提高检出率。

第四章　西医诊断和中医辨证

第一节　西医诊断

夏秋季节发病，有发热、腹痛、腹泻、里急后重、脓血样便或黏液便，左下腹压痛；粪便中检出脓细胞、红细胞，粪便培养或免疫检测阳性，则可诊断为急性菌痢。

在菌痢流行季节，凡出现发病急，高热、惊厥、嗜睡、昏迷的患儿，有休克和（或）呼吸衰竭者应考虑到中毒型菌痢的可能，采用肛门拭子采便或以盐水灌肠取材作涂片镜检和细菌培养阳性者可诊断为中毒型菌痢。

过去有菌痢史，多次典型或不典型腹泻2个月以上，粪便黏液脓性或呈间歇性黏液脓性，粪便培养阳性者可诊断为慢性菌痢。

第二节　中医辨证

一、辨证要点

张景岳曰："凡治痢疾最当察虚、实，辨寒、热，此泻痢中最大关系，若四者不明，则杀人甚易也。"故细菌性痢疾的患者除了根据发病时日、腹痛、里急后重、便次和痢下的排泄物等临床表现辨识外，更重要的是应用"望、闻、问、切"四诊，找出它的病位（表、里）、病性（寒、热），结合患者的体质以及所处环境的不同，作为临床辨治的依据。

（一）辨表里

元代朱丹溪云："其或恶寒发热、身热俱痛，此为表症"，故细菌性痢疾的患者如有恶寒发热、头身疼痛等症出现者，则为表证，常见于菌痢的初起阶段，是机体抵抗力和病邪作斗争的初期，病变处于外在和浅在。"里证"则和表证相对，"其或腹痛后重，小水短，下积，此为里症"，说明此时肠内的病变严重，和表证比起来，病变已发展至内在和深在。

（二）辨寒热

明代张景岳曰："凡泻痢寒热之辨，若果是热，则必畏热喜冷，不欲衣被，渴甚，饮水，多亦无碍，或小便赤涩而痛，或下痢纯血鲜红，脉息必滑实有力，形气必躁急多烦……"可见"热证"症状明显、来势凶猛，说明此时正邪搏斗剧烈，病邪亢盛而机体抵抗力也正强。"寒证"与"热证"恰恰相反，寒证是出现在病邪未去，机体抵抗力趋向衰沉之时，"或口不渴，身不热，喜热手熨烫，是名挟寒""身凉不渴，溺清者为寒"，痢下白多赤少，或纯为白冻，或如鱼脑，舌淡苔白，脉濡缓。

（三）辨虚实

张景岳云："实症之辨，必其形气强壮，脉息滑实，或素纵口腹，或多腹满坚痛，及平少新病，脾气未损者，微者行之和之，甚则泻之"，说明实证病人平素体质强壮，发病多因饮食不当，消化道刺激物充斥所致。而"虚证"患者则"形体薄弱，有颜色青白者，有素禀阳衰者，有素多痰者……有年衰脾弱者……总在脾虚之辈多有此症"。

（四）辨下痢五色

下痢脓垢，无非为血气所化，若白多者其来浅，湿邪伤及气分。赤多者其来深，已伤及血分。若下纯血者，多为血为热迫，此为最深重。若下痢紫红、紫白者，则多因其下不速，色变而成，或未伤及脉络，此稍浅者。若是红白相兼，此为更浅。若下痢多纯血鲜红，多为热证，因火性急速，迫血而下；紫红紫白者少热证，因阴凝血败受损而致；纯白者则无热证，因脏寒气薄，不固而滑所致。故凡临此证，应当以脉色、形气、病因兼而察之，不致有误。

二、辨证分型

（一）湿热痢

症候表现：典型的腹部疼痛，里急后重感，痢下赤白脓血，黏稠腥臭，便次频甚，肛门灼热，小便短赤，舌苔黄腻，脉滑数等症状，为湿热蕴结肠腑，熏灼肠道，气血壅滞所致。

辨证要点：腹部疼痛，里急后重感，痢下赤白脓血，黏稠腥臭，便次频甚，肛门灼热，小便短赤，舌苔黄腻，脉滑数等湿热症状明显。

（二）疫毒痢

症候表现：起病急骤，痢下鲜紫脓血，腹痛剧烈，后重感特著，并有壮热口渴，头痛烦躁，恶心呕吐，甚者神昏惊厥，舌质红绛，舌苔黄燥，脉滑数或微欲绝等症状，此为疫毒炽盛，热毒壅盛肠道，燔灼气血所致。

辨证要点：起病急骤，病情进展迅速，痢下鲜紫脓血，腹痛剧烈，后重感特著，壮热口渴，舌质红绛，苔黄燥。

（三）寒湿痢

症候表现：腹痛拘急，痢下赤白黏冻，白多赤少，或为纯白冻，里急后重，并有口淡乏味，脘胀腹痛，头身困重，舌质或淡，舌苔白腻，脉濡缓等症状，此为寒湿客肠，气血凝滞，传导失司所致。

辨证要点：全身寒湿症状明显，腹痛拘急，痢下赤白黏冻，白多赤少，或为纯白冻，里急后重，舌质淡苔白腻，脉濡缓。

（四）虚寒痢

症候表现：痢下赤白清稀，无腥臭，或为白冻，甚则滑脱不禁，肛门坠胀，便后更甚，腹部隐痛，缠绵不已，喜按喜温，形寒畏冷，四肢不温，并有食少神疲，腰膝酸软，舌淡苔薄白，脉沉细而弱的症状。此为脾肾阳虚，寒湿内生，阻滞肠腑所致。

辨证要点：痢下赤白清稀，无腥臭，或为白冻，甚则滑脱不禁，肛门坠胀，便后更甚，舌淡苔薄白，脉沉细而弱。且伴有形寒肢冷、喜温等虚寒症状。

（五）休息痢

症候表现：下痢时发时止，迁延不愈，发时大便次数增多，夹有赤白黏冻，腹胀食少，倦怠嗜卧，舌质淡苔腻，脉濡软或虚数。此为病久正伤，邪恋肠腑，传导不利所致。

辨证要点：本证病程长，反复发作，迁延不愈，常因饮食不当，受凉、劳累而发，发时大便次数增多，夹有赤白黏冻，腹胀食少，倦怠嗜卧，舌质淡苔腻，脉濡软或虚数。

第五章　鉴别诊断与类证鉴别

第一节　鉴别诊断

一、阿米巴痢疾

为致病性溶组织阿米巴侵入结肠壁所致，病变主要在右半结肠。起病一般缓慢，少有毒血症症状，里急后重感轻，大便次数较菌痢少，腹痛多在右侧。典型者粪便成果酱样，有腥臭。镜检仅见少许白细胞，红细胞凝集成团，可找到活动的、吞噬红细胞的阿米巴滋养体，常有夏科－雷登结晶体，慢性者可发现包囊。结肠镜检查可见散在溃疡，溃疡边缘整齐，边缘部分涂片及活检可查到阿米巴滋养体。本病易并发肝脓肿，甲硝唑治疗有效。

二、急性肠炎

应与急性轻型菌痢区别。本病常有饮食不洁史，水样大便，少有脓血，亦无里急后重感，大便培养有助于鉴别。

三、流行性乙型脑炎

本病表现和流行季节与菌痢（重型或中毒型）相似。两者均常发生于夏秋季，都有高热、惊厥、昏迷。后者发病更急，进展迅猛、且易并发休克。前者病情发展略缓，2～3d 后才昏迷，常无周围循环衰竭，大便无脓血、黏液，亦不能培养出痢疾杆菌，脑脊液、血液中可分离出乙型脑炎病毒或特异性 IgM 抗体且脑脊液有炎症改变。

四、结肠癌与直肠癌

结肠癌与直肠癌多发生在中年以后，常有排便习惯与粪便性状改变，腹部可扪及肿块，进行性贫血、消瘦，粪便隐血试验持续阳性。因继发感染可有脓血便，使用抗生素后症状也可缓解，故极易误诊为慢性菌痢。所以凡是具有慢性腹泻患者，不论何种年龄，都应常规肛指检查，对疑有高位肿瘤应行钡剂 X 线检查或结肠镜检查。

此外，本病尚应与沙门菌、侵袭性大肠杆菌、空肠弯曲菌、耶尔森菌肠炎和各种侵袭性肠道病菌引起的食物中毒等相鉴别。慢性菌痢还应与慢性血吸虫病、非特异性溃疡性结肠炎等鉴别。

第二节　类证鉴别

泄泻　两者均多发于夏秋季节，病变部位在胃肠，病因亦有相同之处，症状都有腹痛、大便次数增多。但痢疾大便次数虽多而量少，排赤白脓血便，腹痛伴里急后重感明显。而泄泻大便溏薄，粪便清稀，或如水，或完谷不化，而无赤白脓血便，腹痛多伴肠鸣，少有里急后重感。当然，泻、痢两病在一定条件下，又可以相互转化，或先泻后痢，或先痢而后泻。一般认为先泻后痢病情加重，先痢后泻病情减轻。

第六章 治 疗

第一节 现代医学的治疗

一、急性菌痢的治疗

1. 一般治疗 患者应按肠道传染病隔离至症状消失后1周或大便培养连续两次阴性为止。卧床休息。饮食一般以流质或半流质为主，忌食多渣多油或有刺激性的食物。

2. 对症治疗 只要有水和电解质丢失，无论有无脱水表现，均应口服补液盐。如有呕吐等不能由口摄入时，则可给予生理盐水或5%葡萄糖盐水静脉滴注，注射量视失水程度而定。严重腹痛的患者，可肌肉注射维生素K10mg或阿托品0.5mg，一般腹痛者，可用颠茄片8mg，3次/d；或654-2 10mg，3次/d。忌用显著抑制肠蠕动的药物，以免延长病程和排菌时间。此类药物虽能减轻肠痉挛和缓解腹泻，但腹泻实际上是机体防御机能的一种表现，可排除一定数量的致病菌和肠毒素，故不宜长期使用解痉剂或抑制肠蠕动的药物。高热并有严重全身症状者，在强有力的抗菌药物治疗的基础上可给予地塞米松2~5mg，肌肉注射或静脉滴注。中等发热、全身症状不严重的患者，可服用阿司匹林，除退热作用外，其尚有减少肠液丢失作用。

3. 抗菌治疗 痢疾杆菌由耐药质粒介导的多重耐药菌株已日益增多，为取得满意临床效果，也为控制菌痢流行的需要，应在流行区开展菌株分型鉴定，并作药敏试验，据当地流行菌株药敏试验或病人大便培养的药敏结果选择敏感的抗菌药物。宜选择易被肠道吸收的口服药物，病重或估计吸收不良时加用肌肉注射或静脉滴注抗菌药物，疗程原则上不宜短于 5 ~ 7d，以减少恢复期带菌。

首选氟喹诺酮类药物。该类药物具有抗菌谱广、口服易吸收等优点，且毒副作用少。常用诺氟沙星 0.2g，3 ~ 4 次/d；氧氟沙星 0.3g，2 次/d；环丙沙星 0.2g，2 ~ 3 次/d；洛美沙星（用法同环丙沙星）。该类药物可能会影响婴幼儿骨骺发育，故不宜用于小儿和孕妇。

其次可选择复方磺胺甲恶唑（SMZ – TMP）2 片，2 次/d，儿童酌减。有严重肝病、肾病、磺胺过敏及白细胞减少症者忌用。

其他抗生素也可选择庆大霉素、阿奇霉素、多西环素、三代头孢菌素等。抗生素治疗的疗程一般为 5 ~ 7d。另外黄连素（小檗碱）有减少肠道分泌的作用，在使用抗生素时可同时使用，每次 0.3g，3 次/d，7d 为一疗程。

抗生素的选择，应结合药物敏感试验，在一定地区内注意轮换用药。抗菌药物疗效的考核应以粪便培养阴转率为主，治疗结束时阴转率应达 90% 以上。

二、中毒型菌痢的治疗

因本型来势凶猛，应采取综合急救措施，力争早期治疗。

1. 抗菌治疗　药物选择及用法基本与急性菌痢相同，但应先采用静脉给药，除喹诺酮类药物外，也可用第三代头孢菌素如头孢噻肟、头孢他定、头孢哌酮等。中毒症状好转后，改用口服抗菌药物，总疗程 7 ~ 10d。

2. 防治脑病　高热易引起惊厥而加重脑缺氧和脑水肿，故高热者应给予药物或物理降温以降低氧耗或减轻脑水肿。若无效或躁动不安及频繁惊厥患者可以短暂给予亚冬眠疗法，以氯丙嗪与异丙嗪各 1 ~ 2mg/kg 肌肉注射，必要时静脉滴注，尽快使体温保持在 37℃ 左右。若患者频繁惊厥，昏迷加深，呼吸不规则，口唇发绀，应及时采用20%甘露醇，每6～8h静脉推注1.5～2g/kg。同时给予地塞米松静滴，限制钠盐摄入，对控制脑水肿有一定作用。

3. 抗休克治疗

（1）扩充血容量：因有效循环血容量减少，应快速给予输液治疗，立即用低分子右旋糖酐10～15ml/kg及5%碳酸氢钠5ml/kg，于0.5～1h静脉滴注，以迅速扩充血容量。以后则用葡萄糖与生理盐水各半快速滴注，首剂10～20ml/kg，全日总液量50～100ml/kg，6～8h滴完。休克改善后维持输液以葡萄糖为主，与含钠液体比例为3～4∶1，24h维持量为50～80ml/kg，缓慢静滴。

（2）血管活性药物的应用：中毒型菌痢主要为高阻低排性休克，宜采用山莨菪碱（654-2），成人剂量为10～20mg/次，儿童每次0.3～0.5mg/kg，或阿托品成人1～2mg/次，儿童每次0.03～0.05mg/kg静脉推注，每5～15min 1次，可以对抗乙酰胆碱并具有扩张血管的作用，直到面色红润、四肢转温、循环呼吸好转、血压回升即可停药。若用药后效果不佳，可以改用酚妥拉明、多巴胺或去甲肾上腺素。

（3）强心治疗：有左心衰和肺水肿者，应给予毛花苷丙（西地兰）等治疗。

（4）糖皮质激素的应用：氢化可的松每日5～10mg/kg静脉滴注，一般用3～5d。

抢救呼吸衰竭应保持呼吸道通畅、给氧、脱水疗法如应用甘露醇或山梨醇、严格控制入液量，必要时给予尼可刹米、山梗菜碱等呼吸兴奋剂肌注或静脉注射。危重者应呼吸监护、气管插管或用人工呼吸器。

三、慢性菌痢的治疗

慢性菌痢疗效欠佳，需长期、系统治疗，积极寻找诱因加以治疗。如有显著症状而大便培养阳性，应隔离治疗；应尽可能地多次进行大便培养及细菌药敏试验，必要时做乙状结肠镜检查，以便作为用药及衡量疗效的参考。

1. 抗生素　首先要抓紧致病菌的分离鉴定和药敏检测。大多主张联合应用两种不同类的抗菌药物，剂量足，疗程较长，且需重复1个或2个疗程。

2. 局部灌肠疗法　使较高浓度的药物直接作用于病变部位，以增强杀菌作用，并刺激肉芽组织新生。常用5%大蒜浸液或0.5%卡那霉素100～200ml保留灌肠，每天1次，10～15次为一个疗程。也可在灌肠液中加入0.25%普鲁卡因10ml、氢化可的松25mg增加渗透性而提高疗效。

3. 肠道菌群失调的处理　因长期使用抗生素易有菌群失调。应限制乳类和豆制品摄入量，并可应用微生态制剂如乳酸杆菌或双歧杆菌制剂（如丽珠肠乐、培菲康），补充正常生理性细菌，调整肠道菌群。另米雅－BM（酪酸菌）可促进肠道正常细菌生长，每次40mg，3次/d。

第二节　中医经典治疗

一、治则治法

痢疾的治疗，其要点应根据病证的寒热虚实，而确定治疗原则。热痢清之，寒痢温之，初痢实则通之，久痢虚则补之，寒热交错者清温并用，虚实夹杂者攻补兼施。痢疾初起之时，以实证、热证多见，宜清热化湿解毒，久痢虚证、寒证，应以补虚温中，调理脾胃，兼以清肠，收涩固脱。如下痢兼有表证者，宜合解表剂，外疏内通；夹食滞可配合消导药消除积滞。刘河间提出的"调气则后重自除，行血则便脓自愈"调气和血之法，可用于痢疾的多个证型，赤多重用血药，白多重用气药。而在掌握扶正祛邪的辨证治疗过程中，始终应顾护胃气。

二、辨证论治

根据痢疾的分析归纳结果，视其病邪在表在里，属寒属热和患者体质的是虚是实，应给予灵活的随症治疗，现分述如下：

（一）湿热痢

治法：清肠化湿，调气和血。即"行血则便脓自愈，调气而后重自除"。

方剂：芍药汤（《素问病机气宜保命集》）加减。

药物组成：黄芩、芍药、炙甘草、黄连、大黄、槟榔、当归、木香、肉桂。

方义：方中黄芩、黄连清热燥湿解毒；芍药、当归、甘草调和营血、缓急止痛以治脓血；木香、槟榔、大黄行气导滞，通腑以除后重；佐以肉桂辛温通结，金银花清热解毒。

若热重于湿，出现痢下赤多白少，口渴喜冷饮者，可配白头翁、黄柏加强清热解毒之功；若瘀血较重，痢下鲜红者，可加地榆、丹皮等凉血行瘀；若湿重于热，出现痢下白多赤少，舌苔白腻者，可去当归，加茯苓、苍术等健脾燥湿。

痢疾初起，可兼有表证，表现为恶寒发热，头身疼痛无汗者，可用解表法，使之"得汗而解"，治宜扶正解表达邪，方用荆防败毒散，解表举陷，逆流挽舟；若表邪未解，里热已盛，症见身热汗出，脉象急促者，则用葛根芩连汤表里双解。

（二）疫毒痢

治法：清热解毒，凉血除积之法。

方剂：白头翁汤（《伤寒论》）合芍药汤加减。

药物组成：白头翁、秦皮、黄连、黄柏、芍药、木香、槟榔、甘草。

方义：白头翁、黄连、黄柏、秦皮清热燥湿，凉血解毒；芍药、甘草调和营血；木香、槟榔调气导滞。前方以清热凉血解毒为主，后方能增强清热解毒之功，并有调气和血导滞的作用，两方合用实有良效。

若出现高热、神昏谵语、甚则痉厥，苔黄燥者，属热毒深入营血，可服安宫牛黄丸，以增强清热解毒及清营凉血开窍醒神之力；

若暴痢致脱，症见面色苍白、四肢厥冷、口唇紫绀、脉细微欲绝者，应急服参附汤或加用参麦注射液以益气固脱。

（三）寒湿痢

治法：温中燥湿，调气和血。

方剂：不换金正气散（《太平惠民和剂局方》）加减。

药物组成：厚朴、藿香、甘草、半夏、苍术、陈皮。

方义：方中藿香芳香化湿；苍术、半夏、厚朴运脾燥湿；陈皮、大枣、甘草行气散满；木香、枳实理气导滞。

若腹痛，痢下滞而不爽，此为寒湿内停，加大黄、槟榔，配以肉桂、炮姜温通导滞；若暑天感寒湿而痢者，可用藿香正气散加减，以祛暑散寒，化湿止痢。

（四）虚寒痢

治法：湿补脾胃，收涩固脱。

方剂：桃花汤（《伤寒论》）合真人养脏汤（《太平惠民和剂局方》）加减。

药物组成：赤石脂、干姜、粳米、人参、当归、白术、肉豆蔻、肉桂、甘草、白芍、木香、诃子、罂粟壳。

方义：方中赤石脂、诃子、肉豆蔻收涩固脱；当归、白芍养血行气，木香行气止痛；人参、白术、干姜、肉桂温肾暖脾。一方温中涩肠，一方兼能补虚固脱，治疗脾肾虚寒、滑脱不禁的久痢具有良效。

此外，因久痢致脾肾元神耗竭，本源已败，虽峻用温补诸药，也不能一定奏效者，可针灸百会、气海、天枢、神阙等穴以回其阳，加强救逆之功。

（五）休息痢

治法：温中清肠，调气化滞。

方剂：连理汤（《张氏医通》）加减。

药物组成：人参、白术、干姜、炙甘草、黄连、茯苓。

方义：人参、干姜、茯苓、甘草温中健脾；黄连清肠除湿；枳实、木香、槟榔行气导滞。

在本病的治疗过程中，仍需注意以下几点：①忌早温补。痢疾起于湿热蕴积于肠胃，治宜清热邪，导滞气，行瘀血，其病即去。若过早使用参、术等温补药，则热愈盛，气愈滞，血亦凝，邪气无从离去，有关门留寇之嫌。②忌大下。痢因邪热蕴结，用疏通之法即可治愈。若用大承气汤峻下，邪热未去，只损伤胃气及元气。③忌发汗。痢疾发病时恶寒发热，头痛目眩，因内毒熏蒸，自内达外，非表邪也。若发汗，则风剂燥热，愈助热邪，致元气虚弱于外，邪热炽盛于内。④忌分利。痢因热邪蕴积，津液实已枯涩，若用五苓等分利其水，则津液枯涩更甚，缠绵不止。

第三节　名老中医治疗经验

著名老中医范文虎先生对本病的辨证和治疗，师仲景而旁参诸家，择善而从，临证取效颇捷。对本病初起轻症多用四逆散以顺气化滞；对湿热痢疾，湿偏重者，用苦参七味汤增损以清热化湿导滞，热偏重者，用白头翁汤加味以清肠凉血化湿；对久痢中之阴虚痢，用黄连阿胶汤加味以养阴泄热止血止痢；虚寒痢，用理中汤加味以温中散寒健脾，对脾虚气弱者，用保元化滞汤以补脾益气利湿。另外，范文虎先生以归芍七味汤通治痢疾不分新久之证，因本方不但清肠利湿，消导积滞，而且调气和血，既无损脾之过，又无留邪之弊，扶正祛邪，可谓王道之剂。

谢西土老中医迄今八十多岁高龄，对痢疾的治疗积累了丰富的经验，他运用止痢汤治疗痢疾，方法简便，价格便宜，效果甚好。止痢汤方：白头翁15g，地榆15g，葛根15g，赤石脂15g，炮姜6g，大黄炭6g，焦山楂30g，甘草9g。以白糖或红糖为引，水煎分两次服。

赵绍琴教授总结出"治痢三要则"，指出无积不成痢，治以分化，用于痢疾初期，拟用逆流挽舟法，用辛寒芳化之品使邪外出，经验方：苏叶、葛根、藿香、佩兰各10g，黄连6g，黄芩10g，草豆蔻3g，半夏、大腹皮、焦三仙各10g；若暑加寒湿则用辛温疏化法，经验方：桂枝6g，葛根、藿香各10g，黄连6g，黄芩10g，草豆蔻3g，半夏、大腹皮、枳实各10g，香薷6g；若暑湿加滞则用辛温疏导法，经验方：葛根、藿香各10g，黄连6g，黄芩10g，半夏、大腹皮、枳实、厚朴、焦三仙、香附各10g，木香、青陈皮各6g。同时指出治痢当分气血、调升降。偏于气分者，常用方为芥穗炭10g，防风、苏叶、木香各6g，葛根10g，草豆蔻3g，青陈皮、乌药各6g，黄芩、焦麦芽各10g；偏于血分者，常用方为桂枝、木香、黄连、炮姜各6g，葛根、黄芩各10g，当归、焦三仙、赤芍、地榆各10g。久痢必虚，治重伤阴，当投以养阴之品达到扶正祛邪的目的。

第四节　民间单方验方

一、单方

1. 大蒜50g，将蒜捣碎后浸于100ml温开水中2小时，然后用纱布过滤，加入少许糖即可。每次服20～30ml，每4～6小时服1次，至腹痛腹泻症状减轻。

2. 单用鲜马齿苋、莱菔子、小凤尾草等30g煎服，代茶饮。

3. 新鲜冬青叶1000g，水煎至500ml，每日3次，每次20～30ml。适用于急性菌痢。

4. 黄连40g，水煎服，每次服20ml。每4小时服1次，至症状减轻。

二、验方

1. 将大蒜30g去皮，新鲜马齿苋60g（干品30g）洗净切碎，然后煮汁去渣，再加入粳米100g煮粥，早晚温热服用，具有清热止痢作用，适用于急慢性细菌性痢疾和肠炎。

2. 焦山楂30g，焦神曲15g，红白糖各15g，水煎去渣，温服，每日三次，治疗痢疾初起，有食欲不振、大便次数增多、泻下赤白、腹痛下坠等症，一二日即愈。

3. 西洋参（另煎冲）、石斛各 3g，炒白术、白芍各 4.5g，炙甘草 2.4g，怀山药、麦冬、茯苓、扁豆各 9g，水煎服。适用于纳谷不化，痢下五色，且兼体虚气弱，形体消瘦，气短，舌红，脉沉微数。

4. 香参丸：苦参 1000g，广木香 600g，生甘草 150g，研成细末，水泛为丸，日服 3 次，每次 6.5 克。适用于血痢、热痢。

第五节　中成药治疗

1. 香连丸：由黄连（吴茱萸制）、木香组成。功能：清热化湿，行气止痛。一次 3~6g，一日 2~3 次。适用于湿热痢。

2. 安宫牛黄丸：由牛黄、郁金、犀角、黄芩、黄连、雄黄、栀子、朱砂、冰片、麝香等组成。功能：清热解毒。一次 3g，一日 1 次。适用于疫毒痢。

3. 六合定中丸：由藿香、苏叶、香薷、木香、厚朴、枳壳、陈皮、白扁豆、山楂等组成。功能：祛暑除湿。一次 3~6g，一日 2~3 次。适用于寒湿痢。

4. 泻痢固肠丸：由人参、白术、肉豆蔻、白芍等组成。功能：固肠止痢。一次 6g，一日 3 次。适用于虚寒痢。

5. 人参健脾丸：由人参、炒白术、茯苓、山药、陈皮、木香、砂仁、炙黄芪、当归等组成。功能：健脾益气，和胃止泻。一次 6~12g，一日 2 次。适用于休息痢。

第六节　外治法

一、针灸疗法

因久痢致脾肾元神耗竭，本源已败，虽峻用温补诸药，也不能一定奏效者，可针灸百会、气海、天枢、神阙等穴以回其阳，加强救逆之功。

二、灌肠

慢性病例因反复发作，较难治愈，可在内服药物的基础上，使用中药保留灌肠。

1. 白头翁、苦参、银花、黄柏、滑石各 60g，加水浓煎成 200ml，给患者做清洁灌肠，每日 1 次，连续 3 天。适用于湿热痢、疫毒痢。

2. 淫羊藿 15g，附子、乌药、刺猬皮、降香各 10g，煨肉蔻 15g，五倍子、石榴皮各 10g，加水浓煎 200ml，给患者做清洁灌肠，每日 1 次，连续 3 天。适用于虚寒痢、休息痢。

3. 黄芪、防风、枳壳各 50g，清水煎汤，将药汁倒入盆内，先熏后洗肛门，每日 1 次，连续 3~5 天。适用于虚寒痢。

第七章　预防和康复

第一节　预　防

在痢疾流行的季节，注意饮食卫生，可适当食用生蒜瓣、马齿苋、绿豆等预防感染。此外，因细菌性痢疾具有传染性，所以应采取积极有效的预防措施，以控制菌痢的传播和流行。应从控制传染源、切断传播途径和增强人体抵抗力三方面着手。

1. 控制传染源　早期发现病人和带菌者，及时隔离和彻底治疗，是控制菌痢的重要措施。

2. 切断传播途径　搞好水、粪和饮食的管理，消灭苍蝇，养成饭前便后洗手的习惯。

3. 保护易感人群

第二节　康　　复

急性细菌性痢疾患者需要长期卧床休息，若患者想大、小便时，应该使用便盆、布或垫纸，以保存充足的体力。在饮食方面，应主要食用流质食物，在发病的前两天，患者可吃清淡、营养丰富、易消化的流质饮食，如藕粉、米汤、果汁、菜汁。此时不应进食牛奶、豆浆及易产气的饮食，以保证肠道的充分休息。要补充足够的水分和电解质。每日 6 餐，每餐 200 毫升~250 毫升。病情有所好转后，患者可食用少渣无刺激性的饮食，由少渣、少油流质过渡到半流、软食或普食。患者可食用粥、面条、面片、小馄饨、豆腐、蒸蛋羹、鱼丸、菜泥等，每日可 3~5 餐，量不宜过多，仍应多饮水。禁食油煎或油炸食物，以及芹菜、韭菜、萝卜、咖啡、浓茶、酒类、刺激性调味品、生冷食物，待肠道病变康复后再食用普通膳食。身体方面，要注意对肛门的保护，每次便后，可用较柔软的卫生纸轻轻擦拭，再用温和的水进行清洗，涂上护肤药膏。要坚持依照医师的方式服药，切不可病况刚刚好转就停止用药，这样病菌容易产生抗药性，患者转为慢性痢疾。

慢性痢疾患者，在饮食上，要注意少吃生、冷等食物，病况较重者应食用高蛋白、少渣、少油、高维生素的食物，注重改善营养。不要过于疲劳，经常保暖腹部，以防受凉感冒，导致身体抵抗力下降而加重病情。平日要注意锻炼，以增强体质。

参考文献

中医部分

[1] 贝时英. 著名老中医范文虎治疗痢疾的经验 [J]. 上海中医药杂志, 1983, 7: 7~8.

[2] 王新民. 谢西土老中医止痢汤治疗痢疾的用药经验 [J]. 国医论坛, 1990, 3 (21): 17.

[3] 李国成. 中西医结合治疗中毒性细菌性痢疾的临床分析 [J]. 中国健康月刊 (学术版), 2011, 5: 287~288.

西医部分

[1] 陈灏珠. 实用内科学 [M]. 北京: 人民卫生出版社, 1995. 465~468.

[2] 周仲英. 中医内科学 [M]. 北京: 中国中医药出版社, 2007. 242~249.

[3] 徐蓉娟. 内科学 [M]. 北京: 中国中医药出版社, 2002. 409~414.

下消化道出血

第一章 概　述

消化道出血（Gastrointestinal Bleeding）是临床上常见的症状，下消化道出血（lower gastrointestinal hemorrhage）的患病率占消化道出血的15%，从30岁到90岁，发病率增加200倍，但下消化道出血的死亡率一般不超过5%。

消化道以屈氏韧带为界，其上的消化道出血称为上消化道出血。其下的消化道出血称为下消化道出血，指十二指肠与空肠移行部屈氏韧带以下的小肠和结肠疾患引起的肠道出血。其中，小肠出血比大肠出血少见，但诊断较为困难。近年来由于检查手段增多及治疗技术的提高，下消化道出血的病因诊断率有了明显提高，急性大出血病死率亦有所下降。

第二章　病因与发病机制

第一节　现代医学的认识

在西方国家，消化道憩室和血管病变是下消化道出血最常见病因，其次是结肠肿瘤和炎症性肠病。据国内资料分析，引起下消化道出血最常见的病因主要为大肠癌和大肠息肉，其次是肠道炎症性疾病和血管病变，憩室引起的出血少见。其中肠伤寒、肠结核、溃疡性结肠炎、克罗恩病和坏死性小肠炎有时可发生大量出血。不明原因出血虽然少见，但诊断困难，应予注意。近年来血管病变作为下消化道出血病因的比例在上升。

一、肠道原发疾病

（一）肿瘤和息肉

良性肿瘤有平滑肌瘤、血管瘤、脂肪瘤、神经纤维瘤、囊性淋巴管瘤、黏液瘤等；恶性肿瘤有癌、类癌、恶性淋巴瘤、纤维肉瘤、神经纤维肉瘤、平滑肌肉瘤等。这些肿瘤以癌最常见，多发生于大肠；其他肿瘤少见，多发生于小肠。息肉多见于大肠，主要是腺瘤性息肉，还有幼年性息肉、幼年性息肉病及 Peutz – Jeghers 综合征（又称黑斑息肉综合征）。

（二）炎症性病变

如：菌痢、肠伤寒、肠结核等引起出血的感染性肠炎；阿米巴、血吸虫、蓝氏贾第鞭毛虫所致的寄生虫感染；由大量钩虫或鞭虫感染所引起的下消化道大出血国内亦有报道。非特异性肠炎有溃疡性结肠炎、克罗恩病、结肠非特异性孤立溃疡等。此外还有抗生素相关性肠炎（伪膜性肠炎）、缺血性肠炎、坏死性小肠炎、放射性肠炎等。

（三）血管病变

如：血管瘤、血管畸形（其中结肠血管扩张常见于老年人，为后天获得，常位于盲肠和右半结肠，可发生大出血）、静脉曲张（注意门静脉高压所引起的罕见部位静脉曲张出血，可位于直肠、结肠和回肠末段）、毛细血管扩张症等。

（四）肠壁结构性病变

如憩室（小肠 Meckel 憩室出血不少见）、肠套叠、肠气囊肿病（多见于高原居民）等。

（五）肛管病变

如痔、肛裂、肛瘘等。

二、全身疾病累及肠道

1. 血液病：白血病、再生障碍性贫血、血友病等。
2. 风湿性疾病：系统性红斑狼疮、结节性多动脉炎、Behcet病等。
3. 淋巴瘤。
4. 尿毒症性肠炎。
5. 腹腔邻近脏器恶性肿瘤浸润或脓肿破裂侵入肠腔可引起出血。

第二节　中医学的认识

一、概述

本病归属于中医学"血证－便血"范畴，又名血便、下血、肠风、脏毒等。便血之名首见于《内经》："结阴者，便血一升，再结二升，三结三升。"；《金匮要略》称"下血"，并依下血与排便之先后，提出"远血"和"近血"的名称。后世医家又以下血色之清浊，立肠风、脏毒之名。《证治要诀》云："血清色鲜红者为肠风，浊而黯者为脏毒。"便血的病因，以宋代严用和《济生方》的论述较为全面，"夫大便下血者，多因过饱，饮酒无度，房室劳损，荣卫气虚，风冷易入，邪热易蕴，留注大肠则为下血。"元代朱丹溪在《丹溪心法》中指出本病的病位"独在胃与大肠"，符合现代理论。便血的病机，《景岳全书》云："总由血之妄行，而血之妄行，由火者多，然未必尽由于火也。故于火证之外，则有脾肾阳虚而不能统血者，有气陷而血亦陷者，有病久滑泄而血因以动者。"在便血的治疗方面，张仲景《金匮要略》已将便血分为远血、近血论治，"下血，先便后血，此远血也，黄土汤主之""下血，先血后便，此近血也，赤小豆当归散主之"，至今仍对临床有指导意义。严用和《济生方》，对于便血的治疗，提出"风则散之，热则清之，寒则温之，虚则补之”的原则，为临床所用。

二、病因

(一) 酒食不节

过食辛辣醇酒致热积于胃，胃络受损，或恣食肥甘厚味，酿湿生热，蕴结胃肠，灼伤胃肠血络，或饥饱无度，饮食不节，损伤脾胃，脾气虚弱，失于统摄。总之，热灼血络或气不摄血，均可致血溢脉外，下渗大肠而成便血。

(二) 情志不畅

情志过极，肝之疏泄失司，肝气郁滞，久则气滞血瘀，瘀血阻滞脉络，血不循经，下渗肠道而为便血；或气郁日久化热，横逆犯胃，灼伤胃络以致血溢肠中而为便血。

(三) 劳倦过度

劳倦伤脾或久病体虚，脾胃虚弱，气虚不能摄血，血无所归，离于脉道，溢于肠中而成便血；若脾胃亏损较甚，或由气损及阳，则不仅脾胃气虚，而且阳气虚弱以致成脾胃虚寒，统摄无权之便血。

(四) 感受外邪

感受湿热之邪，或湿浊蕴积，日久化热，蕴结肠道，肠道脉络受损，血液外溢而致便血。

(五) 病后诱发

久病热病之后，一则可使阴津耗伤，阴虚火旺，火迫血行而致出血；二则由于正气损伤，气虚失摄，血溢脉外而致出血；三则久病入络，瘀血阻滞，血难归经，因而出血。

三、病机

出血的病因虽然复杂，但其共同的病理变化可以归纳为火热偏盛，迫血妄行和气虚失摄，血溢脉外这两个方面。正如《景岳全书·血证》所说："血本阴精，不宜动也。而动则为病，血为营气，不宜损也，而损则为病。盖动者，多由于火，火盛则逼血妄行；损者，多由于气，气伤则血无以存。"病位主要在肠，与肝、脾有关。病性有实有虚。实证以胃中积热或肝胃郁热为多，瘀血阻络亦常见；虚证则多为脾胃虚弱。也有虚实并见者。热邪灼伤胃肠脉络及瘀血阻络所致之便血，一般发病较急；因气虚、阳虚所致便血，则发病多较缓慢。反复出血不止者，可导致气血亏虚，甚则气随血脱之危候。便血属实证、热证者，若迁延不愈，耗血伤气，则可成虚实夹杂之证；脾胃虚弱之便血，可因气损及阳，而致脾胃虚寒。诸因所致便血，日久不愈均可致瘀血阻络，从而致热、湿、虚、瘀相兼为犯，缠绵难愈；出血量大者，可导致气随血脱之危象。

第三章　临床表现

下消化道出血的临床表现取决于出血病变的性质、部位、出血量与速度，与患者的年龄、心肾功能等全身情况也有关。

一、便血

便血是指消化道出血经肠道从肛门排出，包括成形黑便、模糊黑便或柏油样便及暗红色血块。慢性隐性出血无肉眼血便。慢性显性出血和急性出血可见肉眼血便。粪便颜色主要取决于出血的部位、速度和量。

二、循环障碍

循环障碍的临床表现决定于出血量和速度。出血量不超过总血容量20%，循环血容量的减少可很快被肝脾贮血和组织液所补充，可无临床症状。出血量超过总血容量20%时，可出现临床症状，如贫血、头晕、软弱无力，突然起立可产生晕厥、口渴、肢体冷感及血压偏低等。大量出血达全身血量的30%即可发生休克，表现为烦躁不安或神志不清、面色苍白、四肢湿冷、口唇发干、呼吸困难、血压降低（收缩压 < 80mmHg）、脉压差小（25～30mmHg）及脉搏快而弱（脉率120次/分）等，若处理不当可导致死亡。

三、氮质血症

消化道大出血可引起血中尿素氮含量增高，根据发生机制可分为肠道性氮质血症和肾性氮质血症。

（一）肠道性氮质血症

消化道出血后，由于血液蛋白在肠腔中被消化吸收，致血液中尿素氮增加，一般于出血后24～48h达高峰，3～4d降至正常。

（二）肾性氮质血症

在严重失水和血压降低的情况下，由于缺血、缺氧和低血容量，肾血流量、肾小球滤过率和肾排泄功能均降低，导致急性肾功能衰竭，产生氮质血症。其氮质血症持续至4d以上，且超过17.9mmol/L，提示肾性氮质血症。如持续超过35.7mmol/L，则表示病情凶险。

四、血象变化

大出血后因有周围血管收缩与红细胞重新分布等生理调节，出血早期血浆容量和红细胞容量呈平行性下降，血红蛋白、红细胞和红细胞压积的数值可无变化。因此，血象检查不能作为早期诊断和病情观察的依据。继而，大量组织液（包括水、电解质和蛋白质等）渗入血管内以补充失去的血浆容量，此时血红蛋白和红细胞因稀释而数值降低。这种补偿作用一般在大出血后数小时至72h内完成，急性失血6h后血红蛋白下降，平均出血后32h血红蛋白可稀释到最大程度。在出血后骨髓有明显的代偿性增生，可暂时出现大细胞性贫血，周围血象可见晚幼红细胞与嗜多染性红细胞。出血

24h 内网织红细胞即见增高，至出血 4～7d 可高达 0.05～0.15，以后逐渐降至正常。如出血未止，网织红细胞可持续升高。消化道大量出血 2～5h，白细胞计数升至（10～20）×10^9/L，血止后 2～3d 才恢复正常。但肝硬化患者，如同时有脾功能亢进，则白细胞计数可不增高。

五、发热

消化道大出血或中等量出血病例，于 24h 内发热，多数在 38.5℃以下，持续数日至 1 周，发热原因不明，可能由于血分解产物吸收、血容量的减少、贫血、体内蛋白质的破坏及循环衰竭等因素，致使体温调节中枢不稳定。注意排除合并感染所致的发热。

六、低蛋白血症

大量出血常合并大量血浆蛋白的丢失，如不及时补充血浆蛋白，过多补充水分和晶体溶液，出血后 72h 首先出现腹腔积液，其次出现下肢和球结膜水肿等。

第四章　西医诊断与中医辨证

第一节　西医诊断

一、除外上消化道出血

下消化道出血一般为血便或暗红色大便，不伴呕血。但出血量大的上消化道出血亦可表现为暗红色大便；高位小肠出血乃至右半结肠出血，如血在肠腔停留较久亦可呈柏油样。遇此类情况，应常规作胃镜检查除外上消化道出血。

二、下消化道出血的定位及病因诊断

（一）病史

1. 年龄　老年患者以大肠癌、结肠血管扩张、缺血性肠炎多见。儿童以 Meckel 憩室、幼年性息肉、感染性肠炎、血液病多见。

2. 出血前病史　结核病、血吸虫病、腹部放疗史可引起相应的肠道疾病。动脉硬化、口服避孕药可引起缺血性肠炎。在血液病、风湿性疾病病程中发生的出血应考虑原发病引起的肠道出血。

3. 粪便颜色和性状　血色鲜红，附于粪表面多为肛门、直肠、乙状结肠病变，便后滴血或喷血常为痔或肛裂。右侧结肠出血为暗红色或猪肝色，停留时间长可呈柏油样便。小肠出血与右侧结肠出血相似，但更易呈柏油样便。黏液脓血便多见于菌痢、溃疡性结肠炎，大肠癌特别是直肠、乙状结肠癌有时亦可出现黏液脓血便。

4. 伴随症状　伴有发热见于肠道炎症性病变，由全身性疾病如白血病、淋巴瘤、恶性组织细胞病及风湿性疾病引起的肠出血亦多伴发热。伴不完全性肠梗阻症状常见于克罗恩病、肠结核、肠套叠、大肠癌。上述情况往往伴有不同程度腹痛，而不伴有明显腹痛的多见于息肉、未引起肠梗阻的肿瘤、无合并感染的憩室和血管病变。

（二）体格检查

1. 皮肤黏膜检查有无皮疹、紫癜、毛细血管扩张，浅表淋巴结有无肿大。

2. 腹部检查要全面细致，特别注意腹部压痛及腹部包块。

3. 一定要常规检查肛门直肠，注意痔、肛裂、瘘管，直肠指检有无肿物。

（三）实验室检查

常规血、尿、粪便及生化检查，疑似伤寒者做血培养及肥达试验，疑似结核者作结核菌素试验，疑似全身性疾病者作相应检查。

（四）内镜及影像学检查

除某些急性感染性肠炎如痢疾、伤寒、坏死性肠炎之外，绝大多数下消化道出血的定位及病因需依靠内镜和影像学检查确诊。

1. 结肠镜检查　是诊断大肠及回肠末端病变的首选检查方法。其优点是诊断敏感性高、可发现活动性出血、结合活检病理检查可判断病变性质。检查时应注意，如有可能，无论在何处发现病灶均应将镜端送至回肠末端，称全结肠检查。

2. X线钡剂造影　X线钡剂灌肠用于诊断大肠、回盲部及阑尾病变，一般主张进行双重气钡造影。其优点是基层医院已普及，患者较易接受。缺点是对较平坦病变、广泛而较轻炎症性病变容易漏诊，有时无法确定病变性质。因此对X线钡剂灌肠检查阴性的下消化道出血患者需进行结肠镜检查，已做结肠镜全结肠检查患者一般不强调X线钡剂灌肠检查。小肠X线钡剂造影是诊断小肠病变的重要方法。小肠X线钡餐检查又称全小肠钡剂造影（small bowel follow – through，SBFT），通过口服钡剂分段观察小肠，该检查敏感性低、漏诊率相当高。小肠气钡双重造影可一定程度提高诊断阳性率，但有一定难度，要求经口或鼻插管至近段小肠导入钡剂。X线钡剂造影检查一般要求在大出血停止至少3天之后进行。

3. 放射性核素扫描或选择性腹腔动脉造影　必须在活动性出血时进行，主要用于内镜检查（特别是急诊内镜检查）和X线钡剂造影不能确定出血来源的不明原因出血。放射性核素扫描是静脉推注用锝^{99}标记的患者自体红细胞或胶体硫进行腹部扫描，出血速度 >0.1ml/min 时，标记红细胞在出血部位溢出形成浓染区，由此可判断出血部位。该检查创伤少，但存在假阳性和定位错误，可作为初步出血定位。

对持续大出血患者则宜及时作选择性腹腔动脉造影，在出血量 >0.5ml/min 时，可以发现造影剂在出血部位溢出，有比较准确的定位价值。对于某些血管病变如血管畸形和血管瘤、血管丰富的肿瘤兼有定性价值。螺旋CT血管造影是一项新技术，可提高常规血管造影的诊断率。

4. 胶囊内镜或双气囊小肠镜检查　十二指肠降段以下小肠病变所致的消化道出血一直是传统检查的"盲区"。原来应用的小肠镜主要有两种：推进式：经口插入，至屈氏韧带以下 60~100cm，可诊断近端空肠黏膜的病变，约 13%~46% 患者可以找到出血病灶；探条式：将其慢慢送进胃肠道，大约需要 6~8 小时，能观察全小肠，对小肠出血诊断率为 26%~50%，但对黏膜的观察有盲区。近年发展起来的双气囊推进式小肠镜，具有操作相对简单、插入深度好、患者痛苦少、诊断率高的特点，可经口或结肠插入，如果操作人员技术熟练，约 70% 经口插入的患者能顺利到达回肠末端，不但可以在直视下清晰观察病变，且可进行活检和治疗，因此已逐渐成为诊断小肠病变的重要手段。胶囊内镜是近期开发的一种全新的消化道图像诊断系统，由图像捕获发射系统、体外图像接受系统及图像分析系统组成。患者吞服胶囊内镜后，借助胃肠蠕动通过消化道，内镜在胃肠道拍摄的图像通过无线电发送至体外接收器进行图像分析。该检查对小肠病变诊断阳性率在 60%~70% 左右。胶囊内镜或双气囊小肠镜检查适用于常规内镜检查和 X 线钡剂造影不能确定出血来源的不明原因出血，出血活动期或静止期均可进行，可视病情及医疗条件选用。

（五）手术探查

各种检查不能明确出血灶，持续大出血危及患者生命，必须手术探查。有些微小病变特别是血管病变手术探查亦不易发现，此时可借助术中内镜检查帮助寻找出血灶。术中内镜是明确诊断不明原因消化道出血，尤其是小肠出血的可靠方法，成功率可达 83%~100%。

三、下消化道出血的诊断步骤

多数下消化道出血有明显血便，结合临床及必要实验室检查，通过结肠镜全结肠检查，必要时配合 X 线小肠钡剂造影检查，确诊一般并不困难。

不明原因消化道出血（obscure gastrointestinal bleeding，OGIB）

的诊断步骤：不明原因消化道出血是指常规消化道内镜检查（包括检查食管至十二指肠降段的胃镜及肛直肠至回肠末端的结肠镜检查）不能确定出血来源的持续或反复消化道出血。多为小肠出血（如小肠的肿瘤、Meckel 憩室和血管病变等），虽然不多见（约占消化道出血的3%～5%），但却是消化道出血诊断的难点。在出血停止期，先行小肠钡剂检查；在出血活动期，应及时作放射性核素扫描或选择性腹腔动脉造影。若上述检查结果阴性则选择胶囊内镜或双气囊小肠镜检查；出血不止危及生命者行手术探查，探查时可辅以术中内镜检查。

第二节　中医辨证

一、辨证要点

（一）辨便血的颜色及性状

根据便血的颜色及性状，常可为辨别便血病性、病位提供重要依据。关于这方面，《证治汇补·下窍门·便血》所言甚详："纯下清血者，风也；色如烟尘者，湿也；色黯者，寒也；鲜红者，热也；糟粕相混者，食积也；遇劳顿发者，内伤元气也；后重便溏者，湿毒蕴滞也；后重便增者，脾元下陷也；跌伤便黑者，瘀也。"此外，便血颜色黯红，或黑而量多，与大便混杂而下，此为远血，其病位多在小肠；便血颜色鲜红，或大便中带有血液，此为近血，病位多在大肠、直肠。

（二）辨病位

一般主要在肠，与肝、脾有密切关系。便血黯黑甚或紫红，伴脘胁胀痛，心烦易怒，苔黄，脉弦数或脘腹胀痛，胁下癥块，脉弦细涩，病位在肝；便血紫黯或黑如柏油样，伴神疲乏力，面色少华，怯寒肢冷，舌淡，脉细，病位在脾胃；便血鲜红，肛门灼热，大便干结，苔黄或黄厚，病位在大肠。

（三）辨病性

便血色黯或紫红或鲜红，伴腹胁胀痛，口苦口干或心烦易怒，或大便干结，苔黄或黄腻，脉弦或弦数者，病性属实证、热证；便血紫黯或黑如柏油样，腹部隐隐作痛或不适，喜温喜按，神疲乏力，面色少华，怯寒肢冷，舌淡，脉细者，病性属虚寒。

（四）辨缓急

大量便血，倾盆盈碗，色紫红或鲜红，或色黑如柏油样，量多，次数多，兼见面色及口唇苍白，冷汗淋漓，四肢厥冷，心悸气短甚或昏厥，脉细数无力或微细欲绝，为气衰血脱之象，属危重证候，当采取急救措施；患者中年以上，反复便鲜血或大便带血与黏液，或大便次数增多，或便秘腹泻交替，或有里急后重，除考虑痢疾及痔疮外，还应高度警惕肠积。

二、辨证分型

（一）肠道湿热证

症候表现：便血常伴大便不畅或稀溏，或先血后便，或腹痛，口黏而苦，纳谷不香，舌红苔黄腻，脉象滑数。

辨证要点：多因恣食肥甘厚味，湿热下移大肠，以血便伴大便不畅，口黏而苦，舌红苔黄腻，脉滑数为要点。

（二）脾胃虚寒证

症候表现：便血紫暗或黑，腹痛隐隐，喜热饮，怯寒肢冷，纳差，神疲懒言，大便溏薄，舌质淡，苔薄白，脉细弱无力。

辨证要点：因恣食生冷或感受寒邪等损伤脾胃，便血紫暗，腹痛隐隐，畏寒肢冷，神疲懒言，便溏，脉弱为要点。

（三）气虚不摄证

症候表现：便血色红或紫黯，体倦，食少，周身乏力，面色萎黄，心悸，失眠，舌质淡，脉细无力。

辨证要点：多因先天禀赋不足或饮食劳倦所致，以周身乏力，体倦食少，面黄心悸为要点。

第五章　鉴别诊断与类证鉴别

第一节　鉴别诊断

一、细菌性痢疾

急性期常有畏寒、发热、下腹部隐痛等症状，大便常为脓血样，伴有里急后重感；慢性期为间断性发作的黏液、脓血便。大便常规检查可发现大量脓细胞、红细胞及巨噬细胞；大便培养可发现致病菌（痢疾杆菌），但慢性期大便培养的阳性率不高，仅15%~30%。结肠镜检查可见病变黏膜呈弥漫性充血、水肿，溃疡多较表浅，且边缘常不整齐。

二、阿米巴痢疾

大便多呈果酱样，或呈暗红色，量较多，常伴有脓性黏液，患者多有发热、腹胀、腹痛及里急后重表现。大便常规检查可发现成堆的红细胞及少量白细胞，如找到溶组织阿米巴滋养体或包囊有确诊价值。结肠镜检查可见黏膜充血，但水肿不显著，溃疡一般较深，常为口小底大的烧瓶样溃疡，溃疡间黏膜正常。病变多位于右半结肠。

三、血吸虫病

有疫水接触史，常表现为慢性腹泻，大便呈脓血样或为大便带血。常有血吸虫病的其他临床表现，如肝脾肿大、全血细胞降低等。B型超声波检查可发现肝纤维化。结肠镜检查可见直肠黏膜有粟粒样黄色结节，有时还可见到溃疡或息肉等，直肠黏膜活检可发现有血吸虫卵。

四、溃疡性结肠炎

是一种病因未明的非特异性结肠炎症，病变反复发作。发作期有腹痛、腹泻，大便为黏液脓血便，重者可为血水样便。常伴有里急后重。本病常最早侵犯直肠与乙状结肠，尔后病变可向上逐步蔓延，大便常规可见红细胞、白细胞，但粪便多次反复培养无致病菌生长。病变活动期，结肠镜检查可见黏膜呈弥漫性充血、水肿、浅表小溃疡，黏膜脆性增加，触之易出血；黏膜活检，病理如发现腺体杯状细胞减少及隐窝脓肿，对诊断有帮助。

五、克罗恩病

是黏膜下肉芽肿性炎症，慢性起病、反复发作的右下腹或脐周腹痛、腹泻，可伴腹部包块、梗阻、肠瘘、肛门病变、反复口腔溃疡和发热、贫血、体重下降、发育迟缓等全身症状。胃肠钡剂造影可见多发性、跳跃性病变，呈节段性炎症伴僵硬、狭窄、裂隙状溃疡、瘘管、假息肉及鹅卵石样改变等。肠镜检查示病变部位以回肠或右半结肠多见，可见节段性、穿壁性、非对称性的黏膜炎症，典型者可见鹅卵石样改变、纵行溃疡或裂沟，可有肠腔狭窄和肠壁僵硬等。胶囊内镜对发现小肠病变，特别是早期损害意义重大。双气囊小肠镜还可取活检协助诊断。

六、结、直肠癌

中年以上患者，有大便习惯的改变，腹泻或便秘，大便变细，粪便伴有黏液脓血时应疑及结肠癌的可能。右半结肠癌多以腹痛、腹泻为主要表现，大便常规检查可发现有脓细胞、红细胞，或者隐血试验呈阳性；左半结肠癌多为大便变细或发生便秘的表现，同时大便也可伴有黏液或脓血。少数患者发生肠梗阻症状。部分病例可扪及腹部固定性包块，且有压痛。晚期病例有消瘦、贫血等表现。

结肠镜检查可发现癌肿部位、大小及病变范围，结合活组织检查可确定诊断。

七、结肠、直肠息肉

是引起便血的常见原因之一，尤其是儿童及青少年。直肠、乙状结肠或降结肠息肉时，表现为大便外附有新鲜血液，血液与粪便不相混为其特点。如果是右半结肠息肉，则血液可与大便相混，但当出血量大时，血液可为暗红色，出血量较小时可呈黑便样表现。结肠镜检查可发现息肉的部位、形状与数量，并可行活检，以确定息肉的病理类型。

八、痔、肛裂、肛瘘

是便血常见病因之一，尤其是内痔出血甚为多见。血色一般为鲜红，且与粪便不相混，也不含有黏液，多数情况下表现为大便后滴鲜血，尤在硬结大便时更易发生。肛裂患者排便时常有疼痛感。肛门视诊及指检常可确诊。肛门镜或直肠镜检查有利于诊断，可直接窥视到痔核等出血灶。

第二节　类证鉴别

一、痔疮

便血在便中或便后，常伴肛门疼痛或异物感，做肛门或直肠检查时，可发现内痔或外痔。

二、痢疾

下血为脓血相兼，常伴腹痛、里急后重和肛门灼热感等症状。病初常有发热恶寒等外感表现。

第六章　治　　疗

第一节　现代医学治疗

一、一般治疗

注意观察患者精神状态，及时予以安慰并消除其紧张、恐惧、烦恼等不良情绪。卧床休息，严密监测患者生命体征，如心率、血压、呼吸、尿量及神志变化，必要时行中心静脉压测定。观察黑便情况。定期复查血红蛋白浓度、红细胞计数、血细胞比容与血尿素氮。对老年患者视情况实施心电监护。保持患者呼吸道通畅，必要时吸氧。大量出血者宜禁食，少量出血者可适当进流食。

二、补充血容量

及时补充和维持血容量，改善微循环，防止微循环障碍引起脏器功能障碍，包括输液、输血浆或全血。防治代谢性酸中毒是抢救失血性休克的关键。但要避免输血输液量过多而引起急性肺水肿，以及对肝硬化门静脉高压的患者门静脉压力增加诱发再出血，肝硬化患者尽量少用库存血。

三、药物止血治疗

1. 垂体后叶素　垂体后叶素可选择性减少内脏动脉血流，有报道80%有效。通常20U加入生理盐水或5%葡萄糖中，以0.4U/min的速度持续静脉滴入，滴速不可过快，防止引起心律失常。冠心病和心肌梗死患者属禁忌。

2. 生长抑素　通过降低门脉压力、抑制肠液分泌而起止血作用；其控制急性出血成功率高于垂体后叶素，副作用少。临床常用14肽生长抑素，首剂250ug静脉推注，继以250ug/h持续静滴，其同类物8肽-奥曲肽，首剂100ug静脉推注，以25-50ug/h持续静滴。

3. 止血药物的口服及灌肠 凝血酶、去甲肾上腺素、思密达、孟氏液等灌肠对直肠、乙状结肠出血可有止血作用，对右侧结肠出血疗效欠佳。

四、内镜治疗

（一）常规内镜下治疗

1. 止血药物喷洒 用5%~10%孟氏液、0.008%去甲肾上腺素、凝血酶，组织黏合剂等直视下喷洒出血灶，可迅速达到暂时止血目的。

2. 注射止血 对较局限的小出血病灶，尤其是血管性病变，可经结肠镜插入内镜注射针进行局部注射治疗，可用1：10000肾上腺素、10%高渗盐水、无水乙醇、硬化剂等在病灶周围进行黏膜下注射。

3. 热凝固、微波或激光止血 通过组织凝固坏死、出血部位的血管断端组织变性、血管闭塞和血管内血栓形成，从而达到止血目的。

4. 止血夹 目前常用钛夹，主要用于明确的小血管出血，如Diulafoy溃疡等。

（二）术中内镜

方法：

1. 在剖腹前将小肠镜插至近端空肠，术者握住内镜前端，将肠管拉直，以利内镜通过与观察。

2. 在空肠末端做一小切口，经此口伸入内镜，逐段检查，成功率达83%~100%。

3. 大肠病变：结肠镜从肛门插入。

五、介入止血

(一) 药物灌注

目前最常用的是垂体后叶素,其可使动静脉及肠壁平滑肌收缩,从而达到止血目的。一般情况下,肠系膜上动脉 0.2~0.3U/min,肠系膜下动脉 0.1~0.2U/min。通常灌注后 20~30min 减少血流作用最强。

(二) 血管栓塞

目前常用于止血的栓塞剂分为能吸收和不能吸收两大类,前者分为自体组织(凝血块、肌肉、筋膜)和异体物(明胶海绵、氧化纤维素);后者分为固体栓塞物(聚乙烯醇、硅橡胶球、聚苯乙烯球)和液体栓塞物(液体硅橡胶、2-氰基丙烯酸异丁酯等)两类。

六、外科治疗

(一) 剖腹探查

出血量大或反复出血。经辅助检查未发现病灶者,需进行剖腹探查。

(二) 外科手术

1. 手术的目的:切除经内科保守治疗仍出血或反复出血的病灶或疑似恶性病灶。

2. 对于儿童患者,术中应精确定位,切除的肠段愈短愈好,防止发生术后营养不良。动脉结扎术适应于术中对结肠、直肠病变广泛而无法止住的大出血。在肠系膜下动脉、直肠上动脉或髂内动脉行结扎术,能建立侧支循环,一般不会发生肠坏死。

第二节　中医经典治疗

一、治则治法

便血之治疗以止血为首要，如《血证论·吐血》说："存得一分血，便保得一分命"。便血的治疗包括治火、治湿、治气、治血四个方面。实火当清热泻火，虚火当滋阴降火；夹湿当化湿利湿；气实当清气行气，气虚当补气摄血；血热当凉血止血，血瘀当化瘀止血，并根据情况结合应用收敛止血的方药；凡出血者，多有留瘀，因此，在凉血止血或益气摄血同时，均应适当加用活血止血之品，以祛瘀生新，使血止而不留瘀。临床分肠道湿热与脾胃虚寒两类，其治疗以清热化湿和健脾益阳为基本原则。

二、辨证论治

（一）肠道湿热证

治法：清化湿热，凉血止血。

方剂：地榆散（《普济方》）加味。

药物组成：地榆、茜草、黄芩、黄连、栀子、茯苓。

方义：方中以地榆、茜草凉血止血；黄芩、黄连、栀子苦寒泻火燥湿；茯苓健脾淡渗利湿，以防过多苦寒之品损伤脾胃。

可加用槐角以增强凉血止血的作用；口黏苔腻甚者，宜加苍术、萆薢以健脾化湿；腹痛不适，宜加莱菔子、郁金以理气止痛；纳差者，宜用陈皮、砂仁以健运脾胃。若便血日久，湿热未尽去而营阴已伤者，应清利湿热与养阴补血兼而治之，临证选用脏连丸。

（二）脾胃虚寒证

治法：温阳健脾，养血止血。

方剂：黄土汤（《金匮要略》）加味。

药物组成：灶心黄土、附子、白术、生地、阿胶、黄芩、甘草。

方义：方中伏龙肝（灶心黄土）温中、收敛摄血；附子、白术温阳健脾，以复脾胃统摄之权；生地黄、阿胶养阴止血，既可补益阴血之不足，又可制约术、附之温燥伤血；黄芩苦寒坚阴，用量宜少，以反佐附子辛燥之偏性；甘草为使，和药并益气和中。

临证可加白及、乌贼骨收敛止血；若阳虚较甚，可去苦寒之黄芩、地黄，加炮姜炭、艾叶、鹿角霜、补骨脂以温阳止血；有淤血见证者加花蕊石、参三七以活血化瘀止血；

（三）气虚不摄证

治法：益气摄血。

方剂：归脾汤（《正体类要》）加减。

药物组成：黄芪、党参、白术、当归、茯神、远志、酸枣仁、木香、龙眼肉、炙甘草。

方义：方中黄芪补中益气，党参、白术、茯神健脾益气，当归与黄芪合用益气生血，酸枣仁、远志、龙眼肉补心益脾，安神定志，木香理气醒脾，炙甘草健脾，调和诸药。全方益气健脾，安神止血。

血虚甚者，可加阿胶、槐花、仙鹤草养血止血；中气下陷，神疲气短，肛坠者，加柴胡、升麻升阳举陷。

针对便血后期患者多有不同程度之正虚表现，如气血亏虚、气阴两虚等，可根据临床辨证选用归脾汤、生脉散等加减治疗，切忌乱投峻补温燥之品。脾胃功能未复者，可加用健脾、运脾之品。

第三节　名老中医治疗经验

叶天士治便血从气结、湿阻或癖积论治或亟培脾胃，认为便血实证除湿热蕴结肠道，还因肝气郁滞或食积伤及脾胃，胃气郁滞，肠道脉络受损，以致便血。治以柴胡、白芍等疏肝理气；黄柏、苦参、槐花等清热燥湿或用绛矾丸消食导滞。脾虚则气衰血少，心无所养，不能藏神，故"脉迟，便血，心中嘈杂，由操劳使然，伤在心脾"。脾胃为生血之源，多血之乡。失血之后，势必损脾胃，使"脾阳下陷，便溏肠红"，宜用补中益气汤补中益气、升阳举陷；或"便溏下血，议用理中法"，温中散寒、补气健脾。治疗便血除考虑肠道湿热外，多从脾胃虚寒论治，可见其独到之处。叶氏认为"下虚"，即肾阳虚衰而不能温养脾阳或肾阴虚不能收摄浮阳，血不循经而溢于肠内，随大便而下。故用黑地黄汤、养荣膏、滋肾丸等填固脏阴，收摄浮阳。

第四节 民间单方验方

1. 侧柏叶、白及各 10g，共研细末，每次 3~6g，每日 2 次冲服。

2. 乌贼骨、白及、甘草各等量，研极细末，每次 3g，每日 3 次冲服。用治便血。

3. 橄榄核烧存性，研末，每服 6g。治肠风下血。

4. 槐花 50g，侧柏叶 50g，荆芥穗 50g，炒枳壳 50g，做成内服散剂，日服 2 次，每次 6g，温水送服。用于肠风下血，便前出血。

第五节 中成药治疗

1. 人参归脾丸：由人参、白术（麸炒）、甘草、山药、莲子、白扁豆、木香、草豆蔻、陈皮、青皮、六神曲、谷芽、山楂、芡实、薏苡仁、当归、枳壳组成，功能：健脾益气。一次 1 丸，一天 2~3 次，口服。用于脾虚不摄之便血。

2. 热毒清：由重楼、板蓝根、蒲公英、冰片、甘草组成，功能：清热解毒。一次 4~6 片，一天 2~3 次。用于热毒内结，三焦火盛之便血。

3. 附子理中丸：由附子、党参、干姜、炒白术、甘草组成，功能：温中健脾。一次 9g，一天 2~3 次，口服。用于脾胃虚寒所致便血。

第六节　外治法

对便血康复期患者，可针刺或灸足三里等穴，或采用北芪注射液、当归注射液等注射足三里、脾俞等穴位。

1. 便血属实热者，可配合针刺曲池、大椎、三阴交，用泻法以清热泻火，凉血止血。

2. 便血属虚寒者，可取足三里、太白、脾俞、肾俞等，针用补法或温针，或艾灸百会、气海、关元、命门等，以健脾补肾，益气固摄。

第七章　预防与康复

第一节　预　　防

注意对胃脘痛及肝病等疾病的及时治疗，有助于预防便血的发生。同时有胃脘痛者，一旦疼痛加剧，不易缓解时，要注意粪便颜色以防出血。此外，患有可能引起便血之疾病者，平素应注意劳逸结合，避免过度劳累与紧张；少食辛辣、煎煿之品，戒烟酒，并保持大便通畅；气候转变时，注意保暖。

第二节　康　　复

对于便血渐止或基本停止，或仅有大便隐血试验弱阳性者，可采用食疗的康复疗法。现详述如下。

1. 黄鳝瘦肉煲黄芪大枣汤　适用于气血亏虚者。每次取黄鳝2~3条（约200g），去内脏，洗净切段；猪瘦肉100g，洗净切块；黄芪15g，大枣10枚，加水1.5L，煮沸后文火煎30min即可饮而食肉。

2. 黑豆炖塘虱鱼　适用于血虚者。取黑豆75~100g，去杂质，塘虱鱼2~4条（约250g），去内脏，洗净同放砂锅内，加生姜3片，调料适量，加水炖，待水开约2h后即可服用。

3. 羊胫骨大枣糯米粥　适用于脾虚血亏者。每次用羊胫骨1根（约500g），大枣50g，黑糯米150g。先将羊胫骨洗净砸碎，煮汤取汁，再将洗好的糯米、大枣放入汤汁中煮粥，熟后调味服用即可。

4. 海参冰糖羹　适用于气阴两虚者。用干海参50g，或已泡发海参或鲜海参250g，洗净加水煮烂后，加冰糖适量煮至羹状服用。

5. 槐花饮　适用于邪热未尽者。取陈槐花10g，粳米30g，红糖适量。将陈槐花烘干，研成末，粳米淘净，放入锅内，加清水适量，用武火烧沸后，转用文火煮40min，滤去米饭，留米汤，把槐花末、红糖放入米汤内，搅匀即成。

参考文献

中医部分

［1］田德禄．中医内科学［M］．北京：人民卫生出版社，2005. 138~152.

西医部分

［1］陈灏珠．实用内科学［M］．北京：人民卫生出版社，2009. 1848~1851.

［2］陆再英，钟南山．内科学第七版［M］．北京：人民卫生出版社，2008. 488~491.

肠　结　核

第一章　概　　述

　　肠结核是由结核分枝杆菌侵犯肠道而引起的肠道慢性特异性感染。发病以 20~40 岁青壮年居多，女性约 2 倍于男性。肺外结核病约占结核病人的 1/5，其中胃肠道结核在肺外结核中占据第六位。过去该病在我国较常见，多继发于肺结核病人，可能由于咽下含结核杆菌的痰液所致。由于生活水平的提高，结核患病率下降，本病已逐渐减少，其发病情况一度得到控制。但随着全球人口流动的增加，多重耐药结核菌的出现，人口老龄化，静脉用药以及 AIDS 的流行，近年来结核病有抬头趋势，尤其是肺结核目前在我国仍然常见。

　　本病易感人群如下：与活动性肺结核患者密切接触者；HIV 感染或 AIDS 患者；非活动期结核病患者但未接受合适方式治疗者；正在服用抗结核药物控制病情者；嗜酒者、静脉吸毒者、低收入群体、无家可归者、生活环境落后以及医疗工作者。其他危险因素包括：长期居住在结核病流行区或去流行区旅游者；居住环境简陋过于拥挤或者居住在医院附近的。

　　本病临床表现缺乏特异性，特别是随着耐药结核菌的增多及抗生素的广泛运用，使肠结核的临床表现及实验室检查均不典型，临床症状不典型，极易误诊为炎症性肠病、结肠肿瘤、阑尾周围脓肿等。致使目前临床上对肠结核诊断仍相当困难，误诊率较高，提高对本病的认识及诊治水平在临床上意义重大。肠结核的预后取决于早期诊断和及时治疗，一般来说，合理选用抗结核药物，保证充分剂量和足够疗程，经过正规治疗后，大多数的结核病人都能得到治愈，但当合并肠穿孔、完全性肠梗阻或合并免疫缺陷疾病时，预后较差。

第二章 病因与发病机制

第一节 现代医学的认识

一、病因、发病机制

（一）病因

肠道结核多由人型结核分枝杆菌引起，约占病因的 90% 以上。患者多继发于开放性肺结核或喉结核，结核菌随吞咽的痰进入肠道，也可能是通过与肺结核患者共进饮食，因未采取消毒隔离措施，致使结核杆菌直接进入肠道引起感染。开放性肺结核，特别是空洞型肺结核发生肠结核的机会更多。除肠道感染外，也可能经由血源感染。急性粟粒性结核约有半数以上患者合并肠结核。牛型结核分枝杆菌肠结核是由于饮用未经消毒的带菌牛奶或乳制品致病的原发性肠结核。

（二）发病机制

肠结核好发于回盲部，主要是因为进入回盲部的肠内容物在此停留较长时间，而且这部分肠管蠕动和逆蠕动较强烈，容易引起局部组织机械性损伤，这样就使肠道内的结核杆菌有充分的时间和机会接触肠黏膜而发生感染。回盲部有丰富的淋巴组织，结核杆菌经吞食后沿肠管的淋巴系统进入绒毛内的中央淋巴管，隐藏在黏膜的深面，开始了炎症的过程。侵犯到固有层、黏膜下层、肌层的结核杆菌进入 Peyer 集合淋巴结形成含有上皮和淋巴组织的结核结节，再进一步由浆膜下沿着肠管的肠系膜附着部位连接到肠系膜淋巴结。结核结节增大时常有干酪样坏死和伴发闭塞性动脉内膜炎，影响邻近肠管的血供，造成黏膜的水肿和局灶性坏死。坏死组织脱落形成小的溃疡，融合增大后呈深浅不一的潜行溃疡。溃疡的边缘不规则，溃疡沿肠壁淋巴管道顺肠周径发展。在修复的过程中大量纤维组织增生，造成肠管环行瘢痕挛缩使肠管狭窄。同时，溃疡可累及周围的腹膜及邻近肠系膜的淋巴结，引起局限性腹膜炎和肠系膜淋巴结结核。后者可发生干酪样变或溃破至腹腔，引起急性腹膜炎。由于溃疡型结核病变发展过程缓慢，受累肠段往往已与周围组织紧密粘连，因此较少出现溃疡性穿孔，慢性穿孔则多形成腹腔脓肿或肠瘘。患者的免疫力强，入侵细菌的毒力低，病变多局限于盲肠，少数可涉及末段回肠和近段升结肠。镜检可见黏膜下层高度纤维增生和大量结核性肉芽组织。肠系膜淋巴结有网状细胞增生、钙化和假滤泡形成，肠系膜水肿，淋巴淤积。这类增生性病变约有70%见于原发性肠结核，继发性肠结核较少见。

二、传播途径

（一）胃肠道感染

为肠结核的主要感染方式，患者原有开放性肺结核，因经常吞咽含有结核菌的自身痰液而继发感染；或经常与肺结核患者密切接触。另外，忽视消毒隔离措施，饮用未经消毒的含有牛型结核杆菌的牛奶，可引起原发性肠结核。

结核杆菌被食入后，因其具有含脂外膜，多数不被胃酸杀灭。病菌到达肠道（特别是在回盲部）时，含有结核杆菌的食物已成食糜，有较大机会直接接触肠黏膜，同时因回盲部存在着生理性潴留及逆蠕动，更增加感染机会。加之回盲部有丰富的淋巴组织，对结核的易感性强，因此，回盲部即成为肠结核的好发部位。

（二）血行播散

血行播散也是肠结核的感染途径之一。见于粟粒型结核经血行播散而侵犯肠道。

（三）邻近结核病灶播散

肠结核还可由腹腔内或盆腔内结核病灶直接蔓延而引起，如结核性腹膜炎、肠系膜淋巴结核、输卵管结核、盆腔结核、肾结核等。

结核病和其它许多疾病一样，是人体和细菌（或其它致病因素）相互作用的结果。只有当入侵的结核杆菌数量较多、毒力较强，并有机体免疫功能异常（包括肠道功能紊乱引起的局部抵抗力削弱）时，方能致病。

三、病理分型

肠结核形成溃疡型和增生型 2 种病理类型。溃疡型较为多见，常见多发溃疡，大小不一，边缘不齐，常为潜行性溃疡，底部有干酪性物质，其下为结核性肉芽组织。溃疡愈合后形成环状瘢痕而引起肠腔狭窄。结核菌可通过淋巴管侵犯浆膜引起纤维渗出和多个灰白色结节形成，并累及肠系膜和淋巴结。溃疡型易发生穿孔并发弥漫性腹膜炎、局限性脓肿或肠瘘。增生型肠壁显著增厚变硬，大量的结核肉芽组织和纤维组织增生，形成息肉或瘤样肿块，突入肠腔使肠腔变窄，引起肠梗阻。人体的免疫反应能力决定了病理类型，上述溃疡与增生两型的病变不是绝对的，溃疡型表示坏死为主，增生型表示结核肉芽肿及纤维组织增生为主，两者常在同一患者不同时期存在，在一定的条件下互相转化。溃疡型肠结核患者常有活动性肺结核，增生型肠结核多无明显的肺部病变，即使有肺结核也多属静止状态。

第二节　中医学的认识

一、概述

古代文献中没有"肠结核"的病名，但根据其腹痛腹泻、右下腹肿块、发热盗汗等主要临床表现，可将其归为中医的"腹痛"、"痢疾"、"泄泻"、"积聚"等的范畴。本病多发于青年人，系痨虫侵及肠道，导致肠道脉络受损，瘀浊内阻，营气耗伤，表现以腹痛、腹泻及低热、盗汗为主症的肠道慢性消耗性痨病类疾病。

二、病因病机

（一）病因

1. 感受痨虫

正气本虚，寒温不调，痨虫乘虚侵袭，与肠中有形之邪互结，或痨虫自肺侵入大肠，肠道脉络受损，郁而化热，腐蒸气血，正邪交争于大肠，大肠传导失司，日久邪盛正损，而见阴阳气血亏虚之证。

2. 正气亏虚

本病或因先天禀赋不足，或因后天失养，或久病病后失调，以致正气亏虚，表现为气、血、阴、阳亏虚，或脾肾阳虚，或肺肾阴虚，或阴血阳气均不足，复因感染病虫，痰浊壅积，化热生湿，伤气耗阴，损及脏腑，病程迁延，病症复杂，多见本虚标实之证。

3. 饮食所伤

暴饮暴食，嗜食膏粱厚味，或嗜饮冷饮酒浆，致湿热食积中阻，损伤肠胃，传导不利，气血凝滞，积滞化热，熏蒸气血，则致腹痛、泄泻、癥积等症。

4. 情志所伤

喜怒无度，忧思惊恐，影响肠道正常运化功能，以致肠胃痞塞，运化失常，气血凝滞，化生痰积癥块。

（二）病机

本病以缓慢发病为多，但也有卒然腹痛而急骤起病者。痨虫是致病的病邪，侵犯人体以后，邪正相争，可致发热、恶寒；痨虫内入肠腑，脾胃运化失常，可致腹泻；驻于肠道，腐肉伤肌，湿热痰瘀互结，阻遏气机，可出现便血、腹痛、积聚、包块；病久正气虚弱，肺脾两虚，脾不摄血，致使便血反复发作。本病病位在肠，与脾、肾密切相关。本病的性质是本虚标实，以脾肾亏虚为本，气滞血瘀为标。虚实可相互交叉及转化，病延日久，脏腑虚衰，虚多实少，终致虚劳。

病机转化主要决定于病邪（痨虫）与人体正气之间的斗争及其双方力量的消长。若病邪盛，正气抗邪能力明显不足，则为邪盛正虚；若病邪已减，正气也衰，则为正虚邪恋；正虚邪恋和邪盛正虚，均属虚实夹杂，但后者要比前者为重。至于正胜邪退者应仔细辨析，如尚有余邪而正气已虚，则为虚实夹杂，但以虚证为主；若邪已除尽而正气虚弱，则为邪去正虚。

第三章　临床表现

一、临床症状

多数起病缓慢，病程较长，典型临床表现归纳如下：

（一）腹痛

因病变常累及回盲部，故疼痛最常见于右下腹，触诊时可发现局限性压痛点。疼痛亦可位于脐周，系回盲部病变牵引所致，疼痛一般较轻，呈隐痛或钝痛，亦有表现为间歇性疼痛，常于进餐时或餐后诱发，此为进食引起胃回肠反射或胃结肠反射所致；餐后疼痛系病变的肠曲痉挛或蠕动增强，因而疼痛常伴有便意，便后可使疼痛缓解。增生型肠结核并发肠梗阻时，腹痛主要为绞痛，并有肠梗阻的相应症状。

（二）腹泻与便秘

腹泻是溃疡型肠结核的主要症状之一，这是因肠曲炎症和溃疡的刺激，使肠蠕动加速、排空过快以及继发性吸收不良所致。排便一般每日 2～4 次，多为糊状便，轻者仅含少量黏液，严重者腹泻可每日多达 10 余次，便中有黏液及脓液，血便较少见。此外还可间有便秘，粪便呈羊粪状，或腹泻与便秘交替出现。

（三）腹部肿块

主要见于增生型肠结核，肠壁局部增厚形成肿块。当溃疡型肠结核和周围组织粘连，或并有肠系膜淋巴结核等，均可形成肿块而被扪及。腹块常位于右下腹，中等硬度，可有轻压痛，有时表面不平，移动度小。

（四）全身症状

溃疡型肠结核常有结核毒血症，如午后低热，呈不规则热、弛张热或稽留热，伴有盗汗，可有乏力、消瘦、贫血、营养不良性水肿等症状和体征，并可有肠外结核特别是结核性腹膜炎、肺结核等有关表现，增殖型肠结核多无结核中毒症状，病程较长，全身情况较好。

二、辅助检查

（一）血常规与血沉

白细胞总数一般正常，淋巴细胞常偏高，红细胞及血红蛋白常偏低，呈轻、中度贫血，以溃疡型患者为多见。在活动性病变患者中，血沉常增快。

（二）粪便检查

增生型肠结核粪便检查多无明显改变。溃疡型肠结核粪便镜检可见少量脓细胞和红细胞。粪便浓缩找结核杆菌，只有痰菌阴性时，才有意义。

（三）X 线检查

X 线钡餐造影或钡剂灌肠检查对肠结核诊断具有重要意义。并发肠梗阻的患者只宜进行钡剂灌肠，以免钡餐检查加重梗阻，溃疡型肠结核肠段多有激惹现象，钡剂排空很快，且充盈不佳，病变上下两端肠段钡剂充盈良好，此称为跳跃征象。增生型肠结核有肠梗阻时，近端肠曲常明显扩张。

1. 溃疡型　本型一般与肺结核同时存在。

（1）病变区产生不规则痉挛收缩，使病变区不易为钡剂充盈，这种现象称为"激惹或跳跃征"，病变上下部位的肠道显示正常。

（2）病变区黏膜皱襞破坏，管壁僵硬狭窄，结肠袋消失，有大小不一的龛影。

（3）病变愈合，产生疤瘢收缩，使管壁狭窄短缩，以致钡剂通过受阻。

2. 增殖型　本型病变先侵犯盲肠，然后蔓延到升结肠和回肠末端，病变范围较局限。

（1）盲肠以狭窄缩短为主，管腔边缘不规则，严重者盲肠可完全不充盈。

（2）黏膜破坏消失或息肉状充盈缺损。

（3）"激惹和跳跃征"不显著。

（4）局部可扪及肿块。

（四）结肠镜检查

可直接观察全结肠、盲肠及回盲部的病变，内镜下病变肠黏膜可见充血、水肿、溃疡形成，炎症息肉，肠腔变窄等，并可行活检或取样作细菌培养。活检病理示干酪样坏死性肉芽肿具确诊价值。

第四章　西医诊断与中医辨证

第一节　西医诊断

肠结核的临床表现缺乏特异性，由于抗生素的广泛应用以及结核耐药菌的增加，典型的肠结核表现更加少见。出现以下表现时应考虑肠结核的可能。

1. 中青年患者有肠外结核，主要是肺结核。

2. 临床表现有腹泻、腹痛、右下腹压痛，也可有腹块、原因不明的肠梗阻，伴有发热、盗汗等结核毒血症状。

3. X 线钡餐检查发现回盲部有跳跃征、溃疡、肠管变形和肠腔狭窄等征象。

4. 结肠镜检查发现主要位于回盲部的肠黏膜炎症、溃疡、炎症息肉或肠腔狭窄，活检如见干酪样坏死性肉芽肿或结核分枝杆菌具确诊意义。

5. PPD（结核菌素）试验强阳性。

对高度怀疑肠结核的病例。如抗结核治疗（2～6 周）有效，可作出肠结核的临床诊断。对诊断有困难病例，主要是增生型肠结核，有时需经剖腹探查才能确诊。

上述检查需结合应用，才能最大程度减少误诊，少数临床高度怀疑肠结核者，应定期随诊或行诊断性抗结核治疗。

第二节　中医辨证

一、辨证要点

（一）辨虚实

正虚多见形寒体倦，恶风自汗或盗汗，便溏乏力，或颧红潮热，遗精尿频，舌淡或光红无苔，脉细弱；邪实者则见腹痛拒按，便坚硬难排，发热烦渴，腹满呕吐，便血鲜红，舌红或暗紫，脉洪大或滑数。饱则痛为实，饥则痛为虚。腹痛拒按，泻后痛减，多属实证；病程较长，腹痛不甚，喜温喜按，神疲乏力，多属虚证。

（二）辨寒热

腹泻大便清稀，完谷不化，多属寒证；大便色黄褐臭秽，泻下急迫，肛门灼热，多属热证。得热痛减为寒，得寒痛减为热。

（三）辨气血

气滞者腹部多胀痛，痛无定处，矢气后痛缓；血瘀者腹部多刺痛，固定不移；腹内结块，或胀或痛，触之可及是为瘀积。

二、辨证分型

（一）大肠湿热证

症候表现：腹部疼痛拒按，便下急迫，便黄臭秽，甚有鲜红血便，肛门灼热，小便短赤，舌红苔黄腻，脉洪大或滑数。

辨证要点：以腹痛拒按，便黄臭秽，舌红苔黄为特征。

（二）脾肾阳虚证

症候表现：腹痛隐隐，阵发性加剧，大便稀薄，或五更泄泻，乏力倦怠，形寒肢冷，纳差食少，腰酸膝软，面色苍白，舌淡苔薄，脉细弱无力。

辨证要点：以腹痛隐隐，便稀或五更泄，形寒肢冷，腰膝酸软为特征。

（三）气滞血瘀证

症候表现：右下腹钝痛或刺痛拒按，腹内结块，推之固定不移，时常便秘，便结时如羊屎状，或泄泻与便秘交替，纳呆乏力，舌紫黯或有瘀斑，脉弦涩。

辨证要点：以右下腹刺痛拒按，腹内结块，固定不移，舌紫黯有瘀斑，脉涩为特征。

（四）气阴两虚证

症候表现：乏力倦怠，潮热盗汗，纳差食少，大便时溏时秘，舌红苔薄，脉细弱或细数。

辨证要点：以乏力倦怠，潮热盗汗，舌红脉细为特征。

第五章　鉴别诊断与类证鉴别

第一节　鉴别诊断

一、克罗恩病

本病的临床表现和 X 线征象与肠结核极为酷似，有时甚难鉴别，可借助下列几点协助诊断：①本病无肺结核或肠外结核病史；②病程一般更长，不经抗结核治疗可出现间断缓解；③粪便及其它体液及分泌物检查无结核菌；④X 线检查可见病变以回肠末段为主，有多段肠曲受累，并呈节段性分布；⑤肠梗阻、粪瘘等并发症较肠结核更为多见；⑥切除病变肠段作病理检查无干酪样坏死，镜检与动物接种均无结核杆菌。

二、右侧结肠癌

①本病发病年龄多为 40 岁以上中老年人；②无长期低热、盗汗等结核毒血症及结核病史；③病情进行性加重，消瘦、苍白、无力等全身症状明显；④腹部肿块开始出现时移动性稍大且无压痛，但较肠结核肿块表面坚硬，结节感明显；⑤X 线检查主要有钡剂充盈缺损，病变局限，不累及回肠；⑥肠梗阻较早、较多出现；⑦结肠镜可窥见肿瘤，活检常可确诊。在临床上结肠癌的发病率较肠结核为高。

三、阿米巴或血吸虫病性肉芽肿

肠阿米巴或血吸虫病可形成肉芽肿病变，在鉴别诊断上应注意。该类疾病无结核病史，脓血便较常见，粪便中发现有关的病原体，结肠镜常可明确诊断，相应的特异性治疗有效。

四、其他疾病

除上述疾病外，肠结核尚应与下列疾病鉴别：以腹痛、腹泻为主要表现者应与腹型淋巴瘤、肠放线菌病相鉴别；以急性右下腹剧痛为主要表现者应注意避免误诊为急性阑尾炎；以慢性腹痛牵扯上腹部者易与消化性溃疡、慢性胆囊炎混淆；有稽留高热者需排除伤寒。

第二节　类证鉴别

一、腹痛与胃痛

腹痛常伴胃痛的症状，胃痛亦时伴腹痛的表现，故有心腹痛的提法。胃痛在上腹胃脘部，位置相对较高；腹痛在胃脘以下，耻骨毛际以上，位置相对较低。胃痛常伴脘闷、嗳气、泛酸等胃失和降，胃气上逆之症；而腹痛常伴有腹胀、矢气、大便性状改变等腹疾症状。

二、积聚与痞满

痞满以患者自觉脘腹痞塞不通、满闷不舒为主要症状，但在检查时，腹部无气聚胀急之形可见，更不能扪及包块，临床上以此和积聚相区别。

第六章　治　　疗

第一节　现代医学治疗

本病的治疗主要是消除症状，改善全身情况，促使病灶愈合，防止并发症，争取早日康复。如合并有肠外活动性结核更应彻底治疗。

一、休息与营养

因结核为消耗性疾病，应给予充分的休息和合理的营养。以营养充分，易消化，少刺激性食物为宜。补充维生素 C 和钙。尤其是有结核毒血症状者，必须卧床休息。消瘦、营养不良和因胃肠道症状而妨碍进食者，宜予以完全肠外营养疗法补充营养。

二、抗结核治疗

本病患者的预后取决于是否早期诊断、及时治疗。合理地选用抗结核药物，保证充分的剂量，足够的疗程，也是决定本病预后的关键。

肠结核应重视早期诊断早期治疗，应根据药物敏感试验选择，一般采用 3～4 种抗结核药物联合应用，常用异烟肼、利福平、乙胺丁醇、吡嗪酰胺等药物联合治疗，以减少耐药菌株的产生。对于怀疑为肠结核患者，可行诊断性抗结核治疗。国外学者认为，诊断性治疗后 2～3 月应行肠镜检查，以早期诊断。在使用抗结核药物时，应注意观察药物的副作用，监测肝功能，必要时改用抗结核药物。

（一）注射药物

链霉素每日 0.75～1.0g，分 2 次肌注。卡那霉素每日 0.75～1.0g，分 2 次肌注。

（二）口服药物

异烟肼每日 400mg，顿服；乙胺丁醇每日 0.75～1.0g，顿服；利福平每日 450～600mg，顿服；吡嗪酰胺每日 0.75～1.5g，分 2～3 次服。

按照全国结核病标准化疗方案，前 2 个月强化阶段予链霉素、利福平、吡嗪酰胺、异烟肼，巩固阶段予异烟肼、利福平治疗 4 个月，即 2SHRZ/4HR，联合应用目的是减少耐药菌株产生。用药过程中，要复查药物敏感试验，及时发现耐药现象并更换药物。用药量要足，疗程相对较长，用药时间 2～3 年。据报道用药 2 年，结核杆菌再活动能力 2%，3 年者为 1%。

三、对症治疗

腹痛者可给予颠茄、阿托品或其它抗胆碱能药物缓解疼痛。因腹泻或摄入不足而引起脱水者，给予补充液体、维持水与电解质平衡和酸碱平衡。对并发不完全性肠梗阻患者须进行胃肠减压和静脉补充液体，以缓解梗阻近段肠曲的膨胀与潴留。

四、手术治疗

适应症：①完全性肠梗阻；②急性肠穿孔，或慢性肠穿孔引起粪瘘经内科治疗无明显好转者；③肠道大出血经积极抢救不能满意止血者。

第二节　中医经典治疗

一、治则治法

本病的治疗应根据辨证的虚实寒热，在气在血，确立相应的治法。属实证者，以通为主，重在祛邪疏导；虚证者，以补为主，当温中补虚，益气养血；久痛入络，缠绵难愈者，可采用活血通络之法。在扶正祛邪的辨证治疗过程中，应始终顾护胃气。同时，应坚持辨证与辨病相结合，适当加用抗结核的药物。

二、辨证论治

（一）大肠湿热证

治法：清热利湿，调气和血。

方剂：芍药汤(《素问病机气宜保命集》) 加减。

药物组成：芍药、黄连、黄芩、木香、槟榔、大黄、地榆、败酱草、炙甘草。

方义：重用赤芍凉血和营，缓急止痛；黄芩、黄连苦寒清热，燥湿解毒；木香、槟榔行气导滞，大黄苦寒沉降，合芩连则清热燥湿之功著，使湿热积滞从大便而去；地榆凉血止血，败酱草清热解毒，炙甘草调和诸药。

若苔黄而干，热甚伤津者，可酌加乌梅；若苔腻脉滑，兼有食积者，加山楂、神曲以消导；若热毒重者，可加白头翁、金银花增强解毒之力；若便下赤多白少，或纯下血痢，可加大赤芍、地榆用量，加丹皮凉血止血。

（二）脾肾阳虚证

治法：益气温阳，健脾补肾。

方剂：附子理中汤(《三因极一病证方论》) 合四神丸(《普济本事方》) 加味。

药物组成：附子、干姜、党参、白术、山药、扁豆、补骨脂、吴茱萸、肉豆蔻、五味子、百部、陈皮、甘草。

方义：附子、干姜大辛大热，温脾阳，散寒邪；补骨脂辛苦大温，补命门之火，扶阳抑阴；党参补气健脾，配合白术、山药、扁豆健脾燥湿；肉豆蔻辛温，温脾暖胃、涩肠止泄；五味子酸温，固肾益气，酸敛固涩止泻；吴茱萸辛苦大热，温中散寒；陈皮燥湿行气，补而不滞，百部杀虫，甘草调和诸药。

潮热盗汗甚者，加青蒿、知母、鳖甲以养阴清虚热；若见寒性秘结者，可加肉苁蓉、肉桂、当归、升麻，以温阳通便。

（三）气滞血瘀证

治法：化瘀消积，行气化滞。

方剂：四逆散(《伤寒论》) 合少腹逐瘀汤(《医林改错》) 加味。

药物组成：柴胡、赤芍、当归、川芎、五灵脂、蒲黄（包煎）、没药、枳壳、延胡索、干姜、小茴香、百部、甘草。

方义：柴胡疏肝解郁，当归、赤芍养血活血，蒲黄、五灵脂活血止痛，川芎、延胡索活血行气止痛，没药破血消积，干姜、小茴香温经散寒，百部杀虫，炙甘草益气补中，缓肝之急。

肿块明显者，加象贝母、三棱、莪术以软坚散结；腹部胀气甚者，加槟榔、川楝子、木香以理气消胀。呕吐者，可加半夏、陈皮、代赭石和胃降逆。若心下硬满，手不可近者，可用大陷胸汤。

（四）气阴两虚证

治法：益气养阴，扶正祛邪。

方剂：异功散(《小儿药证直诀》) 合秦艽鳖甲散(《卫生宝鉴》) 加减。

药物组成：黄芪、党参、白术、茯苓、鳖甲、知母、白芍、当归、秦艽、青蒿、地骨皮、百部、乳香、没药、三棱、莪术、陈皮、甘草。

方义：黄芪、党参益气补中，鳖甲、秦艽养阴清热，白术、茯苓健脾益气，加强益气之力；知母、白芍养阴清热，当归养血活血，乳香、没药活血消积，三棱、莪术活血行气，地骨皮除骨蒸劳热，陈皮行气燥湿，既可防养阴药滋腻碍胃，又可助活血而不伤胃；青蒿引诸药直达病所，甘草益气补中，缓肝之急。

阴虚甚者，可加生地、天冬以养阴；大便溏薄食少者，可去鳖甲加扁豆、薏苡仁以健脾止泻；便秘者，可加火麻仁、生首乌以润肠通便。若结核中毒症状重者加天龙、蜈蚣、猫爪草以抗痨杀虫散结。

在本病的治疗过程中，应采用辨证与辨病相结合的方法，针对本病的发病特点，应在辨证的基础上适当配合抗痨杀虫的药物。根据药理实验结果分析和临床验证，很多中草药有不同程度的抗痨杀虫的作用，如百部、白及、黄连、大蒜、猫爪草、野菊花、苦参等，在临床治疗中可适当选用。

第三节　名老中医治疗经验

蔡瑢将本病分为 2 型，脾肾虚弱型多见于溃疡型患者，以参苓白术散合四神丸加减；瘀血内结型多见于增生型患者，以少腹逐瘀汤加减。也有人将本病分为脾肺两虚型，治以四君子汤加味；脾胃不和型，治以健脾丸加味；湿热蕴结型，治以芍药场加减；肝肾阴虚型，治以六味地黄汤加减；脾肾阳虚型，治以四神丸加味等 5 型。刘鹏举等分为脾阳不振、脾肾两虚、气滞血瘀 3 型。

谭定全以少腹逐瘀汤加味（小茴香、干姜、元胡、五灵脂、没药、川草、当归、蒲黄、官桂、赤芍、鳖甲、龟板）治疗增生型肠结核 76 例。气虚加黄芪、党参；便秘加麻仁、苁蓉；潮热盗汗加银柴胡、知母、牡蛎；五更泄泻加四神丸；腹胀加莱菔子、厚朴、槟榔；呕吐加清半夏、代赭石；湿重加苍术。结果痊愈 70 例，好转 5 例，无效 1 例。

施玉磻对结核性肠梗阻予肠粘连缓解汤加减（厚朴、赤芍、炒莱菔子各 15g，木香、乌药各 10g，桃仁 12g，芒硝、番泻叶各

6g，枳实、大黄各9g），1日1剂。配合针刺中脘、水分、天枢（双）、腹结（双）、足三里（双）、上巨虚（双）、下巨虚（双），以泻为主，留针15~30分钟，每日1~2次。同时常规补液、禁食、胃肠减压，酌情给予三联或四联抗痨治疗。呕吐、腹胀，无法服药者用本方或复方大柴胡汤保留灌肠；邪实而正不虚者，用本方上服下灌疗效更佳；合并麻痹性肠梗阻者，本方合排气饮煎服或用丁香粉2g，温水调敷神阙穴；有腹水者用本方合实脾饮内服；并发肠穿孔或治疗1个月肠梗阻不能缓解者，改用手术治疗。

李协和认为在结核病中广泛存在瘀血证，因此活血化瘀法在结核病的治疗中不应忽视。任贞女观察到大蒜治疗肠结核，收效良好。其治法为：第1疗程10日，用紫皮蒜每日25g，分3次服用；第2疗程20日，每日20g，日3次；第3疗程30日，每日15g，日3次；第4疗程12个月，每日10g，日2次。若用白皮蒜，每日疗程口服量加倍，均于进餐时服用。结果全部有效，且多数病例疗效巩固。

许长照等以蟾酥水溶性总成分制成注射液，肌注治疗各种不同部位结核病43例，有效36例，其中显效20例，经治疗1~3疗程，未见毒副反应。

第四节 民间单方验方

1. 白花蛇舌草60g，每日2~3次，水煎服。

2. 锦红新片（每14片含红藤60g，蒲公英30g，生大黄1.5g），日3次，每次5片。

3. 十大功劳叶30g，女贞子10g，甘草8g，水煎服。

4. 百部20g，水煎服，每日1剂。

5. 山药500g，蒸熟后去皮捣烂成泥状，鲜藕500g捣烂搅汁，两者混匀后食用。

6. 百合20g，麦冬10g，百部10g，共煎取汁，与粳米100g一起煮粥食用。

第五节　中成药治疗

1. 补脾益肠丸：外层由黄芪、党参、砂仁、白芍、当归、炒白术、肉桂组成；内层由延胡索、荔枝核、干姜、甘草、防风、木香、补骨脂、赤石脂等组成，功能：补中益气，涩肠止泻。一次6g，一日2次。适用于气阴两虚证。

2. 固本益肠片：由党参、白术、补骨脂、山药、黄芪、炮姜、当归、白芍等组成，功能：健脾温肾，涩肠止泻。一次8片，一日3次。适用于脾肾阳虚证。

3. 芩部丹片：由百部、黄芩、丹参组成，功能：滋阴泻火，祛瘀杀虫。一次5片，一日2次。适用于气滞血瘀证。

第六节　外治法

一、针灸疗法

取穴膏肓、大椎、三阴交，潮热加太溪、劳宫穴，盗汗加阴郄、复溜穴，阳虚加脾俞、肾俞、关元穴。阴虚多用针法，阳虚多用灸法。气滞血瘀型腹痛取阿是穴、双侧足三里、阳陵泉等，强刺激，每次留针20分钟；脾虚气陷之久泻隔姜灸神阙、气海、关元穴等；血瘀痰凝之腹痛包块在局部隔蒜灸。

二、耳穴压豆

可选用脾、胃、大肠、肾等穴用王不留行子贴压，每日刺激数次。

第七章 预防与康复

第一节 预 防

本病系慢性病，积极治疗肺结核或其他肠外结核，以免发生肠结核，是预防本病十分重要的环节。切断传播途径，对痰菌阳性的肺结核患者应严格隔离，待痰菌检查两次阴性，病灶吸收后，方可解除隔离；患者的寝具、食具单独使用，并定期消毒，及时处理患者的痰等排泄物；病人不宜与儿童接触，尽量不去公共场所，以免病菌扩散传染，影响他人健康；现症患者特别是对痰检阳性患者应做到定期随访和管理，保证患者按时、足量、足疗程、正确的使用化疗；提倡分餐制，改变传统的饮食习惯；食用牛奶及奶制品时须注意消毒；教育患者不随地吐痰，亦不将痰液咽下。正规、普遍接种卡介苗是预防结核病的重要手段。

第二节 康 复

一、休息

活动期肠结核病人应卧床休息，以减轻体力消耗。居所宜保持安静，空气流通，阳光充足。如潮热汗多及腹泻次数多者，宜补充水分，口服盐开水，食用梨、鲜藕、橘子等，必要时可静脉补充液体。

二、合理膳食

饮食以易消化软食为主，注意饮食搭配，以保证体内有充分的热量、蛋白质及维生素。宜选择食用牛奶、鸡蛋、瘦肉、鳗鱼、鳖、新鲜蔬菜、水果等；亦可经常以百合、银耳、莲子、贝母、冬虫草、龟、鳖等做为食疗配合服用。忌食烟、酒、辛辣刺激之品。在康复阶段可继续选用健脾补肾、益气养阴、活血化瘀的方药，如四君子汤，八珍汤，六味地黄丸，桃红四物汤等，均有助于巩固疗效，促进患者早日康复。

三、坚持用药

因用药时间较长，有的病人往往不能坚持，常常是症状一有好转即自行停药，这是造成病情迁延不愈的主要原因。

参考文献

中医部分

［1］韩涛．实用中西医内科诊疗［M］．兰州大学出版社，2009.235.

［2］何绍奇．现代中医内科学［M］．北京：中国医药科技出版社，1991.167.

［3］谭定全．加味少腹逐瘀汤治疗增生型肠结核76例临床观察［J］．浙江中医杂志，1989，24（1）：9.

［4］施玉璠．中西医结合治疗结核性肠梗阻40例［J］．河北中医，1991，13（6）：27.

［5］任贞女．大蒜治疗肠结核30例［J］．黑龙江中医药，1989，（4）：40.

［6］许长照．蟾酥水溶性总成分注射液治疗结核病［J］．江苏中医杂志，1980，1（3）：19.

［7］赵兰才，吴丹明．简明中西医结合消化病学［M］．北京：北京科学技术文献出版社，2008.284.

西医部分

［1］张敦熔．现代结核病学［M］．北京：人民军医出版社，2002．307．

［2］月邹宁，刘晓红，周旭东．克罗恩病与肠结核的临床分析与比较［J］．临床内科杂志，2005，22（12）：827～830．

［3］姜杰．肠结核56例临床分析［J］．中国实用医药，2010，5（12）：135．

［4］杨维良，张好刚．论肠结核的诊治现状［J］．临床外科杂志，2008，16（1）：57．

［5］周中银，罗和生，丁一娟．克罗恩病与肠结核鉴别诊断方法的评价［J］．中国实用内科杂志，2005，25（3）：247～248．

［6］叶任高，陆再英．内科学［M］．北京：人民卫生出版社，2006．401～402．

放射性肠炎

第一章　概　　述

放射性肠炎（Radiation Enteritis，RE）是盆腹腔或腹膜后恶性肿瘤放射治疗后的并发症，分别可累及小肠、结肠和直肠，故又称为放射性小肠、结肠、直肠炎。根据肠道遭受辐射剂量的大小、时间的长短、发病的缓急，一般分为急性和慢性两种。又根据射线来源放置的体内外位置的不同将其分为外照射放射病和内照射放射病。放射线使肠上皮细胞变性脱落，黏膜变薄，肠壁充血水肿，炎性细胞浸润，通透性增加，从而出现腹痛、腹泻、里急后重、黏液血便等临床症状。

自 1895 年 Wilhelm Conrad Roentgen 发现 X 线后，其电离辐射的生物学效应便开始应用于肿瘤治疗领域，并得到迅速推广和发展。但在 2 年后，Walsh 就报道了 1 例受放射线损伤而发生痉挛性腹痛和腹泻的病例。近年来，因放疗技术的普遍应用，放疗剂量的增加及患者生存时间的延长，本病的发生率逐渐升高，不论何种放射源在 5 周内照射量超过 5OGY 时约 8% 的患者发生放射性肠炎。有资料显示，临床上约有 50% ~ 70% 接受盆腔放疗的患者可出现放射性肠炎，其中以放射性直肠炎最为常见。据国外报道，严重的肠道放射性损伤的死亡率为 22%，随着放射治疗病例的不断增加，放射性肠炎日益引起人们的重视。

第二章　病因与发病机制

第一节　现代医学的认识

肠道的不同部位对照射的敏感性不同，其耐受性为直肠＞小肠＞结肠＞胃。末段回肠和远段结肠比较固定，较易受照射的损害；炎症或术后粘连使肠袢固定，限制了肠段的活动，使该肠段单位面积的照射量增加，发病率增高；子宫切除后，直肠所受的照射量高于未切除者；动脉硬化、糖尿病及高血压等患者原先已有血管病变，照射后更易引起胃肠道损害。

一、发病机制

（一）肠上皮细胞增生受抑制

肠黏膜上皮细胞对放射线最为敏感。以氚标记的胸腺嘧啶做细胞更新观察，发现肠黏膜的更新是通过位于肠腺隐窝部的未分化细胞增殖而完成的。这些细胞在分化后失去分裂的能力并逐步移向肠黏膜表面。放射线抑制这些细胞的增殖，使肠黏膜发生特征性的急性病变。如果放射剂量不过量，在停止放射治疗后1~2周黏膜损伤便可恢复。最近研究发现，多次照射的效果取决于照射时隐窝细胞所处的细胞周期，处于分裂后期的细胞对放射线最敏感，而在晚期合成的细胞具有较强的耐受力，由于在任何特定时间所有增殖的隐窝细胞仅有一部分处于细胞增殖周期的某一时相，因此单次大剂量照射仅使一部分细胞死亡，而在数天后细胞有丝分裂又恢复正常。

（二）肠黏膜下小动脉受损

小动脉的内皮细胞对放射线很敏感。大剂量放射治疗使细胞肿胀、增生、纤维样变性，引起闭塞性动脉内膜炎和静脉内膜炎，因此产生肠壁缺血和黏膜糜烂、溃疡，肠道内的细菌侵入使病损进一步发展。

（三）肠壁组织受损

肠壁组织经广泛持续照射后引起水肿，肠壁各层均有纤维母细胞增生，结缔组织和平滑肌呈透明样变化，最后导致纤维化、肠管狭窄、黏膜面扭曲和断裂，因此，放射线产生的肠道改变可从可逆性黏膜结构改变直至慢性纤维增厚，伴有溃疡的肠管，甚至引起肠梗阻。

（四）血液高黏、高聚状态

现代医学大量研究表明，恶性肿瘤患者普遍存在血液高黏、高聚状态，由于微血管的管腔细、压力低，是黏稠的血液最易淤滞的部位，血液高黏状态也导致了肠道微循环灌注不足，肠道血管内皮细胞可由缺氧、肿胀、变性甚至坏死而脱落，从而出现血管壁损伤和通透性增加。此外，持续缺氧、缺血，造成缺血后再灌注及供氧还原不完全，特别在肠上皮细胞的黄嘌呤氧化酶等作用下，形成大量氧自由基；损伤的肠黏膜上皮细胞释放花生四烯酸，进一步形成氧自由基，加重肠黏膜损伤。

二、分期

（一）急性期

在辐射期间或期后即可发生急性期的病理变化，上皮细胞变性脱落，隐窝细胞有丝分裂减少，肠黏膜变薄、绒毛缩短，毛细血管扩张，肠壁黏膜充血水肿及炎症细胞浸润。病变肠道可见杯状细胞肥大、腺体增生、变形，常有急性炎细胞、嗜酸性粒细胞和脱落的黏膜上皮细胞形成的隐窝脓肿。通常在数周内达到高峰而后消退。如果照射量大而持久，黏膜可发生局部或弥漫性溃疡，其分布与深浅不一，周围黏膜常呈结节状隆起，其四周的毛细血管扩张，黏膜病变易出血。

（二）亚急性期

起始于照射后 2～12 个月，黏膜有不同程度的再生和修复，但黏膜下小动脉内皮细胞肿胀并与它们的基底膜分离，最后发生空泡变性脱落，形成闭塞性脉管炎。血管内膜下出现大量特殊的"泡沫巨噬细胞"，对血管放射性损伤有诊断意义。血管的闭塞导致肠壁进行性缺血，黏膜下层纤维增生伴有大量纤维母细胞，并可见平滑肌的透明变性，胶原含量减少，虽然如此，局部血供尚能满足，但若患者并发有高血压、糖尿病、冠心病、血管硬化等，则肠壁可能出现严重血供不足，可引起直肠壁溃疡、脓肿和直肠阴道瘘或直肠膀胱瘘等形成。

（三）慢性期

慢性期病变实质上是潜伏的血管闭塞引起的延缓病损。慢性病变迁延较久，病期与病变显露时间长短不一，一般在放疗后 1～5 年出现，小肠病变可在放疗后 6 年出现，直肠慢性病损可在放疗后 10 年出现。受损的肠段黏膜糜烂，可有顽固的钻孔或瘘管形成，以及并发肠梗阻、腹膜炎、腹腔脓肿等。小肠病变严重时黏膜绒毛萎缩，引起吸收不良。直肠的慢性病变除溃疡糜烂外，残存腺体杯状细胞大量增生，可引起黏液和脓血便，晚期可发生癌变，但不多见。

第二节　中医学的认识

一、概述

古代中医文献中没有"放射性肠炎"这一病名，但根据其腹痛、腹泻的临床症状，可将其归为中医"泄泻"的范畴。中医认为，放射线属"热邪、火邪、毒邪"范畴，射线在杀伤肿瘤的同时亦可耗气伤阴，损伤机体津液，并与直肠之气血相搏，导致气滞血瘀，瘀热互结，发为本病。目前中医药已广泛用于放射性直肠炎的治疗，运用辨证施治、专方专药、单方、验方以及中成药等多种治疗方法，同时配合灌肠药物的应用以直达病所，临床疗效明显。

二、病因病机

本病病因病机总属本虚标实，虚实夹杂，既存在肿瘤正气亏虚之本，同时有癌毒结聚之实，加之热毒侵犯，耗伤气血，正气愈加亏虚，故导致脾气亏虚，运化失司，水湿不化，聚湿生热，湿热毒邪蕴结肠腑，与气血相搏结，损伤肠络脂膜，导致下利脓血。日久水液丢失，津气耗伤，甚至损及肾阴肾阳而致疾病缠绵难愈。本病病程较长，虚实夹杂，寒热交结，瘀滞错杂，初期以邪实为主，后期以正虚为主。

第三章 临床表现

放射性肠炎的临床症状，一般照射总剂量在30GY以下者很少发病，腹腔内放疗总量超过40GY时出现症状，若达70GY以上则发病率高达36%。症状可出现在治疗早期、疗程结束后不久或治疗后数月至数年。

一、早期症状

由于神经系统对放射线的反应，早期即可出现胃肠道的症状。一般多出现在放疗开始后1~2周内。恶心、呕吐、腹泻、排出黏液或血样便，累及直肠者伴有里急后重，持久便血可引起缺铁性贫血，便秘少见，偶有低热。痉挛性腹痛则提示小肠受累，乙状结肠镜检查可见黏膜水肿、充血，严重者可有糜烂或溃疡。

二、晚期症状

急性期的症状迁延不愈或直至放疗结束 6 个月至数年后仍有显著症状者，均提示病变延续，终将发展引起纤维化或狭窄。此期内的症状，早的可在放疗后半年，晚的可在十几年后甚至几十年后才发生，多与肠壁持续性血管炎有关。

（一）结肠、直肠炎

常出现于照射后 6 ~ 18 个月。国内报道发病率为 2.7% ~ 20.1%，症状有腹泻、便血、黏液便和里急后重、大便变细和进行性便秘或出现腹痛者提示肠道发生狭窄。严重的病损与邻近脏器形成瘘管，如直肠阴道瘘，粪便从阴道排出，直肠膀胱瘘可出现气尿，直肠小肠瘘可出现食糜混于粪便排出，也可因肠穿孔引起腹膜炎、腹腔或盆腔脓肿，由于肠道的狭窄和肠袢缠绕可发生肠梗阻。

有学者把放射性肠炎分为四型，即卡他型、糜烂脱屑型、浸润溃疡型、浸润溃疡伴阴道直肠瘘型。放射性肠炎的并发症有结、直肠癌、直肠腺癌、深部囊性结肠炎、孤立性直肠溃疡（多属于前壁，也有发生在后壁者）等。

（二）小肠炎

小肠受到放射线严重损伤时出现剧烈腹痛、恶心呕吐、腹胀、血样腹泻。但晚期表现以消化吸收不良为主，伴有间歇性腹痛、脂肪泻、消瘦、乏力、贫血等。

第四章　西医诊断和中医辨证

第一节　西医诊断

盆腹腔恶性肿瘤采用放射治疗过程中射线对小肠、直肠造成损伤，多数患者在放疗 3～4 周（DT30～40GY）后出现腹痛、腹泻、里急后重、排黏液便、乏力等，重者出现排脓血便及尿黄、肛门灼热等不良反应。

一、直肠指诊

放射性肠炎的早期或损伤较轻者，指诊可无特殊发现，也可只有肛门括约肌痉挛和触痛，有的直肠前壁可有水肿、增厚、变硬、指套染血，有时可触及溃疡、狭窄或瘘道，有 3% 严重直肠损害者形成直肠阴道瘘，同时做阴道检查有助于诊断。

二、内窥镜检查

在开始的数周内可见肠黏膜充血、水肿、颗粒样改变和脆性增加，触之易出血，直肠前壁为甚。以后有增厚、变硬及特征性的毛细血管扩张、溃疡和肠腔狭窄。溃疡可呈斑片状或钻孔样，大小不等，常位于宫颈水平面的直肠前壁。直肠的狭窄多位于肛缘上方 8～12cm 处。增厚变硬的黏膜和环状狭窄的肠段或边缘坚硬的钻孔样溃疡，如周围毛细血管扩张不明显，均可被误诊为癌肿，做组织活检有助于诊断，但慎防穿破。

三、X 线检查

肠道钡剂检查有助于病损范围与性质的确定，但征象无特异性。钡剂灌肠示结肠黏膜呈细小的锯齿样边缘，皱襞不规则，肠壁僵硬或痉挛，有时可见肠段狭窄、溃疡和瘘管形成。少数溃疡边缘的黏膜可隆起，其 X 线征酷似癌肿，其鉴别点是病变肠段与正常肠段间逐渐移行而无截然的界限，与癌肿不同。乙状结肠位置较低并折叠成角，从不同角度摄片对鉴别病变性质有重要意义。钡剂检查小肠，可见病变常以回肠末段为主。充钡时，可见管腔不规则狭窄，并因粘连而牵拉成角，形成芒刺样阴影，肠壁增厚、肠曲间距增宽。也可见肠腔结节样充盈缺损，与炎性肠病相似，排空时小肠正常羽毛状黏膜纹消失。近年来用肠系膜血管造影有助于发现小血管病变，对于放射性肠炎的早期诊断与鉴别诊断有一定意义。

四、小肠吸收功能的测定

包括粪便脂肪测定、维生素 B_{12} 及 D – 木糖吸收试验。

第二节　　中医辨证

一、辨证要点

本病在辨证时，首先应区别寒、热、虚、实。初起证见腹痛，里急后重，便下脓血黏液，舌苔黄腻，脉弦滑而实者，多为实证、热证；泄下日久，见食少神疲，四肢不温，腰膝怕冷，舌淡苔薄白，脉沉细而弱，则多为虚证。

二、辨证分型

（一）湿热内蕴证

症候表现：腹痛，泄下赤白相杂，肛门灼热，小便短赤，苔黄腻，脉滑数。

辨证要点：本证多见于疾病早期，以泄下赤白、肛门灼热、舌苔黄腻，脉数为辨证要点。

（二）寒湿内停证

症候表现：泄下清稀黏液，腹痛肠鸣，里急后重，口淡乏味，头身困重，舌质淡，苔白腻，脉濡缓。

辨证要点：本证以泄下清稀、头重身困、脘闷为辨证要点。

（三）脾胃虚弱证

症候表现：大便溏泻，水谷不化，饮食减少，脘腹胀闷，面色萎黄，肢倦乏力，舌淡苔白，脉细弱。

辨证要点：本证以泻下水谷不化，食少腹胀，乏力肢倦，脉细弱为辨证要点。

（四）气血两虚证

症候表现：临厕腹痛里急，泄下时发时止，大便有黏液或见赤色，面色无华，倦怠嗜卧，舌质淡，脉虚大。

辨证要点：本证以临厕腹痛里急，面色无华，倦怠，脉虚大为辨证要点。

第五章　鉴别诊断与类证鉴别

第一节　鉴别诊断

本病的诊断一般不困难。有放疗史结合临床表现和有关检查，可以确定病变的性质和部位，以明确诊断。放射性肠炎的晚期表现和癌肿的复发与转移相似，需作 X 线钡剂检查、肠系膜血管造影、内窥镜检查、活组织检查以资鉴别。常需和以下疾病相鉴别：

一、慢性细菌性痢疾

临床主要表现为间断性发作腹痛、腹泻、脓血便、里急后重等，症状与本病类似，但慢性菌痢多有季节性特点，以夏秋两季多见，大便常规检查可发现大量脓细胞、红细胞及巨噬细胞；大便培养可发现致病菌（痢疾杆菌）；结肠镜检查可见病变黏膜呈弥漫性充血、水肿，溃疡多较表浅，且边缘常不整齐。

二、克罗恩病

慢性起病，临床上以腹痛、腹泻、腹块、梗阻、肠瘘为特点，可伴有发热、营养障碍等全身表现以及关节、皮肤、眼、口腔黏膜、肝等肠外损害。病变多位于末段回肠和邻近结肠，呈节段性或跳跃式分布。肠镜检查可见节段性、穿壁性、非对称性的黏膜炎症，典型者可见鹅卵石样改变、纵行溃疡或裂沟，可有肠腔狭窄和肠壁僵硬等。病理示非干酪性肉芽肿。

三、肠结核

常有肠外结核，如肺结核的表现；临床表现为腹泻、腹痛、右下腹压痛，也可有腹块、肠梗阻，伴有发热、盗汗等结核毒血症状；X线钡剂造影检查见回盲部有激惹征象，或钡剂充盈有缺损、狭窄之征象，结肠镜检查发现主要位于回盲部的黏膜炎症、溃疡、炎症息肉或肠腔狭窄，活检如见干酪样坏死性肉芽肿具确诊意义。足量抗结核试验治疗两周有效。

第二节　类证鉴别

霍乱　霍乱一般认为是由于感受暑湿，邪阻中焦，秽浊撩乱胃肠，遂成洞泄呕吐。吐泻重则秽浊凝滞，脉络闭塞，阳气暴伤，阴液干枯，可因心阳衰竭而死亡。

第六章　治　　疗

第一节　现代医学治疗

一、急性期治疗

急性期应卧床休息，主要控制腹泻、腹痛及恶心呕吐症状，饮食以低刺激、易消化、营养丰富、少食多餐、限制纤维素摄入为原则。

研究表明，谷氨酰胺饮食及含谷氨酰胺的全肠外营养对急性放射性肠炎有很强的抗辐射损伤及黏膜修复作用。通过促进小肠上皮合成 DNA 和蛋白质可加快小肠黏膜的修复，绒毛高度、隐窝深度、黏膜厚度均高于单纯肠外营养组，较好地保持了胃肠道组织结构的完整性。另有研究证实谷氨酰胺和奥曲肽还可通过诱导亚铁血红素氧化酶 1（heme oxygenase1）的活性，促进小肠绒毛数量和肠黏膜厚度的增加，提高结肠黏膜的屏障功能，保护结肠黏膜免受放射损伤。

急性期可服用止泻剂洛哌丁胺、解痉药山莨菪碱等药物。阿司匹林可有效地控制放射性肠炎的早期腹泻，可能与抑制前列腺素的合成有关。腹泻严重者可采用静脉高营养疗法。

二、慢性期治疗

（一）药物治疗

1. 硫糖铝　在胃酸的作用下能解离为铝离子和硫酸蔗糖离子，后者可聚合成一种黏着性的糊剂，与溃疡创面上的带阳性电荷的蛋白质或坏死组织相结合，形成保护膜，同时可刺激局部前列腺素的合成和释放，改善溃疡局部血流，达到保护黏膜和促进溃疡愈合的作用。此外有研究表明，硫糖铝尚有抑制肠道上皮细胞凋亡的作用，以10%硫糖铝混悬液20mL保留灌肠，2次/d，可有效缓解放射性肠炎便血的症状。

2. 阿米福汀　细胞保护剂阿米福汀（amifostine）是一种抗辐射细胞保护剂，对正常细胞具有选择性保护作用，但必须于化疗或放疗前15~30min给予。有研究证实，阿米福汀能减轻放化疗毒性反应、提高生存质量，有很好的应用前景。

3. 补充肠道益生菌　益生菌是指能改善宿主微生态平衡而发挥有益作用的活菌制剂及其代谢产物，包括：乳杆菌类，双歧杆菌类，革兰阳性球菌等。对于腹泻的患者补充益生菌有助于平衡肠道菌群及恢复正常的肠道pH值，缓解腹泻症状。此外，还可发挥预防细菌移位、保护肠黏膜的作用。肠道益生菌服用简单、疗效确切、价格低廉，在放射性肠炎所致腹泻的预防和治疗方面显示了良好的前景。

4. α_2巨球蛋白　国内已试用α_2巨球蛋白治疗放射性肠炎，效果良好。隔日肌注α_2巨球蛋白6ml或每日肌注3ml，2个月为1疗程。用药后黏膜出血和疼痛明显好转，溃疡趋向愈合。其原理可能是通过抑制血浆激肽释放酶，使之减少，从而减轻毛细血管渗出和疼痛，同时α_2巨球蛋白可与多种蛋白水解酶结合抑制后者对肠壁的作用。

（二）内镜治疗

肠道顽固性出血的内镜下治疗可分为电凝止血和化学腐蚀。

1. 内镜下电凝止血　其治疗机制是基于氩离子凝固术，烧灼肠黏膜表面扩张的毛细血管，使其形成血栓以达到止血效果。自1994年Grund等报道软式内镜下使用氩离子凝固治疗肠道出血成功以来，此项技术被迅速推广，而Kwan和Karamanolis等的临床实践进一步验证了其疗效和安全性，且在临床长期缓解率方面亦有可喜的发现。以上优点和疗效，使其已逐渐成为治疗放射性肠炎肠道出血的最佳选择之一。

2. 内镜下使用甲醛　主要是利用甲醛的化学腐蚀性作用于新生扩张的毛细血管和黏膜溃疡面，使组织变性和硬化，血管封闭，从而发挥止血作用。甲醛的使用方法主要有肠镜下用纱布或棉拭子直接接触病变部位和保留灌肠。局部应用甲醛被认为是治疗放射性肠炎出血安全、简单、经济、有效的方法。

（三）高压氧治疗

近年来认为高压氧治疗（hyperbaric oxygen therapy，HPOT）对于软组织的放射性坏死是有效的，因为高压氧（HPO）可以刺激放射损伤区域的血管生成，促进组织修复。有报道表明，对于常规内科治疗无效的顽固的放射性直肠炎病人，伴有直肠痛、腹泻或便血者，HPOT有很好的疗效，可明显改善症状，且安全性及耐受性良好。

三、手术治疗

肠狭窄、梗阻、瘘道等后期病变多需外科手术治疗。远端结肠病变，可作横结肠造口术，以达到永久性或暂时性大便改道，其结果常较单纯切开远端结肠病变为好。一般结肠造口，需经6~12个月以上，等结肠功能恢复再关闭。

1. 手术指征　直肠狭窄，直－乙状结肠接连处狭窄，直肠阴道瘘，直肠膀胱瘘或其他肠瘘，直肠溃疡及坏死，直肠或结肠穿孔和梗阻，顽固性直肠炎。

2. 常行式式　直肠切除术，结肠造口术，其中横结肠和降结肠造口术优于乙状结肠造口术。

第二节　中医经典治疗

一、治则治法

本病的治疗，当根据寒热虚实，热者清之，寒者温之。初起实则通之，久则虚而补之。寒热交错者，温清并用，虚实夹杂者，通涩兼施，当始终辨明祛邪与扶正的辨证关系，照顾胃气为本。

二、辨证论治

（一）湿热内蕴证

治则：清热利湿，调气行血。

方剂：葛根芩连汤(《伤寒论》) 加减。

方药组成：黄芩、黄连、葛根、银花、茯苓、木通、车前子、赤芍、白芍、当归、甘草、白花蛇舌草。

方义：方中葛根清热燥湿，止泻生津；黄芩、黄连苦寒清热燥湿，厚肠止痢，茯苓健脾祛湿，白芍养阴柔肝，缓急止痛；银花、白花蛇舌草清热解毒，赤芍、当归活血化瘀，通络止痛，木通、车前子清热利水；甘草甘缓和中，调和诸药。诸药共奏清热利湿，调气行血之功。

若泻下赤多白少，口渴喜冷饮，属于热重于湿，配白头翁、秦皮、黄柏清热解毒；若泻下白多赤少，属湿重于热，配茯苓、苍术、厚朴、陈皮等健脾燥湿；若食积化热，泻下不爽，腹痛拒按者，可加枳实导滞丸行气导滞，泻热止痢。

（二）寒湿内停证

治则：温化寒湿，健脾行气。

方剂：胃苓汤(《普济方》) 加减。

方药组成：苍术、白术、厚朴、桂枝、茯苓、陈皮、赤芍、当归、槟榔、炮姜、白花蛇舌草。

方义：方中白术、茯苓健脾祛湿，桂枝温阳散寒；苍术健脾燥湿，厚朴、陈皮行气化湿和胃；赤芍、当归活血通络，槟榔行气化湿，炮姜温中散寒，白花蛇舌草清热解毒。诸药共奏温化寒湿，健脾行气之功。

若脾虚纳呆，加用神曲、麦芽健脾开胃；若暑天感寒湿而痢者，可以用藿香正气散加减，以祛暑散寒，化湿止痢；若久泻脾虚气陷，脱肛，可加用黄芪、柴胡、升麻以补中益气，升清举陷。

（三）脾胃虚弱证

治则：健脾益气，渗湿止泻。

方剂：参苓白术散（《太平惠民和剂局方》）加减。

方药组成：人参、茯苓、白术、桔梗、山药、甘草、白扁豆、莲子肉、砂仁、苡仁、木香、白花蛇舌草。

方义：方中人参、白术、茯苓健脾益气；白扁豆、苡仁、山药、莲子肉健脾益胃，渗湿止泻；砂仁芳香醒脾，桔梗载药上行，木香行气和胃，白花蛇舌草清热解毒；甘草健脾益气，调和诸药。诸药共奏健脾益气，渗湿止泻之功。

若泻下白冻，倦怠少食，舌淡苔白，脉沉者，加用温脾汤温中散寒，消积导滞；若久泻兼见肾阳虚衰，关门不固，加用四神丸温肾暖脾，固肠止泻；若泻下时作，大便稀溏，心中烦热，饥不欲食，可加用乌梅丸。

（四）气血两虚证

治则：益气养血，消滞健脾。

方剂：真人养脏汤（《太平惠民和剂局方》）加减。

方药组成：白术、党参、山药、肉蔻、当归、葛根、黄芪、枳壳、苡仁、生姜、生甘草、白花蛇舌草。

方义：方中党参、白术、黄芪健脾益气，当归养血活血；肉蔻温肾暖脾，涩肠止泻，葛根清热燥湿，止泻生津，山药、苡仁健脾祛湿；生姜温中散寒，枳壳行气和胃，白花蛇舌草清热解毒；生甘草健脾益胃，调和诸药。诸药共奏益气养血，消滞健脾之功。

若积滞未尽，加用消导之品，如神曲、麦芽；若久泻脾虚气陷，加用柴胡、升麻补中益气，升清举陷；若暴泄致脱，面色苍白，汗出肢冷，唇舌紫暗，急服独参汤或参附汤。

基于放射性肠炎的病机特点，中医确立扶正与祛邪相结合，标本同治，以祛邪为主的治疗原则。具体治法有清热解毒、清热利湿、活血化瘀、凉血止痢、涩肠止泻、健脾益肾等。本病虽为放疗过程中的肠道并发症，但在治疗上不能仅就此论治，针对本病的原发病，还应积极治疗恶性肿瘤，以求控制肿瘤的生长并提高患者生活质量，延长患者生存时间。在选药上，可充分发挥中医药抗肿瘤的特色，可适当选用清热解毒又可抗肿瘤的药物，如白花蛇舌草、半枝莲、七叶一枝花、白头翁等。同时加用黄芪、薏苡仁、白术益气健脾，扶助正气。现代药理研究表明，白花蛇舌草、白头翁具有抗肿瘤，增强免疫功能，抗炎，抗菌，抗氧化等作用，黄芪、薏苡仁尚有防止肠组织增生、纤维化，增强机体免疫力作用，还有消除水肿，生肌排脓的功效。

第三节　名老中医治疗经验

刘建华教授认为本病的主病机为热毒蕴结、脾胃受损导致的本虚标实，也可因血热成瘀或久病成瘀，出现瘀血征象。故在治疗时采用健脾益气、清热解毒的治疗原则，并针对不同兼证细心辨证论治，巧妙加减化裁，而达到治疗目的。刘老在健脾益气、清热解毒的治疗原则基础上，注重调理气血，临床多选用凉血止血及活血化瘀药如茜草、赤芍等，并善用一药多功之黄芪，不但具有益气升阳之功，还能对肠道脓疮久溃不敛之便脓甚者起到敛疮生肌之效。对于久泄不止者，刘老多从病久及肾或中气下陷论治，采用温补脾肾、引火归元、固涩止泄的治疗方法，选用肉桂、赤石脂、肉豆蔻等药物，达到防止其衍变为亡阴亡阳之证。刘氏根据多年临床经验发现败酱草、野麻草、车前草三草配伍具有较好的散热结、止泻泄功效。在治疗放射性肠炎中应用，既可发挥清热解毒之用，又能收到止泄、止血、排脓之功。尤其对于便血、便脓者，三药共奏清热解毒、止血止泄兼以排脓功效，对于缓解症状效果显著。

沈祖法教授结合多年临床经验，认为此病乃由外来燥毒之邪客于肠道，引起的一种与一般湿热致痢不同的特殊"内痈"，也属中医"近血"中"肠风"、"脏毒"范畴。总体病机为外源性燥毒之邪侵犯肠道，气滞湿阻，燥毒壅遏，瘀滞不散，络损肉腐乃成内痛。毒邪内伤大肠、传化失司致腹痛腹泻；燥毒损伤阴络，"阴络伤则血下溢"，见便血不已；下血日久则阴伤津枯血燥，故治按"上燥治气，下燥治血"的原则，使用生地榆、丹皮、赤芍、紫草根、仙鹤草凉血止血；生地、白芍、天花粉养阴生津润燥；乌梅、甘草酸甘化阴、止泻；黄连、黄芩、芙蓉叶清热解毒。养阴生肌散由青黛、煅石膏、薄荷脑等中药组成，临床上常用于口腔溃疡的治疗，根据中医"异病同治"的理念，研究发现应用该药保留灌肠有异曲同工之妙。诸药合用，扶正祛邪，标本兼治，共奏养阴润燥、解毒止泻、敛疮生肌之效。此外，在给药途径上，内病外治，应用中药煎剂保留灌肠，药物直达病所，避免了肝肠循环后的减效作用，加快了肠道黏膜溃疡愈合，提高了疗效。

杨金坤根据历代医家的论述，结合自己经验，认为放射性直肠炎是个全身为虚，局部为实，正虚为本，邪实为标的疾病。其主要病因在于正气亏虚，热毒蕴结。故在治疗用药上，以扶正祛邪为原则，达到标本兼治的效果。扶正法主要采用益气养阴和血，温肾健脾的药物治疗，其中尤重视健脾法。常以太子参、白术、茯苓、薏苡仁等甘味之品补气益胃，滋生气血；以仙茅、淫羊藿、黄柏、生熟地、鳖甲等血肉有情之品补肾益髓，调理阴阳；同时还多配用陈皮、佛手、八月札以行气，鸡内金、谷麦芽以化滞，达到滋而不腻，补而不滞的目的。驱邪法主要采用清热解毒，凉血止血，化湿消肿之法，从而达到消除水肿，生肌排脓，止血止痛，改善局部血供，愈合溃疡的作用。常以白头翁为主药，苦寒以清血分热毒，配以马齿苋、黄连、黄柏、秦皮苦燥除下焦之湿热，并具有止血收涩止泻之功，从而使热清毒解，泻止而后重自除，血止则肠络自复。对于气阴两伤或气血两亏为主的病人，常予以芍药、甘草、当归调和营血，缓急止痛，麦冬、石斛养阴生津除热，黄芪、薏苡仁健脾益气。对于热毒内结为主的病人，常予以红藤、蒲公英、苦参等药物，它们有化湿、祛浊，解毒清热，抗菌消炎的作用。对于气滞脉阻的病人，可予以木香、槟榔、炒枳壳、台乌药行气导滞消痞、缓急止痛。对于痰湿结聚为主的病人，予以制南星、车前子、藿香等药物以健脾利水渗湿。另外，杨氏根据放射性肠炎的特点，在口服中药的同时，应用肛滴以及针灸为主的外治法，内外同治，相得益彰，提高了治疗效果，且无明显不良反应。

第四节　民间单方验方

1. 旋覆花 10g，代赭石 10g 降逆止呕；沙参 20g，玉竹 15g，芦根 20g 养阴清热；橘皮 9g，竹茹 15g，薏苡仁 25g 化痰和胃。另外，还可配合针刺内关、足三里。适用于早期放射线照射后的胃肠反应，症见恶心、呕吐、食纳减少。

2. 槐角 9g，地榆 10g，败酱草 18g，白头翁 15g，马齿苋 20g 解毒清热；白芍 18g，乌梅 12g，山楂 12g 酸甘化阴；秦皮 10g 收涩止泻。另外，可配合针刺治疗。适用于放射性肠炎属肠道蕴热者。症见腹痛、下坠、大便带脓血。

3. 黄芪 25g，黄精 15g 益气；当归 15g，鸡血藤 15g 养血活血；菟丝子 20g，枸杞 12g 补肾生髓。另外，可用 50% 灵芝注射液肌肉注射，每次 4ml，每日 1 次，10 天为 1 疗程。适用于放射性肠炎并发白细胞减少者，症见疲乏无力，面色苍白。

4. 黄芪 12g，鳖甲胶 10g，龟板胶 10g，大枣 10g 益气养阴；白茅根 12g，丹皮 12g，仙鹤草 15g，小蓟 10g 清热止血。中药保留灌肠用白及 60g，地榆炭 20g，三七粉 3g（冲），加水 1000ml，煎至 500ml，每次 50ml 保留灌肠，10 次为 1 疗程。适用于放射性肠炎并发血小板减少者，中医辨证为气阴两虚，血热妄行。症见疲乏无力，皮肤黏膜有出血现象。

第五节　外治法

一、中药保留灌肠法

以加味三黄汤为基本方，处方如下：黄柏，黄连，黄芩，蒲公英，败酱草，金银花，石榴皮，秦皮，生地榆，湿热型在本方基础上加白头翁，马齿苋，延胡索；脾虚型在本方基础上去黄连加用参苓白术散。用法：每剂药加水后煎 2 次，共浓缩药液约 200ml。药液温度掌握在 36～40℃，将其置于输液瓶中，连接输液管，末端接无菌导尿管并涂液体石蜡。灌肠前排空大便，臀部垫高，导尿管插入肛门内 30 厘米左右，灌肠时间控制在 30 分钟左右为宜，边灌肠边用手轻柔腹部，使药液能均匀分布于肠腔内。灌肠后嘱患者卧床休息 2～3 小时，每晚保留灌肠 1 次。

二、针灸

针灸具有补虚泻实，调理脏腑气机的作用，用于治疗泻痢、虚损之证，自古有之。李叶枚等以针灸配合易蒙停治疗，取穴：天枢、关元、上巨虚、足三里、脾俞、胃俞，随证加减。起针后艾灸关元、天枢，时可隔姜、隔盐灸，同时口服易蒙停。结果表明其疗效优于单纯服用易蒙停。宋亚光等以神阙穴为主，结合全身情况，气虚明显者配双侧足三里穴，其它配双侧三阴交穴，采用艾条温和灸的方法，对放射性肠炎有较好的预防作用。

第七章　　预防及康复

第一节　预　　防

放射性直肠炎是盆腔肿瘤放射治疗后最常见的并发症，治疗相当困难，目前尚无很有效方法，关键在于预防。

一、减少照射量

在盆腔恶性肿瘤的放射治疗中，尽量减少直肠的受照射剂量，则可减少放射性直肠炎的产生。

二、应用药物预防

有报道称米索前列醇直肠栓剂可预防急慢性放射性直肠炎发生。口服硫糖铝可减少盆腔放疗时急性和晚期胃肠道副反应。硫糖铝可通过激发内膜血管生成，减少微血管损伤。

第二节　康　　复

出现放射性肠炎时，应避免进食纤维素多或对肠壁有刺激的食物，宜食用少渣、低脂及产气少的食物。如胡萝卜、菠菜等，既润肠又补充维生素。还应注意保持肛门及会阴部清洁，穿宽松内裤。症状明显者，可在肛门、会阴部热敷以减轻症状，口服或经肛门应用消炎药物。有出血者可用云南白药等。腹泻明显者，可用止泻药。疼痛明显者，可用消炎痛栓。症状严重者，可暂停放疗，并大剂量应用维生素、输液补充各种静脉营养及应用肾上腺皮质激素、抗生素，以减轻局部炎症反应，促进恢复。

参考文献

中医部分

［1］成都中医学院中药方剂教研组．中医治法与方剂［M］．北京：人民卫生出版社，1975. 169～171.

［2］张再重．中医诊治放射性肠炎－刘建华教授诊治经验．福州总医院学报，2009，16（4）：302～303.

［3］徐伟，金晶．养阴润燥败毒合剂合养阴生肌散保留灌肠治疗急性放射性肠炎 30 例临床研究．江苏中医药，2010，42（10）：26～27.

［4］陈杨，高峰．杨金坤治疗放射性直肠炎的经验．辽宁中医杂志，2010，37：70.

［5］李叶枚，马春成．针灸配合易蒙停治疗放射性肠炎 30 例疗效观察［J］．河北中医，2007，29（2）.：149.

［6］宋亚光，袁慧，徐兰凤．艾灸神阙等对宫颈癌放疗患者近期腹泻的临床观察［J］．南京中医药大学学报，2003，19（2）：107～108.

西医部分

［1］武希润，王玲，郭文栋．慢性放射性肠炎临床分析［J］．山西医科大学学报，2006，37（1）：70～71.

［2］沈历宗，华一兵，吴文溪，等．慢性放射性肠炎外科治疗探讨［J］．中国实用外科杂志，2004，24（8）：490～492.

［3］Hampson NB，Corman JM. Rate of delivery of hyperbaric oxygen treatments does not affect response in soft tissue radio necrosis［J］. Undersea Hyperb Med，2007，34（5）：329～334.

［4］高广周，孙涛．放射性肠炎的非手术治疗进展．医学综述，2010，16（18）：2767～2768.

功能性肠病

功能性肠病（functional bowel disease，FBD）是一种源于中、下消化道的症状，在罗马Ⅲ标准中被分为肠易激综合征、功能性腹胀、功能性便秘、功能性腹泻和非特异性功能性肠病五类。本书我们将重点介绍肠易激综合征、功能性腹胀、功能性便秘和功能性腹泻。

肠易激综合征

第一章　概　　述

　　肠易激综合征（Irritable Bowel Syndrome，IBS）是一种较为常见的慢性肠道功能紊乱性疾病，临床表现为持续存在或间歇发作的腹胀、腹痛、排便习惯及大便性状改变，而无器质性疾病证据的临床综合症或症候群。根据大便的性状，临床分型为腹泻型（IBS－D）、便秘型（IBS－C）、混合型（IBS－M）、未定型（IBS－U），我国以腹泻型为主的多见，西方则以便秘型为主的多见。

　　IBS 是一种全球性疾病，人群患病率较高，总患病率在 5%～25% 之间，西方国家为 8%～23%，欧洲和北美国家 10%～15%，大洋洲国家 11%～17%，非洲国家 10% 左右，亚洲国家 5%～10%。据发达国家统计，大约三分之一，甚至一半以上的消化科专科门诊就诊者为 IBS 患者。而我国 IBS 患者占消化专科门诊就诊的 20%～50%，IBS－D 较为常见，占已确诊为 IBS 病例的 60%～70%。并且发达国家高于发展中国家，城市高于农村，女性高于男性，由此可知，生活步调快、生活紧张度高的人、情绪丰富的人，神经内分泌异常的人，越容易患有 IBS。IBS 不是致死性疾病，并不直接增加患者的病死率和伤残率，但其症状可反复发作，严重影响患者的生活质量，给个人和社会带来巨大影响和负担，占用了大量的医疗资源。因此，IBS 的防治是当今社会医疗保健的一个重要问题。

第二章　病因与发病机制

第一节　现代医学的认识

目前普遍认为，肠道动力异常和内脏感觉异常为 IBS 的病理生理基础，其他如炎症、免疫、精神等各种因素均可影响这两方面，通过这两种机制引起 IBS 症状。但是 IBS 的各种发病机制相互影响，相互作用，其间联系复杂，绝非一种机制可以解释 IBS 的全部症状，随着研究的深入，多种因素间的复杂关联也会逐渐被人们所认识。

一、肠道动力异常

排便异常或大便性状异常为 IBS 主要症状之一，因此肠道动力异常一直为 IBS 病理生理研究的重点。早期的研究多局限于远端结肠，近年来对全消化系统动力的研究发现，除结肠外，IBS 患者的食管、胃、小肠甚至胆囊等在一定程度上也存在动力学异常。

（一）小肠运动

小肠运动障碍在 IBS 发病中起重要作用，小肠内容物的转运速度可直接用来评估小肠运动。几乎所有相关的研究都认为，在以腹泻为主的 IBS（IBS－D）患者中小肠内容物转运速度加快，而以便秘为主的 IBS（IBS－C）患者小肠转运速度减慢。在饥饿或者小肠内容物大部分被吸收后的消化间期，小肠出现周期性的移行性复合运动（migrating motor complex，MMC），IBS－D 患者 MMC 周期在白天较正常人缩短，但出现次数却增多，而 IBS－C 患者 MMC 较正常人延长，且 MMC III 期收缩幅度降低。对 IBS 患者的小肠进行压力测定可发现 2 种异常的 MMC：群集性收缩（discrete clustered contraction，DCC），在 28% 的正常人中可观察到 DCC，而在 IBS - D 患者中，DCC 的发生率为 78%。延迟扩布收缩（prolonged propagated contractions，PPC），正常情况下主要发生于远端回肠，起到阻止内容物逆流的作用，而 IBS 患者中可在小肠内测到 PPC 的发生，IBS 患者 DCC 和 PPC 的出现多伴有腹痛的发生。

（二）结肠运动

正常人结肠的运动形式主要有混合运动（袋状往返运动）和推进运动（蠕动和集团运动）。正常情况下，混合运动主要是使肠内容物和肠壁充分接触，利于水和无机盐的吸收；推进运动主要用于运输肠内容物。基础状态下 IBS - D 患者乙状结肠腔内压力降低，各段结肠推进性蠕动增强，以降、乙状结肠明显，同时可伴有腹痛；IBS - C 患者乙状结肠腔内压力增高，其结肠袋状收缩增加，致使便秘型患者多表现为痉挛性收缩和腹胀，同时有颗粒状便。一项研究通过对 IBS 患者横结肠压力测定发现，在餐后或给患者注射胆囊收缩素（cholecystokinin，CCK）峰值均比对照组明显升高。

关于 IBS 胃肠运动的改变，目前尚无特征性的标志，复杂多变的动力异常目前也未有统一的定论，尚需要进一步的临床研究。对于引起胃肠动力异常的原因也是有多种因素相互作用，例如：神经系统，这涉及到中枢神经、脑 - 肠轴、肠神经系统功能的紊乱，也许还有自主神经系统的参与；炎症，多种炎症介质通过多种机制影响胃肠动力，包括感染后的胃肠道功能紊乱；还有现在引起重视的神经内分泌系统等多种因素参与了 IBS 患者胃肠道动力异常的发生。

二、内脏高敏感

内脏高敏感是指引起内脏疼痛或不适刺激的阈值降低，内脏对生理性刺激产生不适感或对伤害性刺激反应强烈的现象。内脏高敏感性指对肠壁刺激的敏感性增加，主要包括痛觉过敏和异常痛觉两种情况，被广泛认为是 IBS 患者腹痛的基础。

内脏高敏感性已经被多种研究所证实，不仅机械刺激（如肠道扩张），化学刺激（如松节油）也可使 IBS 患者出现内脏高敏性和躯体投射区域扩大。IBS 患者内脏高敏感性存在差异，内脏感觉过敏的部位具有个体化的特性，有的患者表现为直肠感觉过敏，有的则表现为小肠感觉过敏。内脏感觉过敏患者可放大一些动力事件而产生症状，如胃结肠反射是一种正常的生理反射，IBS 患者常可感觉这一反射，并感觉腹痛，伴随排便。另外，精神压力亦可增加患者内脏敏感性。内脏感觉过敏与患者疾病活动程度有关。

三、肠道炎症与免疫功能的变化

越来越多的报道认为肠道的急性感染可增加 IBS 发病的机会，英国研究者 Neal 对 544 例急性胃肠炎患者进行了观察，报道感染后 6 个月肠功能紊乱的发生率为 25%，致病细菌主要为弯曲菌（64.1%）和沙门菌（30.5%），并提出了感染后 IBS（postinfectious IBS，PI–IBS）。PI–IBS 患者肠道黏膜内存在持续的炎症反应，这种炎症反应导致肠黏膜内细胞结构发生变化，肥大细胞（MC）、肠嗜铬细胞（EC）、T 淋巴细胞、中性粒细胞等增多，使得炎症因子表达增强，如白介素、环氧合酶 2、肿瘤坏死因子（TNF）、前列腺素 E2（PGE2）、神经生长因子（NGF）、一氧化氮（NO）等，这些炎症因子作用于肠道黏膜层和平滑肌层的神经纤维，通过神经、内分泌等途径影响肠道动力和感觉，从而产生 IBS 症状。

四、神经内分泌和脑–肠轴

肠道运动的调节主要包括神经系统和内分泌系统，并且这两个系统相互作用，相互影响，任何影响这两个系统的因素都可以使肠道运动紊乱。近年来对于肠嗜铬细胞和 5–羟色胺（5–HT）的研究较多，越来越多的证据表明 5–HT 在 IBS 的发病中有重要作用。研究发现，脑–肠轴对胃肠道功能的调节是通过多种脑肠肽来完成的，如血管活性肠肽（VIP）、胆囊收缩素（CCK）和 5–羟色胺

（5－HT）、P 物质（SP）、一氧化氮（NO）等。脑肠肽既可以直接作用于胃肠道感觉神经末梢或平滑肌细胞的相应受体来调节肠道感觉和运动，也可作为肠道肽能神经元释放的神经递质调节胃肠运动和感觉功能，与 IBS 发生和发展存在着必然的联系。

五、心理和社会因素

大量的研究都表明，心理和社会因素与 IBS 密切相关，可以影响 IBS 的发生、发展和预后，情绪变化或应激可以改变结肠和小肠运动，并且可以提高胃肠道内脏感觉的敏感性，在功能性胃肠疾病发病机制中起重要作用。

目前普遍认为以腹泻为主的 IBS 患者受焦虑、抑郁等心理因素以及神经质、多疑的人格特征的影响较以便秘为主 IBS 的患者更大，此外，精神压力可以改变肠道运动，提高内脏的敏感性，激活肠道黏膜炎症反应，并且影响肠上皮功能，这些都对 IBS 发病起重要作用。除自身心理因素外，社会环境因素对 IBS 也有重要意义，社会环境通过作用于心理而影响 IBS 的发病，严重的生活事件和痛苦的经历在功能性肠病患者中比在器质性疾病患者中出现的多。心理社会因素与肠道生理功能之间通过脑－肠轴相互影响，可以认为精神心理因素是脑－肠轴在 IBS 发病中起重要作用的因素之一。

第二节　中医学的认识

一、概述

依据其临床症状及发病特点，IBS 属中医学"腹痛"、"泄泻"、"便秘"等范畴。其发病多由于情志失调，肝失疏泄，横逆克脾犯胃，致脾胃运化失司、升降失常，则致腹痛与泄泻并作，亦可导致脏腑气机不畅，发和便秘；或饮食不节，损伤脾胃，生化食滞、寒湿、湿热之邪，致运化失职，升降失调，或痛或泻，正如《景岳全书·泄泻》所说："若饮食失节，起居不时，以致脾胃受伤，则水反为湿，谷反为滞，精华之气不能输化，乃致合污下降而泻痢作矣"；或素体亏虚，脾胃虚弱，复感外邪致使脾胃不能受纳水谷、运化精微，清浊不分，混杂而下，遂成泄泻，同时由于脾胃亏虚，气血不足，脏腑经络失去温养，气血运行无力而成虚痛。若虚实夹杂，虚实并见，则泄泻与便秘交替出现。

总之，IBS病位在肠，与肝、脾胃功能失调关系密切，肾功能失调在发病过程中也起着重要的作用。

二、病因病机

（一）病因

1. 情志失调

忧郁恼怒，或过度紧张，肝气郁结，横逆乘脾；或思虑过度，耗伤脾气，土虚木贼，而致肝脾不调，脾运失司，发为泄泻。

2. 感受外邪

六淫之邪，能使人发生泄泻，其中风、寒、湿、热是痛泻常见的原因，风邪尤甚，其"善行而数变"，与痛泻发病的时发时止、时痛时休等症状有着密切的关系。《素问·举痛论》："寒气客于小肠，小肠不得成聚，故后泄腹痛矣。"

3. 饮食所伤

饮食过量，或过食肥甘，或恣食生冷，或误食不洁之物，均致脾胃受损而泄泻。如《景岳全书》所言："泄泻……或为饮食所伤……"。

（二）病机

肝主疏通气机，调畅情志；脾胃气机的升降有赖肝气的疏泄；脾胃气机升降有序，有助于肝气的条达。一方面，若情志不舒，肝失疏泄，影响脾胃气机的升降，脾胃气滞，则诱发本病或使本病加重。另一方面，土壅可致木郁，所以IBS的精神情志症状随消化道症状的出现而出现，并且随着胃肠症状的好转而好转。所以肝郁是IBS发作或加重的重要因素，肝郁脾虚是IBS发病的主要病因病机，病变最终影响到大小肠的传化功能。在 IBS 发病过程中，肝郁和脾虚总是先后发生，相互影响：或肝郁导致脾虚，为肝木克土的过程；或脾胃虚弱，则肝木侮之，为土虚木贼，最终形成肝郁脾虚共存的表现，正如《医方考》云："泻责之脾，痛责之肝，肝责之实，脾责之虚，脾虚肝实，故令痛泄"，肝气横逆者腹痛，脾虚生湿则泄泻，当患者机体处于脾虚肝郁、肝脾不和的情况下，肠道运化失司，则易导致 IBS "痛泻"的发生；若患者肝脾气滞为主，肠腑气机滞而不通，则患者又可见便秘的发生。脾虚气滞日久则生湿、食、痰、瘀诸邪，或病变累及它脏，导致脾肾阳虚、寒热错杂等发生，致使疾病辗转难愈。IBS 主要病因有外感时邪、饮食不节、情志失调、素体亏虚，这些因素致使脏腑气血失调，而出现气滞、血瘀、寒、湿、热等内生的一系列病理过程。其病位虽在肠，与脾胃关系密切，但其本多在肝，由于肝失疏泄，致使肝木乘脾，导致脾失健运而泄泻；或因气机失调而致腹痛，而气机不畅或疏泄不畅，致使粪便内停，久之则形成便秘。

第三章　临床表现

　　IBS 的症状并无特异性，最主要的临床表现是腹痛或腹部不适、排便习惯和粪便性状的改变。所有症状皆可见于器质性胃肠疾病，只是相对有一些特点：起病通常缓慢、隐匿，间歇性发作，有缓解期；病程可长达数年至数十年，但全身健康状况却不受影响。IBS 症状的出现或加重与精神因素或遭遇应激事件有关，部分患者尚可有不同程度的心理精神异常表现，如抑郁、焦虑、紧张、多疑或敌意等，精神、饮食等因素常可诱使症状复发或加重。

　　症状虽有个体差异，对于某一具体患者则多有固定不变的发病规律和形式，但个体内也可有高度差异，发病年龄多见于 20～50 岁。

一、临床症状

（一）腹痛或腹部不适

疼痛性质多样、程度各异，多见于左下腹部，可伴腹胀，多与排便相关，于排便后缓解或改善，局限性或弥漫性，无进行性加重，极少影响睡眠。不少患者有排便习惯的改变，如腹泻、便秘或两者交替。

（二）排便异常

排便次数每周 <3 次，或每天 >3 次。腹泻者表现为大便频率增多，每次量少，性状为稀便、水样便，同时伴有便意窘迫感或腹痛，便后缓解，极少出现明显水电解质紊乱及营养不良；便秘者表现为干硬便，可带黏液，排便费力或不尽感，多伴腹痛腹胀；也可表现为便秘腹泻交替。

（三）其他

可有上消化道症状如烧心、早饱、恶心、呕吐等，也可有其他系统症状如疲乏、背痛、心悸、呼吸不畅感、尿频、尿急、性功能障碍等。症状的出现或加重常与精神因素或某些应激状态有关，部分病人存在有不同程度的心理、精神异常等表现，最常见者为焦虑、紧张、抑郁、多疑等。

二、体征

IBS 患者以肠道症状为主，腹胀严重者可见腹部膨隆；部分患者可于腹痛时在腹部扪及压痛、坚硬的乙状结肠或其它腊肠样肠袢；肠鸣音亢进或减弱；肛门指检可有触痛及痉挛；也有患者无明显阳性体征。

第四章　西医诊断与中医辨证

第一节　西医诊断

一、罗马Ⅲ诊断标准

（诊断前症状出现至少6个月，近3个月符合以下诊断标准）

反复发作的腹痛或腹部不适（腹部不适为难以用疼痛来形容的不适感），最近3个月内每月至少有3天出现症状，伴有以下2项或2项以上：

a. 排便后症状改善。

b. 发作时伴有排便频率的改变。

c. 发作时伴有粪便性状（外观）改变。

罗马Ⅲ标准强调IBS的首发症状须出现在诊断前至少6个月，且近3个月中每月至少3天有症状，旨在将慢性功能性肠病与一过性的肠道症状区别开，并强调需要对患者目前疾病的活动性进行处理。鉴于IBS症状的发作性，罗马Ⅲ标准特别强调，在IBS的病理生理研究和临床药物试验中，对受试者的筛选要更加严格，应将腹痛或腹部不适的频率设定为每周至少2天。与其他功能性胃肠病患者一样，常规相关检查并未发现其存在能够解释IBS症状的结构或生化方面的异常。

IBS患者临床表现差异很大，排便异常可表现为腹泻、便秘或腹泻与便秘交替。以往的分型标准较为复杂。罗马Ⅲ专家委员会根据已有的研究资料，充分考虑到分型标准在实际应用中的可操作性，将分型标准简化为仅根据粪便性状来分型，粪便性状可参考布里斯托（Bristol）粪便性状量表（图1），其中1型和2型界定为便秘，6 型和 7 型界定为腹泻。粪便性状反映了肠道传输时间。根据图 1 的描述可将 IBS 分为便秘型 IBS（IBS－C）：硬便或块状便占大便量≥25%，稀便（糊状便）或水样便占大便量<25%；腹泻型 IBS（IBS－D）：稀便（糊状便）或水样便占大便量≥25%，硬便或块状便占大便量<25%；混合型 IBS（IBS－M）：稀便（糊状便）或水样便占大便量≥25%，硬便或块状便占大便量≥25%；④未定型 IBS（IBS－U）：粪便的性状不符合上述 IBS－C、D、M 中的任一标准，硬便或块状便为 Bristol 分级 1－2 级，稀便（糊状便）或水样便为 Bristol 分级 6－7 级，并建议用交替型 IBS（IBS－A）来特指腹泻型和便秘型亚型随时间而转换的患者。

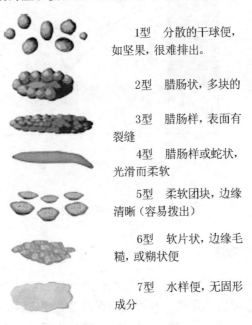

1型　分散的干球便，如坚果，很难排出。

2型　腊肠状，多块的

3型　腊肠样，表面有裂缝

4型　腊肠样或蛇状，光滑而柔软

5型　柔软团块，边缘清晰（容易拨出）

6型　软片状，边缘毛糙，或糊状便

7型　水样便，无固形成分

图 1　Bristol 粪便性状量表

罗马Ⅲ中还使用了一个清晰的二维图表示分型标准（图 2）。IBS 症状具有一定的特征性，即腹痛/腹部不适与排便相关。一般

来说，通过仔细的病史询问和细致的系统体检可作出拟诊。中国
《肠易激综合征诊断和治疗的共识意见》（2007，长沙）指出，当
发现报警征象，如发热、体重下降、便血或黑便、贫血、腹部包块
及其他不能用功能性疾病来解释的症状和体征时，应进行相关的检
查以明确排除器质性疾病。必要时进行血常规、大便常规＋潜血、
血沉、肝功及结肠镜等检查。此外，对被诊断的 IBS 患者要随诊。

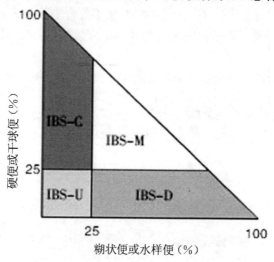

图 2　IBS 分型标准二维图

二、诊断程序

在严格遵循上述诊断标准并排除器质性疾病的基础上作出 IBS
诊断。对检查方法的选择，要求既不误诊器质性疾病，又尽量减少
不必要的检查，以免增加患者的经济和精神负担。

首先要进行详细的询问病史和细致系统的体格检查，这对 IBS
的诊断和鉴别诊断至关重要，当发现报警征象，如发热、体重下
降、便血或黑粪、贫血、腹部包块以及其他不能用功能性疾病来解
释的症状和体征时，应进行相关的检查以明确排除器质性疾病。对

新近出现症状的患者或症状逐渐加重、近期症状与以往发作形式有不同、有结直肠癌家族史、年龄≥40 岁者，建议将结肠镜或钡剂灌肠 X 线检查列为常规检查。如无上述情况、年龄在 40 岁以下、一般情况良好、具有典型的 IBS 症状者，可常规行粪便常规（红、白细胞和隐血试验、寄生虫）检查，根据结果决定是否需要进一步检查。也可以先予治疗，根据治疗反应，必要时再选择进一步检查。对于诊断可疑和症状顽固、治疗无效者，还应有选择的做进一步检查：血钙，甲状腺功能检查，乳糖氢呼气试验，大便培养加镜检，胃肠通过时间测定，钡灌肠，排粪照影等运动功能检查。

再者进行必要的实验室检查和器械检查，除以上提及的检查项目外，还可根据患者的具体情况以及需要鉴别的器质性疾病来选择相关的检查。在科研和临床治疗试验中，应进行全面的检查，包括：血、尿、粪常规，粪便细菌培养；血生化学检查：肝肾功能、血糖、血沉；结肠镜或钡剂灌肠 X 线检查；腹部超声检查。

第二节　　中医辨证

一、辨证要点

（一）辨虚实

外邪所犯，肝郁气滞，气机失调，食滞内停，痰湿中阻，湿热内蕴等所成之证皆为有邪，有邪即为实证；脾胃气虚，无力运化，或阴液不足，失于濡养所致之证则属虚证。

（二）辨寒热

得热则减，口淡不渴，或渴不欲饮，舌淡苔白，脉沉迟或迟涩者属寒；而口渴喜冷，舌红苔黄，脉数者为热。

二、辨证分型

（一）腹泻型

此型在临床上最为多见，根据症候表现及特点又可分为以下几型：

1. 肝郁脾虚证

症候表现：腹胀、腹痛反复发作，肠鸣腹泻，泻后痛减，泻下稀水或多泡沫，或便秘，或者两者交替进行，伴胸胁胀满，嗳气食少，口苦，心烦，舌红苔薄，脉弦。

辨证要点：多因情志不畅发作，以腹胀明显，肠鸣腹泻，泻后痛减，伴胸胁胀满，嗳气口苦为特征。

2. 脾胃虚弱证

症候表现：腹胀、腹痛反复发作，腹痛隐隐，餐后即泻，便溏有黏液，肛门坠胀，脘闷纳差，肢倦乏力，舌淡苔白，脉细弱。

辨证要点：以腹痛隐隐，反复发作，便溏，肢倦乏力，脉细弱为特征。

3. 脾肾阳虚证

症候表现：腹胀、腹痛反复发作，腹泻或便秘，或者两者交替进行，泄泻常在黎明之前，腹痛而泄，泻后则安，伴形寒肢冷，腰膝酸软，疲乏无力。舌淡苔白，脉沉细、迟弱。

辨证要点：以五更泻，形寒肢冷，腰膝酸软，疲乏无力，脉迟为特征。

（二）便秘型

此型与情志变化密切相关，临床辨证多以肝郁气滞者多见。

症候表现：腹胀、腹痛反复发作伴嗳气频，大便秘结，口干口渴，小便频数，舌红苔黄，脉弦。

辨证要点：以腹痛腹胀，大便秘结，嗳气频，脉弦为特征。

（三）混合型

即腹泻与便秘交替者。临床辨证多为寒热夹杂，虚实并见。

症候表现：腹胀、腹痛反复发作，腹泻或便秘，或者两者交替进行，伴恶心欲吐，畏寒怕冷，喜温，肛门潮湿，大便黏腻不爽，舌红苔厚腻，脉弦滑。

辨证要点：以腹胀、腹痛反复发作，腹泻便秘交替进行，畏寒，苔厚腻为特征。

第五章　鉴别诊断与类证鉴别

第一节　鉴别诊断

IBS 主要与炎症性肠病、结直肠肿瘤、功能性腹泻、功能性便秘鉴别，另外，IBS - D 还需与乳糖不耐受、小肠细菌过度生长、寄生虫感染等鉴别。一般而言，以下临床症状不支持 IBS 的诊断，而多提示存在肠道器质性疾病：老年起病，进行性加重，惊扰睡眠，发热，明显消瘦，脱水，吸收不良，夜间腹泻，大便带脓血或脂肪泻，直肠出血，腹痛与排便关系不肯定等。

第二节　类证鉴别

一、痢疾

痢疾以腹痛、腹泻、里急后重、便下赤白黏液为主症，腹痛与里急后重同时出现，其痛便后不减；本病以排便次数增多，粪便稀薄，甚至水样便为主症，其腹痛多与腹胀肠鸣同时出现，其腹痛便后痛减，二者不难鉴别。

二、胃痛

胃痛部位在心下胃脘之处，常伴有嗳气、恶心等胃病症状；腹痛部位在胃脘以下，多伴有便秘、泄泻等症状，如果两证同时出现，须辨明主症及兼症。

第六章　治　　疗

第一节　现代医学治疗

一、一般治疗

治疗目的是消除患者顾虑，改善症状，提高生活质量。治疗原则是在建立良好医患关系基础上，根据主要症状类型进行对症治疗和根据症状严重程度进行分级治疗（图3）。注意治疗措施的个体化和综合运用。

（一）心理治疗

心理疏导在 IBS 治疗中起到极其重要的作用，医者要做好病患思想工作，使其明白这是一种良性的功能性疾病，而非器质性疾病，经过治疗调理是可以治愈的，减轻其心理负担。同时叮嘱病患自我调节，远离急躁、紧张、忧虑等会诱发或加重病情的不良情绪刺激。通过与患者的交流，分析暴露其与 IBS 发病有关的心理机制，阻断心理因素与临床症状之间的恶性循环，调整患者的情绪和行为，建立合理规律的生活方式，以改善患者的临床症状和生活质量。

（二）饮食治疗

饮食当注意不可过量，禁食引发症状的刺激性食物如大量饮酒、含咖啡因的饮料，少吃高脂肪及产气食物（如豆制品），少吃加重腹泻的粗纤维食物。建议患者对既往饮食种类进行认真回顾及评估，尽量避免产生胃肠不适的食物。便秘者少吃精加工食粮和人工食品，腹泻者避免应用山梨醇及果糖；避免不耐受的食物（因个体而异）。另外，便秘型 IBS 患者应增加膳食纤维，增加纤维摄入量的方法应个体化。

二、药物治疗

临床上现代医学仍以药物治疗为主，治疗 IBS 的药物种类繁多，主要有解痉剂、止泻剂、通便剂、微生态制剂、抗抑郁药物、抗生素等，但作用靶点单一，没有一种药物能根治及适用于所有 IBS 患者。

（一）解痉剂

1. 钙离子通道阻滞剂：适用于治疗腹泻型或痉挛性便秘的 IBS 患者，常用：匹维溴胺 50mg，3 次/d；奥替溴胺 40mg，2～3 次/d。

2. 多离子通道调节剂：此类药物可直接作用于细胞膜多离子通道，对平滑肌运动具有双向调节作用，故适用于各型、特别是混合型和不定型 IBS 患者，常用：马来酸曲美布汀 100mg，3 次/d。

3. 抗胆碱能药：选择性毒蕈碱受体拮抗剂，适用于腹痛和肠鸣的患者。常用：山莨菪碱 5～10mg，3 次/d；东莨菪碱 10～20mg，3 次/d；毒蕈碱 M_1 受体拮抗剂哌吡氮平（pirezepine）50mg，2 次/d。

（二）止泻剂

可用于 IBS - D，如洛哌丁胺 2mg，3～4 次/d；复方苯乙哌啶 1～2 片，2～3 次/d；思密达 3～6g，3 次/d。

（三）通便剂

对 IBS - C 可试用容积性泻剂，如聚卡波非钙 1g，3 次/d；甲基纤维素、欧车前籽制剂亦可选用；渗透性轻泻剂，如聚乙二醇、乳果糖等临床也多选用。刺激性泻剂应慎用。

（四）内脏止痛剂

以下各药均有降低内脏敏感性的作用。①生长抑素及其类似物如奥曲肽，100μg/次，皮下注射。②5 - HT$_4$ 受体阻滞剂：替加色罗，具有促动力和降低内脏感觉敏感性的双重作用，但因心血管不良反应，目前已暂停使用。③5 - HT$_3$ 受体阻滞剂：阿洛司琼 1mg，2 次/d，应注意本品有引起缺血性结肠炎的不良反应。

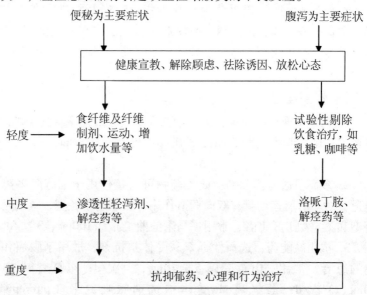

图 3　IBS 的治疗流程

（五）胃肠微生态制剂

益生菌是一类具有调整宿主肠道微生物群生态平衡而发挥生理

作用的微生物制剂，适用于伴有肠道菌群失调的 IBS 患者。常用药物有思连康、培菲康、金双歧、丽珠肠乐、整肠生等。

（六）抗抑郁药

对腹痛症状重而上述治疗无效，尤其对伴有抑郁等心理因素者，可试用抗抑郁药，现多用选择性 5 – 羟色胺再摄取抑制剂（SSRIs）。

三、心理和行为治疗

症状严重而顽固，经一般治疗和药物治疗无效者应考虑予心理行为治疗。包括心理治疗、认知治疗、催眠疗法、生物反馈等。

第二节　中医经典治疗

一、治则治法

本病最主要的病因病机为肝郁脾虚，故在治疗上应以疏肝健脾为治疗大法，并根据虚实寒热等辨证的不同辅以温肾、清热、利湿等法。邪实者重在疏肝理气，兼湿热者，佐以化湿清利；兼伤食者，佐以消导。正虚者重在健脾，肾阳虚衰者，宜温肾健脾；中气下陷者宜升提；久泄不止者应固涩。若病情处于虚实寒热兼夹或互相转化时，当随证施治。

二、辨证论治

（一）腹泻型

1. 肝郁脾虚证

治法：疏肝健脾。

方剂：以痛泻要方（《丹溪心法》）为主加减，也可用疏肝和胃丸加减。

药物组成：炒白术、炒白芍、陈皮、防风。

方义：方中用白术培土，健脾燥湿，白芍柔肝，缓急止痛，与白术相配于土中泻木；配芳香之陈皮，理气醒脾并有助白术健脾化湿之功；配伍少量防风，具有升散之性，与术、芍相伍，辛能散肝郁，香能舒脾气，且有胜湿以助止泻之功，又为脾经引经之药。四药合用，可以健脾胜湿而止泻，柔肝理气而止痛，使脾健肝和，痛泻自止。

腹胀加木香、佛手、香附；嗳气频繁者加沉香、白蔻仁；腹痛加川楝子、玄胡；胁胀甚者加香附；便溏者加用苡仁、白扁豆、党参；心悸失眠加柏子仁、夜交藤。

2. 脾胃虚弱证

治法：健脾益气，和胃祛湿。

方剂：参苓白术散(《太平惠民和剂局方》) 加味。

药物组成：人参、茯苓、白术、白扁豆、陈皮、山药、砂仁、薏苡仁、莲子肉、桔梗、甘草。

方义：方中以人参、白术、茯苓益气健脾渗湿；配伍山药、莲子肉助人参以健脾益气，兼能止泻；白扁豆、薏苡仁助白术、茯苓以健脾渗湿；砂仁醒脾和胃，行气化滞；桔梗宣肺利气，以通调水道，又载药上行，以益肺气。炒甘草健脾和中，调和诸药。诸药合用，补其中气，渗其湿浊，行其气滞，恢复脾胃受纳与健运之职，则诸症自除。

久泄不止、中气不足者加升麻、柴胡、黄芪；脾虚及肾、清晨腹泻者加补骨脂、肉豆蔻；腹痛喜按、怯寒便溏者加干姜、肉桂；脾虚湿盛者加苍术、厚朴、藿香、泽泻。

3. 脾肾阳虚证

治法：温阳健脾补肾。

方剂：四神丸(《内科摘要》) 加味。

药物组成：补骨脂、肉豆蔻、吴茱萸、五味子、党参、白术、白扁豆。

方义：补骨脂温养脾阳；肉豆蔻、吴茱萸温中散寒、温肾暖脾；五味子酸涩固肠；党参、白术、白扁豆健脾益气，祛湿止泻。

腰酸肢冷甚者，加附子、肉桂以增强温阳补肾之力；胃脘灼热、口苦者，加黄连、栀子、淡竹叶；大便黏腻不爽、里急后重者加槟榔片、厚朴、山楂炭。

（二）便秘型

治法：疏肝理气，通腑导滞。

方药：柴胡疏肝散（《医学统旨》）合四磨汤（《重订严氏济生方》）加减。

药物组成：柴胡、炒枳壳、陈皮、白芍、川芎、香附、槟榔、乌药、沉香、甘草。

方义：方中四逆散改枳实为枳壳、加陈皮增强疏肝行气之力，川芎、香附活血止痛，槟榔、沉香下气顺气，乌药行气止痛，甘草调和诸药。综观全方，并无一味峻猛泻下之药，而用一派理气行滞的药物以调理气机，使肠腑升降有机，自然气行便通，同时下不伤正。

便秘重者加玄参、生地、生首乌；腹痛明显者加延胡索，原方重用白芍；腹部胀痛甚者，可加厚朴、莱菔子以助理气；若便秘腹痛，舌红苔黄，气郁化火者，可加黄芩、栀子、龙胆草清肝泻火，若年老体弱，便干难下，舌红少苔者，可加火麻仁、郁李仁润肠通便。

（三）混合型

治法：寒热平调，益气温中。

方剂：乌梅丸（《伤寒论》）加减。

药物组成：乌梅、川椒、细辛、黄连、黄柏、附子、干姜、桂枝、党参、当归、蜂蜜。

方义：乌梅味酸，收敛生津；川椒、细辛能温脏祛寒；黄连、黄柏味苦性寒，可清胃热，炙附片、干姜、桂枝皆为辛热之品可助其温脏祛寒，党参、当归补养气血，扶助正气，且和桂枝，养血通脉，调和阴阳；蜂蜜甘缓和中。综观全方，寒热并用，邪正兼顾。同时可适当加用疏肝调气之品，善后仍需抑肝扶脾，使肝气疏泄、脾胃运化复常，脏腑功能恢复，诸症乃除。

少腹冷痛者去黄连，加小茴香、荔枝核；胃脘灼热、口苦者去川椒、炮姜、附子，加栀子、吴茱萸；大便黏腻不爽、里急后重者加槟榔片、厚朴、山楂炭。

在临床辨证施治的过程中，要重视肝对本病发病的重要作用及疏肝法的运用。肝脾二脏关系极为密切，不仅生理上相互依赖、相互促进，病理上亦相互影响、相互累及。肝主疏通气机，调畅情志，能调节脾胃的气机升降及运化功能。肝失疏泄，木不疏土或木旺乘土，均可导致脾胃运化失司而发病；同时若脾虚土壅亦可致木不升而郁，导致脾虚肝郁。正如《景岳全书》云："凡遇怒气便作泻者，必先以怒时夹食，致伤脾胃，故但有所犯即随触而发，此肝脾两脏之病也，盖以肝木克土，脾之受伤使然。使脾气本强，即见肝邪未必能入，今既易伤则脾气非强可知矣。故治此者，当补脾之虚而顺肝之气，此故大法也。"故治疗上必须疏肝、健脾并投，使肝气条达不乘脾，则脾气健运泄泻自止。疏肝法不仅可以用于肝郁脾虚证型中，亦可广泛地应用于其他证型。因肝气升发，促进脾气升清，可调畅气机，推动津液的输布环流，达到升脾阳与利湿浊的双重之功，起到事半功倍的作用。故即使临床并没有肝郁之象，同样可以运用疏肝之法，使肝气调畅，脾运复常，疾病自愈。

第三节 名老中医治疗经验

李寿山教授治疗本病过程中认为脾胃为一身气机升降的枢纽。七情失和可导致肝气郁结，肝气横逆犯脾，肝脾不和，脾气虚弱，脾失健运，水湿不化，湿邪阻滞肠道，肠道传导失常而致泄泻；脾虚气亏，无力推动肠道，大肠传导失常可致便秘。不论本病的转归如何，其病机关键为脾气虚弱。李氏治疗本病主张健脾为先，分为三个证型论治：①脾虚湿困：本证为久泻脾伤，湿伏夹滞，运化失常所致，故治以健运法温中燥湿以助运，健运之法当以温药和之，即使有湿郁化热之象，亦不可舍本求末冒投苦寒，必要用时也要在温运基础上少佐苦寒之品，方为万全。方以健运止泻汤加减：党参15g，炒白术15g，酒制大黄炭1g，乌梅7.5g，炙甘草5g，炮附子10g，佛手15g，砂仁5g（后下），炒神曲15g，水煎服。②脾虚气滞：肝主疏泄，具有疏通、条达、升发、畅泄等综合生理功能。古人以木气的冲和条达之象来类比肝的疏泄功能。人体的消化功能有赖于胃的和降、脾的运化、肝的疏泄及胆、小肠、大肠等脏腑功能的共同作用。惟有气机调畅，升降出入处于相对平衡状态，才能维持正常的消化功能。一旦忧思恼怒、精神紧张等情志失调，则肝气郁结，肝失疏泄，横逆脾土，脾失健运，升降失调，则导致排便异常。精神紧张亦可导致肝气疏泄太过或不及，从而影响脾胃的升降功能，肝木疏泄太过，而发腹泻。方以疏运止泻汤加减：柴胡7.5g，炒白芍15g，白术15g，炒枳壳6g，酒制大黄炭1.5g，广木香3g，乌梅7.5g，木瓜10g，橘核15g，炙甘草6g。③脾虚气陷：脾胃中虚，气虚下陷，运化失司，气机不畅，传导无力，易致便秘，故治以益气健脾，升阳通秘之法。老年人习惯性便秘，病久脾虚气陷，用攻下药非但不能治本反可致脾胃更虚。方予益气通秘汤加减：黄芪20g，炒白术15g，党参10g，柴胡10g，升麻10g，枳实20g，当归15g，火麻仁15g，生白芍10g，炙甘草10g。

熊文生教授认为本病的发病之本为脾虚失运，致湿浊内生，混杂而下。脾气本虚，再为湿困，则更为虚弱，水湿不化则脾不得健，脾不健则水湿难化，故应健脾与化湿同治。熊教授认为脾健不在补，贵在运，临床常用白术、苍术、山药等健脾，若非气虚者不可滥用红参、黄芪等补气药。至于化湿，熊教授认为湿为重浊有质之邪，当以温药和之。治疗湿病，熊教授常用藿香、白豆蔻、草豆蔻、草果、石菖蒲等芳香化湿，茯苓、泽泻、薏苡仁等利水渗湿。以化为主，以渗为辅，湿邪易去，且不会反复。现代医学认为本病与精神心理因素密切相关。肝与脾胃同居中焦，肝主疏泄，调畅全身气机，助脾胃之气升降，疏泄胆汁有助脾胃消化；脾升胃降又有助于肝胆的气机调达。若肝失疏泄，气机郁滞，横逆乘脾，使脾失健运，脾气壅滞，则现腹胀腹痛、肠鸣泄泻等肝脾不和之候。熊教授常用痛泻要方调和肝脾。若腹痛较剧，则酌加柴胡、延胡索、枳壳、乌药、木香等疏肝理气止痛；若大便不调，加大腹皮行气导滞；若睡眠欠佳，加用珍珠母清肝除烦。若久病久泻，可损伤肾阳，肾阳不足，命门火衰，不能温煦脾阳，虚寒内生，便泻不固，或五更作泻。临床上若见平素畏寒，四肢欠温，夜尿多，五更泻，久泻不止，下利清谷，尺脉沉者，熊教授喜用补骨脂及骨碎补。补骨脂味辛苦，性大温，入肾、脾经，功擅补火壮阳，兼具收涩之性，为治脾肾阳虚、下元不固之要药。治脾肾阳虚之泄泻，用之能温肾暖脾而止泻。骨碎补味苦性温，除治外伤骨折外，亦用治于肾虚久泻。

第四节　民间单方验方

1. 元胡 3g 与肉桂 6g 二药焙干研为细末，分 2 次温开水送服。

2. 橘络 3g 与生姜 6g 二味加水 200ml 煎至 100ml，加适量红糖调匀后一次服下，日 3 次。

3. 吴茱萸 50g，肉桂 60g，广木香 80g，公丁香 50g，上 4 药研末混匀，取药粉 3～5g，取姜汁或葱白汁调成糊状（也可干用）敷于脐部，用伤湿止痛膏覆盖，用热水袋湿敷 30 分钟，24 小时换药 1 次，14 天为 1 疗程。

4. 厚朴 10g，五味子 10g，石榴皮 10g，乌梅 3 枚，鸡内金 3g，黄芪 10g，上药水煎服，日一剂

第五节　中成药治疗

适用于腹泻型 IBS 的中成药有：

1. 疏肝和胃丸：由香附、白芍、佛手、木香、郁金、柴胡、白术、陈皮等组成。功能：疏肝解郁，和胃利湿。一次 20g，一天 2 次。适于肝郁脾虚型。

2. 参苓白术颗粒：由党参、茯苓、白术、陈皮、莲子、炒山药、白扁豆、砂仁、薏苡仁、炙甘草组成。功能：健脾止泻。一次3~6g，一天3次。适于脾胃虚弱型。

3. 四神丸：由吴茱萸、肉豆蔻、补骨脂、五味子组成。功能：温肾止泻。一次9g，一天3次，适于脾肾阳虚型。

适用于便秘型IBS的中成药有：

1. 四磨汤口服液：由木香、枳壳、乌药、槟榔组成。功能：顺气降逆，消积止痛。一次10~20ml，一天3次。适于胃肠气滞型。

2. 麻仁润肠丸：由火麻仁、苦杏仁、大黄、陈皮、木香、白芍组成。功能：润肠通便。一次6g，一天3次。适于阴虚燥热型。

适用于混合型IBS的中成药有：

乌梅丸：由乌梅、黄连、黄柏、附子、干姜、桂枝、细辛、川椒、人参、当归组成。功能：寒热并调。一次2丸，一天2~3次。适用于寒热夹杂型。

第六节　针灸治疗

泄泻取足三里、天枢、三阴交，实证用泻法，虚证用补法。脾胃虚弱加脾俞、章门；脾肾阳虚加肾俞、命门、关元，也可用灸法；脘痞加公孙；肝郁加肝俞、行间。便秘取背部俞穴和腹部募穴及下合穴为主，一般取大肠俞、天枢、支沟、丰隆，实证宜泻，虚证宜补，寒证加灸。热秘加合谷、曲池；气滞加中脘、行间，用泻法；阳虚加灸神阙。

第七章 预防与康复

一、精神调养

本病之发，与精神心理因素有关，很多患者在患病之后，又加重了思想顾虑和负担，情绪紧张、抑郁、恐惧、心烦易怒等，此情绪又会促使疾病的发作或加重，因而精神调养十分重要。

1. 医务人员必须与患者、家属互相配合，耐心说明病情，解除其思想顾虑，让患者了解本病的起因、性质及良好的预后，解除其紧张情绪。劝说患者树立战胜疾病的信心，避免精神刺激，安排好生活、学习、工作、保持乐观态度。《素问·举痛论》曰："喜则气和志达，荣卫通利。"即是说喜悦之心情，能消除烦恼，使气血调畅，肝气条达，营卫通利，可避免疾病，在既病之后，也易于治疗和恢复。

2. 对心理障碍严重的患者，要在心理治疗方面多下些功夫，首先要建立良好的医患关系，耐心倾听患者的诉说，帮助其分析恼怒、焦虑、恐惧、抑郁产生的诱因，设身处地的理解、谅解、同情患者过去所遭受的情感伤害，并劝导患者以理性情绪去对待。

3. 教给患者一些简单的放松技术，如深呼吸，积极地想象默背某些格言、歌曲（在环境适合的地方可以背诵和歌唱），或做操、打太极拳等，以消减将要发生或正在发生的精神刺激。

4. 启发患者自我"醒悟"，抑制、转变、改善原来的思维方式和情感表达，以达到精神放松，心情愉悦，理性地看待过去，理性地对待现实。

5. 鼓励患者参加力所能及的体育活动，参加文娱活动和社交活动，或找朋友谈心，以避免总是将注意力放在思虑疾病方面。

二、饮食调养

肠易激综合征患者常因某种饮食而诱发，因而饮食调养也十分重要，首先要避免不适当的饮食，如刺激性强的、过凉的饮食，曾诱发过疾病之饮食等。少吃易于产生气体之食物，如卷心菜、洋葱、豆类；便秘型患者可多吃些高纤维素的食品，而对剧烈腹痛、腹泻的患者，则以少渣、易消化之饮食为宜。也可根据患者的具体情况，采用相应的食疗方法。

1. 苹果汁 30ml 温服，每日 2~3 次，有健脾和胃止泻作用。

2. 羊肉 500g，干姜 15g，黄酒 30ml，水适量，以文火炖至羊肉烂熟。每日 30~50g，有温脾暖胃之作用。

3. 核桃仁 150g，芝麻 150g，蜂蜜 150g，水 200ml，先将核桃仁、芝麻打碎，加入蜂蜜加水煮沸后服，每次 30ml，每日 2 次，有补气血，润肠通便之作用。

4. 肉苁蓉 30g，核桃仁（打碎）15g，粳米 100g，以肉苁蓉煎汤代水，放入核桃仁和米煮粥，分 2 次温服，有补肾润肠作用。

5. 山药 30~60g，莲子肉 15g，粳米 30g，莲子肉先于水中浸泡 1 小时，然后共煮为粥食用，适用于脾虚泄泻者。

三、生活调整

《灵枢·本神》曰："故智者之养生也，必须因时而适寒暑，和喜怒而安居处，节阴阳而刚柔，如是则僻邪不至，长生久视。"为尽快恢复健康，必须努力做到：生活规律，劳逸结合，避免雨淋、冷风、勿坐卧阴冷的地方，适当参加体育锻炼，以增强体质，预防疾病。

功能性腹胀

第一章　概　　述

功能性腹胀（functional abdominal bloating，FAB）是一种反复出现的腹部膨胀的主观感觉，它不同于进食后出现的饱胀不适感，有时伴有可以看见的腹围增加，即腹部膨胀，最主要的特征是腹部胀满或胀闷感，可伴有嗳气、肠鸣及排气，也可排气很少，无肠鸣。它不属于肠易激综合征等其他功能性肠病或功能性消化不良等功能性胃十二指肠病的一部分。10%～30%的普通人群受到腹胀的影响，女性常见。

第二章　病因与发病机制

第一节　现代医学的认识

功能性腹胀的确切原因和发病机制尚不清楚。目前，一般认为其发病原因多与吞气过多、贪食、吸收不良、膈肌下降、脊柱前突及精神异常等有关。也有学者认为腹胀并不是肠道气体的扩张引起而是由于肠道运动增加所致。

功能性腹胀的病理生理机制尚未完全阐明，主要包括气体在肠道堆积、内脏感觉和动力功能异常、精神心理因素的异常、食物不耐受、液体潴留、腹壁肌肉力量薄弱等。

第二节 中医学的认识

一、概述

腹胀主要由于气滞，腹部膨隆，胀满不适，然触之无形。多因忧思恼怒、内伤饮食、脏腑功能失调、气机逆乱所致。根据其临床表现，可归为"痞满"范畴，有时可作为一个独立的病证，也常是其他病证的兼有症状。功能性腹胀之发病机制，主要是肝脾功能失调、气机升降失司。

二、病因病机

（一）病因

1. 情志内伤

情志不遂，肝气郁结，失其条达之性，横逆犯脾，土受木制；或忧思气结，脾土失运，气机逆乱，而出现腹胀、嗳气、肠鸣、矢气，或矢气少而胀闷不适。

2. 脾虚食滞

脾气虚弱，运化失司，水谷不化反为湿浊、痰饮，致清阳不升，浊阴不降而产生腹胀。正如《素问·脏气法时论》所说："脾病者，虚则腹满，肠鸣飧泄，食不化。"《素问·阴阳应象大论》云："浊气在上，则生䐜胀。"指出脾虚、食滞（浊气）均可导致腹胀。

3. 湿热壅滞

肥甘厚味，辛辣之品均可积热，或脾不健运，湿瘀化热，壅滞肠腑而胀。《东垣十书》有云："或伤酒湿面及厚味之物，膏粱之人或食已便卧，使湿热之气，不得施化，致令腹胀痛。"

（二）病机

腹胀的病变脏腑主要在脾胃、肠腑，但与肝密切相关；基本病机是中焦气机不畅，升降失常。脾胃同居中焦，为气机运化之枢纽。脾主升清，胃主降浊，清升浊降则气机调畅，因情志不畅、脾虚食滞、痰湿内阻等原因导致肝气郁结，肝失疏泄，脾阳不升，胃气不降，气机升降失常，不得宣通，壅滞肠腑而出现腹胀。

第三章　临床表现

一、腹部胀满

这是最主要的且必有的症状，一般晨起不胀或很轻，然后腹胀逐渐加重，至晚上最明显，常伴有嗳气、肠鸣等，进食后腹胀加重，在嗳气、排气排便后，腹胀可得暂时缓解。

二、腹部膨隆

多因肠腔气体过多所致，可经 B 超、X 线、CT 等检查发现，测量腹围亦可证实。亦有部分患者只有腹部胀满的感觉，而无腹胀和膨隆的体征。

三、精神异常

因社会或家庭原因，平时生活、工作压力大，常伴有情志不畅，精神易紧张，心烦急躁或情绪低落等心理障碍。

四、其他伴有症状

部分患者近期体重明显增加，或平时缺乏锻炼，腹部肌肉肌力减弱或松弛；还可伴有功能性消化不良、肠易激综合征和经前综合征等表现。

第四章　西医诊断与中医辨证

第一节　西医诊断

罗马III诊断标准（诊断前症状出现至少6个月，近3个月符合以下诊断标准）

必须包括以下两条：

a. 反复出现腹胀感或可以看见的腹部膨胀，近3个月内每月至少3日。

b. 不符合功能性消化不良、肠易激综合征或其他功能性胃肠病的诊断标准。

第二节　中医辨证

一、辨证要点

（一）辨虚实

腹胀持续不减，腹胀能食，按之胀甚，大便多秘结，属实；然后进一步区分肝郁气滞、湿热壅滞、瘀血阻络之不同。腹胀时减，纳少，喜揉喜按，大便多溏，属虚。

（二）辨寒热

腹胀急迫，渴喜冷饮，舌红苔黄脉数者，多属热；腹胀势缓，得热则舒，口淡不渴，舌淡红苔白脉沉者属虚。

二、辨证分型

(一) 肝郁气滞证

症候表现：腹部胀满，连及两胁，气窜攻冲，心烦易怒，嗳气纳少或兼肠鸣矢气，大便黏滞不爽，舌淡红苔薄白，脉弦。

辨证要点：以腹部、两胁胀满，心烦易怒，嗳气频为特征。

(二) 脾虚食滞证

症候表现：脘闷腹胀，朝宽暮急，恶心，纳呆，嗳气馊腐，乏力，便溏或黏滞、臭秽，舌淡红苔垢腻，脉滑。

辨证要点：以脘闷腹胀，恶心，嗳气馊腐，便溏臭秽，苔腻为特征。

(三) 湿热壅滞证

症候表现：腹胀满闷，纳食不香，恶心欲呕，尿黄，便结或黏滞不爽，心烦而眠不安，舌红苔黄腻，脉濡或滑。

辨证要点：以恶心欲呕，便结尿赤；心烦失眠，苔黄腻为特征。

第四章　鉴别诊断与类证鉴别

第一节　鉴别诊断

一、器质性疾病

通过必要的检查以除外各种可产生类似症状之器质性疾病。

二、功能性疾病

根据临床表现以鉴别有腹胀症状之各种功能性疾患。

（1）肠易激综合征：其腹胀在排便后会明显缓解，大便可干结、可稀溏，也可便秘与腹泻交替出现，且便前常有腹痛或不适感。

（2）功能性便秘：虽有腹胀但不是主要症状，便秘才是主要痛苦。

（3）胃轻瘫：胀满主要在胃部，多有呕吐，且吐出物可有数小时前之食物。有体重减轻、消瘦、乏力、倦怠等症状。

（4）假性肠梗阻：有腹痛及恶心、呕吐、厌食等症状，腹胀呈进行性加重。

（5）吞气症：可有胃部胀满，但以频繁嗳气为主要症状，有吞气动作是其特征，而吞气确实是腹胀的促成因素，二者有联系，但又有区别。

第二节　类证鉴别

一、鼓胀

二者均同为腹部疾病，均有胀满之苦，但鼓胀以腹部外形胀大如鼓为特征，常见腹部皮肤色苍黄，甚则青筋暴露；腹胀仅自觉胀闷不舒，无外形胀大，更无青筋暴露。

二、胃痛

二者病位同在胃脘部，且常相兼出现。然胃痛以疼痛为主，病势多急，压之可痛；痞满以满闷不舒为患，可累及胸膈，起病较缓，压无痛感。

第六章　治　疗

第一节　现代医学治疗

一、一般治疗

1. 解除思想顾虑　使之相信此症不损害健康，保持乐观态度。

2. 饮食调节　避免易产生气体之食物，勿进食过快，太多、过粗等，要避免吞入气体。

3. 生活规律　戒烟，适当体育活动，减轻体重。

二、药物治疗

目前尚无经循证医学证实的、有效的治疗措施。可能有效的治疗方法包括：

1. 益生菌　益生菌是生活在人类肠道中的一类细菌，以双歧杆菌、乳酸杆菌为主要代表。它们在肠道内能形成生物屏障，排斥和抑制有害细菌，产生对人体有益的物质，促进消化吸收与肠蠕动，增强人体免疫。双歧杆菌活菌胶囊、复合乳酸菌胶囊等均可以使用。

2. 其他治疗药物　如消胀药、胰酶制剂、活性炭、表面活性物质、抗生素等可能有效。

3. 抗焦虑、抑郁药　有精神焦虑、抑郁的可采用催眠治疗及抗焦虑、抑郁药物治疗。

第二节　中医经典治疗

一、治则治法

本病的治疗总在调畅中焦气机，行气消痞除满，治疗时应重视疏肝解郁之法。根据正邪虚实分治，邪实者当疏肝解郁、消食导滞、清热化湿，同时当注意健脾益胃、固护中焦等。

二、辨证论治

（一）肝郁气滞证

治法：疏肝理脾，行气消胀。

方剂：疏肝理气饮加减（《医学统旨》）。

药物组成：香附、藿香、枳壳、陈皮、乌药、厚朴，木香。

方义：香附疏肝解郁，理气除满；藿香芳香化湿和中而缓脾；枳壳、陈皮消痰健脾，善降胃气之逆；乌药、厚朴燥湿运脾，善排肠气之滞；木香长于行肠胃之滞气，消胀除满而使大便畅通。诸药合用可使肝气舒、胃气降、肠气消、滞气通，气顺则腹胀可解。

肝郁甚者加柴胡、青皮；兼食滞者，加鸡内金、山楂、麦芽；气逆甚者加沉香、白芥子；有热象者加槟榔、栀子；寒者加干姜、白术。亦可选用解肝煎、廓清饮、舒肝颗粒、木香顺气丸等治疗。

（二）脾虚食滞证

治法：健脾益气，消食化滞。

方剂：健脾丸加减（《证治准绳》）。

药物组成：人参、炒白术、茯苓、山药、山楂、神曲、麦芽、木香、砂仁、陈皮、豆蔻。

方义：方中四君子，补气健脾，并能胜湿而实大便；山楂、神曲、麦芽开胃，消食化滞；木香、砂仁、陈皮理气开胃；山药、肉豆蔻健脾温中；食滞湿浊，久积则易化热，故用黄连清热燥湿。诸药相合使食滞得消，脾虚得健，则腹胀解而纳食增。

有寒象者去黄连、加干姜；恶心甚者加半夏，腹胀甚者加厚朴。亦可选用加味枳术丸、人参健脾丸、保和丸、枳实消痞丸等方治疗。

（三）湿热壅滞证

治法：清热燥湿，化痰导滞。

方剂：大柴胡汤加减（《伤寒论》）。

药物组成：半夏、黄芩、大黄、枳实、柴胡、白芍。

方义：方中以黄芩、半夏清热燥湿，化痰降浊；大黄、枳实泻热通腑，行气导滞；生姜、大枣助半夏和胃以止呕逆；柴胡配枳实使清升浊降，气顺而胀消；白芍配柴胡疏肝解郁，又可抑肝而护脾；诸药合用共奏清热祛湿，通腑导滞，和胃降逆，化痰消胀之功。

热重者可加黄连；大便黏滞者可加苍术、厚朴、木香；便秘者可加芒硝。亦可选用蒿芩清胆汤、凉膈散、枳实导滞丸、开胸顺气丸、黄连上清丸等方治疗。

第三节　名老中医治疗经验

金洪元教授认为治疗腹胀应详问病史，审析病因，从而了解发病的诱因是否为外邪、七情所致或为脏腑功能失调，或为其他病证演变而来，同时，要了解腹胀与饮食、情绪、二便之间的关系，还要明确腹胀是主证，或是他病之兼证，需分清主次，以治本病为主，兼证也可随之而解。若腹胀为标证，碍及本病施治，可用泻法、导法以治其标，再治其本，或标本同治，缓治图效。其次要辨明虚实，才能药中肯綮。虚证腹胀主要为脾胃功能虚弱，运化无力所致，气滞于中而致腹胀者，以朝宽暮急，食后反胀，形体瘦弱为临床特点，治之以五味异功散。该方取四君子汤之益气健脾，加陈皮理气化滞，凡体虚病弱所致腹胀者，皆可常服，以达健脾益气，除胀消滞之效。若腹胀伴有气短乏力，头晕倦怠，脘腹坠胀者，为中气下陷，脾虚升举无力所致，则宜选用补中益气汤治之。故对脾胃虚弱、中气下陷之腹胀，治以五味异功散和补中益气汤，实为古今沿用之良方。对年老体弱，久病体虚腹胀者，治疗中还需要注意用药不能峻补，以防气壅滞中，宜缓治图效，做到补而毋滞，才能达到不治胀而胀自除之效。不可滥用攻伐破气之品，使脾胃愈弱，腹胀更甚。尚见腹胀，不问虚实便投以三仙、槟榔、内金等品，对虚证腹胀，非徒无效，相反，还能消耗胃气，反而不利。再次要区分寒热。腹胀因寒热之别，治则亦迥异，但大抵上说，寒胀多而热胀少。寒胀多为脾胃虚寒，宜温而治之，一般多选用附子理中汤加减，脾阳得运，中寒自去，升降如常，腹胀自消，若中焦虚寒系由命门火衰所致，应脾肾同治，加用肉桂、补骨脂等品。金教授认为本病与肝脾二脏关系更为密切。如肝气郁结可致木不疏土，形成肝脾不和之症；而肝气疏泄太过，可横逆犯胃，肝郁化火又可犯胃形成肝胃不和。而脾自身健运失司，湿浊内生，又可妨碍肝气的条达而为脾病及肝，即"见脾之病，当以疏肝"。故治肝病不忘健脾，治脾病勿忘疏肝，实为治疗腹胀之主要环节。

岳沛芬老中医自拟抑肝和胃汤加减治疗功能性腹胀。抑肝和胃汤原方由明代王肯堂《证治准绳》中的抑肝散和宋代《和剂局方》中的二陈汤加减化裁而来，是岳沛芬老中医集多年经验之经典方剂，临床广泛应用于胃肠病的治疗中，屡有效验。岳老认为，现代人工作压力大，生活节奏紧张，易致肝气郁结；加之多食肥甘厚味，产生湿热，日久损伤脾胃功能，导致脾胃运化失司，中焦气机升降失常，因而影响消化吸收。相对现代医学而言，便会出现消化不良，临床上以腹部饱满、胀气及腹部膨隆等为典型症状。岳老根据功能性腹胀的典型症状及疾病成因，结合中医辨证，确立治疗大法，以自拟抑肝和胃汤治之。方中柴胡疏肝解郁，升阳举陷；陈皮、半夏理气健脾，燥湿化痰，降逆止呕；枳壳、厚朴行气消痞，化痰消积；茯苓健脾补中，淡渗利湿；竹茹清热除烦止呕；黄连清热泻火。以上药物具有调节胃肠运动，促进消化液分泌的功能。诸药合理配伍，使中焦气机升降畅达，肝气调达，湿热得除，脾胃运化复常，则痞满病证缓解。

第四节　民间单方验方

1. 淡猪血 50g，将淡猪血漉去水，晒干后碾成细末，酒送服，取泄而愈。

2. 丁香少许，将上药晒干后研成细末，以适量黄酒调匀，敷于脐上即可。

3. 大蒜 30 头，葱 30 根，将 2 者洗净，入砂锅内熬 1 小时后去渣，再熬成膏，排布贴肚脐上，一日一换。

4. 干萝卜叶 10g，取冬天萝卜叶晒干，用时加水浓煎后服，一日 2 次。

第五节　中成药治疗

适用于肝郁气滞证的中成药有：

1. 舒肝颗粒：由柴胡、白芍等组成。功能：舒肝理气，散郁调经。一次 3g，一天 3 次。

2. 木香顺气丸：由木香、砂仁、香附、槟榔、陈皮、厚朴、枳壳、苍术、青皮、甘草组成。功能：行气化湿，健脾和胃。一次 6～9g，一天 3 次。

适用于脾虚食滞证的中成药有：

1. 保和丸：由山楂、神曲、半夏、茯苓、陈皮、连翘、炒莱菔子、麦芽组成。功能：消食导滞和胃。一次 9g，一天 3 次。

2. 香砂养胃丸：由白术、半夏、陈皮、豆蔻、茯苓、藿香、厚朴、木香、砂仁、香附、枳实、甘草组成。功能：温中和胃。一次 9g，一天 3 次。

适用于湿热壅滞证的中成药有：

1. 开胸顺气丸：由槟榔、牵牛子、陈皮、木香、厚朴、三棱、莪术、猪牙皂组成。功能：消积化滞，行气止痛。一次 6g，一天 3 次。

2. 黄连上清丸：由黄连、栀子、连翘、荆芥穗、白芷、菊花、薄荷、川芎、石膏、黄芩、黄柏、大黄组成。功能：清热泻火。一次 9g，一天 3 次。

第六节　外治法

一、耳穴压豆法

对于肝郁气滞者，可取肝、小肠、三焦等穴，具有行气解郁、理中和脾、调肠腑、助消化之作用。脾虚食滞者可取脾、小肠、艇中、腹、三焦等穴以补中益气、健脾和胃。湿热壅滞者可取肝、十二指肠、小肠、艇中、三焦等穴以疏肝解郁、化痰降气。

二、针灸治疗

肝郁气滞者，可选内关、中脘、足三里、膻中，诸穴合用具有疏肝理气、健中和胃、消满除胀之作用。中脘、足三里、三阴交、脾俞、天枢用于脾虚食滞者，诸穴合用具有健脾和胃、消食导滞、行气除胀之作用。或用生姜 50g，厚朴 20g，花椒 15g，小茴香 15g，炒热用布包裹揉熨腹部。亦可用暖脐膏，贴于脐腹部。湿热壅滞者选内庭、太冲、天枢、内关，诸穴合用具有清热降浊、理气宽中、行气化滞之作用。

第七章　预防与康复

　　本病预后良好，也有少数症状顽固、情绪焦虑者，则需药物与心理治疗相配合。平素应饮食有节，不宜过饱过饥，饮食宜清淡，避免进食产气过多之食物，进食勿过快，过多、过粗，吃饭时不要说话，不要嚼过多的口香糖，喝过多的碳酸饮料，以避免吞入或产生过多气体。勿恣食肥甘厚味，戒烟酒，忌喝浓茶，以免损伤脾胃，气滞痰酿。调节情志，保持心情愉快，避免精神刺激，以免气机郁滞。起居有常，预防外邪侵袭。适当的体育锻炼，如慢跑、太极拳、太极剑等有氧运动，增强体质，调畅气机。

功能性腹泻

第一章 概 述

功能性腹泻（functional diarrhea，FD）是指持续或反复排稀便（糊状便或水样便，即 Bristol 粪便分型中的 6 型或 7 型），不伴有明显的腹痛或腹部不适症状的综合征。患者缺乏能够解释腹泻症状的器质性疾病，也不符合 IBS 的诊断标准。在亚洲，约 4.5% 的人患功能性腹泻。在成人中患病率约 3%，男性稍多于女性。

第二章 病因与发病机制

第一节 现代医学的认识

该病之病因和发病机制尚不清楚，可能与肠道传输过快、结直肠内脏敏感性增加及精神心理异常（如应激、焦虑和抑郁）等有关。多数学者认为可能与结肠蠕动性收缩增多和乙状结肠节段性收缩（非蠕动性收缩）减少有关。

第二节　中医学认识

一、概述

本病属于中医学"泄泻"的范畴，本病病位在肠腑，与肝、脾、肾关系密切，其中以脾的关系最为密切，脾主运化，若脾之功能受损则湿由内生，升降失常，水谷并走于下而泻，故《景岳全书·杂证谟·泄泻》云："泄泻之本，无不由于脾胃"。

二、病因病机

（一）病因

1. 外邪侵袭

外感六淫之邪，内客于肠腑，可使人发生泄泻，其中尤以风、寒、湿、热邪为最常见的病因。

2. 饮食内伤

饮食过量，或过食肥甘厚味，或误食不洁之物，均可导致脾胃受损而发生泄泻。如《景岳全书》云："泄泻……或为饮食所伤……"。

3. 情志失调

忧思恼怒，或情绪紧张，易致肝气郁结，横逆犯脾；或思虑过度，损伤脾气，致肝脾不调，脾失健运，湿浊内生而致泄泻。

4. 病后体虚

久病失治，脾胃受损，或病久及肾，脾失温煦，运化失司，水谷不化，湿浊内生，遂成泄泻。

5. 禀赋因素

由于先天不足，体质虚弱，或素体脾胃虚弱，纳化无力，水谷停滞，清浊不分，混杂而下则生泄泻。

（二）病机

本病的主要病机为脾胃功能失调，中焦运化障碍，清浊不分，传导失司。本病病位在肠腑，主病之脏属脾，与肝、肾关系密切。肝主疏泄，助脾运化，若肝气郁结，木不疏土或木旺乘土；或年老久病，日久及肾，命门火衰，脾失温煦，皆可导致脾运失司，运化不力，水湿内生，清浊不分，混杂而下导致泄泻。本病的病理因素主要为湿，亦可出现夹寒、夹热、夹滞之象。病理性质有虚实之分，虚实之间又可相互转化夹杂。

第三章　临床表现

一、腹泻为最主要且必有之症状，但表现可多种多样。

1. 粪质　大便稀溏呈粥状、糊状或更稀。

2. 便次　便次增多，一般 1 日 2 ~ 3 次以上，亦有每日 1 次者，但很稀甚如水泻。

3. 便量　大便总量较正常人多。

4. 大便前后　大便前后无腹痛及不适感。

5. 可为持续性腹泻或为间歇性腹泻。

二、饮食量一般或减少，亦有食量较常人为多者。

三、受凉或冷饮食，饮酒或情志刺激等可诱发或加重病情。

第四章　西医诊断与中医辨证

第一节　西医诊断

罗马 III 诊断标准（诊断前症状出现至少6个月，近3个月符合以下诊断标准）：至少75%的所排粪便为不伴有腹痛的稀便（糊状便或水样便）。

诊断标准之所以以粪便性状为衡量腹泻的依据，是因为大部分人认为腹泻是指排糊状便或水样便，而便次和排便急迫对衡量腹泻可靠性有限。

腹泻可由多种胃肠道疾病所致，临床诊断应当从仔细询问病史开始。结合 Bristol 粪便性状量表可帮助了解患者的排便习惯。报警征象包括体重下降、夜间腹泻、里急后重、近期使用抗生素、便血、腹泻量较大（>250ml/d）、结直肠肿瘤家族史以及体检有异常发现。对有报警征象的患者应进一步检查。

第二节　中医辨证

一、辨证要点

（一）辨虚实

急性暴泻，泻前腹痛，痛势急迫拒按，泻后痛减，多属实；泄泻迁延日久，病程较长，反复发作，腹痛不甚，喜温喜按，神疲肢冷，多属虚。

（二）辨寒热

大便清稀，或完谷不化者，多属寒；泻下急迫，大便色黄褐而臭，肛门重坠灼热者多属热。

（三）辨缓急

暴泻者起病较急，病程较短，泄泻次数频多；久泻者起病较缓，病程较长，泄泻呈间歇性发作。

二、辨证分型

（一）肝脾不和证

症候表现：情绪较低落，常因情志刺激而发病或加重病情，大便稀溏，可带有白沫或青沫，嗳气纳少，肠鸣矢气，舌淡红苔薄白，脉弦或细弦。

辨证要点：以情志因素影响病情，肠鸣矢气，便稀带泡沫为特征。

（二）脾气虚弱证

症候表现：大便稀溏，常由饮食不当而发作或加重，纳少腹胀，倦怠乏力，肠鸣矢气，舌淡齿痕苔白腻，脉沉细。

辨证要点：以便溏，腹胀，乏力，舌淡有齿痕为特征。

（三）脾肾阳虚证

症候表现：常在黎明腹泻，大便清稀，甚或完谷不化，腹有凉感，喜暖喜按，可伴腰膝酸软，畏寒肢冷，舌淡胖苔白，脉沉细。

辨证要点：以黎明腹泻，畏寒肢冷，喜温喜按，腰膝酸软为特征。

（四）寒湿困脾证

症候表现：泄泻清稀，甚如水样，脘闷食少，腹痛肠鸣，肢体酸痛，舌苔白或白腻，脉濡缓。

辨证要点：以便下清稀，肠鸣腹痛，肢体酸痛，苔白脉濡缓为特征。

第五章　鉴别诊断与类证鉴别

第一节　鉴别诊断

一、需作相应检查以排除肠道感染及有关器质性疾病。

老年起病，进行性加重，惊扰睡眠，发热，明显消瘦，脱水，吸收不良，夜间腹泻，大便带脓血或脂肪泻，直肠出血，腹痛与排便关系不肯定等，应特别引起重视，首先排除器质性病变。

二、需鉴别的其他功能性疾病

主要需与腹泻型肠易激综合征相鉴别。该病腹泻前有腹痛或不适感，排便后缓解。而功能性腹泻，排便前后无腹痛及腹部不适感。

第二节　类证鉴别

一、痢疾

痢疾以腹痛、腹泻、里急后重、便下赤白黏液为主症，腹痛与里急后重同时出现，其痛便后不减；泄泻以排便次数增多，粪便稀薄，甚至水样便为主症，其腹痛多与腹胀肠鸣同时出现，其腹痛便后痛减，二者不难鉴别。

二、霍乱

霍乱是一种呕吐与泄泻并作的病症，起病急，变化快，病情凶险。起病时突然腹痛，继则吐泻交作，呕吐物多为不消化食物，气味热臭酸腐；泻下夹有大便的黄色粪水或如米泔，常伴发热、恶寒，部分病人在吐泻之后，津液耗伤，津失濡养而发生转筋，腹中绞痛；若吐泻剧烈，还可出现面色苍白，目眶凹陷，汗出肢冷等阴竭阳亡的征象。二者不难鉴别。

第六章 治 疗

第一节 现代医学治疗

一、一般治疗

1. 解除思想顾虑　对患者进行必要的解释和说明，使其消除顾虑和得到心理安慰。

2. 饮食调整　建议避免进食麦麸、蔬菜和水果纤维等有导泻作用的食物，避免服用可能加重腹泻的药物，避免冷饮及腹部受凉等。

二、药物治疗

对严重营养不良者，应给予营养支持。谷氨酰胺是体内氨基酸池中含量最多的氨基酸，它虽为非必需氨基酸，但它是生长迅速的肠黏膜细胞所特需的氨基酸，与肠黏膜免疫功能、蛋白质合成有关，补充氨基酸时可适当补充谷氨酰胺。洛哌丁胺作用于肠壁的阿片受体，阻止乙酰胆碱和前列腺素的释放，从而抑制肠蠕动，延长肠内容物的滞留时间，可增加肛门括约肌的张力，因此可抑制大便失禁和便急，疗效较好。

第二节　中医经典治疗

一、治法治则

本病的治疗以健脾利湿为主。邪实者重在化湿，佐以分利；肝郁气滞者，宜疏肝理气。正虚者重在健脾，肾阳虚衰者，宜温肾健脾；中气下陷者宜升提；久泄不止者应固涩。若病情处于虚实寒热兼夹或互相转化时，当随证施治。李中梓在《医宗必读》中提到的治泻九法，即淡渗、升提、清凉、疏利、甘缓、酸收、燥脾、温肾、固涩，值得在临床治疗中借鉴。

二、辨证论治

（一）肝脾不和证

治法：疏肝解郁，健脾止泻。

方剂：逍遥散（《和剂局方》）加减。

药物组成：柴胡、当归、白芍、茯苓、白术、薄荷、生姜、炙甘草。

方义：方中柴胡疏肝解郁，使肝气得以条达；白芍酸苦微寒，养血敛阴，柔肝缓急；当归辛甘苦温，养血和血，且气香可理气，为血中之气药；白术、茯苓健脾益气，祛湿止泻；薄荷、生姜有疏散条达之性，以疏肝之气；炙甘草助白术健脾并调和诸药。诸药合用，并奏疏肝解郁，健脾除湿止泻之功。

去当归（因滑肠），加合欢皮、苍术以解郁安神，燥湿运脾；脾虚久泻者加党参、升麻以健脾升阳；纳差明显者加鸡内金、山楂、麦芽以开胃消食。亦可以选用逍遥丸、香砂养胃丸、加味二陈汤等治疗。

（二）脾气虚弱证

治法：健脾益气，渗湿止泻。

方剂：参苓白术散(《和剂局方》) 加减。

药物组成：党参、白术、茯苓、山药、莲子肉、薏苡仁、白扁豆、砂仁、桔梗、甘草。

方义：方中党参、白术、茯苓益气健脾渗湿；山药、莲子肉助党参以健脾益气，和胃止泻；薏苡仁、白扁豆助白术、茯苓健脾渗湿止泻；砂仁醒脾和胃，行气化滞；桔梗载药上行，宣肺利气，借肺之布精而养全身，通调水道；甘草健脾益气和中，调和诸药。诸药合用共奏健脾补气、和胃消食、渗湿而止泻的功效。

脘腹胀闷、气不畅者加陈皮；腹畏寒喜暖者加干姜；纳食过少者可加山楂、麦芽。中气下陷者加黄芪、升麻以益气升阳助运化而止泻。亦可选用香砂六君子汤、参苓白术丸、人参健脾丸等治疗。

(三) 脾肾阳虚证

治法：温肾暖脾，涩肠止泻。

方剂：四神丸(《普济本事方》) 加味。

药物组成：补骨脂、肉豆蔻、五味子、吴茱萸、生姜、大枣。

方义：《医方集解》云："久泄皆由命门火衰，不能专责脾胃"，故以补骨脂辛苦大温，补命门之火，以温养脾阳；肉豆蔻辛温，温脾暖胃、涩肠止泻；五味子酸温，固肾益气，酸敛固涩止泻；吴茱萸辛苦大热，温中散寒；生姜、大枣温养脾胃。共成温脾暖肾，涩肠止泻之剂。再加党参、白术健脾，菟丝子补肾，则止泻之效更佳。

腰疼肢冷甚者，加附子、肉桂，以增强温阳补肾之效；有脱肛或便后有坠感者，加黄芪、升麻有升阳益气之功。亦可选用金匮肾气丸治疗。

(四) 寒湿困脾证

治法：化湿运脾，散寒止泻。

方剂：胃苓汤(《世医得效方》) 加减。

药物组成：苍术、厚朴、茯苓、猪苓、泽泻、木香、白术、白蔻、陈皮、藿香。

方义：方中厚朴、陈皮、苍术燥湿健脾和中；泽泻、猪苓、茯苓、白术健脾利水祛湿，藿香辛温散寒，厚朴、木香理气除满止痛。诸药合用，共奏健脾行气祛湿之功。

若兼外感风寒，可用藿香正气散解表散寒；若外感寒湿，饮食生冷，腹痛，泻下清稀，可用纯阳正气丸温中散寒，理气化湿。若兼夹食滞者，可加山楂、麦芽、鸡内金以消食化滞。

第三节　名老中医治疗经验

老中医张浩然常将腹泻分为以下几种类型：①飧泄：内经认为飧泄属伏邪致病，初由肝失条达，继则木盛伐土，脾运失司而成。辨证要点为肠鸣腹痛，下利完谷，脉弦缓。治宜培中泻木。常用方为痛泻要方加苏叶、葛根等疏风胜湿之品。②表里不清之泻：多因内有食滞外受寒邪而致。辨证要点为腹泻泛恶，兼见头痛身困、鼻塞、发热畏寒、脉浮数等症。治宜解肌透表，消食和胃。常用方药：柴葛解肌汤加鸡内金等消导药，或用香平汤、柴平汤合左金丸等随症加减化裁。③火泻：多见于夏秋之季，暑湿之邪伤及脾胃所致。辨证要点为腹痛则泻，泻如喷射或泻而不畅，肛门灼痛，口干思饮，常伴有发热。如湿热下注侵及膀胱多伴小便刺痛，赤涩不畅。脉多数疾，苔薄黄，湿重则黄腻。治宜清热通利州都。常用方药：葛根芩连汤加车前子、木通、泽泻、厚朴。④伤食泻：因过食肥甘腻荤饮食或暴饮暴食而致。辨证要点为嗳腐吞酸，矢气频而臭，脘腹饱闷痞满。治以新食则吐，旧食宜下。常用方药：新积食者以藿香饮加生扁豆或瓜蒂。旧食则枳术散加半夏、山楂、神曲、莱菔子、鸡内金、厚朴等宽中消导之品。⑤湿泻：多因湿困脾胃作泻。辨证要点为水泻，胸膈闷胀不适，口臭，尿黄苔多腻，脉濡弱或涩缓。治宜渗湿利水，除湿健脾。常用方药：二术二苓汤加泽泻、车前等，如湿泻仍未全止多改用健脾药收功。⑥痰泻："脾为生痰之源"，脾虚则湿痰中阻，脾运失常，气机升降逆乱而致泻。辨证要点为腹泻，痰多，胸膈及两胁肋撑胀痞闷。治宜健脾利肺化痰。常用方药：六君子汤加疏利肺气之品如苏梗、杏仁、枳壳、桔梗等。⑦寒泻：寒为阴邪易伤阳气，脾阳受损运化失常而泄泻。辨证要点为大便清彻如鹜溏，腹中隐痛，小便清长，脉多见迟缓。治宜温阳健脾，常用方药：附桂理中汤加吴萸、益智仁、芡实、莲子等温肝醒脾之药。腹泻病外因中以湿邪为主，脏腑主要责之于脾，腹泻虽瘥，脾胃运化一时难复，张老习以香砂六君子汤白术易苍术继续燥湿，加少量炒当归以制苍术之燥，润肠以达不尽之邪，养血以配气，融扶正达邪于一炉。成年人用党参，小儿改苏条参，足见用药平正稳键。泻后不思饮食脉沉细者方用升阳益胃汤等。融益气健脾，祛风胜湿，平调寒热于一方，补而不滞，祛邪而不损伤正气。

　　李鳌才教授认为本病多由急性腹泻失治、误治传变而来，也有直接发病者。此病与禀赋、情志、饮食、环境等多种因素有关，常受诱因而发作，迁延难愈，治疗较为复杂，以夏秋二季为多发。李老认为，慢性腹泻以虚为主、虚实夹杂、脾病湿盛为其根本病机。健脾为治泻第一要旨，不仅应体现在不同证型中，亦须贯穿于治疗始终。然脾之运化，亦有赖于肝之疏泄，肾之温养，故还应注意疏肝、温肾，亦可酌情加收敛固涩之品。针对不同证型分别采用不同的治法。如脾虚湿盛型，多以大便溏薄，气短乏力，身重肢倦，腹胀肠鸣，纳差，口黏不渴，舌淡胖、苔白腻，脉滑细为特点。治以益胃健脾、化湿止泻。李老常选用参苓白术散加减。肝脾不调型，以胸胁胀闷疼痛，嗳气食少，肠鸣腹胀，腹痛即泻，泻后痛减，矢气频作，舌质紫暗，脉弦或弦滑为特点。治以疏肝健脾。李老常选用痛泻要方合柴胡疏肝散加减，并强调理气药应多选用理气不伤阴之品，如佛手、香橼、玫瑰花等，以防疏肝药劫阴之弊。脾肾阳虚型，以大便清稀，或完谷不化，黎明即泻，肠鸣腹痛，泻后痛减，身倦肢冷，四肢不温，动则气短，腰膝酸软，腹部喜暖喜按，舌淡苔白，脉沉细为特点。治以温肾健脾、固肠止泻，李老常选用四神丸加减。

第四节　民间单方验方

1. 乌梅9g，诃子15g，共研细末，加适量蜂蜜调服，一日3次分服。

2. 大蒜10头，米醋250ml，取大蒜洗净，捣烂如泥，和米醋徐徐咽下，每次5瓣，日3次。

3. 榛子仁50g，红枣20g，将榛子仁炒成焦黄，待凉后碾碎研细，每次1汤勺，每日早晚各1次，空腹以煎好的红枣汤送下，连用1周。

4. 鲜山楂肉、山药等份，加适量白糖，调匀蒸熟，冷后压薄饼食。山楂补脾，消积食，活血破瘀，止泻。该方能治脾虚久泻。

5. 猪肚、大米、山药各适量。猪肚洗净切片，与大米、山药煮粥，加盐、姜调味服食。猪肚补中益气，山药健脾胃。本方专治滑泄。

6. 赤小豆适量，煮至将熟，加入鹌鹑蛋2枚，再煮熟，吃蛋喝汤。早晚各服1次。赤小豆止吐止泻，鹌鹑蛋补益气血。

第五节　中成药治疗

1. 逍遥丸：由柴胡、当归、白芍、炒白术、茯苓、炙甘草、薄荷组成。功能：疏肝健脾。一次9g，一日3次。适于肝脾不和证。

2. 参苓白术颗粒：由党参、茯苓、白术、陈皮、莲子、山药、砂仁、薏苡仁、白扁豆、甘草组成。功能：健脾止泻。每次9g，一日3次。适用于脾胃虚弱证。

3. 四神丸：由吴茱萸、肉豆蔻、补骨脂、五味子组成。功能：温阳止泻。一次6g，一日3次。适用于脾肾阳虚型。

4. 胃苓丸：由苍术、厚朴、白术、陈皮、茯苓、泽泻、猪苓、肉桂、甘草组成。功能：祛湿运脾。一次 6g，一日 1~2 次。适用于寒湿困脾型。

第六节　外治法

一、耳穴压豆法

肝脾不和者取肝、脾、胃、小肠、大肠，诸穴合用具有疏肝理气解郁、健脾调肠止泻之作用。脾气虚弱者取脾、胃、小肠、大肠、内分泌。诸穴合用具有健脾益气、和胃助运、调肠止泻之作用。脾肾阳虚取脾、肾、大肠、小肠、交感、三焦。诸穴合用具有补肾健脾、温阳祛寒、调肠腑之作用。食积痰浊者取脾、小肠、三焦、胰、胆、胃。诸穴合用具有健脾除湿、消积化痰、调脏腑、止泄泻之作用。

二、针灸治疗

肝脾不和者取肝俞、脾俞、中脘、足三里、天枢、期门。诸穴合用具有疏肝解郁、健脾益气、助消化、止泄泻之作用。脾气虚弱者取足三里、梁门、脾俞、关元、天枢。诸穴合用具有健脾益气、除湿止泻之作用。按摩：揉按腹部，顺时针和逆时针方向各揉20~30 次，再以拇指揉按气海、关元、足三里以增强消化功能而止泻，每日或隔日 1 次。脾肾阳虚取脾俞、肾俞、气海、关元、命门。诸穴合用具有温阳补肾、健脾益气、补火生土之作用。按摩：按揉气海、关元，竖擦背督脉，横擦腰部之肾俞、命门、骶部之八髎穴，以透热为度，每日或 2 日 1 次。食积痰浊者取中脘、天枢、足三里、脾俞、公孙。诸穴合用具有健脾和胃、消积化痰、调节脏腑功能之作用。按摩：按揉足三里、脾俞、中脘，斜擦胁肋以透热为度，每日 1 次或隔日 1 次。

第七章　预防与康复

　　本病预后良好，经恰当治疗多可治愈。但需较长时间的仔细调养以巩固，否则易于复发，复发后再治疗仍有效。因无不适感觉，对健康影响也较轻，故有不少患者不重视或未进行正规治疗，致使病情时轻时重，迁延难愈。平素应加强锻炼，增强体质，使脾气旺盛，则不易受邪。生活起居应有规律，防止外邪侵袭，夏季切勿因热贪凉，尤其应注意腹部保暖。该类病人应予流质或半流质饮食，饮食宜新鲜、清淡，易于消化而富有营养，忌食辛辣、肥甘厚味。急性暴泻易伤津耗气，可予淡盐汤、米粥以养胃生津。肝气乘脾之泄泻者，应注意调畅情志，尽量消除紧张情绪。

功能性便秘

第一章 概 述

功能性便秘是一种常见的功能性肠病，表现为持续排便费力、排便次数少、排便不尽感、大便干硬等。患者缺乏能够解释便秘症状的器质性疾病，也不符合肠易激综合征的诊断标准。便秘在西方人群中的患病率高达27%，以女性和非白种人常见。我国慢性便秘的患病率为6%～20%，其中大部分为功能性便秘。

第二章 病因与发病机制

第一节 现代医学的认识

正常的排便过程包括产生便意和排便动作两个过程。正常排便生理过程中出现某一环节的障碍都可以引起便秘。其病因包括：

一、结肠无力或结肠蠕动不协调

多数功能性便秘患者存在结肠排空延迟，结肠的动力降低，也有部分患者是结肠的蠕动不协调造成结肠的收缩无效，导致这方面的原因也是多方面的，如结肠壁肌纤维变性、肌肉萎缩、肠壁肌间神经丛变性变形或数量减少、调节肠蠕动的神经介质的改变（肠壁内兴奋性神经介质减少，抑制性神经介质增高），也可能与肠道水通道蛋白的变化有关。

二、盆底功能障碍或盆底肌协调运动障碍

排便时肛门括约肌与盆底肌的活动不协调，导致大便出口不通
—称功能性出口梗阻。

三、生活习惯

不良的饮食习惯（食物中含纤维素少或化学性刺激成分少，
摄食量过少等），长期睡眠不足，较久的精神高度紧张状态等。

四、心理因素

长期精神抑郁者的患病率高。

五、其他因素

统计学结果显示，患功能性便秘者年龄高者多，女性较男性
多。

功能性便秘根据病理生理机制可将患者分为：慢传输型，出口
梗阻型和混合型。混合型兼具前两型的特点。

第二节　中医学的认识

一、概述

中医学称便秘为"大便难"、"大便不通"、"后不利"、"肠
结"、"闭"等。具体名称很多，文献可见于脾约、实秘、虚秘五
秘、直肠结、阴结、阳结等证之论述中。《伤寒杂病论》提出：
"其脉浮而数，能食，不大便者，此为实，名曰阳结也。其脉沉而
迟，不能食，身体重，大便反硬，名曰阴结也。"《金匮要略》云：
"趺阳脉浮而强，浮则胃气强，涩则小便数，浮涩相搏，大便则
坚，其脾为约。麻仁丸主之。"《医学启源》主张将便秘分为实秘

和虚秘，实秘责物，虚秘责气。此种分类法，至今仍是临床论治便秘的纲领。由于肺与大肠相表里，肾主五液，又司开阖，肝气不舒则气机壅滞，脾运失常则糟粕内停，故便秘与肝脾肺肾之关系均很密切。

二、病因病机

（一）病因

1. 饮食不节

饮酒过多，或过食肥甘厚味，导致胃肠积热，大便干结；或恣食生冷，致阴寒凝滞，胃肠传导失司，造成便秘。

2. 情志不畅

忧思过度，或久卧、久坐、少动之人，气机郁滞，通降失调，传导失职，糟粕内停，不得下行，而致大便秘结。

3. 年老体虚

年老体弱，或素体气血虚，或大病、久病之后，气血两虚，气虚则大肠传导无力，血虚则津枯肠道失润，导致大便干结难行，便下困难。

4. 外邪侵袭

外感寒邪可导致阴寒内盛，凝滞肠胃，津液不行，糟粕内停，大便不通而成冷秘。

（二）病机

本病的基本病机为大肠传导失司，同时与肺、脾、胃、肝、肾等脏腑的功能失调有关。肺与大肠相表里，肺气虚则大肠传送无力；肝气郁结，气机郁滞，或气郁化火伤津，则腑失通利；脾运失常，糟粕内停；肾阴不足，肠道失润；肾阳不足，阴寒凝滞，津液不行；胃热炽盛，耗伤津液等均可影响大肠的传导，而发为本病。本病的病性可概括为虚、实、寒、热四个方面。气机郁滞者属实秘；气血阴阳亏虚者属虚秘；燥热内结者属热秘；阴寒积滞者属冷秘。四者之间，常可相互兼夹或相互转化。

第三章 临床表现

一、大便困难

此为最主要之症状，而其表现多种多样，或大便干燥、粗大、块状、不易排出，或仅大便前部1个大硬块而后部并不干燥；或大便并不干燥，但不易下行；或欲便不畅或排便不尽感等。

二、便次减少

大便2~3天1次，甚可一周，十天或更多天一次。

三、其他消化系统症状

上腹饱胀，口干口苦，或有恶心，可有嗳气、肠鸣、左下腹隐痛，或可触及痉挛的肠管及粪便，少数患者可有骶骨部隐痛憋闷感。

四、全身症状

精神不振，头晕乏力，失眠及全身不适，少数患者可有营养不良或贫血，可合并痔疮、肛裂、肛周感染等疾病。

第四章 西医诊断及中医辨证

第一节 西医诊断

罗马Ⅲ诊断标准：（诊断前症状出现至少6个月，且近3个月符合以下诊断标准。）

一、必须包括下列2项或2项以上：

1. 至少25%的排便感到费力。
2. 至少25%的排便为干球便或硬便。
3. 至少25%的排便有不尽感。
4. 至少25%的排便有肛门直肠梗阻或堵塞感。
5. 至少25%的排便需要手法辅助（如用手指协助排便、盆底支持等）。
6. 每周排便少于3次。

二、不用泻剂时很少出现稀便。

三、不符合IBS的诊断标准。

病史和查体能为便秘患者的临床评估提供最有诊断价值的信息。《中国慢性便秘诊治指南》（2007年，扬州）中强调，由于患者对便秘的理解差异很大，医生问诊时不要笼统询问"您是否有便秘？"，而应特别注意便秘症状的特点（便意、便次、排便费力及粪便性状等）、伴随症状、基础疾病、药物因素以及有无报警征象等，同时要注意患者的饮食结构、对疾病的认知程度和心理状态等。这正是对罗马Ⅲ–功能性便秘诊断标准最充分的理解。

肛门直肠指检简易、方便，对便秘患者进行常规肛门直肠指诊可获得排除肛门直肠器质性病变、了解肛门括约肌和耻骨直肠肌功能的第一手资料。大便常规和潜血试验应作为便秘患者的常规检查。即使对符合功能性便秘诊断的患者，也要注意排除其它导致便秘的原因。

对年龄>40岁、伴有报警征象者应进行必要的实验室检查和结肠镜、影像学检查，以明确是否存在器质性疾病。报警征象包括便血、大便潜血阳性、贫血、消瘦、腹部包块、明显腹痛、有结直肠息肉史以及结直肠肿瘤家族史。

对功能性便秘患者，应尽可能了解、确定患者的病理生理学亚型（慢传输型、出口梗阻型），以便有针对性地给予治疗。罗马Ⅲ标准已明确将功能性便秘中的出口梗阻型归入功能性肛门直肠病，称之为功能性排便障碍。可使用不透X线标志物法、核素法测定胃肠传输时间（主要是结肠传输时间）。排便造影、肛门直肠测压、球囊逼出试验以及肌电图等检查有助于功能性排便障碍的确定。

第二节　中医辨证

一、辨证要点

（一）辨寒热

大便不干，但艰涩难排，面色㿠白，四肢不温，喜温畏寒，腰酸腹冷。舌淡苔白，脉沉迟者属寒。大便干结，小便短赤，口干欲饮，口舌生疮且口臭，腹胀嗳气，心烦寐少，舌红苔黄或黄燥，脉滑或弦数者属热。

（二）辨虚实

实者包括热秘、气秘和冷秘，虚者当辨气虚、血虚、阴虚和阳虚的不同。便干，伴肠鸣矢气，心烦满闷者为气秘；便干质硬，口臭溲赤，舌红苔黄者为热秘；腹痛拘急，大便艰涩，手足不温者为冷秘；有便意但努挣乏力，气短易汗者为气虚秘；大便干结，面色无华，口唇色淡者为血虚秘；便干如羊屎，形体消瘦，潮热盗汗者为阴虚秘；排便困难，小便清长，面色㿠白者为阳虚秘。

二、辨证分型

（一）实秘

1. 气秘

症候表现：大便艰涩不行，粪便干结或不干而欲便不得，可伴心烦胸满，脘闷纳少，腹胀嗳气，肠鸣矢气，舌淡红，苔薄，脉弦。

辨证要点：以便干或不干而欲便不得，伴腹胀嗳气，胸满脘闷为特征。

2. 热秘

症候表现：大便干结，小便短赤，口干欲饮，口舌生疮且口臭，腹胀嗳气，心烦寐少，舌红苔黄或黄燥，脉滑或弦数。

辨证要点：以便干溲赤，口干欲饮，口臭，口舌生疮，苔黄脉数为特征。

3. 冷秘

症候表现：大便不干，但艰涩难排，腹痛拘急，四肢不温，呃逆呕吐。舌苔白腻，脉弦紧。

辨证要点：以便干，腹痛拘急，手足不温为特征。

（二）虚秘

1. 气虚秘

症候表现：神疲气怯，面色㿠白，虽有便意，但临厕努挣乏力，气短易汗，大便难下，但不干，便后乏力。舌淡嫩，苔薄，脉虚。

辨证要点：以神疲气怯，临厕努挣乏力，气短易汗，便后乏力，脉虚为特征。

2. 血虚秘

症候表现：大便干结，面色无华，夜寐不宁，头晕目眩，心悸。唇舌色淡，脉细无力。

辨证要点：以便干，面色无华，头晕目眩，唇色淡，脉细无力为特征。

3. 阴虚秘

症候表现：形瘦颧红，眩晕耳鸣，腰膝酸软，大便干结如羊粪状。舌红少苔，脉细数。

辨证要点：以形瘦颧红，眩晕耳鸣，便干如羊粪状，舌红少苔，脉细数为特征。

4. 阳虚秘

症候表现：大便干或不干，排便困难，小便清长，面色㿠白，四肢不温，或腰膝酸冷，舌淡苔白，脉沉迟。

辨证要点：以排便困难，小便清长，四肢不温，脉沉迟为特征。

第五章　鉴别诊断及类证鉴别

第一节　鉴别诊断

一、首先要与可出现便秘的器质性疾病鉴别，如：结直肠肿瘤等。

二、应鉴别的功能性疾病：

（一）肠易激综合征（便秘型）　该症有便前腹痛或不适感，或便秘与腹泻交替，而功能性便秘则无这些症状。

（二）功能性腹胀　功能性便秘常兼有腹胀之症状，而功能性腹胀一般无明显的便秘。

第二节 类证鉴别

积聚 少数便秘日久的患者，腹部可触及大小不等的包块，均为粪块所致，通下之后即减少或消失；癥积之包块，采用通下法后，包块不能排出，仍旧存在。

第六章 治 疗

第一节 现代医学治疗

一、一般治疗

（一）饮食调节 指导患者增加膳食中纤维含量，以粗制主食及富含食物纤维的蔬菜及水果为主，如豆芽、芹菜、菠菜、萝卜、莴苣、竹笋、梨、桑葚、香蕉、花生等；调整饮水量和方式，饮水宜大口多量。

（二）建立良好的生活习惯 定时排便，适当的体育活动等。

（三）调节心理状态 调节心理承受能力，对有焦虑或抑郁现象者更应进行心理治疗。

二、药物治疗

（一）容积性泻剂

常用药物为欧车前、甲基纤维素，通过增加粪便中的水含量和固形物、轻度刺激肠蠕动而增加排便次数。适用于轻度便秘，大剂量可能导致严重腹胀。此类药物短期服用效果较好，但长期使用易造成药物依赖。

（二）渗透性泻剂

此类药物是通过在肠道内制造高渗环境，增加肠腔内的渗透压，促使肠道产生水分和电解质改变大便性状，同时也可增加粪便的容积，进而刺激排便。包括聚乙二醇、盐类泻剂（硫酸镁、磷酸盐）、乳果糖、山梨醇、甘露醇、枸橼酸钠等。渗透性泻剂治疗轻、中度慢性便秘效果较好，可作为长期应用的手段，但不适于暂时性便秘的迅速通便治疗。

（三）刺激性泻剂

为作用最强的一类泻剂，包括番泻叶、大黄、麻仁丸、蓖麻油等能直接刺激肠蠕动，减少水分吸收。短期效果虽明显，却可出现腹痛、电解质紊乱等不良反应，长期疗效并没有得到充分肯定而且易出现药物依赖甚至还有可能引起结肠黑变病，损害神经系统，使结肠动力减弱，进一步加重便秘。但由于其作用迅速，尤其是作为临时使用的单剂通便，可适用于任何情况，所以对于长期持续便秘患者可短期加用，以求迅速缓解症状。

（四）润滑剂

有石蜡油、甘油等，此种泻药只能短期口服使用，因为长期用会影响脂溶性维生素 A、D、E、K 的吸收，还会引起肛门瘙痒、骨软化症。对直肠型便秘，应用甘油栓或开塞露，疗效很好、不良反应少。

（五）促胃肠动力药

1. 乙酰胆碱酯酶抑制剂　新斯的明抑制胆碱酯酶活性，使乙酰胆碱不能水解，从而提高乙酰胆碱浓度。可用于手术结束时拮抗肌肉松弛药的残留肌松作用、重症肌无力、手术后功能性肠胀气及尿潴留等，也可用于阿托品过量中毒的解救，对骨骼肌兴奋作用较强，但对中枢作用较弱。本品可致药疹，大剂量时可引起恶心、呕吐、腹泻、流泪、流涎等，严重时可出现共济失调、惊厥、昏迷、语言不清、焦虑不安、恐惧甚至心脏停搏，以及心动过缓，肌肉震颤。

2. 多巴胺受体抑制剂　甲氧氯普胺（胃复安）、多潘立酮，仅作用于食管、胃、十二指肠，有促泌乳素分泌作用，胃复安可以通过血脑屏障，易引起锥体外系症状，多潘立酮不易通过血脑屏障。

3. 5-羟色胺受体激动剂　西沙比利作用于全消化道，但可引起 Q-T 间期延长，临床已很少应用。莫沙比利是目前仍应用于临床的促胃肠动力药，为一种非选择性 5-HT$_4$ 受体激动剂，主要刺激肠肌间神经元，促进平滑肌蠕动，且没有致严重心律失常这一药理特性。

4. 盐酸依托比利　为多巴胺受体抑制剂和胆碱酯酶抑制剂，作用于全消化道，不会引起锥体外系症状，通过双通道，促进乙酰胆碱释放的同时抑制乙酰胆碱酯酶，增加乙酰胆碱的浓度，不通过 P$_{450}$ 酶代谢，降低与其他通过 P$_{450}$ 酶代谢的药物之间的相互作用，不引起 Q-T 间期延长。

（六）微生态制剂

能有效的防止有害细菌的侵入和定植，补充有效菌群发酵糖产生大量有机酸，降低肠道内 PH 值，调节肠道正常蠕动，改变肠道微生态环境，改变粪便的性状利于大便的排出，对于缓解便秘及腹胀均有一定的作用。

（七）清洁灌肠

对于有粪便干结质硬嵌塞肠道或严重排出道阻塞性便秘可采用清洁灌肠，既可软化大便又可促进肠蠕动，加快大便的排出。也可应用甘油栓或开塞露。

三、手术治疗

结肠切除术只限于病情严重、经正规的非手术治疗无效、结肠以上胃肠道功能正常且无严重的心理障碍者。难治性结肠无力患者最好采用全或部分结肠切除和回直肠吻合术，可望恢复结肠的节律性运动，减轻腹胀的感觉。但是术前必须经生理学和心理学两方面的严格评价后做慎重选择。

第二节　中医经典治疗

一、治则治法

本病的治疗以通下为主，并根据不同的病因采取相应的治法。实秘者以祛邪为主，予泻热、行气、通导之法；虚秘以扶正为主，予益气、温阳、滋阴、养血之法，使正盛便通。

二、辨证论治

（一）实秘

1. 气秘

治法：疏肝理气，行滞通便。

方剂：六磨汤(《世医得效方》) 加减。

药物组成：木香、乌药、沉香、大黄、槟榔、枳实。

方义：方中木香调气，乌药顺气，沉香降气，三药合用，调肝理脾共奏解郁调气之效；大黄、槟榔、枳实合用破气行滞，有通便之功。郁滞解，腑气通，则传导复常而大便顺畅。

气郁化热者，可加黄芩、栀子以清热泻火；忧郁寡欢者，可加合欢皮、柴胡、白芍以疏肝解郁；心烦急躁者，可加合欢皮、柏子仁以解郁养心安神；大便燥者，可加火麻仁、郁李仁以润肠通便。亦可选用枳实导滞丸、木香槟榔丸、木香顺气丸、开胸顺气丸、苏子降气汤等加减治疗。

2. 热秘

治法：清热导滞，润肠通便。

方剂：麻子仁丸(《伤寒论》) 加减。

药物组成：麻子仁、杏仁、白芍、大黄、枳实、厚朴、蜂蜜。

方义：方中麻子仁润肠通便；杏仁降气润肠，芍药养阴和营；

枳实、厚朴消痞除满，少量大黄后入以泻下通便，蜂蜜滋阴润燥。诸药同用，共奏润肠通便、泻热导滞之功。

若津液已伤，可加生地、玄参、麦冬以滋阴生津；若肺热气逆，咳喘便秘者，可加瓜蒌仁、苏子、黄芩清肺降气以通便；若兼痔疮、便血者，可加槐花、地榆以清肠止血；若热势较甚，痞满燥实者，可用大承气汤急下存阴。

3. 冷秘

治法：散寒温里，通便止痛。

方剂：温脾汤（《备急千金要方》）合半硫丸（《太平惠民合剂局方》）加减。

药物组成：附子、大黄、芒硝、当归、干姜、党参、肉苁蓉、半夏、硫磺、甘草。

方义：方中附子、干姜温阳祛寒，大黄荡涤积滞，肉苁蓉温肾益精，暖腰润肠，党参、干姜、甘草益气补脾，半夏、硫磺温肾通便。诸药合用，共奏温中散寒、导滞通便之功。

若便秘腹痛，可加枳实、厚朴、木香助泻下之功；若腹部冷痛，手足不温，可加高良姜、小茴香增散寒之力。

（二）虚秘

1. 气虚秘

治法：益气润肠。

方剂：补中益气汤（《脾胃论》）加减。

药物组成：黄芪、党参、白术、陈皮、当归、柴胡、升麻、甘草。

方义：黄芪味甘微温，入脾肺经，补中益气，升阳固表；党参、白术、炙甘草益气健脾，还可增强黄芪的补中益气之功，使气血化生有源；陈皮理气和胃，使诸药补而不滞；当归养血润肠；少量之升麻、柴胡助参、芪、白术升提阳气，升麻引阳明清气上行，柴胡引少阳清气上行，二者均为脾胃引经之要药。诸药使脾健气足，肠腑传导功能恢复，则诸症可消。

若气息低微、懒言少动者，可加用生脉散补肺益气；若肢倦腰酸者，可用大补元煎滋补肾气；若脘腹痞满，舌苔白腻者，可加白扁豆、生薏苡仁健脾祛湿；若脘胀纳少者，可加炒麦芽、砂仁以和胃消导。

2. 血虚秘

治法：养血润燥。

方剂：四物汤(《仙授理伤续断秘方》) 合润肠丸(《奇效良方》) 加减。

药物组成：熟地、生地、当归、川芎、白芍、枳壳、桃仁、火麻仁。

方义：生、熟地黄甘温味厚，而质柔润，长于滋阴养血，当归、白芍补血养肝，和血调经，桃仁、川芎活血行滞，枳壳引气下行，火麻仁润肠通便。诸药合用，补血而不滞血，和血而不伤血。阴血充足，周流无阻，脏腑得养，肠燥得润，则诸症自可缓解。亦可选用杞菊地黄丸、天王补心丹等中成药。

若面白，眩晕甚，可加玄参、何首乌、枸杞子养血润肠；若手足心热，午后潮热者，可加知母、胡黄连等以清虚热；若阴血已复，便仍干燥，可用五仁丸润肠通便。

3. 阴虚秘

治法：滋阴清热，增水行舟。

方剂：增液汤(《温病条辨》) 合五仁汤(《世医得效方》) 加减。

药物组成：玄参、麦冬、生地、杏仁、瓜蒌仁、柏子仁、火麻仁、郁李仁。

方义：玄参苦咸寒，养阴生津，可启肾水以滋肠燥，麦冬甘寒，滋阴润燥，生地养阴生津、清热润燥，三药合用滋阴、生津、增液，为"增水行舟"之法。再合杏仁、瓜蒌仁宣肺润燥，柏子仁、火麻仁、郁李仁润肠通便。使阴津得补，水足舟易行；肺燥得滋，肠润便自通。亦可选用增液承气汤、通幽汤合益胃汤、麦味地黄丸等方加减治疗。

若口干面红，心烦盗汗者，可加芍药、玉竹助养阴之功；便秘干结如羊屎者，加火麻仁、柏子仁、瓜蒌仁用量增润肠之效；若胃阴不足，口干口渴者，可用益胃汤。

4. 阳虚秘

治法：温阳通便。

方剂：济川煎（《景岳全书》）加减。

药物组成：肉苁蓉、当归、牛膝、泽泻、枳壳、升麻。

方义：方中肉苁蓉温肾益精，暖腰润肠；当归养血润肠，牛膝补肾强腰，并有宣通下泄之性，三者合用有温肾强腰，养血润肠之功；泽泻入肾降浊，枳壳宽肠降气而助通便，配升清之升麻，使清升浊降，则腑气通畅，传导复常。

若寒凝气滞、腹痛较甚者，可加肉桂、木香温中行气止痛；若胃气不和，恶心呕吐者，可加半夏、砂仁和胃降逆。

第三节 名老中医治疗经验

周福生教授治疗便秘分为虚秘与实秘两大类，大抵虚者多而实者少，虚实夹杂亦不少见。选药不能动辄硝黄、番泻叶等苦寒攻下，而应辨证求因，尤其重视气机通降对大肠传导的作用，主张调畅气机为主，养血润肠为辅，参以清热通下，益气温阳等法。疏肝理肺法常用于因肝郁气滞导致腑气不通，大便不畅者，临床以大便不畅，欲解不得，舌淡苔白，脉弦或沉弦为特点，兼见脘腹胀满，嗳气频作，胸胁胀满。方用四逆散加减。药用柴胡 12g，枳实 15g，赤芍 15g，川朴 12g，北杏仁 12g，槟榔 15g，紫菀 15g，瓜蒌皮 15g。若肝郁化热，加决明子 30g，火麻仁 30g；若情绪郁结明显，加浮小麦 30g，合欢皮 15g。滋阴养血法用于因素体阴亏血少或失血亡汗所致的便干难下，临床以大便干结，甚者状如羊屎，舌淡嫩，苔白或苔少，脉细或数为特点，兼见面白唇淡，心悸健忘，头晕乏力，失眠多梦。治以增液汤加减：生地 20g，玄参 15g，麦冬 15g，玉竹 20g，石斛 18g，生首乌 30g 或制首乌 20g，川朴 12g。若见阴虚燥热加火麻仁 30g，柏子仁 25g；若血虚明显加黄精 20g，当归10g。益气通幽法常用于病后体虚或素体脾虚致大便传运无力，临厕困难者，以大便艰难但并不干硬，虽有便意，但临厕无力努挣，舌淡有齿印，苔薄，脉沉细无力为特点，兼见肛门坠胀，面色不华，少气懒言。方用补中益气汤加减：五爪龙30～60g，党参20g，白术30g，枳壳15g，陈皮6g，升麻6g，川朴12g，火麻仁30g。若症见气阴两虚，可加太子参20g，麦冬15g。温阳祛寒法用于因肾阳虚微，肠道传送艰难而导致的大便艰涩难解，以大便艰涩，排出困难，几日一行，舌淡，苔白润，脉沉迟为特点，兼见小便清长，手足不温，畏寒肢冷，腰膝酸软，甚或腹中冷痛，呃逆呕吐。方用丁蔻理中汤加减：丁香6g，肉豆蔻10g，干姜5g，白术30g，肉苁蓉30g，补骨脂15g，怀牛膝25g。若虚寒明显，加熟附子10g；腹中冷痛明显，加小茴香6g，台乌药15g；若见寒凝血瘀者，加生田七10g，桃仁10g。

　　朱生樑教授治疗便秘时坚持"不唯肠腑""不离肠腑"的原则。朱老总结出用于治疗慢性便秘的经验方理气润肠通便方，全方由全瓜蒌、制半夏、生白术、枳壳、柴胡、当归、大腹皮、虎杖、桃仁、杏仁、生何首乌、大枣、甘草等药物组成。临床如见肺气不利偏重，症见咳嗽者，加用紫菀；肺经风热之咽喉疼痛者，加用牛蒡子；偏于脾胃气虚，症见临厕努挣、便后乏力者，加用党参、白芍药、桂枝，并倍用白术；偏于脾胃气滞者，加用厚朴、莱菔子；偏于肾阳不足，症见四肢不温、腰脊酸冷者，加用肉苁蓉；偏于肾阴不足，症见潮热盗汗者，加用桑椹子、玄参；偏于肝郁，症见目赤易怒者，加用生决明子、焦山栀；偏于胆热，症见口苦、胁痛不适者，加用龙胆草、郁金、金钱草；偏于心火亢，症见心烦少眠者，加用百合、夏枯草、珍珠母；偏于肠燥，症见大便干结为甚者，加用麻子仁、望江南。朱老认为，苦寒泻下之品，如大黄、番泻叶等，其泻下之功可谓"立竿见影"，然长期服用必然会伤及正气，反而加重慢性便秘，故在遣药组方时，应慎用"苦寒泻下"之品，以免犯"虚虚"之戒。但如果患者便秘病程虽长，但仍然表现为一派实热结滞之征，或者是虽为多脏腑相干为病，但病变主要表现为实热，用药时也不必拘泥，对于"苦寒泻下"之品当用则用，但须中病即止。

朱秉宜教授认为便秘的发生不外乎津不足或津不布导致津不润肠。故朱老临床多倡导"津不足，津不布"学说，多从"养阴通便，理气布津"角度诊治本病。朱老自拟"通便汤"一方养阴通便，理气布津。处方：南沙参20g，麦冬20g，玄参30g，熟地30g，杏仁10g，白术40g，枳壳15g，厚朴10g，瓜蒌仁20g，火麻仁10g，郁李仁15g，莱菔子15g。本方以治肺为主，治脾为次。本方能补能通，不燥不寒，能加强脾肺肾对大肠的宣导运化，使气虚得补，肠燥得润，大便自通。对于在临床中遇到的部分女性患者，表现为性格内向，情绪波动较大，常见腹胀便秘、便质偏干、胁肋隐痛等气滞之症。朱老倡导以疏肝解郁、行气润肠通腑为重，常选用逍遥散加疏泄导便之药，如柴胡、薄荷、郁金、香附、川楝子、陈皮、大黄、白芍、川芎、枳实；肝郁化火、热象明显者，加用栀子、牡丹皮、龙胆草等以清泻肝火。对伴有腹痛者，朱老常加用槟榔10g，陈皮6g以理气导滞止痛；对兼有瘀滞者加赤芍10g以活血理气；气虚明显者，可加党参20g以补益肺脾之气，黄芪30g以益气生津；若见腹胀不适者，可加木香10g，枳实10g以行气消胀；若见老年虚冷便秘者，可加用淡吴萸6g，肉苁蓉10g以温肾散寒。朱老常在中药内服治疗的同时，配合耳穴埋籽的辅助疗法加强疏导肠胃气机，通导大便之作用。常用耳穴可选择：交感、直肠、大肠、肝、脾、皮质下、内分泌、三焦。每次取一侧耳穴，以王不留行籽贴压相关穴位。患者不时按压，一般一日5~6次，每2天交换另一侧，10次为1疗程，晨起前按压疗效更好。

第四节　民间单方验方

1. 生白术适量，粉碎成极细末，每次服用白术散10g，每天3次。此法对虚性便秘疗效颇佳，一般用药3~5天，大便即可恢复正常，大便正常后即可停药，以后每星期服药2~3天，即可长期保持大便正常。

2. 桑椹子：取桑椹子 50g，加水 500ml，煎煮成 250ml，加适量冰糖，以上为 1 日量，1 日服 1 次，5 天为 1 个疗程。

3. 决明子 20g，以白开水冲浸，20min 后，即可饮用。

4. 车前子 30g，加水煎煮成 150ml，每日 3 次，饭前服，1 周为 1 个疗程。一般治疗 1~4 个疗程即可痊愈。服药期间停服其他药物。本方不仅可以治疗便秘，而且还有降血压作用，特别适用于高血压而兼便秘患者。另外，以车前子为主治疗糖尿病便秘患者，均有明显的近期、远期疗效。

5. 连翘 15~30g，煎沸当茶饮，每日 1 剂。小儿可兑白糖或冰糖（不兑糖效果更好）服用。持续服用 1~2 周，即可停服。此方特别适用于手术后便秘、妇女（妊期、经期、产后）便秘、外伤后（颅脑损伤、腰椎骨折、截瘫）便秘、高血压便秘、习惯性便秘、老年无力性便秘、脑血管病便秘及癌症便秘等。

6. 蒲公英干品或鲜品 60~90g，加水煎至 100~200ml，鲜品煮 20min，干品煮 30min，每日 1 剂饮服，年龄小服药困难者，可分次服用，可加适量的白糖或蜂蜜以调味。

7. 芍甘汤加味：生白芍 30g，生甘草 20g，枳实 15g，加水 2 碗煎成大半碗，每天 1 剂，分 2 次服用。此法特别适用于老年、久病体弱的成人便秘患者，但孕妇慎用。

第五节　中成药治疗

适用于实秘的中成药有：

1. 木香顺气丸：由木香、砂仁、香附、槟榔、陈皮、厚朴、枳壳、苍术、青皮、甘草组成。功能：行气化湿。一次 6~9g，一日 3 次。适用于气秘者。

2. 四消丸：大黄、猪牙皂、牵牛子、香附、槟榔、五灵脂组成。功能：消食消气，导滞通便。一次 9g，一日 2 次。适用于热秘者。

适用于虚秘的中成药有：

1. 补中益气丸：由黄芪、党参、白术、升麻、柴胡、陈皮、当归、炙甘草组成。功能：补中益气。一次9g，一日3次。适用于气虚秘者。

2. 润肠丸：由桃仁、火麻仁、大黄、当归、羌活组成。功能：润肠通便。一次4g，一日3次。适用于血虚秘者。

3. 麦味地黄丸：由麦冬、五味子、地黄、山药、山茱萸、茯苓、泽泻、丹皮组成。功能：滋阴养肺。一次9g，一日2次。适用于阴虚秘者。

4. 苁蓉通便口服液：由蜂蜜、何首乌、肉苁蓉、枳实组成。功能：润肠通便。一次20ml，一日3次。适用于阳虚秘者。

第六节　外治法

一、耳穴压豆法

气秘者取大肠、便秘点、肝、脾、交感、皮质下，具有疏肝理气、解郁除烦、通调肠腑、行气通便之作用。热秘者取大肠、三焦、便秘点、肛门、腹、肝，具有清热除胀、通调肠腑、下气通便之作用。冷秘者及阳虚秘者取肾、脾、大肠、便秘点、三焦，具有温阳补肾、益气健脾、调肠通腑之作用。气虚秘者取脾、肺、大肠、便秘点、交感，以健脾益气、通调胃肠、润肠通便。血虚者取便秘点、大肠、三焦、脾、交感等，以补气养血、滋阴润肠、调理脏腑功能。阴津不足者取大肠、直肠、三焦、便秘点、肺、交感等穴，以滋阴润肠、调理肠腑而通便。

二、针灸治疗

气秘者取中脘、行间、大肠俞、天枢、支沟、足三里。热秘者取大肠俞、天枢、支沟、合谷、曲池、足三里等。冷秘及阳虚秘者取大肠俞、肾俞、支沟、照海、关元、气海等。气虚秘者取脾俞、大肠俞、气海、小肠、足三里以健脾益气、促进运化、调理肠腑功能。血虚者取脾俞、三阴交、地机、大肠俞、照海等穴位，以健脾益气、养血润燥、滋阴润肠而通便。阴津不足者取肾俞、大肠俞、然谷、三阴交、照海等穴，以滋阴补肾、润肠通便。

第七章 预防与康复

本病经恰当治疗多可得到缓解，但也有少数特别顽固且症状严重者。平素应避免过食辛辣、煎炸之物，勿过度饮酒，亦不可过食寒凉生冷，宜多食粗粮蔬菜，多饮水。生活起居宜多活动以疏通气血。养成定时排便的习惯，避免过度七情刺激，保持精神舒畅。便秘不可滥用泻药，使用不当，反使便秘加重。热病之后，由于进食甚少而不大便者，不必急以通便，只须扶养胃气，待饮食渐增，大便自然正常。身体极度虚弱，大便过于干硬，壅积于直肠，无力排除者，便前给服补气之药以防虚脱。对便秘十数日，年老体弱者，尤其要注意细心护理，防止过度用力努挣引起虚脱，并可指导病人做导引术。

参考文献

中医部分

［1］李薇，于家军．李寿山主任医师治疗肠易激综合征经验［J］．中国中医急症，2011，20（4）：574～589．

［2］迟莉丽，吕隆杰，孙大娟．中西医结合论治腹泻型肠易激综合征［J］．吉林中医药，2011，31（8）：733～734．

［3］邓倩．熊文生教授治疗腹泻型肠易激综合征经验介绍［J］．新中医，2013，45（02）：205～206．

［4］田德禄．中医内科学．北京：人民卫生出版社，2005．234～249．

［5］倪卡，胡西百合提．金洪元教授治疗腹胀经验总结［J］．新疆中医药，2006，24（5）：67．

［6］李新．岳沛芬治疗功能性腹胀的经验研究［J］．北京中医，2006，25（8）：465．

［7］洪秀明，刘景贤，张云辉．老中医张浩然治疗腹泻经验［J］．云南中医杂志，1992，13（3）：6．［9］李佳殷．李鳌才教授治疗慢性腹泻经验［J］．中医研究，2009，22（4）：50．

［8］黄邵刚．周福生教授论治便秘经验撷拾［J］．中医药学刊，2002，20（5）：583～584．

［9］王高峰．朱生樑教授辨治慢性便秘经验［J］．上海中医药杂志，2011，45（3）：8～9．

［10］钱海华，李晓虹．朱秉宜治疗慢传输型便秘的经验［J］．江苏中医药，2012，44（7）：8～9．

西医部分

［1］Drewes AM, Petersen P, Ressel P, et al. Sensitivity and distensibility of the rectum and sigmoid colon in patients with irritable bowel syndrome. Scand J Gastroenterol, 2000, 36（8）：827～832．

［2］Sarkar S, Hobson AR, Furlong PL, et al. Central neural mechanisms mediating human visceral hypersensitivity. Am J Physiol Gastrointest Liver Physiol, 2001, 281（5）：GI196. 1202．

［3］王艳梅，李延青，吕国苹，等．肠易激综合征病人内脏高敏感性的研究［J］．中华腹部疾病杂志，2002，2（5）：420～422．

［4］Lule GN, Amayo EO. Irritable bowel syndrome in Kenyans. East AfrMed J, 2002, 79（7）：360～363．

［5］Saito YA, Schoenfeld P, Locke GR 3rd. The epidemiology of irritablebowel syndrome in North America：a systematic review. Am JGastroenterol, 2002, 97（8）：1910～1915．

［6］Schmulson M, Ortiz 0, Santiago～Lomeli M, et al. Frequency offunctional bowel disorders among healthy volunteers in Mexico city. Dig

Dis, 2006, 24 : 342～347.

[7] Ringel Y, Sperber AD, Drossman DA. Irritable bowel syndrome. Annu Rev Med, 2001, 52: 319～338.

[8] Chang FY, Lu CL. Irritable bowel syndrome in the 21stcentury: perspectives from Asia or South～east Asia. J GastroenterolHepatol, 2007, 22 (1): 4～12.

[9] Vandvik PO, Lydersen S, Farup PG. Prevalence, comorbidity andimpact of irritable bowel syndrome in Norway. Scand J Gastroenterol, 2006, 41 (6): 650～656. [9] Celebi S, Acik Y, Deveci SE, et al. Epidemiological features ofirritable bowel syndrome in a Turkish urban society. J GastroenterolHepatol, 2004, 19: 738～743. [10] Kang GY. Systematic review: the influence of geography andethnicity in irritable bowel syndrome. Aliment Pharmacol Ther, 2005, 21 (6): 663～676.

[10] Celebi S, Acik Y, Deveci SE, et al. Epidemiological featuresof irritable bowel syndrome in a Turkish urban society. JGastroenterol Hepatol, 2004, 19 (7): 738～743.

[11] 刘谦民，令狐恩强，刘运祥，等．功能性胃肠病学[M]．北京：人民军医出版社，2003. 269～309.

[12] 陈灏珠．实用内科学第13版 [M]．北京：人民卫生出版社，2009. 1948～1953.

[13] 陆再英，钟南山．内科学第七版 [M]．北京：人民卫生出版社，2008. 424～429.